实用临床医学与护理

主编◎ 田芳晓　等

吉林科学技术出版社

图书在版编目（CIP）数据

实用临床医学与护理／田芳晓等主编. — 长春：
吉林科学技术出版社，2023.3
ISBN 978-7-5744-0351-2

Ⅰ.①实… Ⅱ.①田… Ⅲ.①临床医学②护理学
Ⅳ.①R4

中国国家版本馆CIP数据核字(2023)第068318号

实用临床医学与护理
SHIYONG LINCHUANG YIXUE YU HULI

主　　编	田芳晓　宋英英　刘翠翠　乔红娟　郝　霞　王梅英	
出 版 人	宛　霞	
责任编辑	史明忠	
封面设计	山东道克图文快印有限公司	
制　　版	山东道克图文快印有限公司	
幅面尺寸	185mm × 260mm	
开　　本	16	
字　　数	521千字	
印　　张	22.25	
印　　数	1-1500册	
版　　次	2023年3月第1版	
印　　次	2023年3月第1次印刷	

出　　版	吉林科学技术出版社
发　　行	吉林科学技术出版社
地　　址	长春市南关区福祉大路5788号出版大厦A座
邮　　编	130118
发行部电话/传真	0431-81629529　81629530　81629531
	81629532　81629533　81629534
储运部电话	0431-86059116
编辑部电话	0431-81629510
印　　刷	廊坊市印艺阁数字科技有限公司

书　　号	ISBN 978-7-5744-0351-2
定　　价	180.00元

《实用临床医学与护理》
编委会

《实用临床医学与护理》编委会

《实用临床医学与护理》
编委会

前　言

随着医学科学的迅速发展和医学模式的转变,护理工作也更趋多元化,护理模式、护理观念不断更新。护理工作在我国医疗卫生事业的发展中发挥着重要作用,广大护理工作者在协助临床诊疗、救治生命、促进康复、减轻病痛及增进医患和谐等方面担负着大量工作。临床护士的内涵和外延均在发生变化,这就对临床护士的技术和综合素质要求越来越高。本书旨在为临床护理人员提供最新的专业理论和专业指导,帮助护理人员掌握基本理论知识和临床护理技能,提高护理质量。

本书主要介绍了呼吸疾病的护理、消化疾病的护理、神经疾病的护理等,将临床护理中的重点和实际工作经验进行了总结、归纳,突出与之相应的护理措施。这就要求临床护士不仅要有扎实的基本医学知识和护理理论,还需要丰富的护理实践经验并不断借鉴他人的宝贵经验,不断更新知识,指导自己的护理实践活动,为患者提供优质护理,最大限度地减低疾病和损伤带来的痛苦,维护患者的身心舒适。全书条理分明、言简意赅、深入浅出,内容新颖实用,具有较高的科学性和临床实用价值,可供临床各专科护理人员与学生参考使用。

限于编者水平,书中难免存在不足之处,欢迎专家和读者批评指正。

编　者

目　　录

第一章　呼吸疾病的护理

第一节　急性上呼吸道感染

急性上呼吸道感染,简称上感,为外鼻孔至环状软骨下缘包括鼻腔、咽或喉部急性炎症的总称,是呼吸道最常见的感染性疾病,主要病原体是病毒,少数由细菌引起。常见致病菌为溶血性链球菌,其次为流感嗜血杆菌、肺炎球菌和葡萄球菌等,偶见革兰阴性杆菌。

本病全年皆可发病,冬、春季多发,在气候突然变化时可引起小规模的流行。主要通过患者喷嚏和含有病毒的飞沫经空气传播,或经污染的手和用具接触传播。发病不分年龄、性别、职业和地区,但老幼、体弱、呼吸道有慢性炎症者更易患病。且人体对其感染后产生的免疫力较弱、短暂,病毒间也无交叉免疫,故可反复发病。通常病情较轻、病程短、可自愈,预后良好。但由于发病率高,不仅影响工作和生活,有时还可伴有严重并发症,并具有一定的传染性,应积极防治。

一、病因和发病机制

有 70%～80% 由病毒引起,包括鼻病毒、冠状病毒、腺病毒、流感和副流感病毒,以及呼吸道合胞病毒、埃可病毒和柯萨奇病毒等。细菌感染约占 20%～30%,可单纯发生或继发于病毒感染之后,以口腔定植菌溶血性链球菌为多见,其次为流感嗜血杆菌、肺炎链球菌和葡萄球菌等,偶见革兰阴性杆菌。淋雨、受凉、气候突变、过度劳累或者直接接触含有病原体的患者喷嚏、空气以及污染的手和用具等会诱发本病。病情是否加重,取决于传播途径和人群易感性,当机体或呼吸道局部防御功能低时,原先存在于上呼吸道或外界侵入的病毒和细菌迅速繁殖致病。老幼体弱,免疫功能低下或有慢性呼吸道疾病,如鼻窦炎、扁桃体炎者更易发病。

二、临床表现

(一)症状和体征

1.普通感冒

俗称"伤风",以鼻咽部卡他症状为主要表现。潜伏期短(1～3 天),起病较急。初期出现咳嗽、咽干、喉痒,继而出现鼻塞、喷嚏、流涕,2～3 天后鼻分泌物变稠。可伴咽痛,也可出现流泪、声音嘶哑、味觉迟钝、呼吸不畅等。一般无发热及其他全身症状,或仅有低热、轻度头痛、全身不适等症状。如无并发症,一般经 5～7 天可痊愈。体检可见鼻腔黏膜充血、水肿、有分泌物,咽部轻度充血。

2.病毒性咽炎和喉炎

急性病毒性咽炎表现为咽部发痒和烧灼感,咽痛不明显,当有吞咽疼痛时,常提示有链球菌感染,偶有咳嗽、发热和乏力。体检咽部明显充血和水肿,颌下淋巴结肿大且有触痛,腺病毒感染时可伴有眼结膜炎。急性病毒性喉炎常以声音嘶哑、说话困难、咳嗽伴咽喉疼痛为特征，常有发热。体检可见喉部水肿、充血，局部淋巴结轻度肿大和触痛，可闻及喘息声。

3.细菌性咽、扁桃体炎

起病急，多由溶血性链球菌引起，咽痛明显，吞咽时加剧，伴畏寒、发热，体温可达 39℃ 以上。体检咽部充血明显，扁桃体充血肿大、表面有脓性分泌物，颌下淋巴结肿大，有压痛。

(二)并发症

可并发急性鼻窦炎、中耳炎、气管、支气管炎。部分患者可继发溶血性链球菌感染引起的风湿病、肾小球肾炎、心肌炎等。

三、治疗要点

对于呼吸道病毒感染，一般以对症处理为主，辅以中医治疗，并防治继发细菌感染。

(一)对症治疗

已明确普通感冒无须使用抗菌药物。对有急性咳嗽、咽干、发热、头痛及全身肌肉酸痛的患者可适当用解热镇痛类药物。鼻塞可用 1‰ 的麻黄碱局部滴鼻，以减轻鼻部充血。

(二)抗菌药物治疗

如有白细胞升高、咳黄脓痰、发热等细菌感染证据，常选用青霉素类、头孢菌素、大环内酯类抗菌药物口服，极少需要根据病原菌和药敏试验选用抗菌药物。

(三)抗病毒药物治疗

由于目前有滥用药物造成流感病毒耐药现象，所以如无发热，免疫功能正常，发病超过 2 天一般无须应用。有免疫缺陷的病毒感染者，可考虑早期应用抗病毒药物。广谱抗病毒药利巴韦林对流感病毒、呼吸道合胞病毒等均有较强的抑制作用；吗啉胍对流感病毒、腺病毒和鼻病毒有一定疗效。

(四)中药治疗

可选用具有清热解毒和抗病毒作用的中药，有助于改善症状，缩短病程。

四、常用护理诊断/问题及措施，

舒适的改变：与头痛、鼻塞、流涕、咽痛与病毒、细菌感染有关。

(一)生活护理

1.环境和休息

保持室内温、湿度适宜和空气流通，应适当休息，病情较重或年老者以卧床休息为主。

2.饮食护理

选择清淡、富含维生素、易消化的食物，保证足够热量。鼓励患者多饮水，避免刺激性食物，进食后漱口或给予口腔护理，防止口腔感染。

3.防止交叉感染

指导患者咳嗽或打喷嚏时应用双层纸巾捂住口鼻，减少探视，以避免交叉感染。患者使用的餐具、痰盂等用品应按规定及时消毒。

(二)病情观察

观察生病体征及主要症状，尤其是体温、咳嗽、咳痰等变化。

（三）用药护理

解热镇痛剂或抗过敏药可引起头晕、嗜睡等不良反应，应遵医嘱使用，并指导患者在临睡前服用，驾驶员和高空作业者应避免使用。

五、健康指导

1.生活规律，劳逸结合，加强体育锻炼，坚持耐寒训练，增强体质。

2.保持室内空气流通，避免受凉、淋雨、过度疲劳等诱发因素，吸烟者应戒烟。

3.在流行季节注意隔离患者，采取适当的措施避免本病传播，防止交叉感染。室内加热食醋熏蒸，也可用贯众、板蓝根、野菊花、桑叶等中草药熬汤饮用。

4.患病期间注意休息，多饮水，并遵医嘱用药。

第二节　急性气管－支气管炎

急性气管－支气管炎是在无慢性肺部疾病基础上发生的一种急性病症，由生物、物理、化学刺激或过敏等因素引起。多为散发，无流行倾向，年老体弱者易感。临床症状主要为咳嗽和咳痰。常发生于寒冷季节或气候突变时，也可由急性上呼吸道感染迁延不愈所致。

一、病因和发病机制

主要病因是感染，过度劳累、受凉、冷空气、粉尘、刺激性气体、烟雾等是常见诱因。常见的病毒有腺病毒、呼吸道合胞病毒、流感病毒等。细菌以肺炎球菌、流感嗜血杆菌、链球菌和葡萄球菌常见。近年来支原体和衣原体感染引起的急性气管－支气管炎有所上升。

二、临床表现

好发于寒冷季节或气候突变时，主要临床表现为咳嗽和咳痰。

（一）症状

起病较急，先有上呼吸道感染症状，全身症状较轻，可有发热。初为干咳或少量黏液痰，2～3天后痰由黏液性转为黏液脓性，痰量亦增多，偶有痰中带血。咳嗽、咳痰可延续2～3周，如迁延不愈，可演变成慢性支气管炎。伴支气管痉挛时，可出现程度不同的胸闷气促。

（二）体征

查体可无明显阳性表现，也可以在两肺听到散在干、湿啰音，咳嗽后可减小或消失。支气管痉挛时可闻及哮鸣音。

三、辅助检查

周围血白细胞计数多正常。由细菌感染引起者，可伴白细胞总数和中性粒细胞百分比升高，血沉加快。痰涂片或培养可发现致病菌。X线胸片检查大多为肺纹理增强。

四、治疗要点

（一）对症治疗

咳嗽无痰或少痰，可用氢溴酸右美沙芬、喷托维林镇咳。咳嗽有痰，而不易咳出，可选用盐酸氨溴索（沐舒坦）、溴己新、复方氯化铵合剂化痰，同时可雾化帮助祛痰，也可选用中成药止咳祛痰,不宜使用可待因等强力镇咳药。喘息时加用氨茶碱等止喘药。发热时可用解热镇痛药对症处理。

(二)抗菌药物治疗

有细菌感染证据时应及时使用。可给予青霉素类、头孢菌素类、大环内酯类等,多数患者口服抗菌药物即可,少数患者需要根据病原体培养结果指导用药。

五、健康指导

预防急性上呼吸道感染等诱发因素。增强体质,避免劳累,防止感冒;室内通风,防止空气污染;患病期间增加休息时间,避免劳累;饮食宜清淡、多饮水,按医嘱用药;症状加重应及时就诊。

多数患者预后良好,少数体质弱者可迁延不愈,演变为慢性支气管炎,应引起足够重视。

第三节　肺炎

肺炎指终末气道、肺泡和肺间质的炎症,可由多种病原体引起,如细菌、病毒、真菌、寄生虫等,其他如放射线、化学、过敏因素等亦能引起。细菌性肺炎是最常见的肺炎,也是最常见的感染性疾病之一。肺炎病死率占门诊肺炎患者的$1\%\sim5\%$,住院患者平均为12%,住重症监护病房(ICU)者约40%。发病率和病死率高的原因与社会人口老龄化、吸烟、伴有基础疾病和免疫功能低下有关。

近年来,肺炎的发病与医院获得性肺炎发病率、病原学诊断困难、不合理使用抗菌药物导致细菌耐药性增强等有关。

一、病因及发病机制

以感染为最常见病因。主要致病菌为肺炎球菌、金黄色葡萄球菌、革兰阴性杆菌等。细菌感染常引发大叶性肺炎;小叶性肺炎继发于支气管炎、支气管扩张、上呼吸道病毒感染后及长期卧床患者;间质性肺炎由细菌、病毒、理化因素和变应原引起。

正常的呼吸道免疫防御机制(支气管内黏液-纤毛运载系统、肺泡巨噬细胞等细胞防御的完整性等)使气管隆凸以下的呼吸道保持无菌。如果病原体数量多、毒力强和(或)宿主呼吸道局部和全身免疫防御系统损害,即可发生肺炎。病原体可通过下列途径引起肺炎:①空气吸入;②血行播散;③邻近感染部位蔓延;④上呼吸道定植菌的误吸。

二、临床表现

(一)肺炎球菌肺炎

是肺炎链球菌引起的肺炎,居社区获得性肺炎的首位,约占半数以上。临床起病急骤,以高热、寒战、咳嗽、血痰和胸痛为特征。发病前常有淋雨、受凉、醉酒、疲劳、病毒感染以及生活在拥挤环境中等诱因,多有数日上呼吸道感染的前驱症状。患者体温可在数小时内达$39\sim40℃$,呈稽留热,高峰在下午或傍晚。咳嗽、咳痰,可痰中带血,典型者痰呈铁锈色;可伴患侧胸痛并放射至肩部或腹部,深呼吸或咳嗽时加剧,故患者常取患侧卧位。患者呈急性病容,鼻翼扇动,面颊绯红,口角和鼻周有单纯疱疹,严重者可有发绀、心动过速、心律不齐。早期肺部无明显异常体征,随病情加重可出现肺实变典型体征,如患侧呼吸运动减弱,叩诊音稍浊,听诊可有呼吸音减弱及胸膜摩擦音;消散期可闻及湿啰音。

(二)葡萄球菌肺炎

起病多急骤,可有寒战、高热、胸痛,体温达 39～40℃,咳嗽及咳痰,由咳黄脓痰演变为脓血痰。重症患者胸痛和呼吸困难进行性加重,并出现血压下降、少尿等周围循环衰竭表现。通常全身中毒症状突出,表现为衰弱、乏力、大汗、全身关节肌肉酸痛。院内感染者通常起病较隐袭,体温逐渐上升,且有脓痰。

(三)革兰阴性杆菌肺炎

由革兰阴性杆菌感染引起的肺炎中毒症状较重,早期即可出现休克、肺脓肿,甚至心包炎的表现。

(四)支原体肺炎

约有 1/3 病例症状不明显。起病初可有乏力、头痛、咽痛、咳嗽、发热、食欲缺乏、肌肉酸痛等表现。

(五)病毒性肺炎

婴幼儿及老年人易发生重症病毒性肺炎,表现为呼吸困难、发绀、嗜睡、精神萎靡,严重者可发生休克、心力衰竭、呼吸衰竭等并发症。

(六)休克型或中毒性肺炎

为肺炎严重并发症。一般多在肺炎早期发生,有高热或体温不升,血压降到 80/50mmHg以下,四肢厥冷、多汗、少尿或无尿、脉快、心音弱,伴烦躁、嗜睡及意识障碍等表现。

三、治疗要点

肺炎的治疗原则为抗感染,辅以对症治疗和支持疗法,如止咳化痰、补充营养和水分等。

(一)抗感染治疗

选择敏感的抗生素是治疗的关键,常采取早期、联合、足量、静脉给药。肺炎球菌肺炎应首选青霉素,用药途径及剂量视病情轻重及有无并发症而定。对青霉素过敏者,可用红霉素、头孢菌素等,抗生素疗程一般为 5～7 天,或在热退后 3 天停药,或由静脉用药改为口服,维持数日。头孢菌素类和氨基糖苷类是目前治疗肺炎杆菌肺炎的首选药物。支原体肺炎首选药物为大环内酯类抗生素,可使用红霉素 0.3 克,每日 4 次,疗程 2～3 周。治疗铜绿假单胞菌肺炎的有效抗菌药物有 β-内酰胺类、氨基糖苷类和喹诺酮类。院内感染的重症肺炎在未明确致病菌前,即可给予氨基糖苷类抗生素与半合成青霉素或第二、三代头孢菌素治疗。

(二)支持及对症治疗

维持室内空气流通,采取呼吸道隔离,以避免交叉感染。患者宜卧床休息,饮食补充足够热量、蛋白质和维生素,多饮水入量不足者给予静脉补液,以及时纠正脱水,维持水电解质平衡,协助痰液较多的患者有效清除分泌物,保持呼吸道通畅。有发绀者给予吸氧。剧烈胸痛者,给予少量镇痛药,如可卡因 15 毫克,对气胸或脓气胸应尽早引流治疗。

(三)并发症治疗

休克型肺炎除早期使用足量有效的抗生素外,尚需补充血容量、纠正酸中毒、应用血管活性药物和肾上腺皮质激素。

四、常用护理诊断/问题及措施

(一)体温过高与肺部感染有关。

1.生活护理

(1)休息与环境:室内应阳光充足、空气新鲜,室内通风每日 2 次,每次 15～30 分钟,但要注意避免患者受凉。室温应保持在 18～20℃,湿度在 55％～60％ 为宜。高热患者应卧床休息,以减少氧耗量,缓解头痛、肌肉酸痛等症状。对早期干咳而胸痛明显者,宜采取患侧卧位。

(2)营养与水分:给予高热量、高蛋白、维生素丰富、易消化的流质或半流质饮食。鼓励患者多饮水,每日摄水量应在 2000 毫升以上。③口腔护理:保持口腔的清洁湿润,在清晨、餐后及睡前协助患者漱口,口唇干裂可涂润滑油保护。

2.对症护理

(1)高热护理:高热患者可采用温水擦浴以及冰袋、冰帽等物理降温措施,以逐渐降温为宜,防止虚脱。必要时遵医嘱使用退烧药,患者退热时,出汗较多,应勤换床单、衣服,保持皮肤干燥清洁。

(2)排痰护理:对痰量较多且不易咳出者,可遵医嘱应用祛痰剂,指导患者进行有效的咳嗽,协助排痰,采取翻身、拍背、雾化吸入等措施。

3.用药护理

遵医嘱使用抗生素,观察疗效和不良反应。如头孢唑啉钠可出现发热、皮疹、胃肠道不适不良反应;喹诺酮类药物偶见皮疹、恶心等不良反应;氨基糖甙类抗生素对肾、耳有毒副作用,老年人或肾功能减退者应特别注意有无耳鸣、头晕、唇舌发麻等不良反应。患者一旦出现严重不良反应,应及时与医生沟通,并作相应处理。

4.病情观察

注意患者呼吸频率、节律、深度和形态的改变;观察皮肤黏膜的色泽和状态;监测白细胞计数和分类、动脉血气分析结果。监测并记录生命体征,每 4 小时测量体温、脉搏和呼吸一次,体温骤变时应随时测量并记录。重点观察儿童、老年人、久病体弱者的体温变化。心脏病或老年人应注意补液速度,避免过快导致急性肺水肿。

5.心理护理

耐心讲解有关疾病的知识,指导各种检查、治疗和护理的配合,解除患者紧张、焦虑等心理担忧,使之身心愉快,促进身体迅速康复。

(二)潜在并发症:感染性休克

1.病情监测

将患者安置在监护室,尽量减少搬动,注意保暖。注意观察生命体征变化,精神、意识、尿量等指标。如出现心率加快、脉搏细快、血压下降、脉压变小、体温不升或高热、肢端湿冷、呼吸困难等症状时,需进行心电监护。

2.感染性休克抢救配合

发现异常情况,立即通知医生,并备好物品,积极配合抢救。

(1)体位:患者取仰卧中凹位,头胸部抬高约 20°,下肢抬高约 30°,以利于呼吸和静脉血回流。

（2）吸氧：给予中、高流量吸氧，采用鼻导管吸氧，流量为 4～6 升/分钟，如患者发绀明显或发生抽搐，需给予面罩给氧，以改善组织器官的缺氧状态。及时清除气道内分泌物，保证呼吸道通畅。维持 $PaO_2 > 60mmHg$，改善缺氧状况。

（3）补充血容量：扩容是抗休克的最基本措施。快速建立两条静脉通道，遵医嘱补液，以维持有效血容量，降低血液黏滞度，防止弥散性血管内凝血。输液速度应先快后慢，输液量宜先多后少，可以中心静脉压作为调整补液速度的指标，中心静脉压 $< 5cmH_2O$ 可适当加快输液速度；中心静脉压达到或超过 $10cmH_2O$ 时，输液速度则不宜过快，以免诱发急性心力衰竭。留置尿管，监测每小时尿量。

（4）纠正酸中毒纠正酸中毒可以增强心肌收缩力，改善微循环。常用 5％碳酸氢钠溶液静脉滴注。因其配伍禁忌较多，宜单独输入。

（5）血管活性药物：在补充血容量和纠正酸中毒后、末梢循环仍无改善时，可应用血管活性药物，如多巴胺、酚妥拉明、间羟胺等。若滴入剂量不足或速度过慢，血压不能很快回升；若滴注速度太快或浓度过高，患者就会出现剧烈头痛、头晕、恶心呕吐及烦躁不安的表现，故应注意观察用药后的反应。滴注多巴胺时，要注意药液不得外溢至组织中，以免引起局部组织缺血坏死。⑥抗感染治疗：应早期使用足量有效的抗生素，重症患者常需联合用药并经静脉给药。⑦糖皮质激素的应用：病情严重、经以上药物治疗仍不能控制者，可使用糖皮质激素，以解除血管痉挛，改善微循环，稳定溶酶体膜，以防酶的释放，从而达到抗休克的作用。常用氢化可的松、地塞米松加入葡萄糖液中静脉滴注。

五、健康指导

1.指导患者注重锻炼身体，预防上呼吸道感染，避免受凉、过劳或酗酒等诱因。

2.指导患者多饮水，增强营养，保证充足的休息睡眠时间，以增加机体的抵抗力。

3.老年人及久病卧床的慢性患者，应注意经常改变体位、翻身、拍背，随时咳出气道内痰液，更应根据天气的变化随时增减衣物，必要时可接种流感疫苗、肺炎疫苗等，以预防发病。

4.指导患者遵医嘱按疗程用药，出院后定期随访。出现高热、心率增快、咳嗽、咳痰、胸痛等症状及时就诊。

第四节　肺结核

肺结核是结核分枝杆菌引起的肺部慢性传染性疾病。结核菌可累及全身多个脏器，但以肺结核最为常见。临床常有低热、乏力、盗汗、消瘦等全身中毒症状和咳嗽、咳痰、咯血、胸痛等呼吸系统表现。结核病是全球流行的传染性疾病之一。结核病的化学治疗成为控制结核病的有效方法。1991 年 WHO 将全程督导、短程化学治疗（DOTS）策略正式确定为官方策略。据WHO 报告：全球约 20 亿人曾受到结核分枝杆菌感染，现有肺结核患者约 2000 万，每年新发病例 800 万～1000 万，每年死于结核病的人约 300 万。更值得关注的是，全球 90％的结核患者在发展中国家。我国由于人口众多,各地区疫情控制不均衡,结核病的疫情呈现感染率高、患病率高、死亡人数多和地区患病率差异大的特点。每年有 13 万人死于结核病,相当于其他传染病和寄生虫病死亡人数的两倍,是全国十大死亡病因之一。因此,结核病的防治仍是一个需要高度重视的公共卫生问题。

一、病因及发病机制

(一)结核分枝杆菌

结核菌属分枝杆菌,涂片染色具有抗酸性,故俗称抗酸杆菌,其中引起人类结核病的主要为人型结核菌,牛型结核菌感染较少见。结核菌的主要特点有:抗酸性、生长缓慢、抵抗力强、菌体结构复杂。结核菌在阴湿环境能生存 5 个月以上,但在烈日下暴晒 2 小时以上、70%乙醇接触 2 分钟或煮沸 1 分钟均能被杀灭。将痰吐在纸上直接焚烧是最简易的灭菌方法。

(二)肺结核的传播

飞沫传播是肺结核最重要的传播途径。传染源主要是排菌的肺结核患者和动物,也可经消化道感染和接触感染;结核菌随血行播散还可并发脑膜、心包、泌尿生殖系统及骨结核。

(三)结核分枝杆菌感染和肺结核的发生与发展

(1)人体被结核菌感染后所获得的免疫力能杀灭入侵的结核菌,防止发病,或使病情减轻。结核病的免疫主要是细胞免疫,表现为淋巴细胞的致敏与吞噬细胞功能的增强。因此,人体感染结核菌后并不一定发病。而生活贫困、年老、糖尿病、硅肺及有免疫缺陷等情况,由于机体免疫力低下而易患结核病。在结核菌侵入人体后 4~8 周,机体组织对结核菌及其代谢产物可发生Ⅳ型变态反应。此时如用结核菌素做皮肤试验,呈阳性反应。

(2)原发感染与继发感染:①原发感染:是指机体首次感染结核分枝杆菌。人体初次感染后,若结核杆菌未被吞噬细胞完全清除,并在肺泡巨噬细胞内外生长繁殖,这部分肺组织即出现炎性病变,称为原发病灶。由于机体缺乏特异性免疫及变态反应,原发病灶中的结核菌被吞噬细胞沿淋巴管携带至肺门淋巴结,引起肺门淋巴结肿大。原发病灶和肿大的气管、支气管、淋巴结合称为原发复合征。②继发感染:是指初次感染后再次感染结核分枝杆菌,多为原发感染时潜伏下来的结核菌重新生长、繁殖所致,称内源性复发,也可以受分枝杆菌的再感染而发病,称为外源性感染。

(3)肺结核的发生发展过程。Koch 现象:1890 年 Koch 观察到,将结核分枝杆菌注射到未感染的豚鼠体内,10~14 天后注射局部红肿、溃烂,形成深的溃疡乃至局部淋巴结肿大,最后结核分枝杆菌全身播散,造成豚鼠死亡。将同量结核分枝杆菌注射到 3~6 周前已受少量结核分枝杆菌感染且结核菌素皮肤试验阳转的豚鼠,2~3 天后注射局部皮肤出现剧烈反应,但不久即愈合且无局部淋巴结肿大和全身播散,亦不致死亡。较快的局部红肿和表浅溃烂是由结核分枝杆菌诱导的迟发性变态反应的表现。结核分枝杆菌无播散,引流淋巴结无肿大以及溃疡较快愈合是免疫力的反应。这种机体对结核分枝杆菌再感染和初感染所表现不同反应的现象称为 Koch 现象。

(四)结核病的基本病理改变

为渗出、增生和干酪样坏死。渗出性病变通常出现在结核炎症的早期或病灶恶化时;增生性病变多发生于病变恢复阶段,多在菌量较少而机体抵抗力较强时发生,典型的改变是结核结节形成,为结核病的特征性病变;干酪样坏死病变常发生于机体抵抗力降低或菌量过多、变态反应过于强烈时,干酪坏死组织发生液化经支气管排出形成空洞,其内含有大量结核菌,肉眼下见病灶呈黄灰色,质松而脆,状似干酪,故称干酪样坏死。由于在结核病的病理过程中,破坏与修复常同时进行,故上述三种基本病变可同时存在于一个病灶中,多以某一病变为主,且可相互转变。

二、临床表现

(一)症状

1.全身症状

发热最常见,多为长期午后低热。部分患者有乏力、食欲减退、盗汗和体重减轻等全身毒性症状。育龄女性可有月经失调或闭经。若肺部病灶进展播散时,可有不规则高热、畏寒等。

2.呼吸系统症状

(1)咳嗽、咳痰:是肺结核最常见症状。多为干咳或咳少量白色黏液痰。有空洞形成时,痰液增多;合并细菌感染时,痰呈脓性且量增多;合并厌氧菌感染时有大量脓臭痰;合并支气管结核时表现为刺激性咳嗽。

(2)咯血:1/3~1/2患者有不同程度的咯血,患者常有胸闷、喉痒和咳嗽等先兆,以少量咯血多见,少数严重者可大量咯血。患者突然停止咯血,并出现呼吸急促、面色苍白、口唇发绀、烦躁不安等症状时,常为咯血窒息征象,应及时抢救。

(3)胸痛:炎症波及壁层胸膜时可引起胸痛,为胸膜炎性胸痛,随呼吸运动和咳嗽加重。

(4)呼吸困难:当病变广泛和(或)患结核性胸膜炎大量胸腔积液时,可有呼吸困难。多见于干酪样肺炎和大量胸腔积液患者,也可见于纤维空洞型肺结核的患者。

(二)体征

取决于病变性质和范围。渗出性病变范围较大或干酪样坏死时可有肺实变体征。如触觉语颤增强、叩诊浊音、听诊闻及支气管呼吸音和细湿啰音。较大的空洞性病变听诊也可以闻及支气管呼吸音。慢性纤维空洞型肺结核或胸膜粘连增厚时,纵隔及气管向患侧移位,患侧胸廓塌陷、叩诊浊音、听诊呼吸音减弱并可闻及湿啰音。结核性胸膜炎早期有局限性胸膜摩擦音,出现典型胸腔积液体征。

(三)并发症

咯血窒息是最严重的并发症。其他并发症包括自发性气胸、脓气胸、支气管扩张症、慢性肺源性心脏病等。结核分枝杆菌随血行播散可导致患者并发淋巴结、脑膜、骨及泌尿生殖器官等肺外结核。

(四)肺结核分类标准

新的分类标准将结核病分为五种类型。

1.原发型肺结核

包括原发复合征和胸内淋巴结结核,多见于少年儿童及从边远山区、农村初进城市的成人。结核菌素试验多为强阳性。X线胸片表现为哑铃形阴影,即原发病灶、引流淋巴管炎和肿大的肺门淋巴结,形成典型的原发复合征。

2.血行播散型肺结核

多见于婴幼儿和青少年,起病急、持续高热、中毒症状严重,约一半以上患者并发结核性脑膜炎。X线显示双肺布满粟粒状阴影。

3.继发型肺结核

包括浸润型肺结核、纤维空洞型肺结核、干酪样肺炎等。其中浸润型肺结核为肺结核中最常见的一种类型,多见于成年人。

(1)浸润型肺结核:多发生在肺尖和锁骨下。X线显示为片状、絮状阴影,可融合形成空洞。

(2)空洞型肺结核:临床表现为发热、咳嗽、咳痰和咯血,患者痰中经常排菌。

(3)结核球:干酪样病变吸收,周围形成纤维包膜或空洞阻塞性愈合形成。

(4)干酪样肺炎:发生于免疫力低下、体质衰弱、大量结核分枝杆菌感染的患者,或有淋巴结支气管瘘,淋巴结内大量干酪样物质经支气管进入肺内。

(5)纤维空洞型肺结核:空洞长期不愈,反复进展恶化,双侧或单侧的空洞壁增厚和广泛纤维增生,造成肺门]抬高,肺纹理呈垂柳样,纵隔向患侧移位,健侧可发生代偿性肺气肿。

4.结核性胸膜炎

包括结核性干性胸膜炎、结核性渗出性胸膜炎、结核性脓胸。以结核性渗出性胸膜炎最常见。

5.其他肺外结核

按部位和脏器命名,如骨关节结核、肾结核、肠结核等。

6.菌阴肺结核

即三次痰涂片及一次培养阴性的肺结核。

三、治疗要点

肺结核的治疗原则主要是抗结核化学药物治疗和对症治疗。化学治疗的主要作用在于迅速杀死病灶中大量繁殖的结核分枝杆菌,使患者由传染性转为非传染性,中断传播、防止耐药性产生,最终达到治愈的目的。早期、联合、适量、规律和全程治疗是化学治疗的原则,整个化学治疗方案分强化和巩固两个阶段。

(一)常用抗结核药物

抗结核药物依据其抗菌能力分为杀菌剂与抑菌剂。常规剂量下药物在血液中的浓度能达到试管内最低抑菌浓度10倍以上时才能起杀菌作用,否则仅有抑菌作用。

(二)咯血患者急救及用药

大咯血时置患者头低足高45°的俯卧位,同时拍击健侧背部,保持充分体位引流,尽快使积血和血块由气管排出,或直接刺激咽部以咯出血块。必要时可经支气管镜局部止血,或放置球囊导管,压迫止血。大量咯血患者可用垂体后叶素10U加入20~30毫升生理盐水或50%葡萄糖中,在15~20分钟内缓慢静脉推注;然后以10U垂体后叶素加入5%葡萄糖液500毫升静脉滴注维持治疗。

四、常用护理诊断/问题及措施

(一)知识缺乏

缺乏结核病治疗的相关知识

1.合理休息

休息可以调整新陈代谢,使机体耗氧量减低,有利于病灶愈合。症状明显,有咯血、高热等严重结核病毒性症状,或结核性胸膜炎伴大量胸腔积液者,应卧床休息。恢复期可适当增加户外活动,以提高机体的抗病能力。

2.正确留取痰标本

通常初诊患者应留 3 份痰标本,夜间无痰者,应在留取清晨痰后 2～3 小时再留 1 份。复诊患者应每次送检 2 份痰标本(夜间痰和清晨痰)。

3.用药护理

(1)督促患者按医嘱服药,不要自行停药,坚持完成规范、全程化疗,以提高治愈率、减少复发。

(2)向患者说明抗结核药的用法、疗程并了解药物不良反应,发现不适及时与医生联系。

(3)用垂体后叶素收缩小动脉,使肺循环血量减少而达到对大咯血的较好止血效果,但高血压、冠状动脉粥样硬化性心脏病、心力衰竭患者和孕妇禁用。

(二)营养失调

低于机体需要量与机体消耗增加、食欲减退有关。

肺结核是一种慢性消耗性疾病,宜给予高热量、高蛋白、富含维生素的易消化饮食,忌酒及辛辣刺激食物。蛋白质可增加机体的抗病能力及机体修复能力,建议每天蛋白质摄入量按1.5～2.0克/千克,其中鱼、肉、蛋、牛奶等优质蛋白摄入量占一半以上;多进食新鲜蔬菜和水果,以补充维生素。注意食物合理搭配,色、香、味俱全,以增加食欲及促进消化液的分泌,保证摄入足够的营养。应鼓励患者多饮水,每日不少于 1500～2000 毫升,既保证机体代谢的需要,又有利于体内毒素排泄。

五、健康指导

(一)疾病预防指导

1.控制传染源

控制传染源的关键是早期发现和彻底治愈肺结核患者。

2.切断传播途径

结核菌主要通过呼吸道传播,患者咳嗽或打喷嚏时应用双层纸巾遮掩;严禁随地吐痰,痰液须经灭菌处理,如将痰吐在纸上直接焚烧是最简易的灭菌方法。接触痰液后用流动水清洗双手。衣物、寝具、书籍等污染物可在烈日下暴晒进行杀菌。每天紫外线消毒病室开窗通风,保持空气新鲜。

3.保护易感人群

对未受过结核菌感染的新生儿、儿童及青少年及时接种卡介苗,使人体对结核菌产生获得性免疫力。

第五节　肺脓肿

肺脓肿是多种病原菌感染引起的肺组织化脓性炎症所导致的组织坏死、液化形成脓腔。临床特征为高热、咳嗽和咳大量脓臭痰。常见病原体包括金黄色葡萄球菌、化脓性链球菌、肺炎克雷白杆菌和铜绿假单胞菌等。自抗菌药物广泛使用以来,发病率已明显降低。

一、病因及发病机制

急性肺脓肿的主要病原体是细菌,常为上呼吸道和口腔内的定植菌,包括厌氧、需氧和兼性厌氧菌。90％肺脓肿患者合并有厌氧菌感染,毒力较强的厌氧菌在部分患者中可单独致病。常见需氧和兼性厌氧菌有金黄色葡萄球菌、化脓性链球菌、肺炎克雷白杆菌、大肠埃希菌和铜绿假单胞菌等。接受化学治疗、白血病或艾滋病患者等免疫力低下者,其病原菌可为真菌。

肺脓肿早期为含致病菌的污染物阻塞细支气管,形成小血管炎性栓塞,致病菌繁殖引起肺组织化脓性炎症、坏死,形成肺脓肿,继而坏死组织液化破溃到支气管,脓液部分排出,形成有气液平的脓腔。位于肺脏边缘部的脓肿,可破溃到胸膜腔,引起脓胸、脓气胸和支气管－胸膜瘘。

二、临床表现

(一)症状

起病急骤,畏寒、高热,体温达 39～40℃,伴有咳嗽、咳黏液痰或黏液脓性痰。每天量可达 300～500 毫升,典型痰液呈黄绿色、脓性,有时带血,大量痰液静置后可分为 3 层,腥臭痰多系厌氧菌感染所致。炎症累及壁层胸膜可引起胸痛,且与呼吸有关。病变范围大时可出现气促。血源性肺脓肿多先有原发病灶引起的畏寒、高热等感染中毒症的表现。慢性肺脓肿患者常有不规则发热、咳嗽、咳脓臭痰、消瘦、贫血等症状。

(二)体征

肺部体征与肺脓肿的大小和部位有关。早期常无异常体征,脓肿形成后病变部位叩诊浊音,呼吸音减低,病变累及胸膜时有胸膜摩擦音或胸腔积液体征。慢性肺脓肿常有杵状指(趾)、贫血和消瘦。血源性肺脓肿体征多为阴性。

三、治疗要点

急性肺脓肿的治疗原则是抗菌和痰液引流。

(一)抗生素治疗

根据病因或细菌药物敏感试验结果选择有效抗菌药物。治疗时间要足够,一般在 6～12 周。吸入性肺脓肿多为厌氧菌感染,多对青霉素治疗敏感。对青霉素过敏或敏感者,可用林可霉素、克林霉素或甲硝唑等药物。血源性肺脓肿多为葡萄球菌或链球菌感染。可选用耐 β－内酰胺酶的青霉素或头孢菌素。院内感染可根据痰培养药敏试验选用三代头孢(如头孢拉定、头孢曲松、头孢哌酮)等。开始给药采用静脉滴注,体温通常在治疗后 3～10 天降至正常,然后改为肌内注射或口服。如抗生素有效,治疗应持续 8～12 周,直至胸片上脓腔和炎症完全消失或仅有少量稳定的残留纤维化。

(二)脓液引流

痰黏稠不易咳出者,可用祛痰药或雾化吸入生理盐水、支气管舒张药以利脓液引流。引流的体位应使脓肿处于最高位。经纤维支气管镜冲洗及吸引也是引流的有效方法。

(三)手术治疗

肺脓肿的手术治疗应持慎重态度。其适应证如下:①肺脓肿病程超过 3 个月,经内科治疗脓腔不缩小,或脓腔过大(5 厘米以上)估计不易闭合者;②大咯血经内科治疗无效或危及生命;③伴有支气管胸膜瘘或脓胸经抽吸和冲洗疗效不佳者;④异物或可疑肿瘤阻塞支气管,使感染难以控制者。

四、常用护理诊断/问题及措施

(一)体温过高

与肺组织感染、坏死有关。

(二)清理呼吸道无效

与痰液黏稠、聚积且位置较深有关。

(1)咳嗽、咳痰。

(2)体位引流:有利于大量脓痰排出体外。伴有明显呼吸困难者以及患者处于高热、咯血期间不宜行体位引流。必要时给予负压吸引,经口吸痰或经纤维支气管镜行脓液吸引及冲洗。

(3)口腔护理:肺脓肿患者的口腔护理尤为重要,主要原因是:①患者高热持续时间长,使口腔内唾液分泌减少,口腔黏膜干燥。②患者咳大量脓痰,利于细菌繁殖易引起口腔炎及黏膜溃疡。③治疗中大量应用抗生素,易致菌群失调而诱发真菌感染。应协助患者在晨起、饭后、体位引流后、临睡前漱口,尤其是咳大量脓臭痰的患者,应在每次咳痰后及时漱口;对意识障碍者应由护士定时给予口腔护理。

(三)营养失调

低于机体需要量与肺部感染导致机体消耗增加有关。

五、健康指导

1.指导患者重视口腔清洁,经常漱口,多饮水,预防口腔炎发生。积极治疗皮肤外伤感染、痈、疖等化脓性病灶,不挤压痈、疖,防止血源性肺脓肿发生。避免受寒、醉酒和极度疲劳导致的机体免疫力低下以及气道防御清除功能减弱而诱发吸入性感染。

2.指导患者有效咳嗽、体位引流的方法,及时排出呼吸道分泌物,患有慢性基础疾病、年老体弱患者,应经常为患者翻身、叩背,促进痰液排出,疑有异物吸入时要及时就医以清除异物。

3.指导并告知患者及家属抗生素治疗对肺脓肿的治疗非常重要,疗程较长,需用药8~12 周,为防止病情反复,应遵从治疗计划。患者出现高热、咯血、呼吸困难等表现时,应警惕大咯血和窒息的发生,需立即就诊。

第六节　支气管哮喘

支气管哮喘是以嗜酸性粒细胞、肥大细胞和 T 淋巴细胞等多种炎症细胞参与的气道慢性炎症。这种慢性炎症与气道高反应性相关,引起广泛多变的可逆性气流受限,临床上以反复发作性呼气性呼吸困难伴哮鸣音为特点,随着病程的延长,可产生气道不可逆性狭窄和气道重塑。全球约有 1.6 亿哮喘患者,我国哮喘患者超过 1500 万。本病约 40％有家族史。儿童发病率高于成人,发达国家高于发展中国家,城市高于农村。

一、病因及发病机制

(一)病因

尚未完全明确,目前认为与多基因遗传有关,患者个体过敏体质及外界环境的影响是发病的危险因素。同时也与变态反应、气道炎症、气道反应性增高及神经学因素相互作用有关。

1.遗传因素

许多调查资料表明,哮喘患者亲属患病率高于群体患病率,并且亲缘关系越近,患病率越高;患者病情越严重,其亲属患病率也越高。

2.环境因素

主要包括:

(1)吸入性变应原:如花粉、尘螨、真菌、动物毛屑、二氧化硫、刺激性气体等。

(2)感染:如细菌、病毒、支原体、原虫、寄生虫等。

(3)食物:如鱼、虾、蟹、蛋、牛奶等。

(4)药物:如普萘洛尔、阿司匹林等。

(5)其他:如气候变化、运动、妊娠、精神紧张等。

(二)发病机制

不完全清楚,可概括为免疫－炎症机制、神经机制和气道高反应性及其相互作用。

1.免疫－炎症机制

哮喘的炎症反应是由多种炎性细胞、炎症介质(前列腺素、白三烯等)和细胞因子参与的相互作用的结果。体液介导和细胞介导免疫均参与发病过程。炎症细胞在介质的作用下又可分泌多种介质,使气道病变加重,炎症浸润增加,产生哮喘的临床症状,这是一个典型的变态反应。

2.神经机制

支气管受复杂的自主神经支配,有胆碱能神经、肾上腺素能神经和非肾上腺素能非胆碱能(NANC)神经系统。支气管哮喘与 β－肾上腺素受体功能低下和迷走神经张力亢进有关。NANC 能释放舒张和收缩支气管平滑肌的神经介质,两者平衡失调,则可引起支气管平滑肌收缩。

3.气道高反应性(AHR)

表现为气道对各种刺激因子出现过强或过早的收缩反应,是哮喘发病的另一个重要因素。

目前普遍认为气道炎症是导致 AHR 的重要机制之一,而 AHR 则为支气管哮喘患者的共同病理生理特征。

支气管哮喘的早期病理变化不明显,随疾病发展可出现:肺泡高度膨胀,支气管及细支气管内含有黏稠的痰液和黏液栓,支气管壁增厚,黏膜及黏膜下血管增生、黏膜水肿。支气管壁有肥大细胞、嗜酸性粒细胞、中性粒细胞和淋巴细胞浸润,上皮脱落,基膜显著增厚。若长期反复发作,可使气管壁增厚与狭窄,逐渐发展为阻塞性肺气肿。

二、临床表现

(一)症状

典型表现为发作性伴有哮鸣音的呼气性呼吸困难或发作性胸闷和咳嗽,严重者被迫采取坐位或呈端坐呼吸,甚至出现发绀等。有时咳嗽为唯一症状;症状在夜间及凌晨发作和加重常为哮喘的特征之一;可在数分钟内发作,持续数小时至数天,应用支气管舒张药后或自行缓解。

(二)体征

发作时胸廓饱满,双肺可闻及广泛的哮鸣音,呼气音延长。严重者常出现心率加快、奇脉、胸腹反常运动和发绀。

(三)支气管哮喘的分期及控制水平分期

根据临床表现可分为急性发作期和非急性发作期。

1.急性发作期

常因接触刺激物或治疗不当所致。以气促、咳嗽、胸闷等症状突发,伴有呼气性呼吸困难为特征。

2.非急性发作期

患者在非急性期表现有不同程度的哮喘症状。长期评估哮喘的控制水平是可靠的病情严重性评估方法,对哮喘的评估和治疗指导意义较大。控制水平分为 3 级。

(四)并发症

可并发阻塞性肺气肿、慢性肺源性心脏病、慢性呼吸衰竭、自发性气胸等。

三、治疗要点

目前无特殊的治疗方法。治疗原则:急性发作期使用支气管舒张剂和抗生素,消除诱因,控制发作;缓解期预防复发。

(一)脱离变应原

脱离变应原的接触是防治哮喘最有效的方法。

(二)药物治疗

治疗哮喘的药物分为控制药物和缓解药物。控制药物指需要长期每天使用的药物,达到减少发作的目的;缓解药物指按需使用的药物,能迅速解除支气管痉挛、缓解哮喘症状。

1.糖皮质激素

是当前控制哮喘发作最有效的药物。给药途径包括吸入、口服和静脉注射等。常用吸入药物有倍氯米松、氟替卡松、莫米松等,通常需规律吸入 1 周以上方能生效。吸入剂量:轻度持续者一般每天 200～500 微克、中度持续者每天 500～1000 微克、重度持续者每天＞1000 微克（不宜超过 2 000 微克）。口服给药为泼尼松、泼尼松龙等,泼尼松的起始剂量为每天

30～60毫克,症状缓解后逐渐减量至每天≤10毫克。严重哮喘发作时,经静脉给予琥珀酸氢化可的松(每天 100～400 毫克)或甲泼尼龙(每天 80～160 毫克)。

2.β₂肾上腺素受体激动剂

为控制哮喘急性发作的首选药物。常用药物有短效制剂沙丁胺醇、特布他林等和长效制剂沙美特罗(经气雾剂或碟剂装置给药)福莫特罗(经都保装置给药)等。吸入法适用于哮喘(尤其是夜间哮喘和运动诱发哮喘)的预防和治疗。

3.茶碱类

具有舒张支气管平滑肌的作用,仍为目前控制哮喘症状的有效药物,与糖皮质激素合用具有协同作用。口服控(缓)释茶碱尤适用于夜间哮喘。缓慢静脉注射适用于哮喘急性发作且近 24 小时未用过茶碱类药物的患者。

4.抗胆碱药

有舒张支气管及减少痰液的作用。常用的吸入胆碱能受体(M 受体)拮抗剂有溴化异丙托品和溴化泰乌托品。

5.其他

口服酮替酚、阿司咪唑、曲尼司特具有抗变态反应作用。

(三)急性发作期的治疗

治疗目的是尽快缓解气道阻塞,纠正低氧血症,恢复肺功能,预防进一步恶化或再次发作,防止并发症。

1.轻度

每天定时吸入糖皮质激素(倍氯米松)200～500 微克,出现症状时可间断吸入短效 β₂ 受体激动剂。

2.中度

吸入倍氯米松每天 500～1000 微克,规则吸入 β₂ 受体激动剂或联合抗胆碱药吸入,或口服长效 β₂ 受体激动剂。

3.重度至危重度

持续雾化吸入 β₂ 受体激动剂,或合用抗胆碱药,或静脉滴注氨茶碱或沙丁胺醇,加服 LT 拮抗剂。静脉滴注糖皮质激素。

(四)哮喘的长期治疗方案

哮喘一般经过急性期治疗后症状可以得到控制,但哮喘的慢性炎症改变仍然存在,必须进行长期治疗。哮喘患者长期治疗方案分为 5 级。

(五)免疫疗法

分为特异性和非特异性两种,前者又称脱敏疗法。通常采用特异性变应原(如螨、花粉、猫毛等)做定期反复皮下注射,剂量由低至高,以产生免疫耐受性,使患者脱敏。非特异性疗法如注射卡介苗、转移因子等生物制品抑制变应原反应的过程。

(六)哮喘管理

通过有效的哮喘管理,实现哮喘的成功控制。

成功哮喘管理目标为:①达到并维持对症状的控制;②维持正常活动,包括运动能力;③维持肺功能水平尽量接近正常;④预防哮喘急性加重;⑤避免因哮喘药物治疗导致的不良反应;⑥预防哮喘导致的死亡。

哮喘管理方案为:①建立医患合作关系;②确定并减少危险因素暴露;③评估、治疗和监测哮喘;④处理哮喘急性加重;⑤特殊情况的管理。

四、常用护理诊断/问题及措施

(一)气体交换受损

与支气管痉挛、气道炎症、气道阻力增加有关。

1.环境与体位

应尽快脱离变应原。保持室内清洁、空气流通、温湿度适宜。病室不宜摆放花草,避免使用皮毛、羽绒或蚕丝织物等。呼吸困难者提供舒适体位,以减少体力消耗。

2.饮食护理

应提供清淡、易消化、足够热量的饮食,避免进食硬、冷、油煎食物。避免食用与哮喘发作有关的食物,如鱼、虾、蟹、蛋类、牛奶等。有烟酒嗜好者戒烟酒。

3.氧疗护理

重症哮喘患者常伴有不同程度的低氧血症,应遵医嘱给予鼻导管或面罩吸氧,吸氧流量为每分钟 1～3 升,吸入氧浓度一般不超过 40%。为避免气道干燥和寒冷气流的刺激而导致气道痉挛,吸入的氧气应尽量温暖湿润。如哮喘严重发作,经一般药物治疗无效,或患者出现神志改变,$PaO_2 < 60mmHg$,$PaCO_2 > 50mmHg$ 时,应准备进行机械通气。

4.病情观察

观察哮喘发作的前驱症状,如鼻咽痒、喷嚏、流涕、眼痒等黏膜过敏症状;哮喘发作时,观察患者意识状态、呼吸频率、节律、深度、是否有辅助呼吸肌参与呼吸运动等,监测呼吸音、哮鸣音变化,监测动脉血气分析和肺功能情况,了解病情和治疗效果;哮喘严重发作时,如经治疗病情无缓解,需做好机械通气的准备工作。加强对急性期患者的监护,尤其夜间和凌晨是哮喘易发作的时间,应严密观察有无病情变化。

5.用药护理

观察药物疗效和不良反应。

(1)糖皮质激素:指导患者不得自行减量或停药。口服用药宜在饭后服用,以减少对胃肠道黏膜的刺激。气雾吸入糖皮质激素可减少其口服量,当用吸入剂替代口服剂时,通常需同时使用 2 周后再逐步减少口服量。

(2)β_2 受体激动剂:用药过程观察有无心悸、骨骼肌震颤、低血钾等不良反应。指导患者正确使用雾化吸入器,以保证药物的疗效。因长期应用可引起 β_2 受体功能下降和气道反应性增高,出现耐药性,故指导患者按医嘱用药,不宜长期、规律、单一、大量使用。

(3)茶碱类:静脉注射时浓度不宜过高,速度不宜过快,注射时间宜在 10 分钟以上,以防中毒症状发生。不良反应有恶心、呕吐、心律失常、血压下降和呼吸中枢兴奋,严重者可致抽搐甚至死亡。茶碱缓(控)释片有控释材料,不能嚼服,必须整片吞服。

(4)其他:抗胆碱药吸入后,少数患者可有口苦或口干感。酮替芬有镇静、头晕、口干、嗜睡等不良反应,对高空作业人员、驾驶员、操纵精密仪器者应予以强调。

6.心理护理

哮喘新近发生和重症发作的患者,通常会出现紧张甚至惊恐不安的情绪,应耐心解释病情,给予心理疏导和安慰,消除过度紧张情绪,对减轻哮喘发作的症状和控制病情有重要意义。

(二)清理呼吸道无效

与支气管黏膜水肿、分泌物增多、痰液黏稠、无效咳嗽有关。

1.促进排痰

指导患者进行有效咳嗽,协助叩背,以促进痰液排出。痰液黏稠者可定时给予蒸汽或氧气雾化吸入。无效者可用负压吸引器吸痰。

2.补充水分

应鼓励患者每天饮水 2500～3000 毫升,以补充丢失的水分,稀释痰液。重症者应建立静脉通道,遵医嘱及时、充分补液,纠正水、电解质和酸碱平衡紊乱。

3.病情观察

观察患者咳嗽情况、痰液性状和量。

(三)知识缺乏

缺乏正确使用定量雾化吸入器用药的相关知识

1.定量雾化吸入器(MDI)

正确使用是保证吸入治疗成功的关键。方法:打开盖子,摇匀药液,深呼气至不能再呼时张口,将 MDI 吸嘴置于口中,双唇包住吸嘴口,以慢且深的方式经口吸气,同时以手指按压喷药,至吸末屏气 10 秒,使较小的雾粒沉降在气道远端,然后缓慢呼气,休息 3 分钟后可重复使用 1 次。特殊 MDI 的使用:可在 MDI 上加储药罐,简化操作,增加吸入到下呼吸道和肺部的药物量,减少雾滴在口咽部沉积引起刺激,增加雾化吸入疗效,适宜对不易掌握 MDI 吸入方法的儿童或重症患者。

2.干粉吸入器

常用的有都保装置和准纳器。

(1)都保装置:即储存剂量型涡流式干粉吸入器,如米克都保、奥克斯都保、信必可都保(布地奈德福莫特罗粉吸入剂)。指导患者使用都保装置:①旋转并拔出瓶盖,确保红色旋柄在下方;②拿直都保,握住底部红色部分和都保中间部分,向某一方向旋转到底,再向反方向旋转到底,即完成一次装药。可听到一次"咔嗒"声;③先呼气(勿对吸嘴呼气),将吸嘴含于口中,双唇包住吸嘴用力深长地吸气,然后将吸嘴从口部移开,继续屏气 5 秒后恢复正常呼吸。

(2)准纳器:常用的有沙美特罗替卡松粉吸入剂(舒利迭)等。指导患者使用准纳器:①一手握住准纳器外壳,另一手拇指向外推动准纳器的滑动杆直至发出"咔嗒"声,表明准纳器已做好吸药的准备;②握住准纳器并使其远离口部,在保证平稳呼吸的前提下,尽量呼气;③将吸嘴放入口中,深深地平稳吸气,将药物吸入口中,屏气约 10 秒;④拿出准纳器,缓慢恢复呼气,关闭准纳器。

五、健康指导

1.指导患者加强对哮喘的激发因素、发病机制、控制目的和效果的认识,以提高患者的治疗依从性。

2.指导患者有效控制可诱发哮喘发作的各种因素,如避免摄入引起过敏的食物;避免接触刺激性气体及预防呼吸道感染;避免接触宠物或动物皮毛;在缓解期加强体育锻炼、耐寒锻炼及耐力训练,以增强体质。

3.指导患者识别哮喘发作的先兆表现和病情加重的征象,学会哮喘发作时进行简单的紧急自我处理方法。学会利用峰流速仪来监测最大呼气峰流速(PEFR),峰流速仪的使用方法:①取站立位,尽可能深吸一口气,然后用唇齿部分包住口含器后;②以最快的速度,用1次最有力的呼气吹动游标滑动,游标最终停止的刻度,就是此次峰流速值。峰流速测定是发现早期哮喘发作最简便易行的方法,在没有出现症状之前,PEFR下降,提示将有哮喘的急性发作。

4.指导患者或家属掌握正确的药物吸入技术,遵医嘱使用 β_2 受体激动剂和(或)糖皮质激素吸入剂。

5.指导患者培养良好的情绪和战胜疾病的信心,对减轻哮喘发作的症状和控制病情有重要意义。

第七节 支气管扩张症

支气管扩张是由于急、慢性呼吸道感染和支气管阻塞后,反复发生支气管炎症,致使支气管壁结构破坏,引起支气管异常和持久性扩张。病程多呈慢性发作,多见于儿童和青年,患者出现慢性咳嗽、咳大量脓痰或反复咯血等症状。

一、病因和发病机制

(一)支气管-肺组织感染与阻塞

婴幼儿期支气管肺组织感染是支气管扩张最常见的原因。各种阻塞因素,如肿瘤、呼吸道异物、感染、支气管周围肿大的压迫等导致炎症造成阻塞,阻塞又导致感染,互相影响。引起感染的常见病原体为铜绿假单胞菌、流感嗜血杆菌、卡他莫拉菌、肺炎克雷白杆菌、金黄色葡萄球菌等。管壁的慢性炎症破坏了管壁的平滑肌、弹力纤维,甚至软骨,从而削弱了支气管壁的支撑结构。当吸气和咳嗽时管内压增高并在胸腔负压的牵引下引起支气管扩张,而呼气时却又因管壁弹性削弱而不能充分回缩,久之,则逐渐形成支气管的持久性扩张。

(二)支气管先天性发育障碍和遗传因素

支气管先天发育障碍,如巨大气管-支气管症是先天性结缔组织异常,管壁薄弱导致气管和主支气管扩张。少数先天性支气管扩张症患者是因支气管壁发育障碍使管壁薄弱所致。Kartagener综合征就是支气管扩张、鼻窦炎和内脏转位三者并存,因软骨发育不全或弹性纤维不足,导致局部管壁薄弱或弹性较差引起支气管扩张。先天性软骨缺失症、支气管肺隔离症、肺囊性纤维化,抗胰蛋白酶缺失症、先天性免疫缺乏症等与发育和遗传因素有关的疾病也可伴有支气管扩张。

(三)全身性疾病

如风湿性关节炎、克罗恩病、溃疡性结肠炎、系统性红斑狼疮、人免疫缺陷病毒(HIV)感染等疾病可同时伴有支气管扩张。此外,支气管扩张患者血浆免疫球蛋白类风湿因子及免疫复合物水平升高,肺组织内支气管相关淋巴组织显著增生,免疫组化检测证明,其中 T 细胞和 B 细胞均明显增多,表明在支气管扩张时局部体液免疫和细胞免疫应答增强,呈现超免疫状态。而且,在支气管上皮及增生的淋巴组织中,表明降钙素和 5-羟色胺的神经内分泌细胞也显著增多。提示支气管扩张发病机制中有神经内分泌和免疫系统参与。伴有肺发育不全、胰腺囊性纤维化或其他畸形。

二、临床表现

(一)慢性咳嗽

多呈阵发性发作。常于体位变化时出现,如早晨起床、晚上躺下时咳嗽加重,痰量增多。

(二)大量脓痰

痰量和感染程度密切相关。大量分泌物积聚于支气管扩张部位,体位改变时,痰液在气道内流动而刺激气道黏膜所致。急性感染发作时,黄绿色脓痰量每天可达数百毫升,如有厌氧菌感染,痰有恶臭。痰液静置后出现分层的特征:上层为泡沫黏液,中层为混浊脓性黏液,下层为坏死组织沉淀物。痰量估计:每天少于 10 毫升为轻度;每天在 10~150 毫升为中度;每天多于 150 毫升为重度。

(三)反复咯血

为本病常见症状,呈间歇性,多因感染而诱发。咯血多为痰中带血,多者咯血达数百毫升,常由支气管动脉和肺动脉的终末支气管扩张及吻合形成的血管瘤破裂所致。少数患者可无咳嗽,唯一症状为反复咯血,即所谓"干性支气管扩张症",常继发于肺结核病所致的上叶支气管病变。

(四)全身症状

随病情发展,易继发反复肺部感染。当合并继发感染且支气管引流不畅时,可出现发热、乏力、消瘦、肌肉酸痛等全身中毒症状。在疾病晚期多伴有营养不良,因并发慢性支气管炎、阻塞性肺气肿而有呼吸困难、心悸等肺功能严重障碍的表现。

早期无异常肺部体征。病情严重或继发感染时,病变部位可闻及固定且持久的湿啰音,有时可闻及哮鸣音。慢性病例可有杵状指(趾)、发绀等体征。

三、治疗要点

支气管扩张的治疗原则是保持呼吸道引流通畅,控制感染,处理咯血,必要时手术治疗。

(一)控制感染

急性感染征象,如痰量增多或大量脓痰,需针对病因选择抗生素;慢性感染患者可口服阿莫西林或吸入氨基糖苷类药物;厌氧菌感染需加用甲硝唑或替硝唑。

(二)改善气流受限

应用支气管舒张剂对伴有气道高反应及可逆性气流受限的患者疗效明显。

(三)清除气道分泌物

多选用祛痰药物、雾化吸入、体位引流等排痰方法。

（四）外科治疗

应用于保守治疗不能缓解的反复大咯血且病变局限者。

四、常用护理诊断/问题及措施

（一）清理呼吸道无效

与痰多黏稠和无效咳嗽有关。

1.休息与环境

保持环境舒适与室内空气新鲜、洁净。室温保持 18～20℃，相对湿度 55%～60% 为宜。室内每日通风 2 次，每次 30 分钟，但避免患者直接吹风，以免受凉。保持适宜的温湿度可避免因空气干燥降低气管纤毛运动的功能，使痰液易于咳出。

2.饮食护理

给予高蛋白、高维生素膳食，少量多餐。保持口腔卫生，及时清理痰杯、痰液。鼓励患者多饮水，以保证呼吸道黏膜的湿润与黏膜病变的修复，有利于痰液排出。

3.病情观察与用药护理

记录 24 小时痰量，观察痰液性质、颜色及分层现象；观察咯血量及性状；观察缺氧状况，有无发绀、气促现象；观察患者有无感染，如发热症状等。遵医嘱使用药物，观察药物的不良反应。

（二）潜在并发症

大咯血、窒息。

五、健康指导

（一）疾病知识指导

向患者及家属讲解有关支气管扩张的基本知识，与患者和家属共同制订长期防治计划。指导患者自我监测病情，患者和家属学会识别病情变化的征象，一旦发现症状加重，及时就诊。

（二）休息与活动

保证充足的休息时间，增加营养摄入，注意锻炼身体，加强耐寒锻炼，天气变化随时增减衣物，避免受凉、酗酒以及吸烟，以预防上呼吸道感染。

（三）清除痰液指导

强调清除痰液对减轻症状、预防感染的重要性，指导患者及其家属学习和掌握有效咳嗽、背部叩击、雾化吸入及体位引流的排痰方法，长期坚持，以控制病情的发展。目前在临床上也可以采用振动排痰仪替代传统的叩背排痰。

第八节　慢性阻塞性肺疾病

慢性阻塞性肺疾病（COPD）是一种具有气流受限制特征的肺部疾病，气流受限制不完全可逆，呈进行性发展。COPD 是呼吸系统疾病中的常见病和多发病。因肺功能进行性减退，严重影响患者的劳动能力和生活质量。世界卫生组织（WHO）资料显示，COPD 的病死率居所有死因的第 4 位,且有逐年增加之势。COPD 造成巨大的社会经济负担,有研究显示,至 2020 年,COPD 将成为世界疾病经济负担的第 5 位。因此,加强对 COPD 的防治,在降低患病率和病死率方面均有重要意义。

COPD 与慢性支气管炎及肺气肿密切相关。慢性支气管炎(简称慢支)是指支气管壁的慢性、非特异性炎症。如患者每年咳嗽、咳痰达 3 个月以上,连续 2 年或更长,并排除其他已知原因的慢性咳嗽,即可诊断为慢性支气管炎。肺气肿是指肺部终末细支气管远端气腔出现异常持久的扩张,并伴有肺泡壁和细支气管的破坏而无明显肺纤维化:当慢性支气管炎和(或)肺气肿患者的肺功能检查出现气流受限并且不能完全可逆时,则诊断为 COPD。如患者只有慢性支气管炎和(或)肺气肿,而无气流受限,则不能诊断为 COPD,而视为 COPD 的高危期。支气管哮喘也具有气流受限,但支气管哮喘是一种特殊的气道炎症性疾病,其气流受限具有可逆性,故不属于 COPD。

一、病因和发病机制

确切的病因尚不清楚,与下列导致慢性支气管炎的因素有关。

(一)吸烟

为重要的发病因素。烟草中化学物质可损伤气道上皮细胞,吸烟者慢性支气管炎的患病高于不吸烟者 2～8 倍,吸烟时间越长,吸烟量越大,COPD 患病率越高。

(二)职业粉尘和化学物质

如烟雾、变应原、工业废气及室内空气污染等,浓度过大或接触时间过长,均可导致 COPD 发生。

(三)空气污染

大气中的二氧化硫、二氧化氮、氯气等有害气体可损伤气道黏膜和其细胞,使纤毛清除功能下降,黏液分泌增多,为细菌感染增加条件。

(四)感染

是 COPD 发生发展的重要原因之一,病毒、细菌和支原体是本病急性加重的重要因素。主要病毒为流感病毒、鼻病毒和呼吸道合胞病毒等,细菌感染以肺炎链球菌、流感嗜血杆菌、卡他莫拉菌及葡萄球菌为多见。

(五)蛋白酶-抗蛋白酶失衡

蛋白水解酶对组织有损伤、破坏作用;抗蛋白酶对弹性蛋白酶等多种蛋白酶具有抑制功能。蛋白酶与抗蛋白酶维持平衡是保证肺组织正常结构免受损伤和破坏的主要因素。蛋白酶增多或抗蛋白酶不足均可导致组织结构破坏产生肺气肿。氧化应激还可以破坏细胞外基质,引起蛋白酶-抗蛋白酶失衡,促进炎症反应。

(六)炎症机制

气道、肺实质及肺血管的慢性炎症是 COPD 的特征性改变,中性粒细胞的活化和聚集是 COPD 炎症过程的重要环节。

(七)其他

机体的内在因素、自主神经功能失调、营养、气温的突变等都可能参与 COPD 的发生、发展。

二、临床表现

(一)症状

1.慢性咳嗽

晨间起床时咳嗽明显,白天较轻,睡眠时有阵咳或排痰。随病程发展可终生不愈。

2.咳痰

清晨排痰较多,一般为白色黏液或浆液性泡沫痰,偶可带血丝。急性发作伴有细菌感染时痰量增多,可有脓性痰。

3.气短或呼吸困难

进行性加重的呼吸困难是慢支合并肺气肿的临床特征。早期仅在劳动时出现呼吸困难,以后逐渐加重,轻度活动,甚至休息时也出现明显的呼吸困难,感染时呼吸困难加重,晚期可出现呼吸衰竭。

4.喘息和胸闷

重度患者或急性加重时出现喘息。

5.其他

音低沉无力,痰量增加,反复咳脓痰,疲乏无力,食欲下降,体重减轻,重症有发绀、头痛及意识障碍等表现。

(二)体征

早期可无异常,随着疾病进展出现桶状胸,呼吸浅快,严重者可有缩唇呼吸等;触觉语颤减弱或消失。叩诊呈过清音,心浊音界缩小,肺下界和肝浊音界下降。听诊两肺呼吸音减弱,呼气延长,部分患者可闻及干性啰音和(或)湿性啰音。

(三)COPD 的严重程度分级

根据第一秒用力呼气容积占用力肺活量的百分比(FEV/FVC)、第一秒用力呼气容积占预计值百分比(FEV,%预计值)和症状对 COPD 的严重程度做出分级。

(四)COPD 病程分期

急性如加重期指在短期内咳嗽、咳痰、气短和(或)喘息加重、脓痰量增多,可伴发热等症状;稳定期指咳嗽、咳痰气短等症状稳定或轻微。

(五)并发症

COPD 可并发慢性呼吸衰竭、自发性气胸、慢性肺源性心脏病。

三、治疗要点

(一)稳定期治疗

1.支气管舒张药

短期应用以缓解症状,长期规律应用可预防和减轻症状。常选用 β_2 肾上腺素受体激动剂,如沙丁胺醇气雾剂,抗胆碱能药,如异丙托溴铵气雾剂,定量吸入。或使用茶碱类药物治疗。

2.祛痰药

对痰不易咳出者可选用盐酸氨溴索、羧甲司坦或 N—乙酰半胱氨酸等药物。

3.糖皮质激素

有助于减少急性发作频率,提高生活质量。

4.长期家庭养疗(LTOT)

适用于Ⅲ级重度 COPD 患者。持续低流量吸氧,氧流量 $1\sim2$ 升/分钟,每天持续吸氧 15 小时以上,对 COPD 慢性呼吸衰竭者可提高生活质量和生存率。LTOT 的指征:①$PaO_2\leqslant$ 55mmHg 或 $SaO_2<88\%$,有或没有高碳酸血症;②PaO_2 $55\sim70$mmHg 或 $SaO_2<89\%$,并有肺动脉高压、心力衰竭、水肿或红细胞增多症。

5.夜间无创机械通气

主要适用于严重夜间低氧血症的 COPD 患者。患者由于长期低氧血症或高碳酸血症及酸中毒,使呼吸肌功能受损,导致肺泡处于低通气状态。机械通气治疗的主要目的是辅助患者呼吸,减少呼吸肌做功,有利于改善呼吸肌由低通气引起的一系列病理生理反应。

(二)急性加重期治疗

细菌或病毒感染使气道炎症和气流受限加重,严重时并发呼吸衰竭和右心衰竭。

1.支气管舒张药

使用同稳定期。有严重喘息症状者可给予较大剂量雾化吸入治疗。

2.控制感染

根据病原菌种类及药物敏感试验,选用抗生素积极治疗。痰量过多,使用祛痰剂。如出现持续气道阻塞,可使用糖皮质激素。发生低氧血症,可用鼻导管持续低流量吸氧。

(三)缓解期治疗

积极控制原发病,避免有害因素影响,合理吸氧,预防感染。

四、常用护理诊断/问题及措施

(一)气体交换受损

与气道阻塞、通气不足、呼吸肌疲劳、分泌物过多和肺泡呼吸面积减少有关。

1.生活护理

(1)休息与活动:患者采取舒适的体位,如可取半卧位或坐位,以利呼吸。视病情进行适当的活动,以不感到疲劳、不加重症状为宜。室内保持合适的温湿度,秋冬季注意保暖,避免直接吹冷风或吸入冷空气。

(2)饮食护理:提供高热量、高蛋白、高维生素、易消化的食物,少食多餐,避免产气食物。餐后勿平卧,有利于呼吸畅通。

2.氧疗护理

呼吸困难伴低氧血症者,遵医嘱给予氧疗。每天持续 15 小时以上的长期家庭氧疗,不但能改善缺氧症状,还有助于降低肺循环阻力,减轻肺动脉高压和右心负荷。一般采用鼻导管持续低流量吸氧,氧流量 $1\sim2$ 升/分钟,应避免吸入浓度过高而引起二氧化碳潴留。氧疗有效的指标:患者呼吸困难减轻、呼吸频率减慢、发绀减轻、心率减慢、活动耐力增加。

3.用药护理

遵医嘱应用抗生素、支气管舒张药和祛痰药物,注意观察疗效及不良反应。

4.呼吸功能锻炼

COPD 患者需要增加呼吸频率来代偿呼吸困难,患者进行缩唇呼气、腹式呼吸等锻炼,以加强胸、膈呼吸肌力量和耐力,改善呼吸功能。缩唇呼吸的技巧是通过缩唇形成的微弱阻力来延长呼气时间,增加气道压力,延缓气道塌陷。缩唇呼吸与腹式呼吸锻炼方法:①患者可取立位、平卧位或半卧位,两手分别放于前胸部与上腹部。吸气时,腹肌松弛,腹部凸出;呼气时,腹肌收缩,腹部凹陷。②患者闭嘴经鼻吸气,然后通过缩唇缓慢呼气。③吸气与呼气时间比为1:2或1:3。④每天训练 3～4 次,每次重复 8～10 次,每次 10～20 分钟。

5.病情观察

观察咳嗽、咳痰、呼吸困难的程度,监测动脉血气分析和水、电解质、酸碱平衡情况。

(二)清理呼吸道无效

与分泌物增多而黏稠、气道湿度减低和无效咳嗽有关。

五、健康指导

(一)疾病知识

劝导戒烟是减慢肺功能损害最有效的措施。避免职业或环境粉尘,脱离刺激性气体及污染的环境;避免和呼吸道感染患者接触,在呼吸道传染病流行期间,尽量避免去人群密集的公共场所。指导患者要根据气候变化,及时增减衣物,避免受凉感冒。

(二)饮食指导

呼吸次数的增加可使热量和蛋白质消耗增多,导致营养不良,应制订出高热量、高蛋白、高维生素的饮食计划。正餐进食量不足时,应安排少量多餐,避免在餐前和进餐时多饮水。餐后避免平卧,有利于消化。腹胀的患者应进软食,细嚼慢咽。避免进食产气食物,如汽水、啤酒、豆类、马铃薯和胡萝卜等;避免易引起便秘的食物,如油煎食物、干果、坚果等。

(三)康复锻炼

指导患者坚持呼吸功能的锻炼,制订个体稳定的锻炼计划,选择空气新鲜、安静的环境,进行步行、慢跑、气功等体育锻炼。在潮湿、大风、严寒气候下,避免室外活动,以便合理安排工作和生活。

(四)家庭氧疗

指导患者和家属:①了解氧疗的目的、必要性及注意事项。②注意安全,供氧装置周围严禁烟火,防止氧气燃烧爆炸。③氧疗装置定期更换、清洁、消毒。④指导患者低流量、低浓度吸氧,吸氧时间不少于 15 小时。⑤识别氧疗的有效指标。

(五)心理疏导

引导患者适应慢性病,并以积极的心态对待疾病,培养生活兴趣,如听音乐、培养养花种草等爱好,以分散注意力,减少孤独感,缓解焦虑、紧张的精神状态。

第九节　慢性肺源性心脏病

慢性肺源性心脏病,简称慢性肺心病,是指由肺组织、肺血管或胸廓的慢性病变引起肺组织和(或)功能异常,导致肺血管阻力增加,肺动脉压力增高,继而引起右心室结构或功能改变的疾病。

慢性肺心病是我国呼吸系统常见病,随年龄增长而增高,吸烟者患病率明显增高,冬春季节和气候骤变时易急性发作。

一、病因与发病机制

(一)病因

1.支气管、肺疾病

以慢性阻塞性肺疾病(COPD)最多见,其次为支气管哮喘、支气管扩张症、重症肺结核等。

2.胸廓运动障碍性疾病

较少见。如严重的脊柱侧后凸,类风湿性关节炎,胸廓成形术后、脊髓灰质炎等导致的肺功能受损,肺气肿或肺纤维化。

3.肺血管疾病

能引起肺血管阻力增加,使肺血管收缩,导致肺动脉压力增高和右心室负荷加重的疾病,如慢性血栓栓塞性肺动脉高压、肺小动脉炎、原发性肺动脉高压等。

4.其他

睡眠呼吸暂停综合征等亦可引起低氧血症、肺动脉高压而发生慢性肺心病。

(二)发病机制

支气管、肺、胸廓或肺动脉的长期慢性病变,导致一系列体液因子和肺血管的变化,使肺血管阻力增加,肺动脉血管的结构重构,产生肺动脉高压。

(1)缺氧、二氧化碳潴留、高碳酸血症和呼吸性酸中毒是肺血管阻力增加的功能性因素,可使肺血管收缩、痉挛。尤其是缺氧,在肺动脉高压的形成中占有重要地位,另外缺氧引起血液黏稠度增高,血流阻力加大,导致肺动脉压力进一步增高,同时使肾动脉收缩,肾血流量减少,导致水钠潴留而加重肺动脉高压。

(2)反复感染造成的血管炎,肺气肿导致肺泡内压增高压迫肺毛细血管肺泡壁的破裂造成肺泡毛细血管床的损伤、肺微小动脉原位血栓形成等,这些因素使肺血管解剖结构重构,是肺血管阻力增加的解剖学因素。

(3)长期肺动脉高压使右心室后负荷增加,早期右室代偿性肥厚、扩大,晚期出现失代偿性心脏扩大、右心室肥厚,发生右心衰竭。

二、临床表现

本病病程缓慢,按脏器功能变化可分为代偿期和失代偿期。

(一)肺、心功能代偿期

1.症状

主要表现为咳嗽、咳痰、气促,活动后心悸、乏力、呼吸困难和活动耐力下降。急性感染可加重上述症状,少有胸痛或咯血。

2.体征

可有不同程度的发绀和肺气肿体征。并发呼吸道感染,可有干、湿啰音,心音遥远。肺动脉瓣第二音亢进,提示肺动脉高压,三尖瓣区可闻及收缩期杂音,剑突下可,见心脏搏动,提示右心室肥大。部分患者因肺气肿时胸膜腔内压升高,阻碍腔静脉回流,可有颈静脉充盈。

(二)肺、心功能失代偿期

1.呼吸衰竭

(1)症状:呼吸困难加重,常有头痛、失眠、食欲下降、夜昼倒错,出现表情淡漠、神志恍惚、谵妄,甚至昏迷等肺性脑病表现。

(2)体征:明显发绀、球结膜充血、水肿,严重时出现颅内压升高的表现,如视网膜血管扩张和视盘水肿等。腱反射减弱或消失,出现病理反射。因高碳酸血症可出现周围血管扩张的表现,如皮肤潮红、多汗等。

2.主要以右心衰竭为主

(1)症状:气促更明显,心悸、食欲缺乏、腹胀、恶心等。

(2)体征:发绀明显,颈静脉怒张,心率增快,可出现心律失常,剑突下可闻及收缩期杂音,甚至舒张期杂音。肝大并有压痛,肝颈静脉回流征阳性,下肢水肿,重者可有腹腔积液。少数可出现肺水肿及全心衰竭的体征。

3.并发症

肺性脑病、酸碱失衡及电解质紊乱、心律失常、休克、消化道出血和弥散性血管内凝血等。

三、治疗要点

(一)急性加重期

1.控制感染

选择敏感抗生素抗感染治疗。常用青霉素类、氨基糖苷类、喹诺酮类及头孢菌素类药物,注意继发真菌感染的可能。

2.氧疗

保持呼吸道通畅,改善呼吸功能,给予氧疗,纠正缺氧和二氧化碳潴留。

3.控制呼吸衰竭和心力衰竭

对治疗效果不佳者,可适当选用利尿剂、正性肌力药或血管扩张药治疗。对于有心律失常的患者,根据心律失常的类型选用药物。

4.抗凝治疗

应用普通肝素或低分子肝素治疗,防止肺微小动脉原位血栓形成。

(二)缓解期

原则上采用中西医结合的综合治疗措施,通过长期家庭氧疗、营养疗法和调节免疫功能等,改善缺氧,增强呼吸肌力和身体免疫功能、去除诱发因素,减少或避免急性加重期的发生,使肺、心功能得到部分或全部恢复。

四、常用护理诊断/问题及措施

(一)气体交换受损

与低氧血症、二氧化碳潴留、肺血管阻力增高有关。

(1)环境与体位:保持环境舒适与室内空气新鲜、洁净。协助患者取半坐卧位,使膈肌下降,以增强肺通气量,减少回心血量,减轻呼吸困难。必要时予双足下垂位,也可减少回心血量从而减轻肺瘀血,有利于呼吸。

(2)氧疗护理:对于Ⅱ型呼衰的患者,应依据血气分析结果,若$PCO_2 > 60mmHg$,应予

1～2升/分钟氧疗,以免高流量吸氧而抑制呼吸,加重二氧化碳潴留。严重呼吸困难者要做好机械通气的准备工作,必要时进行机械通气并做好相关的护理配合。

(3)病情观察:观察患者的生命体征及意识状态;注意有无发绀和呼吸困难;观察患者咳嗽、咳痰及痰液的变化情况;观察患者有无心悸、胸闷、腹胀、尿量减少、下肢水肿等右心衰竭的表现;定期监测患者血气分析结果、电解质及酸碱平衡情况;密切观察患者有无头痛、烦躁不安、神志改变等肺性脑病表现。

(4)呼吸功能锻炼。

(5)心理护理:呼吸困难患者心情紧张,甚至出现焦虑与恐惧,应给予精神上的安慰,根据呼吸困难程度采用恰当的沟通方式,及时了解病情。

(二)清理呼吸道无效

与呼吸道感染、痰液过多而黏稠有关。

(三)活动无耐力

与心肺功能减退有关。

1.休息与活动

充分休息有助于心肺功能的恢复。鼓励患者进行适量活动,活动量以不引起疲劳、不加重症状为度。心肺功能失代偿期应绝对卧床休息,协助采取舒适体位,如半卧位或坐位,以减轻心肺负担,以减少机体耗氧量,减慢心率和减轻呼吸困难。对于卧床的患者应协助定时翻身、更换姿势,并保持舒适安全的体位。鼓励患者进行呼吸功能锻炼,提高活动耐力。依据患者的耐受能力指导患者在床上进行缓慢的肌肉松弛活动,如上肢交替前伸、握拳,下肢交替抬离床面,使肌肉保持紧张5秒后,松弛平放床上。协助生活护理时,最好分阶段进行,避免劳累加重心脏负担。

2.减少体力消耗

指导患者采取既有利于气体交换又能节省能量的姿势,如站立时,背倚墙,使膈肌和胸廓松弛,全身放松。坐位时凳高合适,两足正好平放地上,身体稍向前倾,两手放在双腿上或趴在小桌上,桌上放软枕,使患者胸椎与腰椎尽可能在一条直线上。卧位时抬高床头,并略抬高床尾,使下肢关节轻度屈曲。

3.饮食护理

给予高纤维素、易消化、清淡饮食,少食多餐,减少用餐时的疲劳,进餐前后漱口,保持口腔清洁,促进食欲。避免含糖高的食物,以免引起痰液黏稠。如患者出现水肿、腹腔积液或尿量减少时,应限制钠水摄入。必要时遵医嘱静脉补充营养。

4.保持大便通畅

必要时遵医嘱给予通便药物,如杜秘克、果导等,协助患者大小便时,尽量避免患者过度用力。

(四)体液过多

与心排血量减少、肾血流灌注量减少有关。

1.皮肤护理

因肺心病患者常有营养不良,身体下垂部位水肿,若长期卧床,极易形成压疮。注意观察全身水肿情况,定时更换体位,受压处垫海绵垫,或使用气垫床。

2.用药护理

(1)二氧化碳潴留、呼吸道分泌物多的重症患者,慎用镇静剂、麻醉药、催眠药,以免抑制呼吸中枢和咳嗽反射。如果出现心悸、呕吐、面部肌肉抽搐、震颤、惊厥等症状,可能考虑不良反应的发生,立即通知医师处理。

(2)应用利尿剂需防止出现低钾、低氯性碱中毒而加重缺氧,过度脱水引起血液浓缩、痰液黏稠不易排出等不良反应。使用排钾利尿剂时,督促患者遵医嘱补钾。利尿剂尽可能在白天给药,避免夜间频繁排尿而影响患者睡眠。

(3)使用洋地黄类药物时,应询问有无洋地黄用药史,遵医嘱准确用药,注意观察药物毒性反应。(多应用血管扩张剂时,注意观察患者心率及血压情况,改变体位时动作要缓慢,避免发生直立性低血压。)

(4)使用抗生素时,注意观察感染症状及体征控制的效果、有无继发真菌性感染。

(五)潜在并发症:肺性脑病

1.休息与安全

保持环境安静,空气流通,避免强烈光线刺激和噪音。患者绝对卧床休息,协助采取舒适体位,有意识障碍者,用床栏和约束带进行安全保护,必要时专人护理。

2.氧疗护理

持续低流量、低浓度给氧,氧流量 1~2 升/分钟,浓度在 25%~29%。防止高浓度吸氧抑制呼吸,加重二氧化碳潴留,易致肺性脑病。

3.病情观察

定期监测动脉血气分析,记录 24 小时出入水量,密切观察病情变化。出现头痛、烦躁不安、表情淡漠、神志恍惚、精神错乱、嗜睡和昏迷等症状时,及时通知医生并协助处理。

4.用药护理

遵医嘱使用呼吸兴奋剂,观察药物的疗效和不良反应。出现心悸、呕吐、震颤、惊厥等症状,立即通知医生。

五、健康教育

(一)疾病知识

指导患者及家属认识和避免肺心病的各种诱发因素,积极戒烟,避免呼吸道刺激气体的吸入,改善环境卫生,积极防治原发病,坚持家庭氧疗,避免上呼吸道感染,保持呼吸道通畅。

(二)增强抵抗力

加强营养,饮食应给予高蛋白、高维生素、易消化、清淡且富含纤维素食物为主,以保证机体康复的需要。病情缓解期应根据肺、心功能及体力情况进行适当的体育锻炼和呼吸功能锻炼,如散步、练气功、打太极拳、进行缩唇和腹式呼吸锻炼等,改善呼吸功能,提高机体免疫力。

(三)病情监测

指导患者及家属识别病情变化或加重的征象,如出现体温升高、呼吸困难加重、咳嗽剧烈、咳痰不畅、尿量减少、水肿明显或发现患者神志淡漠、嗜睡、躁动、口唇发绀加重等,需要及时就医诊治。

第十节　自发性气胸

气体进入胸膜腔造成的腔内积气,称为气胸。气胸分为自发性、外伤性和医源性。自发性气胸是指在无外伤或人为因素作用下,肺组织和脏层胸膜的自发破裂致使胸膜腔积气。多为内科急症,男性发病多于女性,它可以自发地发生,也可以继发于肺部基础疾病。

一、病因与发病机制

诱发气胸的因素为剧烈运动、咳嗽、提重物或上臂高举、举重运动、用力排便等。气胸发生后,肺脏被压缩 20% 以上时,胸腔内压变大,失去了负压对肺的牵引作用,肺膨胀受限,表现为肺容量缩小、通气功能降低的限制性通气功能障碍,通气/血流比例变小,动静脉分流,出现低氧血症。大量气胸尤其是张力性气胸时,由于失去胸腔负压吸引静脉血回心,甚至胸腔内正压压迫血管和心脏,阻碍静脉血回心,心搏出量减少,引起心率加快,血压降低甚至休克。大量或张力性气胸可引起纵隔移位或摆动,导致心律失常、休克甚至窒息死亡。根据有无原发疾病,自发性气胸可分为原发性气胸和继发性气胸两种类型。

(一)原发性气胸

是指肺部常规 X 线检查未能发现明显病变者所发生的气胸。好发于瘦高体形的男性青壮年。从高压环境进入低压环境,航空、潜水作业时防护措施不当,以及机械通气压力过高,或抬举重物、用力过猛、剧烈咳嗽、屏气,甚至大笑时也可发生气胸。

(二)继发性气胸

是在肺部疾病,如慢性阻塞性肺疾病、肺结核等基础疾病上形成细支气管的不完全阻塞,引起肺大泡破裂。在咳嗽、打喷嚏或肺内压增高时引起气胸。

二、临床表现

(一)症状

1.胸痛

患者突感胸痛,常为针刺样或刀割样,持续时间短暂,继之有胸闷和呼吸困难。部分患者发作前,有剧烈咳嗽、屏气大便、提举重物、大笑等诱因,多数在正常活动或安静休息时发病。

2.呼吸困难

严重程度取决于是否有肺基础疾病及肺功能状态、气胸发生的速度、胸膜腔内积气量及压力。患者常表现精神高度紧张、胸闷、气促、窒息感、发绀、出汗、烦躁不安及脉快、心律失常、休克、昏迷等。有肺气肿的老年人,肺压缩不到 10%,也可产生明显的呼吸困难。积气量大或伴肺部原有疾病较重者,则气促明显。年轻健康人的少量气胸很少有呼吸困难。张力性气胸时胸膜腔内压持续升高使患侧肺受压,纵隔向健侧移位,造成严重呼吸及循环功能障碍。

3.咳嗽

可有刺激性咳嗽,因气体刺激胸膜所致。

(二)体征

可有呼吸加快,呼吸运动减弱。患侧胸廓饱满,肋间隙膨隆,语颤及呼吸音均减弱或消失,叩诊呈鼓音或过清音,心或肝浊音区消失。气管和纵隔向健侧移位。张力性气胸有时可在左心缘处听到与心跳一致的气泡破裂音,称 Hamman 征；液气胸时可闻及胸内振水音。稳定型气胸:呼吸频率<24 次/分,心率 60~120 次/分,血压正常,SaO_2>90%,两次呼吸间说话成句。以上指标异常为不稳定型。

三、治疗要点

自发性气胸治疗的目的在于促使肺复张,防止复发。

(一)保守治疗

适用于肺萎缩在 20% 以下,不伴呼吸困难的闭合性气胸。积极治疗原发病。患者应严格卧床休息,酌情给予镇静、镇痛、止咳及预防感染,给予高浓度吸氧可提高血中氧分压,使氮分压下降,加快肺复张。

(二)排气疗法

适用于呼吸困难明显、肺压缩程度较重的患者,特别足张力性气胸需紧急排气者。

1.紧急排气

张力性气胸患者病情危急,在紧急情况下可将无菌粗针头经患侧肋间插入胸膜腔排气,也可在粗针头的尾部套一顶端剪有小裂缝的橡胶指套,使气体排出至胸腔内压减为负压时,裂缝关闭,空气不能进入胸膜腔。

2.胸膜腔穿刺抽气法

适用于少量气胸、呼吸困难较轻的患者。穿刺点常选择患侧锁骨中线第 2 肋间外侧。皮肤消毒后用气胸针穿刺入胸膜腔,连接 50 毫升或 100 毫升的注射器,或人工气胸机抽气并测压。一般一次抽气不宜超过 1000 毫升。每日或隔日抽气一次,直到患者呼吸困难缓解为止。

3.胸腔闭式引流

适用于不稳定型气胸,即呼吸困难明显、肺压缩程度较重、张力性气胸、反复发生气胸的患者。常选择锁骨中线外侧第 2 肋间或腋前线第 4~5 肋间插入引流管；局限性气胸或有胸膜粘连者宜用 X 线胸部定位；液气胸需排气排液者,多选择上胸部插管引流。插管后连接胸腔闭式引流瓶进行引流,胸膜腔内压力保持在 $1~2cmH_2O$ 以下。肺复张不满意可采用持续负压吸引。

4.胸膜粘连术

对于持续或反复发作的气胸、合并肺大泡、不宜手术的患者。可胸腔内注入硬化剂,如无菌滑石粉、多西环素等。使脏层和壁层胸膜粘连封闭胸膜腔,空气无处积存。

5.手术疗法

对反复发作的气胸、长期肺不张、张力性气胸引流失败、双侧气胸、血气胸或支气管胸膜瘘的患者,可行胸腔镜直视下处理肺或肺大泡破口,支气管胸膜瘘、结核穿孔等,或通过开胸手术行肺叶肺段切除术。

四、常用护理诊断/问题及措施

低效性呼吸形态与胸膜腔内积气限制肺扩张、疼痛有关。

(一)休息与卧位

气胸患者应绝对卧床休息,少讲话,避免用力、屏气、咳嗽等增加胸腔内压的活动。血压平稳者取半坐位,以利于呼吸、咳嗽排痰及胸腔引流。翻身时应注意防止胸腔引流管脱落。协助患者做好皮肤的清洁护理,防止压疮。

(二)缓解胸痛

(1)取舒适的卧位,减轻压迫、牵拉所致的疼痛。

(2)变换体位时固定引流管,避免其刺激胸膜引起疼痛。

(3)咳嗽、咳痰、深呼吸时用手按住胸壁及伤口两侧,有效咳痰。

(4)保持大便通畅,避免用力排便引起胸痛和伤口疼痛。剧烈胸痛者遵医嘱给予镇痛剂。

(三)氧疗

给予鼻导管或面罩给氧,调节氧流量至 10 升/分钟,每次 20～30 分钟,每天 2 次,高浓度吸氧可加大压力梯度,能加快胸膜腔内气体的吸收,使患者 $SaO_2 > 90\%$,应避免长时间吸入高浓度氧,以免氧中毒。

(四)保持呼吸道通畅

评估患者的咳嗽、排痰能力,观察痰液的性质、颜色、量及黏稠度,鼓励和协助患者有效咳痰,痰液黏稠不易咳出时,可饮少量温水或给予祛痰剂、雾化吸入稀释痰液,必要时负压吸痰。

(五)排气治疗的护理

1.术前准备

(1)向患者简要说明排气疗法的目的、基本过程及注意事项,以取得患者的理解与配合。

(2)严格检查引流管是否通畅,胸腔闭式引流装置是否密闭,各接合口牢固。

(3)水封瓶或一次性引流瓶内注入适量无菌蒸馏水或生理盐水,标记液面水平。

(4)将连接胸腔引流管的玻璃管一端置于水面下 1～2 厘米,使胸腔内压力保持在 1～$2cmH_2O$。

(5)负压引流时,需调节好压力,确保胸腔所承受的吸引负压在 $-10～-20cmH_2O$ 之间。

2.维持有效的引流

(1)水封瓶要始终低于患者胸腔。

(2)妥善固定引流管,长度宜便于患者翻身活动,但要避免过长扭曲、反折或受压。

(3)密切观察引流管内的水柱波动情况,有无气泡逸出。水柱随呼吸波动表明引流通畅;若水柱波动不明显,液面无气体逸出,深呼吸或咳嗽后无改变,患者无胸闷、呼吸困难,可能肺组织已复张;若患者呼吸困难、发绀、胸闷加重,可能是引流管不通畅或部分脱出胸膜腔,应通知医生立即处理。

(4)引流液体时,应观察和记录引流液的量、色和性状,引流是否通畅。防止引流液或血块堵塞引流管,经常由近心端向远心端方向捏挤引流管。⑤脱管处理:胸腔引流管不慎脱出时,在患者呼气时迅速用凡士林纱布及胶布封闭引流口,并立即通知医生进行处理。

3.预防感染

保持管道密闭,在插管、伤口护理及更换引流瓶时均应严格执行无菌操作。

4.肺功能锻炼

教会患者促进肺扩张的深呼吸方法,根据病情进行有效咳嗽和吹气球练习,慢慢增加气球的大小,加速胸腔内气体排出,促进肺尽早复张。

5.拔管护理

拔管后,用凡士林覆盖伤口。注意观察患者有无胸闷、呼吸困难、切口处漏气、渗出、出血、皮下气肿等情况,有异常应及时处理。

(六)病情观察

密切观察患者的呼吸频率、呼吸困难和缺氧的情况及治疗效果,有无心率加快、血压下降等循环衰竭的征象;大量抽气或放置胸腔引流管后,如呼吸困难缓解后,再次出现胸闷,并伴有顽固性咳嗽、患侧肺部湿性啰音,应考虑复张性肺水肿的可能,立即报告主管医生进行处理。

(七)心理支持

由于疼痛和呼吸困难,患者会出现紧张、焦虑和恐惧等情绪反应,导致耗氧量增加、呼吸浅快,从而加重呼吸困难和缺氧。因此在做各项检查、操作前向患者解释其目的和效果,在非常紧急的情况下,也要在实施操作的同时用简单明了的语言进行必要的解释,当患者呼吸困难严重时,应尽量在床旁陪伴,解释病情,及时满足患者的需求。

五、健康指导

(一)疾病指导

向患者介绍气胸的病因、诱因及治疗方法等。继发性气胸的患者应坚持原有肺部基础疾病的治疗。

(二)避免诱发因素

如提举重物、剧烈咳嗽、屏气、大笑、便秘等。

(三)治疗配合

行胸腔闭式引流的患者,要防止引流管受压、扭曲及脱管;保持引流瓶低于引流管;外出检查治疗时暂时把引流管夹紧,防止空气或引流瓶内水倒流入胸腔。每日进行数次手臂的适度活动,防止肩关节粘连。

(四)生活指导

保持良好的心情,多休息,取舒适的体位,轻翻身,深呼吸,戒烟,适当咳嗽有利于肺复张。在气胸痊愈后一个月内不要进行剧烈运动,出现气胸复发征象,如胸闷、气急及突发胸痛,立即就诊。

第十一节　呼吸衰竭

呼吸衰竭,简称呼衰,是指各种原因引起的肺通气和(或)换气功能严重障碍,以致在静息状态下亦不能维持足够的气体交换,导致低氧血症伴(或不伴)高碳酸血症,从而引起一系列病理生理改变和相应临床表现的综合征。动脉血气分析可做为确诊的依据。

一、病因与发病机制

常见的病因有:①气道阻塞性病变;②肺组织病变;③肺血管疾病;④胸廓与胸膜病变;⑤神经肌肉病变等。

其发病机制为：

(一)低氧血症和高碳酸血症的发生机制

1.肺泡通气不足

各种原因导致肺泡通气量不足引起肺泡氧分压（PaO_2）降低和肺泡二氧化碳分压（$PaCO_2$）升高，从而导致缺氧和 CO_2 潴留。

2.弥散障碍

肺内气体交换是通过弥散过程来实现的。弥散过程取决于弥散面积、肺泡膜的厚度和通透性、气体和血液接触的时间和气体分压差等。由于 O_2 的弥散能力仅为 CO_2 的 1/20，故弥散障碍通常以低氧血症为主。

3.通气/血流比例失调

主要有两种情况：

（1）部分肺泡通气不足：若通气/血流<0.8，则静脉血不能充分氧合，形成肺动－静脉分流，见于肺泡萎陷、肺炎、肺不张、肺水肿等。

（2）部分肺泡血流不足：若通气/血流>0.8，肺泡通气不能被充分利用，形成无效腔样通气，见于肺栓塞、肺气肿等。通气/血流比例失调通常仅导致低氧血症，而 $PaCO_2$ 升高常不明显。

4.肺内动－静脉解剖分流增加

是通气/血流比例失调的特例正常肺内存在少量解剖分流。肺动－静脉瘘等疾病可致肺内解剖分流增加，此时提高 FiO_2 并不能提高 PaO_2。

5.氧耗量增加

发热、寒战、呼吸困难和抽搐均可增加氧耗量，可导致严重低氧血症发生。

(二)低氧血症和高碳酸血症对机体的影响

1.对中枢神经系统的影响

脑组织耗氧量大，对缺氧十分敏感。通常完全停止供氧 4～5 分钟可引起不可逆的脑损害。缺氧对中枢神经系统的影响程度取决于缺氧的程度和发生速度。

轻度 CO_2 增加，对皮质下层刺激加强，间接引起皮质兴奋；CO_2 潴留可影响脑细胞代谢，降低脑细胞兴奋性，抑制大脑皮质活动，使中枢神经处于麻醉状态，称 CO_2 麻醉。这种由于缺氧和 CO_2 潴留导致的神经精神障碍症候群称为肺性脑病。缺氧和 CO_2 潴留均会使脑血管扩张，其通透性和脑血流增加，严重时引起脑细胞、脑间质水肿，导致颅内压增高，压迫脑血管，继而加重脑缺氧，形成恶性循环。

2.对循环系统的影响

缺氧和 CO_2 潴留均可引起反射性心率加快、心肌收缩力增强、心排出量增加。缺氧致肺小动脉收缩，肺循环阻力增加，肺动脉高压，右心负荷加重，最终致肺源性心脏病。急性严重缺氧可引起严重心律失常或心搏骤停。长期慢性缺氧可导致心肌纤维化、心肌硬化，$PaCO_2$ 轻、中度升高，脑血管、冠状血管、皮下浅表毛细血管和小静脉扩张，表现为四肢红润、温暖、多汗；而肾、脾和肌肉血管则收缩。

3.对呼吸系统的影响

远小于 CO_2 潴留的影响,且为双向,既有兴奋作用又有抑制作用。①PaO_2<60mmHg,主要通过颈动脉体和主动脉体化学感受器,反射性兴奋呼吸中枢。②缺氧对呼吸中枢产生的直接作用是抑制作用,PaO_2<30mmHg,抑制作用占优势。③CO_2 是强有力的呼吸中枢兴奋剂,$PaCO_2$ 增加时,通气量可明显增加,但 $PaCO_2$>80mmHg,会对呼吸中枢产生抑制和麻醉作用,通气量反而下降,此时呼吸运动主要靠缺氧的反射性兴奋呼吸作用维持。

4.对消化系统和肾功能的影响

严重缺氧及 CO_2 潴留可使胃黏膜屏障作用降低,胃酸分泌增多,出现胃肠黏膜糜烂、坏死、溃疡和出血。同时,还可影响肝功能和肾功能。

5.对酸碱平衡和电解质的影响

严重缺氧可抑制细胞能量代谢的中间过程,产生大量乳酸和无机磷,引起代谢性酸中毒。能量不足可致钠泵功能障碍,发生高钾血症和细胞肉酸中毒。急性 CO_2 潴留可加重酸中毒。慢性 CO_2 潴留可造成低氯血症。

二、临床表现

主要是缺氧和 CO_2 潴留所致的呼吸困难和多脏器功能障碍。

(一)呼吸困难

是呼吸衰竭出现最早、最突出的症状。早期表现为呼吸频率加快,重者出现"三凹征"。慢性呼吸衰竭表现为呼吸费力伴呼气延长。中枢性呼吸衰竭患者表现为潮式或间停呼吸。

(二)发绀

是缺氧的典型表现。SaO_2<90% 时,在口唇、甲床等处出现发绀。红细胞增多者发绀更明显,贫血者则不明显。

(三)精神-神经症状

CO_2 潴留加重可导致肺性脑病。可迅速出现精神错乱、狂躁、昏迷、抽搐等症状。慢性呼吸衰竭可出现先兴奋后抑制症状,如兴奋症状包括烦躁不安、昼夜颠倒甚至谵妄;抑制症状表现为表情淡漠、肌肉震颤、间歇抽搐、嗜睡甚至昏迷等。

(四)循环系统表现

多数患者有心动过速,严重缺氧、酸中毒可致心肌损害,甚至周围循环衰竭、血压下降、心律失常甚至心搏骤停。

(五)消化和泌尿系统表现

严重呼吸衰竭可损害肝、肾功能。并发肺心病时出现少尿,部分患者可致应激性溃疡而发生上消化道出血。

三、治疗要点

治疗原则为在保持呼吸道通畅的前提下,迅速纠正缺氧、CO_2 潴留和酸碱失衡所致代谢紊乱,积极治疗原发病,消除诱因及防治多器官功能损害。

(一)保持呼吸道通畅

是最基本、最重要的治疗。方法有:①清除呼吸道分泌物及异物;②缓解支气管痉挛;③建立人工气道。

(二)氧疗

是重要的治疗措施。给氧原则是保证 PaO_2 迅速提高到 $60mmHg$ 或血氧饱和度$>90\%$的前提下,尽量减低吸氧浓度。Ⅰ型呼吸衰竭可给予较高浓度吸氧;Ⅱ型呼吸衰竭应给予低浓度持续吸氧。

(三)增加通气量、改善 CO_2 潴留

1.呼吸兴奋剂

常用药物有尼可刹米、洛贝林、多沙普仑等。主要用于以中枢抑制为主、通气量不足所致的呼吸衰竭;不宜用于以换气功能障碍为主所致的呼吸衰竭。应用原则是保持气道通畅,适当提高 FiO_2,不可突然停药。

2.机械通气

用于经上述处理不能有效地改善缺氧和 CO_2 潴留的严重呼吸衰竭患者。是在患者自然通气和(或)氧合功能出现障碍时,运用器械使患者恢复有效通气并改善氧合的方法。根据是否建立人工气道分为有创机械通气和无创机械通气。

(四)病因治疗

是治疗呼吸衰竭的根本所在,同时需积极抗感染治疗。

(五)其他

急性呼吸衰竭较慢性呼吸衰竭更容易合并代谢性酸中毒,应及时纠正。重症患者需转入ICU进行积极抢救和监测。

四、常用护理诊断/问题及措施

(一)清理呼吸道无效

与呼吸道阻塞、分泌物过多或黏稠、无效咳嗽有关。

1.清除呼吸道分泌物

①神志清醒者,指导其患者进行有效的咳嗽、咳痰指导。②咳嗽无力者应定时协助其翻身、拍背、促使痰液排出。③病情严重、意识障碍者可因舌后坠致分泌物堵塞气道,应立即仰卧位,头后仰,托起下颌,用无菌多孔导管经鼻或口吸痰,以保持呼吸道通畅。④气管插管或气管切开行机械通气的患者可给予气管内吸痰,必要时可用纤维支气管镜吸痰并冲洗。⑤严重的ARDS患者宜在使用密闭系统进行呼吸治疗的同时吸痰,防止因呼气末正压(PEEP)中断致严重低氧血症和肺泡内分泌物重新增多。⑥多饮水或间歇气管内滴入、口服或雾化吸入祛痰药可湿化痰液,便于痰液咳出或吸出。

2.应用抗生素的观察与护理

指导患者正确留取痰液检查标本,观察痰的色、质、量、味及痰培养加药敏试验结果,以便合理选择抗生素,并观察药效和不良反应,采取综合措施预防院内感染的发生。

(二)气体交换受损

与低氧血症、CO_2 潴留、肺血管阻力增高有关。

1.氧疗

氧疗可提高 PaO_2,使 SaO_2 升高,从而纠正缺氧和改善呼吸功能,减轻组织损伤,恢复脏器功能。①根据其基础疾病、呼吸衰竭的类型和缺氧的严重程度选择适当的给氧方法和 FiO_2。②常用鼻导管、鼻塞面罩给氧或配合机械通气行气管内给氧。鼻导管和鼻塞法用于轻度和 II 型呼吸衰竭的患者;面罩包括简单面罩、无重复呼吸面罩和文丘里面罩等。简单面罩用于缺氧较严重的 I 型呼吸衰竭和 ARDS 患者;无重复呼吸面罩用于有严重低氧血症、呼吸状态极不稳定的 I 型呼吸衰竭和 ARDS 患者;文丘里面罩尤适用于 COPD 所致呼吸衰竭,且能按需调节 FiO_2。③若呼吸困难缓解、神志转清、发绀减轻、心率减慢、尿量增多、皮肤转暖,提示氧疗有效。若患者神志清醒、呼吸频率正常、发绀消失、精神好转、$PaO_2 > 60mmHg$、$PaCO_2 < 50mmHg$,可终止氧疗。停止吸氧前需由间断吸氧,逐渐过渡到完全终止吸氧。

2.体位与休息

患者需卧床休息以降低氧耗量。取半卧位或坐位,趴在床桌上,以利于增加肺泡通气量。病情严重者应放置于 ICU 以便观察病情变化。

3.用药护理

静脉滴注呼吸兴奋剂的速度不宜过快,注意患者神志、呼吸频率、节律、幅度及血气分析结果的变化。若出现恶心、呕吐、烦躁、面色潮红、皮肤瘙痒、肌肉颤动等现象,提示药物过量,及时减量或停药。

五、健康指导

(一)肺功能锻炼的指导

教会患者有效地咳嗽、咳痰和缩唇、腹式呼吸锻炼方法。

(二)休息与活动

根据活动耐力情况制订合理的休息与活动计划,活动量以患者活动后不出现呼吸困难、心率过快、无不适感为宜。

(三)饮食指导

营养支持对于提高呼吸衰竭的抢救成功率及患者生活质量均有重要意义。高热量、高蛋白、高维生素饮食补充能量消耗,保持体力。适当饮水可湿化痰液,利于排痰。

(四)用药和氧疗

指导患者坚持正确用药,掌握药量、用法和注意事项。对出院后仍需吸氧的低氧血症者,指导患者和家属学会合理的家庭氧疗方法及其注意事项。

(五)预防诱因

①鼓励患者进行耐寒锻炼以预防呼吸道感染,如用冷水洗脸等。②鼓励患者改进膳食结构,加强营养以增强体质。③避免吸入刺激性气体,劝导吸烟者戒烟。④避免劳累、情绪激动等不良刺激,以免加重病情。⑤避免去人流量较大的公共场所,减少与呼吸道感染者接触的机会。若有气急、发绀加重等病情变化,及时就医。

第二章　消化疾病的护理

第一节　胃食管反流病

胃十二指肠内容物反流入食管甚至咽、喉等处,造成局部炎性病变,同时可产生反酸、嗳气、胸痛、吞咽困难及呛咳等临床症状的一组疾病,称胃食管反流病(GERD)。正常情况下会出现胃食管反流,不造成临床症状或病理损害,称为生理性反流,常在进餐后出现短暂反流发作。若反流发生频繁,或反流的时间延长,甚至夜间出现反流,则造成胃食管反流病,为病理性反流。胃食管反流病包括反流性食管炎(RE)、非糜烂性反流病(NERD)或内镜阴性 GERD、功能性胃灼热以及 Barrett 食管。

一、病因及发病机制
胃食管反流病的病因尚未明确,下列因素均可引起本病。

(1)食管下括约肌(LES)功能减退。

(2)LES 压力降低、胃和食管交界处结构异常,最常导致食管裂孔疝。

(3)食管黏膜防御功能减弱。

(4)食管清除功能减退。

(5)胃内容物的致病性。

(6)食管感觉异常。

(7)胃排空延迟。

(8)其他因素:如肥胖、妊娠、糖尿病、婴儿期、腹腔积液等。

二、诊断要点

(一)临床表现

1.反流症状为主

反酸、反食、反胃、嗳气等,餐后明显或加重。

2.反流物刺激引起的症状

胃灼热、胸痛、吞咽困难等。胃灼热感由胸骨下段向上延伸,在餐后 1 小时出现,卧位、腹压增高或弯腰时可加重。疼痛发生在胸骨后或剑突下,可放射至后背、肩部、颈部等。吞咽困难由食管痉挛或功能紊乱引起,呈间歇性,少部分由食管狭窄引起。

3.食管外的刺激症状

咳嗽、咽喉炎、哮喘。

4.其他

咽部不适,有异物感、堵塞感,但无吞咽困难,称为癔球症,可能与胃内容物反流引起食管上段括约肌压力升高有关。

（二）辅助检查

1.内镜检查：可对食管黏膜进行直视检查，是判断有无食管黏膜损伤及并发症的有效方法，并可评估疗效及预后。

2.食管 pH 监测：是判断有无酸反流的重要手段，为有无食管内过度酸暴露提供客观证据。

3.食管 X 线检查：对 GERD 诊断的敏感性较低。

4.食管滴酸试验：在滴酸过程中，出现胸骨后疼痛或灼热感为试验阳性。

5.食管测压：可测定 LES 压力、长度、松弛度，食管运动状态、食管局部压力及上食管括约肌功能等。

6.钡餐造影：可测定与有无反流相关的食管裂孔疝。

7.食管内阻抗测定。

8.24 小时胆汁监测。

9.核素检查。

三、治疗

1.一般治疗：生活指导，改变生活习惯。

2.药物治疗：

(1)质子泵抑制剂：如奥美拉唑、兰索拉唑等。

(2)H_2受体拮抗剂：如法莫替丁、雷尼替丁等。

(3)胃黏膜保护剂：如硫糖铝等。

(4)促胃肠动力药：如莫沙必利、多潘立酮等。

3.内镜治疗。

4.抗反流手术治疗。

四、主要护理问题

（一）胸痛

与反流物刺激有关。

（二）知识缺乏

缺乏有关疾病的病因及防治知识。

（三）焦虑

与病情反复有关。

五、主要护理目标

1.患者胸痛症状消失。

2.改变患者的不良生活习惯，使其保持健康的生活方式。

3.减轻患者焦虑程度，改变其治疗依从性。

六、护理措施

1.告诉患者引起胃食管反流病的病因，帮助患者寻找并及时去除致病因素，控制病情发展。

2.进餐后不宜立即平卧，睡前 2 小时不进食。

3.控制体重，避免便秘及紧束腰带等。

4.与患者一起制订饮食计划,指导患者合理、规律进食。鼓励患者进食低脂食物,避免进食巧克力、咖啡、浓茶等高脂肪、高热量饮食及油腻、辛辣刺激性食物,戒烟、禁酒。

5.消除并缓解患者的紧张焦虑情绪。分散患者注意力,减少各种精神刺激,指导患者提高心理防御机制,使其积极主动地参与治疗和护理。

6.睡觉时将床头抬高15～20厘米。

7.改变不良睡姿,如睡觉时将两臂上举或将其枕于头下。

8.遵医嘱用药,避免乱服药物。

第二节　急性胃炎

急性胃炎系指由多种病因引起的急性胃黏膜炎症。临床上为急性发病,表现为上腹部症状。急性胃炎主要包括:①急性腐蚀性胃炎;②急性化脓性胃炎;③急性糜烂出血性胃炎。第三种是指由各种病因引起的,以胃黏膜多发性糜烂、出血为主要表现的急性胃黏膜病变,可伴有一过性浅表溃疡形成,临床最常见,本节将进行重点讨论。前两种极为少见,本文不再详述。

一、病因及发病机制

许多因素均可引起急性糜烂出血性胃炎,常见的原因主要有以下几种。

(一)药物

最常见的药物有非甾体消炎药(NSAID),如阿司匹林、吲哚美辛等,某些抗肿瘤药、铁剂或氯化钾口服液、某些抗生素等。这些药物可刺激、损伤胃黏膜上皮细胞。NSAID还可以通过抑制环氧合酶(COX)而抑制了胃黏膜生理性前列腺素的产生,而前列腺素在维持黏膜屏障完整方面起着很重要的作用,能够提高对胃黏膜的保护作用。此外,某些抗肿瘤药(如氟尿嘧啶)对胃肠道的黏膜细胞会产生明显的损伤作用。

(二)急性应激

各种严重的脏器病变、严重创伤、大面积烧伤、大手术、脑血管意外和休克,甚至精神心理因素等均可引起胃黏膜糜烂、出血,如烧伤引起者称 Curling 溃疡,中枢神经系统病变引起者称 Cushing 溃疡。虽然急性应激导致急性糜烂出血性胃炎的发病机制尚未完全明确,但多数医生认为在严重应激情况下机体的生理代偿功能不足以维持胃黏膜微循环的正常运行,使胃黏膜缺血、缺氧、细胞黏液和碳酸氢盐分泌减少、局部前列腺素合成不足、上皮细胞再生能力减弱等,导致黏膜屏障破坏、氢离子反弥散,致使黏膜内 pH 降低,进一步损伤黏膜和血管,引起胃黏膜糜烂和出血。

(三)酒精

酒精具有亲脂性和溶脂性。高浓度酒精会引起上皮细胞损伤,导致胃黏膜水肿、出血、糜烂。

(四)十二指肠反流液

胆汁和胰液中的胆盐、溶血磷脂酰胆碱、磷脂酶 A 及其他胰酶可破坏胃黏膜屏障。幽门括约肌功能不全可引起显著的十二指肠－胃反流。

（五）感染或病毒摄入

某些细菌或病毒感染可引起急性胃炎，幽门螺杆菌（Hp）也可引起本病，将在慢性胃炎中讨论。

维持胃腔与胃黏膜内氢离子高梯度状态是胃黏膜作为屏障的正常保护功能。当以上因素导致胃黏膜屏障受损，胃腔内氢离子便会反弥散进入胃黏膜内，从而进一步加重对胃黏膜的损害，最终引起胃黏膜糜烂和出血。

二、诊断要点

（一）临床表现

多数患者无明显症状，或症状被原发病掩盖，或仅有上腹不适、腹胀、食欲减退等消化不良的表现。大量出血可引起昏厥、休克，伴贫血，查体可有上腹不同程度的压痛。对急性应激、服用 NSAID 的患者或行机械通气的危重患者行胃镜检查，多数可发现急性糜烂、出血的表现。临床上急性糜烂出血性胃炎患者多因突发的呕血和（或）黑便而就诊。据统计，所有上消化道出血的病例中，由急性糜烂出血性胃炎所致者占 $10\%\sim25\%$，为上消化道出血的常见病因之一，仅次于消化性溃疡。

（二）辅助检查

1.粪便检查

粪便隐血试验可呈阳性。

2.胃镜检查

因病变可在短期内消失，胃镜检查一般应在出血后 $24\sim48$ 小时内进行，可以见到胃黏膜充血、水肿、糜烂和出血以及浅表溃疡为特征的急性胃黏膜损害。一般急性应激引起的胃黏膜损害以胃体、胃底部为主，而 NSAID 或酒精引起者则以胃窦部为主。

三、治疗

主要针对病因和原发疾病积极采取措施。

急性应激状态者在积极治疗原发病的同时，应使用具有黏膜保护作用或抑制胃酸分泌作用的药物，以预防发生急性胃黏膜损害；由药物引起者须立即停药。常用 H_2 受体拮抗剂或质子泵抑制剂抑制胃酸分泌，硫糖铝和米索前列醇等保护胃黏膜。以恶心、呕吐或上腹痛为主要表现者应用甲氧氯普胺、多潘立酮、山莨菪碱等药物对症处理。

四、主要护理问题

（一）舒适度改变

与上腹痛有关。

（二）知识缺乏

缺乏关于本病的病因及防治知识。

（三）潜在并发症

上消化道大量出血、水电解质紊乱。

五、护理目标

1.去除致病因素。

2.患者疼痛缓解。

3.未发生相关并发症，或并发症发生后能得到及时治疗与处理。

六、护理措施

(一)休息与活动

患者应适当休息,减少活动。由急性应激所致或伴有消化道出血者应卧床休息,同时做好患者的心理疏导,减轻或解除其精神紧张,保证身、心两方面得以充分的休息。

(二)饮食护理

饮食应定时、有规律,少量多餐,避免辛辣、生硬刺激食物,忌暴饮暴食、饮酒等。一般进食营养丰富的温凉半流质饮食。若有少量出血者可给牛奶、米汤等流质以中和胃酸,有利于黏膜修复。急性大出血或呕吐频繁时应暂禁食。

(三)用药护理

指导患者正确服用阿司匹林、吲哚美辛等对胃黏膜有刺激的药物,必要时应用制酸剂、胃黏膜保护剂预防本病的发生。

(四)心理护理

耐心解答患者及家属提出的相关问题,以消除其紧张情绪。紧张、焦虑还可影响其食欲及消化能力,而对治疗有信心及情绪稳定则有利于减轻患者症状。必要时按医嘱使用镇静剂。

(五)健康宣教

1.休息与活动

生活要有规律,应保持轻松愉快的心情,避免过度劳累。

2.饮食指导

注意饮食卫生,进食应有规律,避免过热、过冷、辛辣食物及咖啡、浓茶等刺激性饮料。嗜酒者应戒酒,以防止酒精损伤胃黏膜。

3.用药指导

合理使用对胃黏膜有刺激的药物,使用时应同时服用制酸剂。

4.随访指导

若患者出现呕吐、黑便等消化道出血征象时,及时就诊。

第三节　慢性胃炎

慢性胃炎是各种病因引起的胃黏膜慢性炎症,是一种常见病、多发病,其发病率在各种胃病中居首位。男性稍多于女性。任何年龄都可以发病,但随着年龄增长,发病率逐渐增高。我国属于幽门螺杆菌高感染率国家,人群中幽门螺杆菌的感染率达 40%～70%。幽门螺杆菌感染几乎无一例外地引起胃黏膜炎症,且感染后机体一般难以将其清除而变成慢性感染。因此估计人群中成人慢性胃炎患病率超过 50%。

一、病因及发病机制

(一)幽门螺杆菌感染

目前认为幽门螺杆菌感染是慢性胃炎最主要的病因,其机制为:①幽门螺杆菌有鞭毛结构,可在胃内黏液层自由活动,并依靠其黏附素与胃黏膜上皮细胞紧密接触,直接损伤胃黏膜上皮细胞。②幽门螺杆菌所分泌的尿素酶,分解尿素产生氨,中和胃酸,形成了有利于幽门螺杆菌定居及繁殖的中性环境,同时损伤了上皮细胞膜。③幽门螺杆菌产生细胞毒素诱导上皮细胞释放 IL-8,损害黏膜并可引起炎症。④幽门螺杆菌的菌体胞壁还可做为抗原诱发免疫反应,损伤胃上皮细胞。

(二)饮食和环境因素

慢性胃炎的发生与高盐饮食和缺乏新鲜蔬菜、水果密切相关。

(三)自身免疫和遗传因素

胃体萎缩为主的慢性胃炎发生在自身免疫基础上,称为自身免疫性胃炎。

(四)物理及化学因素

长期饮浓茶、咖啡、烈酒;食用过冷、过热、过于粗糙的食物;服用大量非甾体消炎药,各种原因引起的十二指肠液反流、慢性右心衰竭、肝硬化门脉高压症等。

二、诊断要点

(一)临床表现

慢性胃炎进展缓慢,病程迁延,缺乏特异性症状。70%～80%的患者可无任何症状。部分有上腹痛或不适、饱胀、恶心和呕吐、嗳气、反酸、食欲缺乏等非特异性的消化不良表现,症状无节律性,与进食或食物种类有关。症状的严重程度与慢性胃炎的内镜所见和组织病理学分级无明显相关性,胃黏膜糜烂者可有少量上消化道出血。自身免疫性胃炎可出现畏食、贫血和体重减轻。患者体征多不明显,有时可有上腹轻压痛。

(二)辅助检查

1.胃镜及胃黏膜活组织检查

是最可靠的诊断方法。通过胃镜在直视下观察黏膜病变,慢性浅表性胃炎可见红斑、黏膜粗糙不平,有出血点/斑;慢性萎缩性胃炎可见黏膜呈颗粒状,黏膜血管显露,色泽灰暗,皱襞细小。两种胃炎均可见糜烂、胆汁反流。在充分活体组织检查基础上以病理组织学诊断明确病变类型。

2.幽门螺杆菌检测

可通过侵入性1/非侵入性方法检测幽门门螺杆菌。

3.血清学检查

自身免疫性胃炎患者,抗壁细胞抗体和抗内因子抗体可呈阳性,血清促胃液素水平明显升高;多灶萎缩性胃炎患者,血清促胃液素水平可正常或偏低。

4.胃液分析

自身免疫性胃炎患者,胃酸缺乏;多灶萎缩性胃炎患者,胃酸分泌正常或偏低。

三、治疗

(一)根本治疗

根除幽门螺杆菌感染的治疗

(二)对症处理

根据病因给予相应对症处理。如因非甾体消炎药引起,应停用药并给予抗酸药;如因胆汁反流引起,可用氢氧化铝凝胶吸附,或给予硫糖铝及胃动力药以中和胆盐,防止反流;有胃动力学改变者,可服用多潘立酮、西沙必利等。

(三)自身免疫性胃炎的治疗

目前尚无特殊治疗方法,有恶性贫血者可肌内注射维生素 B_{12}。

(四)抗氧化剂的应用

维生素 C 等对预防胃癌有一定作用。

(五)胃黏膜异型增生的治疗

除积极给予上述治疗外,关键在于定期随访。对明确的重度异型增生患者可选择预防性内镜下胃黏膜切除术。

四、主要护理问题

(一)腹痛

与胃黏膜炎性病变有关。

(二)营养失调:低于机体需要量

与畏食及消化吸收不良等有关。

(三)焦虑

与病情反复、病程迁延有关。

(四)活动无耐力

与自身免疫性胃炎致恶性贫血有关。

(五)知识缺乏

缺乏对慢性胃炎病因和预防知识的了解。

五、护理目标

1.缓解胃部不适。

2.摄取合理营养,患者营养状况得到改善或维持。

3.患者焦虑程度减轻,积极配合治疗及护理。

4.患者的活动耐力增加。

5.去除致病因素。

六、护理措施

(一)休息与活动

指导患者急性发作时卧床休息,并注意腹部保暖。病情缓解时,进行适当锻炼,以增强机体抗病能力。

(二)饮食护理

1.饮食治疗原则

向患者说明摄取足够营养的重要性,鼓励患者少量多餐,以进食高热量、高蛋白、高维生素、易消化的饮食为原则。避免摄入生硬、过甜、过咸、过辣的刺激性食物。

2.制订饮食计划

与患者及家属共同制订饮食计划,指导他们改进烹饪技巧,增加食物的色、香、味,以刺激患者食欲。胃酸低者,食物应在完全煮熟后食用,以利于消化吸收,同时可食用刺激胃酸分泌的食物,如肉汤、鸡汤等;高胃酸者应避免进食酸性及多脂肪食物。

(三)用药护理

遵医嘱给药,以根除幽门螺杆菌感染,治疗时注意观察药物的疗效和不良反应。

1.胶体铋剂

枸橼酸铋钾(CBS)在酸性环境中方起作用,故宜在餐前半小时服用。服 CBS 过程中可使牙齿、舌变黑,可用吸管吸入。部分患者服药后出现便秘、粪便变黑,停药后可自行消失。少数患者可有恶心、一过性血清转氨酶升高等,极少出现急性肾衰竭。

2.抗菌药物

服用阿莫西林前应询问患者有无青霉素过敏史,使用过程中注意有无迟发性过敏反应,如皮疹。甲硝唑可引起恶心、呕吐等胃肠道反应,应在餐后半小时服用,并应遵医嘱使用甲氧氯普胺、维生素 B_1 等拮抗剂。

(四)心理护理

及时了解患者的焦虑情绪,并采用转移注意力、深呼吸等方法来减轻焦虑、缓解疼痛。

(五)缓解疼痛

可采用热敷和针灸。用热水袋热敷胃部,以解除胃痉挛,缓解腹痛;也可用针灸内关、合谷、足三里等穴位来减轻疼痛。

(六)健康宣教

1.休息与活动

生活应有规律,合理安排工作和休息,注意劳逸结合,积极配合治疗。教育患者保持良好的心理状态。介绍本病的病因,指导患者避免诱发因素。

2.饮食指导

指导患者注意饮食卫生和饮食营养,养成规律的饮食习惯;避免过热、过冷、辛辣饮食及浓茶、咖啡等刺激性饮料;嗜酒者应戒酒,防止酒精损伤胃黏膜。

4.用药指导

根据患者的病因、具体情况进行相关指导,如尽量避免使用对胃黏膜有刺激的药物,必须使用时应同时服用制酸剂或胃黏膜保护剂;介绍药物的不良反应。

5.随访指导

定期门诊复查,如有异常及时就诊。

第四节　消化性溃疡

消化性溃疡泛指胃肠道黏膜在某些情况下被胃酸/胃蛋白酶消化而造成的溃疡,可发生于食管、胃、十二指肠,亦可发生于胃一空肠吻合口附近或含有胃黏膜的 Meckel 憩室内。因为胃溃疡(GU)和十二指肠溃疡(DU)最常见,故一般所谓的消化性溃疡是指胃溃疡和十二指肠溃疡。

临床上 DU 较 GU 多见,二者之比约为 3:1。DU 多见于青壮年,GU 多见于中老年,DU 发病的年龄一般比 GU 早 10~20 年。无论是 DU 还是 GU 均好发于男性,冬春和秋冬之交是本病的好发季节。

一、病因及发病机制

消化性溃疡是一种由多种病因所致的异质性疾病群,即患者之间的病因、发病机制可能不同,而临床表现相似。幽门螺杆菌(HP)感染、服用非甾体消炎药(NSAID)是已知的主要病因。溃疡发生是由于对胃、十二指肠黏膜有损伤的侵袭因素与黏膜自身防御-修复因素之间失去平衡的结果。对胃、十二指肠黏膜有损伤的侵袭因素包括高浓度胃酸、胃蛋白酶、微生物、酒精、胆盐、药物及其他有害物质;胃、十二指肠黏膜的自身防御-修复因素包括黏液/碳酸氢盐屏障、黏膜屏障、丰富的黏膜血流量、上皮细胞更新、前列腺素和表皮生长因子等。正常情况下,胃、十二指肠黏膜的这一有效防御-修复机制,足以抵抗侵袭因素的损害作用。只有当侵袭因素增强和(或)黏膜自身防御-修复因素减弱,才有可能发生溃疡。DU 和 GU 在发病机制上有不同之处,前者主要是侵袭因素增强,后者主要是黏膜自身防御-修复因素减弱。

(一)幽门螺杆菌感染

大量研究充分表明幽门螺杆菌感染是消化性溃疡的主要病因。其主要证据为:①消化性溃疡患者胃黏膜中幽门螺杆菌检出率显著高于对照组的普通人群,DU 患者的幽门螺杆菌检出率为 90%~100%,GU 为 80%~90%。②根除幽门]螺杆菌明显降低溃疡复发率:大量临床研究证实,常规抑酸治疗后愈合的溃疡年复发率高达 50%~70%,而根除幽门螺杆菌治疗可使其溃疡年复发率明显降低。根除幽门螺杆菌还可明显降低消化性溃疡出血等并发症的发生率。但前瞻性研究显示,在幽门螺杆菌感染的人群中仅 15%~20% 会发生消化性溃疡,一般认为这与幽门螺杆菌、宿主和环境因素三者相互作用结果不同有关。幽门螺杆菌感染导致消化性溃疡的机制尚未完全阐明,有如下假说。

1.幽门螺杆菌-促胃液素-胃酸学说

幽门螺杆菌直接或者间接作用于胃黏膜的 G 细胞、D 细胞、壁细胞,导致胃酸分泌增加,使十二指肠的酸负荷增加。

2.十二指肠胃上皮化生学说

研究发现,十二指肠球部溃疡多位于胃上皮化生处。幽门螺杆菌只能定植在胃上皮组织上,胃上皮化生是十二指肠对酸负荷的一种代偿反应。因此十二指肠的胃上皮化生为幽门螺杆菌在十二指肠定植提供了条件,从而导致十二指肠炎症,使黏膜屏障破坏,最终发展为 DU。

3.十二指肠碳酸氢盐分泌减少

幽门螺杆菌感染可减少十二指肠碳酸氢盐分泌,使黏膜屏障削弱,导致 DU 发生。幽门螺杆菌引起 GU 的发病机制一般认为是幽门螺杆菌感染引起的胃黏膜炎症削弱了胃黏膜的屏障功能、胃酸对屏障受损的胃黏膜的侵蚀作用,导致 GU 发生。

(二)非甾体消炎药

NSAID 直接作用于胃、十二指肠黏膜,透过细胞弥散入黏膜上皮细胞内,细胞内高浓度 NSAID 产生毒性作用而损害胃黏膜屏障。此外,NSAID 还可抑制环氧合酶,使胃肠道黏膜中经环氧合酶途径产生的具有保护细胞作用的内源性前列腺素合成减少,削弱胃和十二指肠黏膜的防御作用。

(三)胃酸和胃蛋白酶

胃酸、胃蛋白酶是胃液的主要成分,消化性溃疡的最终形成是由于胃酸/胃蛋白酶对黏膜的自身消化所致,而胃酸又在其中起主要作用。这是因为胃蛋白酶原需要盐酸激活才能转变为胃蛋白酶,胃蛋白酶能降解蛋白质分子,对黏膜有侵袭作用;而胃蛋白酶的酸性取决于胃液 pH,当胃液 pH<4 时,胃蛋白酶的活性才能得到维持。

(四)其他危险因素

如吸烟、遗传因素,胃和十二指肠运动异常、应激和心理因素以及饮食,如饮浓茶、咖啡、酒、某些饮料等。

二、诊断要点

(一)临床表现

本病的临床表现不一,部分患者可无症状,或以出血、穿孔等并发症为首发症状。但是多数患者有慢性过程、周期性发作和节律性上腹痛的特点。发作多在冬春和秋冬之交,常与情绪波动、不良精神刺激、饮食失调等有关。

1.症状

(1)腹痛:可为隐痛、钝痛、胀痛、灼痛甚至剧痛,或呈饥饿样不适感。疼痛部位多位于上腹中部、偏右或偏左。

节律性疼痛是消化性溃疡的特征之一,与进食有关。多数患者疼痛有典型的节律性。DU 的疼痛常在餐后 3～4 小时开始出现,持续疼痛至下餐进食或服用抗酸剂后才缓解,即疼痛—进餐—缓解,故又称空腹痛;DU 患者约半数于午夜出现疼痛,称"午夜痛"。GU 的疼痛多在餐后 1 小时内出现,至下次餐前逐渐缓解,直至下次进餐后再复现上述节律,即进餐—疼痛—缓解;GU 患者午夜痛少见。

疼痛的周期性是消化性溃疡的又一特征,以 DU 较为突出。上腹痛发作可在持续数天、数周或数月后,在较长时间内缓解,继而又复发。溃疡一年四季均可发病,但以秋末春初较冷的季节更为常见。

(2)其他:可有反酸、嗳气、胃灼热、恶心、呕吐、食欲减退等消化不良的症状;也可有多汗、失眠、脉缓等自主神经功能失调的表现。

2.体征

消化性溃疡缺乏特异性体征。在溃疡活动期,多数患者可有上腹部固定或局部的轻压痛,D 压痛点常偏右。缓解期则无明显体征。少数患者可因营养不良或慢性失血而有贫血,部分 GU 患者的体质较弱。

3.特殊类型的消化性溃疡

(1)无症状性溃疡:15％～35％消化性溃疡患者无任何症状。

(2)老年人消化性溃疡:临床表现不典型,有许多方面与青壮年消化性溃疡不同。溃疡常较大,常无任何症状或症状不明显、疼痛多无规律,食欲缺乏、恶心、呕吐、消瘦、贫血等症状较突出。

(3)胃和十二指肠复合溃疡:指胃与十二指肠同时存在溃疡。

(4)幽门管溃疡:较为少见,主要表现为进餐后立即出现较为剧烈且无节律性的中上腹痛,对抗酸剂反应差,易出现幽门梗阻、穿孔、出血等并发症。

(5)十二指肠球后溃疡:指发生在十二指肠球部以下的溃疡,多具有 DU 的临床特点,其夜间痛和背部放射性疼痛较为多见,较易并发出血,药物治疗的反应差。

4.并发症

出血、穿孔、幽门梗阻是消化性溃疡主要的并发症,此外极少数 GU 可发生癌变。

(1)出血:是消化性溃疡最常见的并发症,DU 并发出血的发生率比 GU 高。

(2)穿孔:溃疡病灶向深部发展穿透浆膜层则并发穿孔。消化性溃疡穿孔在临床上可分为 3 种形式:①急性穿孔;②慢性穿孔;③亚急性穿孔。溃疡急性穿孔主要出现急性腹膜炎的症状,突发的剧烈腹痛,多自中上腹或右上腹开始,呈持续性,可蔓延至全腹,腹肌强直,有明显压痛、反跳痛,肝浊音区缩小或消失,肠鸣音减弱或消失,部分患者出现休克。慢性穿孔所致的症状不如急性穿孔剧烈,往往表现为腹痛规律发生改变,变得顽固、持久,疼痛多放射至背部。亚急性穿孔症状较急性穿孔轻且体征较局限。

(3)幽门梗阻:见于 2%～4% 的消化性溃疡患者,其中 80% 以上由 DU 引起。临床上主要表现为上腹饱胀不适和呕吐。上腹饱胀以餐后为甚,呕吐后可减轻,呕吐物量多,为酸腐味的发酵宿食。患者因不能进食和反复呕吐可引起体弱、脱水和低钾低氯性碱中毒等。上腹部空腹振水音、胃蠕动波是幽门梗阻的特征性表现。空腹时抽出胃液量＞200 毫升,即提示有胃滞留。

(4)癌变:1%～2% 的 GU 可发生癌变,DU 则极少见。

(二)辅助检查

1.胃镜和胃黏膜活组织检查

是确诊消化性溃疡的首选检查方法。胃镜检查能直接观察溃疡的部位、病变大小及性质,并可在直视下取活组织做幽门螺杆菌检测和病理检查。内镜下,消化性溃疡多呈圆形、椭圆形或线形,边缘光滑,底部有灰黄色、灰白色渗出物,溃疡周围黏膜可见充血、水肿,皱襞向溃疡集中。

2.幽门螺杆菌检测

其结果可以作为选择根除幽门螺杆菌治疗方案的依据。通过侵入性、非侵入性方法检测出幽门螺杆菌。其中 ^{13}C 或 ^{14}C 尿素呼气试验检测幽门螺杆菌感染的敏感性及特异性均较高而无须胃镜检查,常作为根除治疗后复查的首选方法。

3.X 线钡餐检查

适用于对胃镜检查有禁忌或者不愿接受胃镜检查者。溃疡的 x 线直接征象为龛影,对溃疡诊断有确诊价值。

4.粪便隐血试验

隐血试验呈阳性提示多有溃疡活动。如 GU 患者持续隐血试验阳性,应怀疑有癌变的可能。

(三)诊断

慢性过程、周期性发作和节律性上腹痛。上腹痛可被进食或抗酸药所缓解是诊断消化性溃疡的重要临床线索。确诊有赖于胃镜检查。X线钡餐检查有龛影对溃疡诊断有确诊价值。

三、治疗

治疗的目的在于消除病因、解除症状、愈合溃疡、防止复发、避免并发症。

(一)降低胃酸的药物治疗

包括抗酸药和抑制胃酸分泌药两类。常用碱性抗酸药有氢氧化铝、铝碳酸镁及其复方制剂等，抑制胃酸分泌的药物有 H_2 受体拮抗剂（H_2RA）和质子泵抑制剂（PPI）两大类。常用 H_2RA 药物有西咪替丁每天 1 次，每次 800 毫克；雷尼替丁每天 1 次，每次 300 毫克；法莫替丁每天 1 次，每次 40 毫克。三者的 1 天量也可分为每天 2 次口服或睡前顿服，服药后基础胃酸分泌尤其是夜间胃酸分泌明显降低。常用 PPI 药物有奥美拉唑每天 1 次，每次 20 毫克；兰索拉唑每天 1 次，每次 30 毫克；泮托拉唑每天 1 次，每次 40 毫克。一般疗程为 DU 治疗4～6 周，GU 治疗 6～8 周。

(二)保护胃黏膜治疗

常用的胃黏膜保护剂主要有硫糖铝、枸橼酸铋钾（CBS）、米索前列醇。

(三)根除幽门螺杆菌治疗

对于幽门螺杆菌阳性的消化性溃疡患者，采用一种 PPI 加上克拉霉素、阿莫西林、甲硝唑（或替硝唑）和呋喃唑酮等抗生素中的两种，组成三联疗法。根除幽门螺杆菌的疗程一般为 7 天。在根除幽门螺杆菌疗程结束后，继续给予该根除方案中所含抗溃疡药物常规剂量完成 1 个疗程，如 DU 患者总疗程为 4～6 周；GU 患者总疗程为 6～8 周，并应在根除幽门螺杆菌治疗结束至少 4 周后复查幽门门螺杆菌。

(四)手术治疗

对于大量出血经内科紧急处理无效、急性穿孔、瘢痕性幽门]梗阻的顽固性溃疡、胃溃疡疑有癌变者，应选择手术治疗。

四、主要护理问题

(一)疼痛：腹痛

与胃酸刺激溃疡面所引起化学性炎症反应有关。

(二)营养失调：低于机体需要量

与疼痛致摄入量减少、消化吸收障碍有关。

(三)焦虑

与疾病反复发作、病程迁延有关。

(四)知识缺乏

缺乏有关消化性溃疡病因、防治知识等。

(五)潜在并发症

上消化道大量出血、穿孔、幽门梗阻。

五、护理目标

(1)疼痛缓解或消除。

(2)饮食习惯改善，摄取合理营养，患者营养状况得到改善或维持。

(3)患者焦虑程度减轻，积极配合治疗及护理。

（4）去除致病因素。

（5）溃疡愈合。

六、护理措施

（一）休息与活动

溃疡活动期且症状较重或者有并发症时，嘱其卧床休息，可使疼痛等症状缓解；病情较轻者则应鼓励其适当活动，以分散注意力。生活有规律，注意劳逸结合，避免过度劳累。

（二）饮食护理

合理有效的饮食能促进溃疡愈合。

1.食物选择

选择易消化、营养丰富的食物。若并发急性大出血伴恶心、呕吐者，应禁食。少量出血无呕吐者，可进温凉、清淡流质。症状较重的患者以面食为主，因面食柔软易消化，且其含碱可有效中和胃酸。不习惯面食者可用米粥或软米饭替代。蛋白质类食物如脱脂牛奶，具有中和胃酸作用，宜安排在两餐之间饮用，但牛奶中的钙质吸收有刺激胃酸分泌的作用，故不宜多饮，只可适量摄取。脂肪到达十二指肠时能刺激小肠分泌抑胃肽（GIP），抑制胃酸分泌，但同时又可引起胃排空减慢、胃窦扩张，致胃酸分泌增多，故脂肪摄取亦应适量。避免食用机械性或化学性刺激强的食物。机械性刺激强的食物指硬、生、冷及含粗纤维多的蔬菜、水果，如韭菜、洋葱、芹菜等；化学性刺激强的食物如浓肉汤、咖啡、浓茶和辣椒、酸醋等。食物的温度应适宜。

2.进餐方式

指导患者规律进食，使胃酸分泌有规律，以维持正常消化活动的节律。在溃疡活动期，以少食多餐为佳，定时进餐，避免餐间食用零食、睡前进食。饮食不宜过饱，以免因胃窦部过度扩张而增加促胃液素的分泌。进餐时避免急食，注意细嚼慢咽，咀嚼可增加唾液分泌，唾液具有稀释和中和胃酸的作用。

（三）用药护理

根据医嘱给予相应药物治疗，并注意观察药效及不良反应。

1.抗酸药

如氢氧化铝凝胶，应在饭后1小时或睡前服用。服用片剂时应嚼服或碾碎后服，服用乳剂前应充分摇匀。酸性的食物及饮料不宜与抗酸药同服，抗酸药应避免与奶制品同时服用，因二者相互作用可形成络合物。

服用镁制剂则易引起腹泻。氢氧化铝凝胶能阻碍磷的吸收，引起磷缺乏症，临床表现为食欲缺乏、较弱无力等，甚至可引起骨质疏松。长期大量服用还可引起严重便秘、代谢性碱中毒与钠潴留，甚至造成肾损害。

2.H_2受体拮抗剂

应在餐中或餐后即刻服用，也可在睡前服用。若需同时服用抗酸药，则两药间隔时间应在1小时以上。若静脉给药应注意控制给药速度，给药过快可引起低血压和心律失常。西咪替丁对雄性激素受体有亲和力，可导致男性乳腺发育、阳痿、性功能紊乱，且因其主要经肾排泄，用药期间应监测肾功能。此外，少数患者还可出现一过性肝损害和粒细胞缺乏，亦可出现头痛、头晕、疲倦、皮疹、腹泻等症状，如出现上述反应，需及时协助医生进行处理。西咪替丁可随母乳排出,哺乳期应停止用药。

3.质子泵抑制剂

奥美拉唑可引起头晕,尤其是用药初期,故应嘱患者用药期间避免开车或做其他必须高度集中注意力的工作。兰索拉唑的主要不良反应包括荨麻疹、皮疹、瘙痒、口苦、头痛、肝功能异常等,轻度不良反应不影响继续用药,较为严重时应及时停药。泮托拉唑的不良反应较少,偶可引起头痛、腹泻。

4.其他药物

硫糖铝片宜于进餐前1小时服用,可有口干、便秘、皮疹、眩晕、嗜睡等不良反应,避免与多酶片同服,以免降低二者的效果。枸橼酸铋钾(CBS)在酸性环境中方起作用,故宜在餐前半小时服用。服CBS过程中可使牙齿、舌变黑,可用吸管吸入。部分患者服药后出现便秘、粪便变黑,停药后可自行消失。少数患者可有恶心、一过性血清转氨酶升高等,极少出现急性肾衰竭。

服用阿莫西林前应询问患者有无青霉素过敏史,使用过程中注意有无迟发性过敏反应,如皮疹。甲硝唑可引起恶心、呕吐等胃肠道反应,应在餐后半小时服用,并可遵医嘱使用甲氧氯普胺、维生素 B_{12} 等拮抗剂。

(四)心理护理

本病的发生和心理因素有很大关系,因此对患者的心理护理十分重要。向患者介绍本病的规律及治疗效果,增强其信心。

(五)疼痛的护理

1.帮助患者认识和去除病因

向患者解释疼痛的原因、机制,指导其尽量减少或去除加重和诱发疼痛的因素:①若病情允许应停药。若必须用药,可遵医嘱换用对胃黏膜损伤少的 NSAID。②避免进食刺激性食物和暴饮暴食,以免加重对胃黏膜的损伤。③对嗜烟酒者,劝其戒除。突然戒断烟酒可引起焦虑、烦躁,会刺激胃酸分泌,故应与患者家属共同制订切实可行的戒烟酒计划,并督促其执行。④需手术治疗者,告知手术前后的注意事项,解答患者的各种疑问,使患者能积极配合。

2.指导缓解疼痛

密切观察及详细了解患者疼痛的规律和特点,并根据其疼痛特点指导缓解疼痛的方法。如 DU 表现为空腹痛、午夜痛,指导患者在疼痛前或疼痛时进食碱性食物(如苏打饼干等),或服用制酸剂。也可采用局部热敷、针灸止痛等。

(六)穿孔的护理

密切观察临床表现,及时发现外科手术指征。立即予以禁食、胃肠减压、建立静脉通路输液、备血等术前准备。及时手术治疗。

(七)幽门梗阻的护理

轻者可进食流质饮食,重者需禁食,胃肠减压、补液,准确记录出入液量,监测电解质结果。经胃肠减压、纠正水电解质紊乱、抗溃疡治疗无缓解者应做好手术准备。

(八)手术患者的护理

1.缓解疼痛

遵医嘱用止痛药,指导患者缓解疼痛的方法。

2.预防并发症和促进康复

(1)观察和预防胃大部切除术后的并发症,如出血、感染、吻合口瘘、消化道梗阻、倾倒综合征、吻合口综合征、残胃癌。

(2)观察和预防迷走神经切除术后并发症,如胃潴留、胃小弯坏死和穿孔、腹泻和吞咽困难等。

(九)健康宣教

1.休息与活动

保持乐观情绪;指导患者规律生活,避免过度紧张、劳累,选择适当的锻炼方式,提高机体抵抗力;向患者及家属讲解引起及加重溃疡病的相关因素。

2.饮食指导

指导患者建立合理的饮食习惯与结构,避免摄入刺激性食物,戒除烟酒。胃大部切除术后1年内胃的容量受限,饮食宜少量多餐、营养丰富、定时定量,少食盐腌及烟熏食品,避免过冷、过烫及过辣、油煎及油炸食品。

3.用药指导

教育患者按医嘱正确服药,学会观察药物疗效及不良反应,不随便停药、减量,防止溃疡复发。指导患者慎用或勿用致溃疡药物,如阿司匹林、咖啡因、泼尼松等。若出现呕血、黑便时,应立即就医。

4.随访指导

定期复诊。若出现上腹疼痛节律发生变化或加剧等症状应及时就诊。

第五节 上消化道大量出血

消化道出血以 Treitz 韧带为界,分为上消化道出血和下消化道出血。上消化道出血(WGH)指 Treitz 韧带以上的消化道,包括食管、胃、十二指肠、胰、胆道病变引起的出血,以及胃空肠吻合术后的空肠病变出血。

上消化道大量出血指在数小时内失血量超过 1000 毫升或超过循环血容量的 20%,主要临床表现为呕血和(或)黑便,并伴有血容量减少而引起急性周围循环衰竭,严重者可导致失血性休克而危及患者生命。本病为常见的临床急症,在老年人、有生命器官严重疾患的患者中病死率极高。及早识别出血征象、密切观察周围循环状况的变化、及时准确的抢救治疗和细致周到的临床护理是抢救患者生命的关键。

一、病因

上消化道出血的病因很多,其中常见的有消化性溃疡、食管胃底静脉曲张破裂、急性糜烂出血性胃炎、胃癌等。消化性溃疡引起的上消化道出血占 50%。现将上消化道出血的病因归纳如下。

（一）上消化道疾病

1.食管疾病和损伤

（1）食管疾病：如食管炎、食管癌、食管消化性溃疡。

（2）食管物理性损伤：如食管贲门黏膜撕裂综合征、器械检查、食管异物、放射性损伤。

（3）食管化学性损伤：如强酸、强碱或其他化学剂引起的损伤。

2.胃和十二指肠疾病

消化性溃疡、急性糜烂出血性胃炎、慢性胃炎、胃黏膜脱垂、Zllinger－ELLison综合征、胃癌或其他肿瘤、胃手术后病变、胃血管异常、胃肠吻合术后吻合口溃疡，其他病变如急性胃扩张、胃扭转、重度钩虫病等。

（二）门静脉高压

引起食管胃底静脉曲张破裂出血或脉高压性胃病。

（三）上消化道邻近器官或组织的疾病

1.胆道出血

胆囊或胆管结石、胆囊或胆管癌、胆道蛔虫病、术后胆总管引流管造成胆道受压坏死，肝癌、肝脓肿或肝血管瘤破入胆道。

2.胰腺疾病

胰腺癌、急性胰腺炎并发脓肿破溃入十二指肠。

3.其他

主动脉瘤、肝或脾动脉瘤破裂入食管、胃或十二指肠，纵隔肿瘤、脓肿破入食管。

（四）全身性疾病

1.血液病

白血病、血小板减少性紫癜、血友病、再生障碍性贫血、弥散性血管内凝血和其他凝血机制障碍。

2.血管性疾病

过敏性紫癜、动脉粥样硬化、遗传性出血性毛细血管扩张。

3.风湿性疾病

结节性多动脉炎、系统性红斑狼疮或其他血管炎。

4.应激性相关胃黏膜损伤（SRGMI）

应激性溃疡时可引起大出血。

5.急性传染性疾病

流行性出血热、钩端螺旋体病、登革热、急性重症肝炎等。

二、诊断要点

（一）临床表现

上消化道大量出血的临床表现取决于出血病变的性质、部位、出血量与速度，并与患者出血前的全身状况，如有无贫血及心、肾、肝功能有关。

1.呕血与黑便

是上消化道出血的特征性表现。上消化道大量出血之后均有黑便，但不一定有呕血。出血部位在幽门以上者常有呕血和黑便,在幽门以下者可仅表现为黑便。但出血量少、速度慢的幽门以上部位病变者亦可仅见黑便,而出血量大、速度快的幽门以下部位病变者可因血液反流入胃腔,引起恶心、呕吐而出现呕血。

呕血和黑便的颜色、性质与出血量及速度有关。呕血为鲜红色或血块时提示出血量大且速度快,血液在胃腔内停留时间短,未经胃酸充分混合即呕出;如呕血为棕褐色咖啡渣样,则提示血液在胃内停留时间长,经胃酸作用形成正铁血红素所致。柏油样黑便,黏稠发亮,是因血红蛋白中铁与肠内硫化物作用形成硫化铁所致;当出血量大且速度快时,血液在肠内推进快,粪便可为暗红色甚至鲜红色,需与下消化道出血辨别。

2.失血性周围循环衰竭

上消化道大量出血时,由于循环血量迅速减少,静脉回心血相应不足、心脏排出量降低,发生急性周围循环衰竭,其轻重程度因出血量大小、失血速度快慢而异。患者可出现头昏、乏力、心悸、昏厥、出汗、口渴等一系列缺血的表现。

出血性休克早期体征有脉搏细快、脉压变小,血压因机体代偿作用可表现为正常甚至一时偏高,此时应特别注意血压变化,并及时予以抢救,否则血压将急剧下降。

呈现休克状态时,患者表现为呼吸急促、口唇发绀、面色苍白、皮肤湿冷、出现灰白色或紫灰花斑,压后退色经久不能恢复,体表静脉塌陷;患者烦躁不安、精神萎靡,严重者反应迟钝、意识模糊;收缩压下降至 80mmHg 以下、脉压小于 $25\sim30$mmHg、心率增快超过 120 次/分钟。休克时尿量减少,若补足血容量后患者仍然少尿或无尿,应考虑并发急性肾衰竭。

老年人因器官储备功能低下,且常有冠心病、原发性高血压、慢性阻塞性肺部疾病、脑动脉硬化等老年基础病变,即使出血量不大,也可发生多器官功能衰竭,增加病死率。

3.发热

上消化道大量出血后,多数患者可在 24 小时内出现发热,体温一般不超过 38.5℃,持续 $3\sim5$ 天体温降至正常。发热机制尚不清楚,可能与循环血容量减少、急性周围循环衰竭导致体温调节中枢的功能障碍有关。失血性贫血亦为影响因素之一。临床上分析引起发热的原因时,要注意寻找有无并发肺炎或其他感染等因素。

4.氮质血症

可分为肠源性、肾前性和肾性氮质血症。

上消化道大量出血后,由于血液中蛋白质消化产物在肠道中被吸收,引起血中尿素氮浓度可暂时增高,称为肠源性氮质血症。血中尿素氮多在一次出血后数小时开始上升,$24\sim48$ 小时达到高峰,一般不超过 14.3 毫摩尔/升,$3\sim4$ 天后恢复正常。如患者血容量已基本纠正、尿素氮持续增高超过 $3\sim4$ 天不降,且出血前肾功能正常,则提示有上消化道继续出血或再次出血。

上消化道大量出血导致周围循环衰竭,使肾血流量和肾小球滤过率减少,为氮质血症的肾前性因素。

如无活动性出血的证据,血容量已基本补足而尿量仍少,血尿素氮不能降至正常,则应考虑是否因严重而持久的休克造成急性肾衰竭,或失血加重了原有肾病的损害而发生肾衰竭。

5.贫血和血常规变化

上消化道大量出血后均有失血性贫血。出血早期血红蛋白浓度、红细胞计数与血细胞比容的变化可不明显。在出血 3～4 小时后,因组织液渗入血管内使血液稀释,才出现贫血,出血后 24～72 小时血液稀释到最大限度。贫血程度取决于出血量、出血前有无贫血、出血后液体平衡状态等因素。出血 24 小时后网织红细胞即见增高,至出血后 4～7 天可高达 5%～15%,出血停止以后逐渐降至正常。如出血未止,网织红细胞则可持续升高。白细胞计数在出血后 2～5 小时升高,可达$(10～20)×10^9$个 1 升,出血停止后 2～3 天恢复正常。但肝硬化患者,若同时有脾功能亢进者,则白细胞计数可不升高。

(二)辅助检查

1.实验室检查

测定红细胞、白细胞和血小板计数,血红蛋白浓度、血细胞比容、肝肾功能、大便隐血等,有助于对失血量的估计及动态观察有无活动性出血,判断治疗效果、协助病因诊断。

2.胃镜检查

为目前诊断上消化道出血病因的首选检查方法,可以直接观察出血病变的部位、病因及出血情况,同时对出血灶进行止血治疗。一般主张检查在出血后 24～48 小时内进行。急诊胃镜检查可根据病变的特征判断是否出血或估计再出血的危险,同时进行内镜治疗。在行急诊胃镜检查前需补充血容量、纠正休克、改善贫血,并尽量在出血的间隙期进行。

3.X 线钡剂造影检查

X 线钡剂造影检查目前基本被纤维胃镜检查所替代,该检查主要适用于有胃镜检查禁忌证或不愿进行内镜检查者,或胃镜检查未能发现出血原因、疑病变在十二指肠降段以下的小肠段者。由于活动性出血时胃肠内有积血,且患者处于抢救阶段不能配合,大多主张检查在出血停止、病情基本稳定数天后进行。

4.其他

放射性核素扫描、选择性动脉造影如腹腔动脉、肠系膜上动脉造影,适用于内镜及 X 线钡剂造影未能确认而又反复出血者。不能耐受 X 线、内镜或动脉造影检查的患者,可做吞线试验,根据棉线有无沾染血迹,估计活动性出血的部位。

三、治疗

上消化道大量出血病情急、变化快,严重者危及生命,应积极采取措施进行抢救。

(一)积极补充血容量

立即配血,同时尽快建立有效的静脉通道,输入平衡液或葡萄糖盐水、右旋糖酐或其他血浆代用品以补充血容量。尽快输入全血,以恢复和维持血容量及改善急性失血性周围循环衰竭。肝硬化出血患者宜输鲜血,因库存血含氨量高,易诱发肝性脑病。

(二)止血

1.非静脉曲张上消化道大量出血的止血措施

该类出血系指除了食管胃底静脉曲张破裂出血之外的其他病因所致的上消化道大量出血,其中以消化性溃疡引起的出血最为常见。

(1)抑制胃酸分泌药:常用 H_2 受体拮抗剂或质子泵抑制剂,以提高和保持胃内较高的

pH,有利于血小板聚集及血浆凝血功能所诱导的止血过程。常用药物及用法有法莫替丁、奥美拉唑,急性出血期均为静脉给药。

(2)内镜直视下止血:治疗方法包括热探头、高频电灼、微波、激光、局部药物喷洒和局部药物注射、血管夹钳夹等。临床应用注射疗法较多,使用的药物有万分之一肾上腺素、硬化剂等。

(3)手术治疗:上消化道大量出血经内科积极治疗,如出血不止危及患者的生命,需行手术治疗。

(4)介入治疗:严重消化道大出血的患者,既不能进行内镜止血,又不能耐受手术治疗,可考虑经肠系膜动脉造影寻找出血的病灶,同时给予血管栓塞治疗。

2.食管胃底静脉曲张破裂出血的止血措施

本病往往出血量大、出血速度快、再出血率和病死率高,治疗措施亦有其特殊性。

(1)药物止血:

1)血管升压素:常用药物为垂体后叶素,其作用机制是通过收缩内脏血管,减少门静脉血流量,降低门静脉及其侧支循环的压力,从而控制食管胃底曲张静脉的出血。

2)生长抑素:用于治疗食管胃底静脉曲张破裂出血,其止血效果良好。目前临床常用14肽天然生长抑素、生长抑素的人工合成制剂奥曲肽。

(2)双囊三腔管压迫止血:该管的两个气囊分别为胃囊、食管囊,三腔管内的三个腔分别通往气囊和患者的胃腔,用气囊压迫食管胃底曲张静脉,宜在药物不能控制出血时暂时使用,以争取时间准备其他治疗。

(3)内镜直视下止血:在用药物治疗和气囊压迫基本控制出血、病情基本稳定后,进行急诊内镜检查和止血治疗。常用方法有:

1)硬化剂注射止血术:局部静脉内外注射硬化剂,使曲张的食管静脉形成血栓,以消除曲张静脉并预防新的曲张静脉形成。硬化剂可选用无水乙醇、鱼肝油酸钠、乙氧硬化醇等。

2)食管曲张静脉套扎术:用橡皮圈结扎出血或曲张的静脉,致使血管闭合。

3)组织黏合剂注射法:局部注射组织黏合剂,使出血的曲张静脉闭塞。

(4)手术治疗:食管胃底静脉曲张破裂大量出血经内科积极治疗无效时,应考虑外科手术或经颈静脉肝内门体静脉分流术。

四、主要护理问题

(一)有效循环血容量不足

与上消化道出血有关。

(二)活动无耐力

与失血性周围循环衰竭有关。

(三)有受伤的危险

与创伤、误吸、气囊阻塞气道致窒息、气囊压迫使食管胃底黏膜长时间受压、血液或分泌物反流入气管等有关。

(四)恐惧

与患者健康或生命受到威胁有关。

五、护理目标

患者组织灌注恢复正常,没有脱水征,因出血引起的恐惧减轻,患者的活动耐力增加。

六、护理措施

(一)休息与活动

大出血时患者应绝对卧床休息,取平卧位并将下肢略抬高,以保证脑部供血。呕吐时头偏向一侧,防止窒息或误吸,保持呼吸道通畅,必要时可用负压吸引器清除气道内的分泌物、血液、呕吐物,同时给予吸氧。少量出血者卧床休息,协助患者采取舒适体位并定时变换体位。病情稳定后可逐渐增加活动量。

(二)饮食护理

大出血时禁食,少量出血无呕吐者,可进温凉、清淡流质饮食。消化性溃疡患者出血停止后改为营养丰富、易消化、无刺激性的半流质食物,之后逐步过渡到正常饮食。食管胃底静脉曲张破裂出血的患者在出血停止后1～2天可予以高热量、高维生素流质饮食,限制钠和蛋白质摄入,避免坚硬、粗糙、刺激性食物,且进食时应细嚼慢咽,以防止损伤曲张静脉而再次出血。

(三)用药护理

备齐急救用品、药物。立即建立静脉通道,配合医生迅速、准确地实施输血、输液及各种止血、药物治疗等抢救措施,并观察治疗效果及不良反应。输液开始宜快,可加压输入,必要时监测中心静脉压作为调整输液量及速度的依据。避免因输液和输血过多、过快而引起急性肺水肿,对老年和心肺功能不全患者尤应注意。肝硬化患者禁用吗啡、巴比妥类药物。血管升压素可引起腹痛、心律失常、心肌缺血、血压升高甚至发生心肌梗死,故有冠心病、原发性高血压、肺心病、心功能不全的患者及孕妇忌用。在输注时速度应缓慢、准确,并密切观察有无不良反应。

(四)心理护理

观察患者有无紧张、恐惧或悲观、沮丧等心理反应,特别是慢性病或全身性疾病致反复出血的患者,有无对治疗失去信心、不合作。保持室内环境安静。抢救工作应迅速而不忙乱,以减轻患者的紧张情绪。大出血时陪伴患者,使其有安全感。呕血或解黑便后应及时清除血迹、污物,以减少对患者的不良刺激,解释各项检查、治疗措施的必要性,耐心听取并解答患者或家属的提问,以减轻他们的疑虑、紧张及恐惧心理。

(五)病情监测

(1)密切观察生命体征、精神和意识状态、皮肤及甲床色泽、肢体温暖程度,准确记录出入量、呕吐物及粪便的颜色性质及量,定期复查红细胞计数、网织红细胞计数、血细胞比容、血红蛋白、血尿素氮、大便隐血,监测水电解质和血气分析的变化。

(2)出血量的估计:详细询问呕血和(或)黑便的发生时间、次数、量及性状,以便估计出血量和速度。

(3)继续或再次出血的判断:患者血压、脉搏稳定在正常水平,大便转黄色,提示出血停止。但由于肠道内积血需经数日才能排尽,故不能以黑便作为继续出血的指标。临床上出现下列情况,提示有活动性出血或再次出血。

1)反复呕血,呕吐物由咖啡色转为鲜红色。

2)黑便次数增多、粪质稀薄,色泽转为暗红色,伴有肠鸣音亢进。

3)周围循环衰竭的表现经充分补液、输血而未见明显改善,或暂时好转后又恶化,血压波动、中心静脉压不稳定等。

4)血红蛋白浓度、红细胞计数、血细胞比容不断下降,网织红细胞计数持续增高。

5)在足量补液、尿量正常的情况下,血尿素氮持续或再次增高。

6)门静脉高压的患者原来脾大,在出血后常暂时缩小,如不见脾肿大恢复则提示出血未止。

(4)患者原发病的病情观察:例如,肝硬化并发上消化道大量出血的患者,应注意观察有无并发肝性脑病、感染、黄疸加重等。

(六)安全的护理

轻症患者可在床上适当活动。但应注意当有活动性出血时,患者常因有便意而上厕所,在排便或便后起立时昏厥。指导患者坐起、站立时动作缓慢;出现头晕、心慌、出冷汗时立即卧床休息并告知医护人员;必要时由护理人员陪同如厕或暂时改为在床上排便。用床挡加以保护,并加强巡视。

(七)生活护理

协助患者完成日常生活活动,如进食、口腔及皮肤清洁、排泄。呕吐后予以及时漱口,避免恶性刺激,及时清理血迹、呕吐物、胃肠引流物等。注意肛周皮肤的清洁和保护。卧床者尤其是老年、消瘦及重症患者应注意预防压疮的发生。

(八)双囊三腔管的应用及护理

鉴于近年药物治疗及内镜治疗的进步,目前已不推荐气囊压迫止血作为首选止血措施,主要是因为其应用限于药物不能控制的食管胃底静脉曲张破裂出血者暂时止血。熟练的操作技术、插管后的密切观察及护理是达到预期止血效果的关键。

1.安置双囊三腔管及拔管

(1)插管前仔细检查,确保食管引流管、食管囊管、胃管、胃囊管通畅,并分别做好标记,检查双气囊完好、无漏气后抽尽囊内气体,经患者鼻腔插管至胃内。插管约65厘米长时,检查证实胃管确在胃内,并抽出胃内积血及胃内容物。先向胃囊注气250～300毫升,至囊内压为40～60mmHg并封闭管口,缓缓向外牵引管道,使胃囊压迫胃底部曲张静脉。如仅用胃囊压迫已止血,则食管囊不必充气。如未能止血,继向食管囊注气50～100毫升至囊内压20～40mmHg并封闭管口,使气囊压迫食管下段的曲张静脉。管外端以绷带连接0.5千克重的牵引物,牵引绷带与患者身体呈45°角,牵引物距离地面约30厘米,经牵引架做持续牵引。将食管引流管、胃管连接负压吸引器或用空针定时抽吸,观察出血是否停止,并记录引流抽吸液的性状、颜色及量;经胃管冲洗胃腔以清除积血,减少氨在肠道的吸收以免血氨增高而诱发肝性脑病。

(2)出血停止后,放松牵引,放出囊内气体,保留管道继续观察24小时,未再出血可遵医嘱拔管。对昏迷患者可继续留置管道,用于喂流质饮食和药物。拔管前口服液状石蜡20～30毫升,以润滑黏膜及管、囊的外壁,约20分钟后抽尽囊内气体,以缓慢、轻巧的动作拔管。气囊压迫时间一般以3～4天为限,继续出血者可适当延长。

2.护理

(1)留置双囊三腔管道期间防止意外发生：①定时测量气囊内压力，以防压力不足而不能达到止血效果，或压力过高引起局部组织坏死。气囊充气加压 24 小时后应放松牵引，观察 15～30 分钟，若出血未止，再继续牵引。如出血已止，则放气继续观察 12～24 小时，根据患者情况遵医嘱拔管。②当胃囊充气不足或意外破裂时，食管囊和胃囊可因牵引向上移动，阻塞于喉部而引起窒息。一旦发生应立即用备用剪刀剪断胃管，放出囊内气体，拔出管道。对昏迷患者尤应注意观察有无突然发生的呼吸困难或窒息表现。对烦躁或神志不清的患者，必要时约束患者双手以防试图拔管而发生窒息等意外。床旁备纸巾、弯盘等，供患者及时清除鼻腔、口腔分泌物，并嘱患者勿下咽唾液等分泌物。

(2)留置管道期间，定时做好口腔、鼻腔的清洁，用液状石蜡润滑口唇、鼻腔。床旁备置剪刀，以便在胃囊意外破裂时紧急剪管用，避免管道滑出引起患者窒息。

(3)留置气囊管会导致患者不适感，有过插管经历的患者尤易出现焦虑、恐惧感，故应解释本治疗方法的必要性、目的及过程，多陪伴患者，加以安慰和鼓励，取得患者的配合，以达到预期止血效果。

（九）健康宣教

1.休息与活动指导

病情严重者需卧床休息并注意保暖；轻者卧床休息，可下床如厕。平时生活起居应有规律，避免过度劳累，注意劳逸结合；避免长期精神紧张，保持乐观情绪，保证身心休息。

2.饮食指导

注意饮食规律和饮食卫生；进食易消化、营养丰富的食物；避免暴饮暴食或过度饥饿；避免粗糙、刺激性强的食物，应细嚼慢咽；避免过热、过冷、产气多的食物、饮料；戒烟、戒酒。食管胃底静脉曲张患者应限制钠盐和蛋白质摄入，以避免诱发肝性脑病和加重腹腔积液。

3.用药指导

指导患者用药方法，讲解药物作用及不良反应。在医生指导下用药，勿擅自更改用药方案以免用药不当引发出血。

4.预防出血的指导

应帮助患者和家属掌握有关疾病的病因和诱因、预防、治疗知识，以减少发生再度出血的危险。教会患者及家属早期识别出血征象及采取紧急措施。出现头晕、心悸等不适，或呕血、黑便时，应立即卧床休息，减少活动、保持安静；呕吐时取侧卧位以免误吸；采用适当方式立即送医院治疗。

5.随访指导

慢性病者定期门诊随访。有呕血、黑便、上腹不适应随时就诊。

第六节 下消化道出血

下消化道出血（LGH）是指十二指肠与空肠移行部屈氏韧带以下的小肠和结肠疾患引起的肠道出血，分为慢性隐性出血、慢性少量显性出血和急性大出血三种类型。

一、病因

引起下消化道出血的病因很多，但在临床工作中以肠道恶性肿瘤、息肉及炎症性病变引起的最为常见。

1.肠道恶性肿瘤

直肠癌、结肠癌、肠道恶性淋巴瘤、肉瘤、小肠腺癌、肠道转移性癌等。

2.息肉病变

结肠、直肠息肉、小肠息肉、家族性结肠息肉病等。

3.炎症性肠病

慢性溃疡性结肠炎、Crohn 病、放射性肠炎、肠结核、急性坏死性小肠炎等。

4.血管性疾病

肠系膜动脉栓塞、肠系膜血管血栓形成、肠血管畸形等。

5.憩室病变

Meckel 憩室、肠道憩室病等。

6.全身性疾病

感染性疾病、败血症、流行性出血热、伤寒、钩端螺旋体病、血液系统疾病、过敏性紫癜等。

7.其他

腹内疝、大肠缺血性疾病、腹外伤、肠气囊肿、子宫内膜异位症、空肠异位胰腺、肠套叠、肠扭转。

8.原因不明

二、诊断要点

(一)临床表现

1.便血

慢性少量显性出血可见鲜红色、果酱样或咖啡色样便；少数速度慢，在肠腔停滞时间过久会呈现黑色。急性大量出血可呈鲜红色血便。

2.循环衰竭表现

心悸、头晕、出汗、虚脱、休克。

3.原发病的临床症状及体征

原发病的种类繁多，较为常见的是各种特异性肠道感染炎症性肠病、下消化道憩室、息肉、肿瘤、痔、肛裂等，出血性疾病、结核病、系统性红斑狼疮等各有特殊的临床表现和体征。

(二)辅助检查

(1)实验室检查：常规血、尿、粪便及生化检查。

（2）肛周、直肠指检。

（3）内镜检查：结肠镜是检查大肠及回肠末端病变的首选方法；近年来发明的胶囊内镜对小肠病变的诊断有一定意义。

（4）影像学检查 X 线钡灌造影、放射性核素扫描、选择性血管造影等。

三、治疗

应按不同病因制订治疗方案。

1.在未能明确出血的原因时，应先给予抗休克等支持疗法；患者应绝对卧床休息，严密观察血压、脉搏、呼吸及末梢循环灌注情况，准确记录黑便或便血次数、性质和量，定期复查血红蛋白、红细胞数、血细胞比容、血尿素氮、电解质及肝功能等；补充全血，使血红蛋白不低于 100 克/升、脉搏每分钟在 100 次以下。

2.手术治疗：经内科治疗仍出血不止者应行紧急手术治疗。

3.介入放射学治疗：多配合选择性血管造影时进行。

4.止血剂的使用：血管升压素、生长抑素静脉滴注有一定作用。

5.内镜下止血治疗。

四、主要护理问题

（一）排粪异常

与下消化道出血有关。

（二）潜在并发症

休克。

（三）活动无耐力

与下消化道出血所致贫血有关。

（四）知识缺乏

缺乏预防下消化道出血的知识。

（五）焦虑

与担心疾病本身对自身健康威胁有关。

五、护理目标

1.便血的次数减少及出血减少或停止。

2.生命体征稳定。

3.恢复足够的血容量，血红蛋白、红细胞比容均在正常范围。

4.能复述消化道出血的有关知识。

5.患者紧张不安情绪减轻，能主动配合。

六、护理措施

1.卧床休息，保持病室安静、整洁，必要时吸氧。

2.饮食遵医嘱严格控制，向患者解释控制饮食的目的及饮食对疾病的影响，出血活动期禁食。

3.病情观察。

（1）准确记录 24 小时出入量。

（2）有引流管的患者，要观察引流物的量、颜色及性质并记录。

（3）观察便血量、颜色及性质并及时通知医生。

（4）保证静脉输液通畅,监测生命体征。

（5）如患者出现烦躁不安,出冷汗,四肢厥冷,血压下降,脉快且弱,肠鸣音活跃,有活动性出血的指征,应通知医生,并保持静脉通路通畅。

（6）如患者出血量减少,出血颜色由鲜红色转为暗红色,生命体征趋于平稳,则提示病情好转。

4.在卧床期间注意皮肤护理。

5.遵医嘱使用止血药,并严密观察用药效果。

6.根据患者文化水平及对疾病的了解程度,采取合适的方法向其介绍有关预防下消化道出血的知识。

7.心理护理:医护人员以极大热情关心患者,取得信任,宣讲疾病相关知识,使其对战胜疾病树立信心,进行各种各样操作前做好解释工作,取得密切配合,使患者保持最佳心态参与疾病的治疗护理。

第七节　功能性消化不良

功能性消化不良（FD）即非溃疡性消化不良（NUD）,是临床上最常见的一种功能性肠病,患者后有上腹痛、上腹胀、早饱、食欲缺乏、恶心、呕吐、嗳气等上腹不适症状。经详细检查排除器质性病变,症状常反复或持续性发作,病程一般超过 1 个月或在 12 个月中累计超过 12 周。根据临床特点将其分为三型:运动障碍型、溃疡型和反流样型。

一、病因及发病机制

FD 的病因及发病机制尚未清楚,研究提示可能与多种因素的综合作用有关。目前认为,FD 的主要病理生理学基础是上胃肠道动力障碍和感觉异常。精神因素和应激因素与 FD 的发病有密切关系,但其确切致病机制则有待研究。

二、诊断要点

（一）临床表现

1.上腹痛或不适

可呈持续性或阵发性,与进食无确切关系。

2.其他消化不良表现

早饱、腹胀、嗳气最为常见,亦可有反酸、厌食、恶心、呕吐等。

3.查体

上腹部有振水声,可伴有轻压痛,其余无异常。

（二）辅助检查

（1）三大常规和肝肾功能均正常,血糖及甲状腺功能正常。

（2）胃镜、B 超、X 线钡餐检查。

（3）胃排空试验近50％的患者出现胃排空延缓。

三、治疗

主要是对症治疗,个体化治疗和综合治疗相结合。

（一）一般治疗

避免烟、酒及服用非甾体抗炎药,建立良好的生活习惯;注意心理治疗,对失眠,焦虑患者适当予以镇静类药物。

（二）药物治疗

1.抑制胃酸分泌药

H_2受体拮抗剂或质子泵抑制剂,适用于以上腹痛为主要症状的患者。症状缓解后不需要维持治疗。

2.促胃肠动力药

常用多潘立酮、西沙必利和莫沙必利,以后两者疗效为佳。适用于腹胀、早饱、嗳气为主要症状患者。

3.胃黏膜保护剂

常用枸橼酸铋钾。

4.抗幽门螺旋杆菌治疗

疗效尚不明确,对部分有幽门螺杆菌感染的 FD 患者可能有效,以选用铋剂为主的三联药物为佳。

5.镇静剂或抗抑郁药

对治疗效果欠佳而伴随精神症状明显的患者可用,宜从小剂量开始,注意观察药物的不良反应。

四、主要护理问题

（一）上腹部不适

与腹痛、腹胀、反酸有关。

（二）营养失调:低于机体需要量

与消化不良、营养吸收障碍有关。

（三）焦虑

与病情反复、迁延不愈有关。

五、护理目标

1.患者主诉不适感减轻或消失。

2.患者能描述营养不良的病因,能遵循饮食计划,保证营养物质摄入。

3.患者焦虑程度减轻,自觉精神状态良好。

六、护理措施

（一）心理护理

本病为慢性反复发作的过程,因此护士应做好心理疏导工作,尽量避免各种刺激及不良情绪。详细讲解疾病的性质,鼓励患者提高认知水平,帮助患者树立战胜疾病的信心。教会患者稳定情绪,保持心情愉快,学会调节自己的心理,培养广泛的兴趣爱好。

(二)饮食护理

建立良好的生活习惯,避免烟、酒及服用非甾体抗炎药;强调饮食规律性,进食时勿做其他事情,睡前不要进食,利于胃肠道的吸收及排空;避免高脂油炸食物,忌坚硬食物及刺激性食物,注意饮食卫生。饮食适量,不宜极渴时喝水,一次饮水量不宜过多。不能因畏凉食而吃热烫食物。进食适量新鲜蔬菜水果,保持低盐饮食。少吃易产气的食物及寒、酸性食物。

(三)合理活动

参加适当的活动,如打太极拳、散步或练习气功等,以促进胃肠蠕动及消化腺分泌。

(四)用药指导

对于焦虑、失眠的患者可适当给予镇静剂,从小剂量开始使用,严密观察使用镇静剂后的不良反应。

第八节　肠结核

肠结核是结核杆菌侵犯肠道引起的慢性特异性感染,一般见于青壮年,女性略高于男性。

一、病因及发病机制

肠结核多由人型结核杆菌引起,少数患者可由牛型结核杆菌感染致病。其感染途径有:

(一)经口感染

为结核杆菌侵犯肠道的主要途径。

(二)血行播散

多见于粟粒型肺结核。

(三)直接蔓延

肠结核主要位于回盲部,其他部位按发病率高低依次为升结肠、空肠、横结肠、降结肠、阑尾、十二指肠和乙状结肠等,少数见于直肠。

二、诊断要点

(一)临床表现

1.腹痛

多位于右下腹,也可牵涉至上腹或脐周,疼痛一般呈隐痛或钝痛,排便后疼痛可有不同程度的缓解,增生型肠结核或并发肠梗阻时,有腹部绞痛,伴有腹胀、肠鸣音亢进、肠型与蠕动波。

2.腹泻和便秘

(1)溃疡型肠结核:腹泻是主要表现之一。每日排便 2～4 次不等,粪便呈糊状,不含黏液、脓血,无里急后重感。严重时,每日达 10 余次,粪便可含有少量黏液及脓血。此外,常有腹泻与便秘交替出现。

(2)增生型肠结核:以便秘为主要表现。

3.全身症状和肠外结核表现

溃疡型常有结核的毒血症及活动性肺结核的表现。

4.体征

患者呈慢性病容,倦怠、消瘦、苍白,增生型肠结核患者,常可在右下腹出现肿块,较固定,质地中等,伴有轻、中度压痛。

5.并发症

肠梗阻、瘘管形成,肠出血少见。也可有结核性腹膜炎、急性肠穿孔。

(二)实验室检查

1.血液检查

可有不同程度的血红蛋白下降,无并发症者白细胞一般无异常。评估结核病活动度的指标之一是红细胞沉降率的变化。PPD试验呈强阳性可做为辅助诊断标准。

2.粪便检查

肉眼一般未见黏液及脓血,显微镜下检出少量脓细胞及红细胞。

3.X线胃肠钡餐造影或钡剂灌肠

X线胃肠钡餐造影或钡剂灌肠对肠结核的临床诊断有重要价值。溃疡性肠结核可表现为X线钡影呈跳跃征象,即在病变的上下肠腔钡剂充盈正常,而在病变肠腔钡剂快速排空,充盈不佳,呈激惹状。

4.纤维结肠镜检查

内镜下病变部位呈充血、水肿、溃疡状,伴有各种形状的炎性息肉及管腔狭窄。活检显示干酪样坏死性肉芽肿或结核分枝杆菌可确诊。

三、治疗要点

1.抗结核药物治疗:短程化疗,疗程为6～9个月。

2.对症治疗。

3.适当休息,加强营养,适量补充维生素 A、维生素 D,纠正水、电解质和酸碱平衡紊乱。

4.手术治疗:只限于有并发症者。

四、主要护理问题,

(一)疼痛

与结核杆菌侵犯肠黏膜后致炎性病变有关。

(二)腹泻

与肠结核所致肠道功能紊乱有关。

(三)营养失调:低于机体需要量

与结核杆菌感染及病程迁延致慢性消耗有关。

(四)有体液不足的危险

与腹泻有关。

五、护理目标

1.疼痛减轻或缓解。

2.排便次数减少或排便恢复正常。

3.营养摄入充足,患者表现为体重增加、不低于基础体重。

4.体液摄入充足,无脱水征。

六、护理措施

(一)休息与营养

休息与营养可增强患者的抵抗力,是治疗的基础。活动性肠结核腹泻严重时须卧床休息,积极改善营养,多摄入高热量、高蛋白、高维生素且又易于消化的食物;脂肪泻者进食低脂食物,每次进食温凉食物,少量多餐,同时注意保持排便通畅;对消瘦、营养不良和因胃肠症状而妨碍进食者,宜予以静脉内高营养治疗,以满足机体代谢需要。戒烟戒酒。

(二)监测病情

严密观察生命体征、腹痛特点、粪便性状、次数,正确评估病程进展状况。每周测量患者的体重,并观察有关指标,如电解质、血红蛋白。

(三)对症治疗

腹痛可遵医嘱用颠茄、阿托品和其他抗胆碱能药物。摄入不足或腹泻严重者,应补充液体与钾盐,防止水、电解质与酸碱失衡。对不完全性肠梗阻的患者,还需配合胃肠减压,以缓解梗阻近段肠区的膨胀与潴留。

(四)药物护理

遵医嘱给予抗结核药物,让患者及家属了解有关结核药物的用法、作用及不良反应,若有不良反应出现时,应及时报告医生。

(五)消毒隔离

患者用过的餐具与用品应消毒处理,对有开放性结核患者应采取隔离措施。

(六)心理护理

改善患者消极、多疑、恐惧、悲观等心理状态,同时本病治疗时间长、恢复慢,可能给家庭造成不良影响,因此应与家属沟通,告知不能嫌弃患者,从而使其痊愈。

第九节 溃疡性结肠炎

溃疡性结肠炎(UC)是一种病因尚未清楚的直肠和结肠的慢性非特异性炎症性疾病。病变主要位于大肠的黏膜及黏膜下层,少数重症者可累及肌层,主要临床表现为腹泻、黏液脓血便、腹痛。病程漫长,病情轻重不等,常反复发作。

本病多发生于20~40岁,也可见于儿童和老年。男女发病率无明显差别。本病在我国较欧美少见,并且病情一般较轻,但是近年来患病率似有增高,重症病例亦常有报道。

一、病因及发病机制

溃疡性结肠炎的病因和发病机制至今尚未完全明确,已知肠道黏膜免疫系统异常反应所导致的炎症在发病中起重要作用,目前认为这可能是多种因素相互作用所致。

1.环境因素。

2.遗传因素。

3.感染因素。

4.免疫因素。

二、诊断要点

(一)临床表现

多数起病缓慢,少数急性起病,偶见急性暴发起病。病程呈慢性进行,常表现为发作期与缓解期交替,少数症状持续并逐渐加重。临床表现与病变范围、病型、病期等有关。饮食失调、劳累、精神因素、感染可使疾病复发或加重。

1.症状

(1)消化系统表现:

腹泻:黏液脓血便是本病活动期的重要表现。

腹痛:伴有里急后重。

其他症状:可有腹胀、食欲缺乏、恶心、呕吐等。

(2)全身表现:常有低热或中度发热,甚至高热;可出现消瘦、衰弱、贫血、低蛋白血症、营养不良、水与电解质平衡紊乱等表现。

(3)肠外表现:结节性红斑、外周关节炎、坏疽性脓皮病、虹膜睫状体炎、口腔复发溃疡等。

2.体征

慢性病容,可出现消瘦贫血貌。轻症患者仅有左下腹轻压痛,偶可触及痉挛的降结肠和乙状结肠。重症患者常有明显腹部压痛和鼓肠,若出现反跳痛、腹肌紧张、肠鸣音减弱等,应注意中毒性巨结肠和肠穿孔等并发症的发生。

3.并发症

可并发中毒性巨结肠、直肠结肠癌变、大出血、急性肠穿孔、肠梗阻等。

4.临床分型

临床上根据本病的病程、程度、范围和病期进行综合分型。

(1)根据病程经过分型:初发型、慢性复发型、慢性持续型、急性暴发型。

(2)根据病情严重程度分型:轻型、中型、重型。

(3)根据病变范围分型:可分为直肠炎、直肠乙状结肠炎、左半结肠炎、广泛性或,者全结肠炎。

(4)根据病期分型:分为活动期和缓解期。

(二)辅助检查

(1)血液检查:C-反应蛋白增高及血沉加快表明处于活动期。

(2)粪便检查:肉眼常见黏液脓血便,镜检可见脓细胞及红细胞,急性期查见巨噬细胞。

(3)自身抗体检测。

(4)结肠镜检查。

结肠镜检查是诊断本病最重要的手段之一。内镜下可见病变黏膜呈弥散性、连续性充血水肿,粗糙颗粒状,黏膜血管质脆、易出血。黏膜上可有浅溃疡,呈多发性,表面可附有脓性分泌物。慢性病变可见假性息肉形成,结肠袋往往变钝或消失。

(5)X线钡剂灌肠检查:重症患者不宜做钡剂灌肠检查。准确度不如结肠镜。

三、治疗

主要为控制急性发作、缓解病情、减少复发以及防治并发症。

(一)一般治疗

休息、饮食和营养。

(二)药物治疗

氨基水杨酸制剂,如柳氮磺吡啶(简称 SASP)、美沙拉嗪、奥沙拉嗪、巴柳氮等;糖皮质激素,如泼尼松、琥珀氢化可的松、甲泼尼龙等;免疫抑制剂,如硫唑嘌呤和他克莫司等;生物制剂,如英夫利西等。

(三)手术治疗

经内科保守治疗无效者或出现肠穿孔,中毒性巨结肠及大出血者可选择行外科手术治疗。

四、主要护理问题

(一)腹泻

与肠道炎症导致肠黏膜对水钠吸收障碍以及炎性刺激致肠蠕动增加有关。

(二)舒适的改变

与肠道黏膜的炎性浸润及溃疡导致的腹痛有关。

(三)营养失调:低于机体需要量

与长期频繁腹泻及吸收不良有关。

(四)焦虑

与病程长、病情易反复有关。

(五)知识缺乏

与缺乏自我保健知识有关。

(六)潜在并发症

中毒性巨结肠、直肠结肠癌变、肠道大出血、肠梗阻。

五、护理目标

1.患者腹泻次数减少或恢复正常。

2.患者疼痛程度减轻或消失。

3.患者营养状况得到改善或维持。

4.患者焦虑、恐惧程度减轻,配合治疗及护理。

5.患者了解疾病的相关知识和自我保健知识。

六、护理措施

(一)休息与活动指导

(1)在急性发作期或者病情严重时均须卧床休息。

(2)轻症或缓解期患者,应鼓励其参加一些轻松的工作,适当休息。

(3)避免过度劳累,注意劳逸结合。

(二)饮食指导

(1)急性发作期应进食流质或半流质饮食;病情严重者应禁食,使肠道得到休息,以利于减轻炎症、控制症状。

(2)保持室内空气新鲜,提供良好的进餐环境,避免不良刺激以增加食欲。

(3)合理选择饮食:摄入高热量、高蛋白、多种维生素、柔软、少纤维的食物,少食多餐。

(4)避免食用生冷、刺激性强、易产生过敏反应的食物。因服用牛奶导致腹泻加重者,应避免服用牛奶及乳制品。

(三)用药指导

(1)告知患者及家属坚持用药的重要性,说明药物的具体服用方法及不良反应。

(2)嘱患者坚持治疗,勿随意更换药物、减量或停药。服药期间要定期复查血常规。

(3)告知患者及家属勿擅自使用解痉剂,以免诱发结肠扩张。

(4)教会患者及家属识别药物的不良反应:服用柳氮磺胺吡啶(SASP)时,可出现恶心、呕吐、食欲缺乏、皮疹、粒细胞减少、再生障碍性贫血、自身免疫性溶血等;应餐后服药,多饮水。服用糖皮质激素者,要注意激素不良反应,不可随意减量、停药,防止反跳现象发生。服用硫唑嘌呤或巯嘌呤可出现骨髓抑制的表现,需注意监测白细胞计数。出现异常情况,如疲乏、头痛、发热、手脚发麻、排尿不畅等症状时要及时就诊,以免耽误病情。

(四)心理指导

(1)正确认识此病,树立信心。

(2)保持心情平和、舒畅,自觉地配合治疗。

(3)情绪波动是本病的起因或加重的诱因,指导患者注意心理状态变化,及时宣泄不良情绪,及时给予患者心理疏导和心理支持。

(4)在病情许可时,可参加适当的活动,分散注意力,能自己控制情绪,调节心理状态,避免精神过度紧张焦虑,避免因为压力过大致使高级神经功能紊乱,进而加重病情。

(五)病情观察及护理

(1)观察排便的次数、颜色、性状及量。

(2)准确记录出入量。

(3)观察腹痛变化,如毒血症明显、高热样腹胀、腹部压痛、肠鸣音减弱或消失,或出现腹膜刺激征提示有并发症。遵医嘱给药,采用舒适的体位,指导患者使用放松技巧。

(4)物理降温,可用冰袋冰敷、乙醇擦浴、温水擦浴等,必要时给予退热剂。

(5)保护肛门及周围皮肤的清洁和干燥;手纸应柔软、动作要轻柔;排便后可用温开水清洗肛门及周围皮肤,必要时可局部涂抹紫草油或鞣酸软膏以保护皮肤。

(6)选择个性化的灌肠时间,行保留灌肠治疗前,患者应排尽大、小便,取左侧卧位,抬高臀部 10 厘米左右,使药液不易溢出,灌肠速度缓慢。

(六)恢复期指导

(1)应增强自我保健意识,提高其依从性。

(2)避免溃疡性结肠炎复发的常见诱因,如精神刺激、过度劳累、饮食失调、感染、擅自减药或停药。

(3)建立积极的应对方式,提供较好的家庭及社会支持。

(4)避免情绪激动,减少生活事件的刺激。

(5)定期复诊,如有腹泻、腹痛、食欲缺乏、消瘦等症状随时复查。发生腹痛加剧或出现黑便时,应立即就诊。

第十节　克罗恩病

克罗恩病(CD)是一种病因未明的肠道慢性肉芽肿性疾病。CD 可发生于胃肠道的任何部位,但多见于末段回肠及右半结肠。以腹痛、腹泻、腹块、瘘管形成和肠梗阻为特点,可伴有发热、营养障碍等。任何年龄均可发病,青壮年占半数以上,男女之间无明显差别。

一、临床表现

起病大多隐匿、缓慢,从发病至确诊往往需数月至数年。病程呈慢性、长短不等的活动期与缓解期交替,有终生复发倾向。少数急性起病,表现为急腹症。本病临床表现在不同病例差异较大,与病变性质、部位、病期及并发症有关。

(一)消化系统症状

1.腹痛

为最常见症状。多位于右下腹或脐周,间歇性发作,常为痉挛性阵发性疼痛伴腹鸣。常于进餐后加重,排便或肛门排气后可缓解。腹痛的发生可能与肠内容物通过炎症、狭窄肠段,引起局部肠痉挛有关,也可由部分或完全性肠梗阻引起。出现持续性腹痛和明显压痛,提示炎症波及腹膜或腹腔内脓肿形成。全腹剧痛和腹肌紧张,可能系病变肠段急性穿孔所致。

2.腹泻

亦为本病常见症状之一,主要由病变肠段炎症渗出、蠕动增加及继发性吸收不良引起。腹泻先是间歇发作,病程后期可转为持续性。粪便多数呈糊状,一般无脓血。病变涉及下段结肠或肛门直肠者,可有黏液血便及里急后重。

3.腹部包块

由于肠粘连、肠壁增厚、肠系膜淋巴结肿大、内瘘或局部脓肿形成所致。多位于右下腹与脐周。

4.瘘管形成

因透壁性炎性病变穿透肠壁全层至肠外组织或器官而成。瘘管形成是 CD 的临床特征之一。分内瘘和外瘘,前者可通向其他肠段、肠系膜、膀胱、输尿管、阴道、腹膜后等处,后者通向腹壁或肛周皮肤。肠段之间内瘘形成可致腹泻加重及营养不良。肠瘘通向的组织与器官因粪便污染可致继发性感染。外瘘或通向膀胱、阴道的内瘘均可见粪便和气体排出。

5.肛门直肠周围病变

包括肛门直肠周围瘘管、脓肿形成及肛裂等病变,有结肠受累者较多见。有时这些病变可为本病首发或突出的临床表现。

(二)全身表现

1.发热

为常见的全身表现之一,与肠道炎症活动及继发感染有关。间歇性低热或中度热常见,少数呈弛张高热伴毒血症。

2.营养障碍

由慢性腹泻、食欲减退及慢性消耗等因素所致,表现为消瘦、贫血、低蛋白血症和维生素缺乏等。青春期前患者常有生长发育迟滞。

(三)肠外表现

杵状指(趾)、关节痛(炎)、结节性红斑、坏疽性脓皮病、口腔黏膜溃疡、硬化性胆管炎等。

二、治疗要点

治疗目的是控制病情活动、维持缓解、减少复发及防治并发症。

(一)一般治疗

注意休息,进食易消化食物,补充营养、维生素和电解质。重症患者可采用静脉营养或要素饮食,让肠道充分休息,保证每日热量2000千焦。

(二)药物治疗

1.氨基水杨酸制剂

SASP适用于病变局限在结肠的轻、中型患者,但不良反应较严重。5-ASA制剂,如美沙拉嗪能在小肠、结肠定位释放,对病变在小肠和结肠的轻、中型患者适用,不良反应少。维持治疗不少于3~5年,有的需终生维持。

2.糖皮质激素

是目前控制病情活动比较有效的药物,适用于本病的中、重度活动期患者或对氨基水杨酸制剂无效的轻型患者。口服泼尼松40~60毫克/天或静脉滴注氢化可的松200~300毫克/天,病情缓解后剂量逐渐减少至停用。不主张应用激素做长期维持治疗。对于长期依赖激素的患者可试加免疫抑制剂,然后逐步过渡到用免疫抑制剂维持治疗。病情严重者可静脉给予激素,病变局限在左半结肠者可用激素保留灌肠。

3.免疫抑制剂

硫唑嘌呤或巯嘌呤(6-MP)适用于对激素治疗效果不佳或依赖的慢性活动性病例,用这类药物后可逐渐减少激素用量乃至停用。严重不良反应主要是白细胞减少等骨髓抑制表现。甲氨蝶呤注射用药较硫唑嘌呤或巯嘌呤显效快,必要时可考虑使用,但需注意毒副作用。

4.抗菌药物

某些抗菌药物,如甲硝唑、喹诺酮类药物应用于本病有一定疗效。一般与其他药物联合短期应用。

5.其他

抗TNF-α单克隆抗体(英夫利昔单抗),对传统治疗无效的活动期克罗恩病可能有效,但价格昂贵。

(三)手术治疗

本病具有复发倾向,手术后复发率高,故手术适应证严格。主要是针对并发症,包括完全性肠梗阻(纤维狭窄引起的机械梗阻)、内科治疗失败的瘘管与脓肿形成、急性穿孔、不能控制的大量出血、癌变等。

三、常用护理诊断/问题及措施

(一)疼痛:腹痛

与肠内容物通过炎症狭窄肠段引起肠痉挛有关。

(二)腹泻

与肠道炎症渗出、蠕动增加及吸收不良有关。

(三)营养失调

低于机体需要量

四、健康指导

(一)疾病知识指导

由于病因不明,病情反复发作,迁延不愈,常给患者带来痛苦,特别是排便次数增加,影响患者的日常生活并造成一定的精神压力,患者易产生忧虑、恐惧心理。应鼓励患者树立信心,积极配合治疗。指导患者合理休息与活动。在急性发作期或病情严重时均应卧床休息,缓解期适当活动,注意劳逸结合。指导患者合理饮食,保证充足的营养。

(二)用药指导

嘱患者坚持治疗,不要随意更换药物或停药。教会患者识别药物的不良反应,出现异常情况,如疲乏、头痛、发热、手脚发麻、排尿不畅等症状要及时就诊,以免耽误病情。

第十一节　肠易激综合征

肠易激综合征(IBS)是一种慢性反复发作的以腹痛或腹部不适伴排便习惯改变为特征的,以肠道功能障碍为主的肠道症候群,应先排除可引起这些症状的器质性疾病。其患病率高,在西方国家占人群 20%～30%,我国约占人群 10%,但实际就诊人数很少。患者以中青年居多,男女比例为 1:2。

一、病因及发病机制

本病病因尚不清楚,主要涉及以下几个方面:

1.精神因素:心理应激对胃肠运动有明显影响。有关精神因素在 IBS 发病学上有两种观点:一则认为 IBS 是机体对各种应激的超常反应,二则是认为精神因素并非直接病因,但可诱发症状和加重病情。

2.胃肠道动力异常:不少学者认为,胃肠道感知的高敏感性和运动的高反应性是 IBS 各种症状发生的原因,而其运动的不协调性使症状复杂而多样。

3.膳食纤维缺乏:不少患者膳食中缺乏纤维,使肠道运动减慢,高纤维饮食后症状明显改善。由于纤维较其他食物在肠道内转运快,通过时间缩短,食物纤维可被较快水解而增加肠内渗透压,使粪便量增加。

4.内脏感知异常。

5.感染：研究显示部分 IBS 症状发生于肠道感染之后，其发病与肠道感染的严重性及应用抗生素的时间均有一定的相关性。

6.其他：大约有 1/3 患者对某种食物不耐受而诱发腹胀、腹泻、腹痛等症状。另外，某些肽类激素，如缩胆囊素等可能与 IBS 的发生有关。

二、诊断要点

(一)临床表现

主要是慢性迁延或反复发作的腹痛与排便习惯和粪便性状的改变。

1.腹痛

几乎所有的 IBS 患者都有不同程度的腹痛。多在左下腹或下腹部，对各种刺激反应明显，多于排便或排气后缓解。

2.腹泻

每日排便次数为 3～5 次，严重发作期可达十数次，多为黄色糊状便或稀水样便，时有少量黏液，无脓血。排便不干扰睡眠，部分患者腹泻与便秘交替出现。

3.便秘

主要见于便秘型患者。排便困难，粪便干结、量少，可呈羊粪状或细杆状，表面可附着黏液。

4.其他消化系统症状

消化道症状多有腹胀，可有里急后重，部分患者同时有消化不良。

5.全身症状

大多数患者可有失眠、焦虑、抑郁、头痛、头昏等精神症状。

6.分型

根据临床表现特点分为腹泻型、便秘型、腹泻便秘交替型三个临床类型。

(二)辅助检查

(1)血常规及血浆蛋白检查多属正常。

(2)大便常规检查多为正常或仅有少量黏液。

(3)结肠镜检查无确切炎症或其他器质性损害，操作中插镜时呈激惹现象，具有提示意义。

(4)结肠腔内压力测定肌电检查可提示压力波及肌电波异常变化，对直肠气囊充气的耐受性差。

(5)X 线钡餐检查可见小肠转运快，钡剂灌肠发现深且不规则的结肠袋，提示运动收缩紊乱。

三、治疗

目前强调个体化原则及综合治疗。

(一)一般治疗

详细询问病史发现诱因，并设法去除。指导患者建立良好的生活习惯，饮食上避免诱发病因的食物，一般而言避免产气的食物，如豆制品，高纤维食物可有助于改善便秘。

（二）心理治疗

医务人员应严谨，认真对待患者，取得患者的信任及合作。根据患者的接受程度仔细解释IBS的病因、性质、预后，以便消除顾虑，树立信心。对焦虑、失眠患者可适当使用镇静药。

（三）针对主要症状的药物治疗

1.胃肠解痉药

抗胆碱能药物可用于缓解腹痛。常用钙拮抗剂匹维溴铵，其全身不良反应少。

2.大便容量扩张剂

琼脂、洋车前子对便秘有良好效果。魔芋含丰富葡甘露聚糖，富含植物半纤维素，具有吸水及膨润大便作用，对便秘效果良好。

3.轻泻剂

乳果糖及镁乳作用温和，稳定且不良反应少。

4.止泻剂

症状较重者常用地芬诺酯、洛哌丁胺；较轻者常用吸附止泻药，如蒙脱石、药用炭等。

5.胃肠促动力药

常用西沙必利，为全消化道蠕动促进剂。

四、主要护理问题

（一）舒适的改变

与腹痛有关。

（二）排便异常

与腹泻、便秘有关。

（三）焦虑

与病情反复发作，迁延不愈有关。

（四）知识缺乏

缺乏与疾病相关知识。

五、护理目标

1.患者焦虑、恐惧程度减轻，配合治疗及护理。

2.患者主诉不适感减轻或消失。

3.患者排便形态基本正常。

4.患者了解本病的有关知识。

六、护理措施

1.心理护理：本病为慢性反复发作的过程，因此护士应做好心理疏导工作，尽量避免各种刺激及不良情绪，详细讲解疾病的性质，鼓励患者提高认知水平，帮助患者树立战胜疾病的信心。

2.休息：为患者安排舒适安静的环境，患者疼痛发生时卧床休息，呈侧卧位或平卧位，双下肢屈曲，可避免腹壁紧张。饮食上注意进食易消化、低脂食物，避免食用诱发症状及产气过多的食物，如豆制品、牛奶等。

3.病情观察：观察腹痛的性质、部位、持续时间以及排便的习惯、粪便的性状，保持肛周皮肤清洁和干燥。

4.对于焦虑,失眠的患者可遵医嘱适当给予镇静剂,从小剂量开始使用,严密观察使用镇静剂后不良反应的发生。

5.健康宣教:同"功能性消化不良"

第十二节 结核性腹膜炎

结核性腹膜炎是由结核杆菌引起的慢性弥散性腹膜感染,以儿童、青壮年多见,女性略多于男性,为(1.2~2.0):1。临床表现主要为倦怠、发热、腹痛与腹胀等,可引起肠梗阻、肠穿孔和形成瘘管等并发症。

一、病因及发病机制

结核性腹膜炎绝大多数继发于其他器官的结核病变,感染途径可由腹腔内结核直接蔓延或血行播散而来。前者更为常见,如肠结核、肠系膜淋巴结核、输卵管结核等,均可为本病的直接原发病灶。女性多于男性,可能由于盆腔结核逆行感染所致。

二、诊断要点

(一)临床表现

结核性腹膜炎的临床表现随原发病灶、感染途径、病理类型及机体反应性的不同而异。本病的起病缓急不一,多数起病较缓,但急性发病者亦为数不少。

1.全身表现

发热与盗汗最为常见,占67%~95%,热型以低热与中等热居多,约1/3患者呈弛张热,渗出型、干酪型病例或合并有严重的腹外结核患者可呈稽留热,盗汗严重,后期有贫血、消瘦、水肿、舌炎、口角炎及维生素A缺乏症等营养不良的表现。在育龄妇女中,停经不育者较常见。

2.腹痛

约有2/3的患者可出现不同程度的腹痛,多为持续性隐痛或钝痛,疼痛多位于脐周、下腹,有时在全腹部。当患者出现急腹症时,应考虑是因肠系膜淋巴结或腹腔其他结核干酪样坏死病灶溃破后,引起的急性腹膜炎,也可由肠结核急性肠穿孔等原因所致。

3.腹胀与腹腔积液

多数患者有腹胀感,可因结核病中毒症状或腹膜炎伴有的肠功能紊乱引起。约有1/3患者可出现腹腔积液,以小量、中等量为多见。腹腔积液量超出1000毫升时可发现移动性浊音,少量腹腔积液需借助B超检查。

4.腹壁柔韧感

柔韧感是由于腹膜受到轻度刺激或慢性炎症所造成的,可见于本病的各型,但一般认为是粘连型结核性腹膜炎的临床特征。绝大多数患者均有不同程度的压痛,一般较轻微,少数压痛明显并有反跳痛,后者多见于干酪型。

5.腹部肿块

粘连型及干酪型患者的腹部常可触及肿块,多位于中下腹部。肿块多由增厚的大网膜、肿大的肠系膜淋巴结、粘连成团的肠曲或干酪样坏死脓性物积聚而成,其大小不一,边缘不齐,有时呈横行块状物或有结节感,多有轻微触痛。

6.其他

部分患者可出现腹泻,通常是由于腹膜炎症刺激所致,也可因肠曲间瘘管形成所引起,一般每日 3~4 次。粘连型患者,便秘较为常见,有时腹泻与便秘交替出现。肝大并不少见,可由营养不良所致脂肪肝或肝结核引起。如并发肠梗阻时,可见蠕动波、肠鸣音亢进。

(二)实验室检查

1.血常规、红细胞沉降率和结核菌素试验

白细胞可正常,多为正色素性贫血,血沉增快是活动性病变的指标,结核菌素试验呈强阳性可做为辅助诊断标准。

2.腹腔积液检查

为黄色渗出液,少数呈淡血性,少见乳糜性。蛋白>30 克 1 升,白细胞>$500×10^6$ 个/升,以淋巴细胞为主。

3.腹部 B 超检查

可发现少量腹腔积液,可用腹腔穿刺提示准确位置,同时也可辅助鉴别腹部包块性质。

4.X 线检查

腹部 X 线平片示钙化影,胃肠 X 线钡餐检查可见肠结核、肠粘连、肠瘘等征象。

5.腹腔镜检查

禁用于腹膜有广泛粘连者,可见灰白色结节散在或聚集分布在内脏表面、腹膜、网膜。

三、治疗要点

1.抗结核化学药物治疗:一般以链霉素、异烟肼及利舍平联合应用为佳,也可另加吡嗪酰胺或乙胺丁醇。病情控制后,可改为异烟肼与利福平或异烟肼口服加链霉素每周 2 次,疗程应在 12 个月以上。

2.对腹腔积液型患者,在放腹腔积液后于腹腔内注入链霉素、醋酸可的松等药物,每周 1 次,可以加速腹腔积液吸收并减少粘连。

3.对血行播散或结核毒血症严重的患者,在应用有效的抗结核药物治疗的基础上,亦可加用肾上腺皮质激素以减轻中毒症状,防止肠粘连及肠梗阻发生。

4.鉴于本病常继发于体内其他结核病,多数患者已接受过抗结核药物治疗。因此,对这类患者应选择以往未用或少用的药物,制订联合用药方案。

5.在并发肠梗阻、肠穿孔、化脓性腹膜炎时,可行手术治疗。与腹内肿瘤鉴别确有困难时,可行剖腹探查。

四、主要护理问题

(一)体温过高

与结核病毒血症有关。

（二）营养失调：低于机体需要量

与该病属于慢性消耗性疾病以及舌炎、口角炎进食困难有关。

（三）腹痛

与腹膜炎有关。

（四）腹泻

与腹膜炎性刺激致肠功能紊乱有关。

（五）体液过多（腹腔积液）

与腹膜充血、水肿、浆液纤维蛋白渗出有关。

（六）潜在并发症

肠梗阻、腹腔脓肿、肠瘘及肠穿孔。

五、护理目标

1.体温恢复正常。

2.营养摄入充足，患者表现为体重增加，不低于基础体重，贫血症状改善。

3.疼痛减轻或缓解。

4.排便次数减少或恢复正常。

5.腹腔积液有所减轻，感觉舒适。

6.及时发现并发症。

六、护理措施

（一）休息

嘱患者应卧床休息，减少活动。

（二）发热护理

（1）高热时卧床休息，减少活动。

（2）给予清淡饮食及补充适当饮料。

（3）提供合适的环境温度及适宜的衣服、盖被。

（4）评估发热的类型及伴随症状。

（5）体温过高时，应根据具体情况选择适宜的降温方式，如温水或乙醇擦浴、冰敷、冰盐水灌肠及药物降温等。

（6）出汗较多时，及时更换衣服、被褥，注意保暖，并协助翻身，注意皮肤和口腔的清洁与护理。

（7）高热患者，出汗较多而进食少者遵医嘱补充热量、水分及电解质。

（三）饮食与营养

（1）鼓励患者尽量进食，给予高热量、高蛋白、高维生素饮食，如牛奶、豆浆、豆腐、鱼肉、甲鱼、鳝鱼、蔬菜、水果等。

（2）协助患者于晨起、餐后、睡前漱口，加强口腔护理，口唇干燥者涂液状石蜡保护，积极治疗和预防口角炎、舌炎及口腔溃疡。

（3）进食困难者遵医嘱静脉补充高营养，如氨基酸、脂肪乳剂、清蛋白等。

（4）必要时遵医嘱给予止泻剂。

(5)监测体重、血红蛋白的水平。

(四)疼痛护理

(1)观察疼痛的部位、性质及持续时间。

(2)耐心听取患者对疼痛的主诉,并表示关心和理解。

(3)提供安静、舒适的环境,保证充足的睡眠,减轻疼痛。

(4)腹痛的应对方法:教会患者放松技巧,如深呼吸、全身肌肉放松、自我催眠等;教会患者分散注意力,如与人交谈、听音乐、看书报等;适当给予解痉药,如阿托品、东莨菪碱等;腹痛厉害时,遵医嘱给予相应处理:合并梗阻时行胃肠减压,合并急性穿孔行外科手术治疗;指导患者剧烈疼痛时及时报告医护人员。

(五)腹泻护理

(1)监测血清电解质及肝功能的变化。

(2)观察排便的次数、量、颜色、形状、性质。

(3)腹泻严重者暂予禁食,并观察有无脱水征,遵医嘱补液,给予止泻剂等。

(4)排便频繁者,每次便后宜用软纸擦肛门,并用温水清洗干净,以防肛周皮肤黏膜破溃、糜烂。

(六)腹腔积液护理

(1)大量腹腔积液者取半卧位,使膈肌下降,减轻呼吸困难。

(2)限制钠盐摄入,每天 3~5 克。

(3)严格限制液体的进入量,每日约 1000 毫升。

(4)遵医嘱给予利尿剂,注意观察有无低钾的症状,如四肢发软、腹胀等。

(5)遵医嘱给予全身抗结核药物治疗或腹腔内注药,注意观察药物对肝脏的损害,如皮肤、巩膜黄染、厌油、食欲减退等。

(6)注意每次放腹腔积液不宜过多,并观察患者的一般情况,如面色、血压、脉搏等。

(7)心理护理:给予患者及家属及同病房的患者讲解本病的基本知识,使其了解本病无传染性,解除思想顾虑,给患者创造良好的病房环境及家庭社会支持系统。

第三章　神经疾病的护理

第一节　帕金森病

帕金森病由 James Parkinson 首先描述,旧称震颤麻痹,是发生于中年以上的中枢神经系统慢性进行性变性疾病,病因至今不明。多缓慢起病,逐渐加重。其病变主要在黑质和纹状体。其他疾病累及锥体外系统也可引起同样的临床表现者,称为震颤麻痹综合征或帕金森综合征。65 岁以上人群患病率为 1000/10 万,随年龄增高,男性稍多于女性。

一、临床表现

(一)震颤

肢体和头面部不自主抖动,这种抖动在精神紧张时和安静时尤为明显,病情严重时抖动呈持续性,只有在睡眠后消失。

(二)肌肉僵直,肌张力增高

表现手指伸直,掌指关节屈曲,拇指内收,腕关节伸直,头前倾,躯干俯屈,髋关节和膝关节屈曲等特殊姿势。

(三)运动障碍

运动减少,动作缓慢,写字越写越小,精细动作不能完成,开步困难,慌张步态,走路前冲,呈碎步,面部缺乏表情。

(四)其他症状

多汗、便秘,油脂脸,直立性低血压,精神抑郁症状等,部分患者伴有智力减退。

二、体格检查

(一)震颤

检查可发现静止性、姿势性震颤,手部可有搓丸样动作。

(二)肌强直

患肢肌张力增高,可因均匀的阻力而出现"铅管样强直",如伴有震颤则似齿轮样转动,称为"齿轮样强直"。四肢躯干颈部和面部肌肉受累出现僵直,患者出现特殊姿态。

(三)运动障碍

平衡反射、姿势反射和翻正反射等障碍以及肌强直导致的一系列运动障碍,写字过小症以及慌张步态等。

(四)自主神经系统体征

仅限于震颤一侧的大量出汗和皮脂腺分泌增加等体征,食管、胃及小肠的功能障碍导致吞咽困难和食管反流,以及顽固性便秘等。

三、辅助检查

(一)MRI

唯一的改变为在 T_2 相上呈低信号的红核和黑质网状带间的间隔变窄。

(二)正电子发射计算机断层扫描(PET)

可检出纹状体摄取功能下降,其中又以壳核明显,尾状核相对较轻,即使症状仅见于单侧的患者也可查出双侧纹状体摄功能降低。尚无明确症状的患者,PET 若检出纹状体的摄取功能轻度下降或处于正常下界,以后均发病。

四、诊断

(一)诊断思维

(1)帕金森病实验室检查及影像学检查多无特殊异常,临床诊断主要依赖发病年龄、典型临床症状及治疗性诊断(即应用左旋多巴有效)。

(2)帕金森病诊断明确后,还须进行 UPDRS 评分及分级,来评判帕金森病的严重程度并指导下步治疗。

(二)鉴别诊断

1.脑炎后帕金森综合征

通常所说的昏睡性脑炎所致帕金森综合征,已近 70 年未见报道,因此该脑炎所致脑炎后帕金森综合征也随之消失。近年报道病毒性脑炎患者可有帕金森样症状,但本病有明显感染症状,可伴有颅神经麻痹、肢体瘫痪、抽搐、昏迷等神经系统损害的症状,脑脊液可有细胞数轻中度增高、蛋白增高、糖减低等。病情缓解后其帕金森样症状随之缓解,可与帕金森病鉴别。

2.肝豆状核变性

隐性遗传性疾病、约 1/3 有家族史,青少年发病、可有肢体肌张力增高、震颤、面具样脸、扭转痉挛等锥体外系症状。具有肝脏损害,角膜 K-F 环及血清铜蓝蛋白降低等特征性表现,可与帕金森病鉴别。

3.特发性震颤

属显性遗传病,表现为头、下颌、肢体不自主震颤,震颤频率可高可低,高频率者甚似甲状腺功能亢进,低频者甚似帕金森震颤。本病无运动减少、肌张力增高及姿势反射障碍,并于饮酒后消失,普萘洛尔治疗有效等,可与原发性帕金森病鉴别。

4.进行性核上性麻痹

本病也多发于中老年,临床症状可有肌强直、震颤等锥体外系症状。但本病有突出的眼球凝视障碍、肌强直以躯干为重、肢体肌肉受累轻而较好的保持了肢体的灵活性、颈部伸肌张力增高致颈项过伸与帕金森病颈项屈曲显然不同,均可与帕金森病鉴别。

5.Shy-Drager 综合征

临床常有锥体外系症状,但因有突出的自主神经症状,如:昏厥、直立性低血压、性功能及膀胱功能障碍,左旋多巴制剂治疗无效等,可与帕金森病鉴别。

6.药物性帕金森综合征

过量服用利血平、氯丙嗪、氟哌啶醇及其他抗抑郁药物均可引起锥体外系症状,因有明显的服药史,并于停药后减轻可资鉴别。

7.良性震颤

良性震颤指没有脑器质性病变的生理性震颤(肉眼不易觉察)和功能性震颤。功能性震颤包括:①生理性震颤加强(肉眼可见):多呈姿势性震颤,与肾上腺素能的调节反应增强有关;也见于某些内分泌疾病,如嗜铬细胞瘤、低血糖、甲状腺功能亢进;②可卡因和乙醇中毒以及一些药物的不良反应;癔症性震颤,多有心因性诱因,分散注意力可缓解震颤;③其他:情绪紧张时和做精细动作时出现的震颤。良性震颤临床上无肌强直、运动减少和姿势异常等帕金森病的特征性表现。

五、治疗

(一)一般治疗

因本病的临床表现为震颤、强直、运动障碍、便秘和生活不能自理,故家属及医务人员应鼓励 PD 早期患者多做主动运动,尽量继续工作,培养业余爱好,多吃蔬菜水果或蜂蜜,防止摔跤,避免刺激性食物和烟酒。对晚期卧床患者,应勤翻身,多在床上做被动运动,以防发生关节固定、压疮及坠积性肺炎。

(二)药物治疗

PD 宜首选内科治疗,多数患者可通过内科药物治疗缓解症状。

各种药物治疗虽能使患者的症状在一定时期内获得一定程度的好转,但皆不能阻止本病的自然发展。药物治疗必须长期坚持,而长期服药则药效减退和不良反应难以避免。虽然有相当一部分患者通过药物治疗可获得症状改善,但即使目前认为效果较好的左旋多巴或复方多巴(美多芭及信尼麦),也有 15% 左右患者根本无效。用于治疗本病的药物种类繁多,现今最常用者仍为抗胆碱能药和多巴胺替代疗法。

1.抗胆碱能药物

该类药物最早用于 Parkinson 病的治疗,常用者为苯海索 2mg,每日 3 次口服,可酌情增加;东莨菪碱 0.2mg,每日 3~4 次口服;甲磺酸苯扎托品 2~4mg,每日 1~3 次口服等。因甲磺酸苯扎托品对周围副交感神经的阻滞作用,不良反应多,应用越来越少。

2.多巴胺替代疗法

此类药物主要补充多巴胺的不足,使乙酰胆碱—多巴胺系统重获平衡而改善症状。最早使用的是左旋多巴,但其可刺激外周多巴胺受体,引起多方面的外周不良反应,如恶心、呕吐、厌食等消化道症状和血压降低、心律失常等心血管症状。目前不主张单用左旋多巴治疗,用它与苄丝肼或卡比多巴的复合制剂。常用的药物有美多芭、息宁或帕金宁。

(1)美多芭:是左旋多巴和苄丝肼 4∶1 配方的混合剂。对病变早期的患者,开始剂量可用 62.5mg,日服 3 次。如患者开始治疗时症状显著,则开始剂量可为 125mg,每日 3 次;如效果不满意,可在第 2 周每日增加 125mg,第 3 周每日再增加 125mg。如果患者的情况仍不满意,则应每隔 1 周每日再增加 125mg。如果美多芭的日剂量>1000mg,需再增加剂量只能每月增加 1 次。该药明显减少了左旋多巴的外周不良反应,但却不能改善其中枢不良反应。

(2)息宁:是左旋多巴和卡比多巴 10∶1 的复合物,开始剂量可用 125mg,日服 2 次,以后根据病情逐渐加量。其加药的原则和上述美多芭的加药原则是一致的。帕金宁是左旋多巴和卡比多巴 10∶1 的复合物的控释片,它可使左旋多巴血浓度更稳定并达 4~6h 以上,有利于减少左旋多巴的剂末现象、开始现象和剂量高峰多动现象。但是,控释片也有一些缺陷,如起效慢,并且由于在体内释放缓慢,有可能在体内产生蓄积作用,反而有时出现异动症的现象,改用美多芭后消失。

3.多巴胺受体激动剂

多巴胺受体激动剂能直接激动多巴胺能神经细胞突触受体,刺激多巴胺释放。

(1)溴隐亭:最常用,对震颤疗效好,对运动减少和强直均不及左旋多巴,常用剂量维持量为每日 15～40mg。

(2)协良行:患者使用时应逐步增加剂量,以达到不出现或少出现不良反应的目的。一般来讲,增加到每日 0.3mg 是比较理想的剂量,但对于个别早期的患者,可能并不需要增加到这个剂量,那么可以在你认为合适的剂量长期服用而不再增加。如果效果不理想,还可以根据病情的需要及对药物的耐受情况,每隔 5d 增加 0.025mg 或 0.05mg。

(3)泰舒达:使用剂量是每日 100～200mg。可以从小剂量每日 50mg 开始,可逐渐增加剂量。在帕金森病的早期,可以单独使用泰舒达治疗帕金森病,剂量最大可增加至每日 150mg。如果和左旋多巴合并使用,剂量可以维持在每日 50～150mg 左右。一般每使用 250mg 左旋多巴,可考虑合并使用泰舒达 50mg 左右。

(三)外科手术治疗

1.立体定向手术治疗

立体定向手术包括脑内核团毁损、慢性电刺激和神经组织移植。

(1)脑内核团毁损:①第一次手术适应证:长期服药治疗无效或药物治疗不良反应严重者;疾病进行性缓慢发展已超过 3 年以上;年龄在 70 岁以下;工作能力和生活能力受到明显限制(按 Hoehn 和 Yahr 分级为Ⅱ～Ⅳ级);术后短期复发,同侧靶点再手术。②第二次对侧靶点毁损手术适应证:第一次手术效果好,术后震颤僵直基本消失,无任何并发症者;手术近期疗效满意并保持在 12 个月以上;年龄在 70 岁以下;两次手术间隔时间要 1 年;目前无明显自主神经功能紊乱症状或严重精神症状,病情仍维持在Ⅱ～Ⅳ级。禁忌证:症状很轻,仍在工作者;年老体弱;出现严重关节挛缩或有明显精神障碍;严重的心、肝、肾功能不全,高血压脑动脉硬化者或有其他手术禁忌者。

(2)脑深部慢性电刺激(DBS):目前 DBS 最常用的神经核团为丘脑腹中间核(VIM),丘脑底核(STN)和苍白球腹后部(PVP)。慢性刺激术控制震颤的效果优于丘脑腹外侧核毁损术,后者发生并发症也常影响手术的成功。通过改变刺激参数可减少不必要的不良反应,远期疗效可靠。该法尚可用于非帕金森性震颤,如多发硬化和创伤后震颤。

丘脑底核(STN)也是刺激术时选用的靶点。有学者(1994 年)报道应用此方法观察治疗一例运动不能的 PD 患者。靶点定位方法为脑室造影,并参照立体定向脑图谱,同时根据慢性电极刺激和电生理记录进行调整。发现神经元活动自发增多的区域位于 AC－PC 平面下2～4mm,AC－PC 线中点旁 10mm。对该处进行 130Hz 刺激,可立即缓解运动不能症状(主要在对侧肢体),但不诱发半身舞蹈症等运动障碍。上述观察表明,对 STN 进行慢性电刺激可用于治疗运动严重障碍的 PD 患者。

2.脑细胞移植和基因治疗

帕金森病脑细胞移植术和基因治疗已在动物实验上取得很大成功,但最近临床研究显示,胚胎脑移植只能轻微改善60岁以下患者的症状,并且50%的患者在手术后出现不随意运动的不良反应,因此,目前此手术还不宜普遍采用。基因治疗还停留在实验阶段。

六、护理

(一)护理评估

1.健康史评估

(1)询问患者职业,农民的发病率较高,主要是他们与杀虫剂、除草剂接触有关。

(2)评估患者家族中有无患此病的人,PD与家族遗传有关,患者的家族发病率为7.5%~94.5%。

(3)评估患者居住、生活、工作的环境,农业环境中神经毒物(杀虫剂、除草剂),工业环境中暴露重金属等是PD的重要危险因素。

2.临床观察评估

帕金森病常为50岁以上的中老年人发病,发病年龄平均为55岁,男性稍多,起病缓慢,进行性发展,首发症状多为动作不灵活与震颤,随着病程的发展,可逐渐出现下列症状和体征。

(1)震颤:常为首发症状,多由一侧上肢远端(手指)开始,逐渐扩展到同侧下肢及对侧肢体,下颌、口唇、舌及头部通常最后受累,典型表现是静止性震颤,拇指与屈曲的食指间呈"搓丸样"动作,安静或休息时出现或明显,随意运动时减轻或停止,紧张时加剧,入睡后消失。

(2)肌强直:表现为屈肌和伸肌同时受累,被动运动关节时始终保持增高的阻力,类似弯曲软铅管的感觉,故称"铅管样强直";部分患者因伴有震颤,检查时可感到在均匀掌的阻力中出现断续停顿,如同转动齿轮感,称为"齿轮样强直",是由于肌强直与静止性震颤叠加所致。

(3)运动迟缓:表现为随意动作减少,包括行动困难和运动迟缓,并因肌张力增高,姿势反射障碍而表现一系列特征性运动症状,如起床、翻身、步行、方向变换等运动迟缓;面部表情肌活动减少,常常双眼凝视,瞬目运动减少,呈现"面具"脸;手指做精细动作如扣钮、系鞋带等困难;书写时字越写越小,呈现"写字过小征"。

(4)姿势步态异常:站立时呈屈曲体姿,步态障碍甚为突出,患者自坐位、卧位起立困难,迈步后即以极小的步伐向前冲去,越走越快,不能及时停步或转弯,称慌张步态。

(5)其他症状:反复轻敲眉弓上缘可诱发眨眼不止。口、咽、腭肌运动障碍,讲话缓慢,语音低沉、单调,流涎,严重时可有吞咽困难。还有顽固性便秘、直立性低血压等;睡眠障碍;部分患者疾病晚期可出现认知功能减退、抑郁和视幻觉等,但常不严重。

3.诊断性检查评估

(1)头颅CT:CT可显示脑部不同程度的脑萎缩表现。

(2)生化检测:采用高效液相色谱(HPLC)可检测到脑脊液和尿中HVA含量降低。

(3)基因检测:DNA印迹技术、PCR、DNA序列分析等在少数家族性PD患者可能会发现基因突变。

(4)功能显像检测:采用PET或SPECT与特定的放射性核素检测,可发现PD患者脑内DAT功能显著降低,且疾病早期即可发现,D_2型DA受体(D_2R)活性在疾病早期超敏、后期低敏,以及 DA 递质合成减少,对 PD 的早期诊断、鉴别诊断及病情进展监测均有一定的价值。

(二)护理问题

1.运动障碍

帕金森病患者由于其基底核或黑质发生病变,以致负责运动的锥体外束发生功能障碍。患者运动的随意肌失去了协调与控制,产生运动障碍并随之带来一定的意外伤害。

(1)跌倒:震颤、关节僵硬、动作迟缓,协调功能障碍常是患者摔倒的原因。

(2)误吸:舌头、唇、颈部肌肉和眼睑亦有明显的震颤及吞咽困难。

2.营养摄取不足

患者常因手、头不自主的震颤,进食时动作太慢,常常无法独立吃完一顿饭,以致未能摄取日常所需热量,因此,约有 70% 的患者有体重减轻的现象。

3.便秘

由于药物的不良反应、缺乏运动、胃肠道中缺乏唾液(因吞咽能力丧失,唾液由口角流出),液体摄入不足及肛门括约肌无力,所以大多数患者有便秘。

4.尿潴留

吞咽功能障碍以致水分摄取不足,贮存在膀胱的尿液不足 $200 \sim 300 \text{mL}$ 则不会有排尿的冲动感;排尿括约肌无力引起尿潴留。

5.精神障碍

疾病使患者协调功能不良、顺口角流唾液,而且又无法进行日常生活的活动,因此患者会有心情抑郁、产生敌意、罪恶感或无助感等情绪反应。由于外观的改变,有些患者还会发生因自我形象的改变而造成与社会隔离的问题。

(三)护理目标

(1)患者未发生跌倒或跌倒次数减少。

(2)患者有足够的营养;患者进食水时不发生呛咳。

(3)患者排便能维持正常。

(4)患者能维持部分自我照顾的能力。

(5)患者及家属的焦虑症状减轻。

(四)护理措施

1.安全护理

(1)安全配备:由于患者行动不便,在病房楼梯两旁、楼道、门把附近的墙上,增设沙发或木制的扶手,以增加患者开、关门的安全性;配置牢固且高度适中的座厕、沙发或椅。以利于患者坐下或站起,并在厕所、浴室增设可供扶持之物,使患者排便及穿脱衣服方便;应给患者配置助行器辅助设备;呼叫器置于患者床旁,日常生活用品放在患者伸手可及处。

(2)定时巡视:主动了解患者的需要,既要指导和鼓励患者增强自我照顾能力,做力所能及的事情,又要适当协助患者洗漱、进食、沐浴、如厕等。

(3)防止患者自伤:患者动作笨拙,常有失误,应谨防其进食时烫伤。端碗持筷困难者,尽量选择不易打碎的不锈钢餐具,避免使用玻璃和陶瓷制品。

2.饮食护理

(1)增加饮食中的热量、蛋白质的含量及容易咀嚼的食物;吃饭少量多餐。定时监测体重变化;在饮食中增加纤维与液体的摄取,以预防便秘。

(2)进食时,营造愉快的气氛,部分患者因吞咽困难及无法控制唾液而喜欢单独进食;应将食物事先切成小块或磨研,并给予粗大把手的叉子或汤匙,使患者易于把持;给予患者充分的进食时间,若进食中食物冷却了,应予以温热。

(3)吞咽障碍严重者,吞咽可能极为困难,在进食或饮水时有呛咳的危险,而造成吸入性肺炎,故不要勉强进食,可改为鼻饲喂养。

3.保持排便畅通

给患者摄取足够的营养与水分,并教导患者解便与排尿时,吸气后闭气,利用增加腹压的方法解便与排尿。另外,依患者的习惯,在进食后半小时应试着坐于马桶上排便。

4.运动护理

告之患者运动锻炼的目的在于防止和推迟关节僵直和肢体挛缩,与患者和家属共同制订锻炼计划,以克服运动障碍的不良影响。

(1)尽量参与各种形式的活动,如散步、太极拳、床边体操等。注意保持身体和各关节的活动强度与最大活动范围。

(2)对于已出现某些功能障碍或坐起已感到困难的患者,要有目的有计划地锻炼。告诉患者知难而退或由他人包办只会加速功能衰退。如患者感到坐立位变化有困难,应每天做完一般运动后,反复练习起坐动作。

(3)必须指导患者注意姿势,以预防畸形。应小心观察头与颈部是否有弯曲的倾向。正确姿势有助于头、颈直立。躺于床上时,不应垫枕头,且患者应定期俯卧。

(4)本病常使患者起步困难和步行时突然僵住,因此嘱患者步行时思想要放松。尽量跨大步伐;向前走时脚要抬高,双臂摆动,目视前方而不要注视地面;转弯时,不要碎步移动,否则会失去平衡;护士和家属在协助患者行走时,不要强行拖拽患者走;当患者感到脚黏在地上时,可告诉患者先向后退一步,再往前走,这样会比直接向前容易。

(5)过度震颤者让他坐在有扶手的椅子上,手抓着椅臂,可以稍加控制震颤。

(6)晚期患者出现显著的运动障碍时。要帮助患者活动关节,按摩四肢肌肉,注意动作轻柔,勿给患者造成疼痛。

(7)鼓励患者尽量试着独立完成日常生活的活动,自己安排娱乐活动,培养兴趣。

(8)让患者穿轻便宽松的衣服,可减少流汗与活动的束缚。

5.合并抑郁症的护理

帕金森病患者的抑郁与帕金森疾病程度呈正相关,即患者的运动障碍愈重对其神经心理的影响愈严重。在护理患者时要教会患者一些心理调适技巧:重视自己的优点和成就;尽量维持过去的兴趣和爱好,积极参加文体活动,寻找业余爱好;向医生、护士及家人倾诉内心想法,疏泄郁闷,获得安慰和同情。

6.睡眠异常的护理

(1)创造良好的睡眠环境:建议患者要有舒适的睡眠环境,如室温和光线适宜;床褥不宜太软,以免翻身困难;为运动过缓和僵直较重的患者提供方便上下床的设施;卧室内放尿壶及便器,有利于患者夜间如厕等。避免在有限的睡眠时间内实施影响患者睡眠的医疗护理操作,必须进行的治疗和护理操作应穿插于患者的自然觉醒时,以减少被动觉醒次数。

(2)睡眠卫生教育:指导患者养成良好的睡眠习惯和方式,建立比较规律的活动和休息时间表。

(3)睡眠行为干预:①刺激控制疗法:只在有睡意时才上床;床及卧室只用于睡眠,不能在床上阅读、看电视或工作;若上床15~20分钟不能入睡,则应考虑换别的房间,仅在又有睡意时才上床(目的是重建卧室与睡眠间的关系);无论夜间睡多久,清晨应准时起床;白天不打瞌睡。②睡眠限制疗法:教导患者缩短在床上的时间及实际的睡眠时间,直到允许躺在床上的时间与期望维持的有效睡眠时间一样长。当睡眠效率超过90%时,允许增加15~20分钟卧床时间。睡眠效率低于80%,应减少15~20分钟卧床时间。睡眠效率80%~90%,则保持卧床时间不变。最终,通过周期性调整卧床时间直至达到适度的睡眠时间。③依据睡眠障碍的不同类型和药物的半衰期遵医嘱有的放矢地选择镇静催眠药物,并主动告知患者及家属使用镇静催眠药的原则,即最小剂量、间断、短期用药,注意停药反弹、规律停药等。

7.治疗指导

药物不良反应的观察:

(1)遵医嘱准时给药,预防或减少"开关"现象、剂末现象、异动症的发生。

(2)药物治疗初起可出现胃肠不适,表现为恶心、呕吐等,有些患者可出现幻觉。但这些不良反应可以通,过逐步增加剂量或降低剂量的办法得到克服。特别值得指出的是,有一部分患者过分担心药物的不良反应,表现为尽量推迟使用治疗帕金森病的药物,或过分地减少药物的服用量,这不仅对疾病的症状改善没有好处,长期如此将导致患者的心、肺、消化系统等出现严重问题。

(3)精神症状:服用苯海索、金刚烷胺药物后,患者易出现幻觉,当患者表述一些离谱事时,护士应考虑到是服药引起的幻觉,立即报告医生,遵医嘱给予停药或减药,以防其发生意外。

8.功能神经外科手术治疗护理

(1)手术方法:外科治疗方法目前主要有神经核团细胞毁损手术与脑深部电刺激器埋置手术两种方式。原理是为了抑制脑细胞的异常活动,达到改善症状的目的。

(2)手术适应证:诊断明确的原发性帕金森病患者都是手术治疗的适合人群,尤其是对左旋多巴(美多巴或息宁)长期服用以后疗效减退,出现了"开关"波动现象、异动症和"剂末"恶化效应的患者。

(3)手术并发症:因手术靶点的不同,会有不同的并发症。苍白球腹后部(PVP)切开术可能出现偏盲或视野缺损,丘脑腹外侧核(VIM)毁损术可出现感觉异常如嘴唇、指尖麻木等,丘脑底核(STN)毁损术可引起偏瘫。

(4)手术前护理:①术前教育:相关知识教育。②术前准备:术前一天头颅备皮;对术中术后应用的抗生素遵医嘱做好皮试;嘱患者晚12:00后开始禁食水药;嘱患者清洁个人卫生,并在术前晨起为患者换好干净衣服。③术前30分钟给予患者术前哌替啶25mg肌内注射;并将一片美巴多备好交至接手术者以便术后备用。④患者离病房后为其备好麻醉床、无菌小巾、一次性吸痰管、心电监护。

(5)手术后护理：①交接患者：术中是否顺利、有无特殊情况发生、术后意识状态、伤口的引流情况等。②安置患者于麻醉床上，头枕于无菌小巾上，取平卧位，嘱患者卧床 2 天，减少活动，以防诱发颅内出血；嘱患者禁食、水、药 6 小时后逐渐改为流食、半流食、普通饮食。③术后治疗效果观察：原有症状改善情况并记录。④术后并发症的观察：术后患者会出现脑功能障碍、脑水肿、颅内感染、颅内出血等并发症。因此术后严密观察患者神志、瞳孔变化，有无高热、头疼、恶心、呕吐等症状；有无偏盲、视野变窄及感知觉异常；观察患者伤口有无出血及分泌物等。⑤心电监测、颅脑监测 24 小时，低流量吸氧 6 小时。

9.给予患者及家属心理的支持

对于心情抑郁的患者，应鼓励其说出对别人依赖感的感受。对于怀有敌意、罪恶感或无助感的患者，应给予帮助与支持，提供良好的照顾。寻找患者有兴趣的活动，鼓励患者参与。

10.健康教育

(1)指导术后服药，针对手术的患者，要让患者认识到手术虽然改善运动障碍，但体内多巴胺缺乏客观存在，仍需继续服药。

(2)指导日常生活中的运动训练告知患者运动锻炼的目的在于防止和推迟关节僵直和肢体挛缩，与患者和家属共同制订锻炼计划，以克服运动障碍的不良影响。①关节活动度的训练：脊柱、肩、肘、腕、指、髋、膝、踝及趾等各部位都应进行活动度训练。对于脊柱，主要进行前屈后伸、左右侧屈及旋转运动。②肌力训练：上肢可进行哑铃操或徒手训练；下肢股四头肌的力量和膝关节控制能力密切相关，可进行蹲马步或反复起坐练习；腰背肌可进行仰卧位的桥式运动或俯卧位的燕式运动；腹肌力量较差行仰卧起坐训练。③姿势转换训练：必须指导患者注意姿势，以预防畸形。应小心观察头与颈部是否有弯曲的倾向。正确姿势有助于头颈直立。躺于床上时，不应垫枕头，且患者应定期俯卧，注意翻身、卧位转为坐位、坐位转为站位训练。④重心转移和平衡训练：训练坐位平衡时可让患者重心在两臀间交替转移，也可训练重心的前后移动；训练站立平衡时双足分开 5～10cm，让患者从前后方或侧方取物，待稳定后便可突然施加推或拉外力，最好能诱发患者完成迈步反射。⑤步行步态训练：对于下肢起步困难者，最初可用脚踢患者的足跟部向前，用膝盖推挤患者腘窝使之迈出第一步，以后可在患者足前地上放一矮小障碍物，提醒患者迈过时方能起步。抬腿低可进行抬高腿练习，步距短的患者行走时予以提醒；步频快则应给予节律提示。对于上下肢动作不协调的患者，一开始嘱患者做一些站立相的两臂摆动，幅度可较大；还可站于患者身后，两人左、右手分别共握一根体操棒，然后喊口令一起往前走，手的摆动频率由治疗师通过体操棒传给患者。⑥让患者穿轻便宽松的衣服，可减少流汗与活动的束缚。

第二节　痴呆

一、临床表现

记忆障碍、认知障碍、精神症状等。

二、病情观察

（1）观察有无性格改变、情感障碍/记忆力障碍等。

（2）观察有无局灶性脑部表现，如缺血性脑血管疾病的症状等。

三、专科护理

（1）由于智能下降、记忆减退，应重点看护，保证患者安全。

（2）做好年老、体弱、步态不稳患者的防跌倒护理。

（3）患者精神出现异常时，尽量使其离开刺激源。如有幻觉并出现行为异常时，为患者提供保护性约束或看护，防止自伤或伤及他人。

四、一般护理

（1）注意休息，劳逸结合。根据气温变化，随时为老人增减衣服，预防感冒。

（2）饮食宜清淡、富营养、易于消化。若吃鱼、虾，应将鱼刺取出，虾壳剥掉，以免鱼刺哽喉。

五、健康教育

（1）指导家属让患者随身带有家人电话号码，以便走失时联系。

（2）不宜给老人饮酒，吸烟，喝浓茶、咖啡，以免影响睡眠质量。

（3）老人感觉迟钝，加上精神状态异常，有了病痛不会及时诉说，因此要观察有无脸红发热、面部痛苦表情。发现异常，及时就诊，以免病情加重，危及生命。

第三节　癫痫

癫痫不是单一疾病，而是一组疾病或综合征，病因很多，也很复杂。

一、病因

（一）特发性癫痫

在这类患者的脑部并无可以解释症状的结构变化或代谢异常，而和遗传因素有较密切的关系。目前约占整个癫痫症的 60%，但随着医药水平的不断提高，本组比例会日趋缩小。

（二）症状性癫痫

1.先天性疾病

如染色体异常、遗传性代谢障碍、脑畸形、先天性脑积水等。

2.产前期和围生期疾病

产伤是婴儿期癫痫的常见病因。脑挫伤、水肿、出血和梗死也能导致局部脑硬化，若干年后形成癫痫灶。脑性瘫痪患者也常伴发癫痫。

3.高热惊厥后遗

严重和持久的高热惊厥可以导致包括神经元缺失和胶质增生的脑损害,主要在颞叶内侧面,尤其在海马体。

4.外伤

颅脑损伤后遗癫痫者,以伴有凹陷骨折、硬脑膜撕裂、局部神经系统体征、长期外伤后记忆障碍以及外伤后数周内即发生早期痫性发作的病例发作最多。

5.感染

见于各种细菌性脑膜炎、脑脓肿、肉芽肿、病毒性脑炎以及脑寄生虫病,如猪囊虫、血吸虫、弓形虫等感染。

6.中毒

铅、汞、一氧化碳、乙醇、士的宁、异烟肼中毒以及全身性疾病如妊娠高血压综合征、尿毒症等。

7.颅内肿瘤

在成年期开始发作的症状性癫痫中,除外伤外,幕上肿瘤也是常见原因,尤其是生长于额叶及中央回皮质附近的少突胶质细胞瘤、脑膜瘤、星形细胞瘤和转移性癌肿等。

8.脑血管疾病

除脑血管畸形和蛛网膜下隙出血产生癫痫时年龄较轻外,卒中后癫痫多见于中、老年,尤其是脑血栓形成和多发性腔隙性梗死发作。高血压脑病也常伴有癫痫。

9.营养、代谢性疾病

儿童佝偻病时常发生癫痫。在成人中,胰岛细胞瘤所致低血糖、糖尿病、甲亢、甲状旁腺功能减退和 B 族维生素缺乏症等均可产生发作。

10.变性疾病

阿尔茨海默病和皮克病也常伴有癫痫。

二、影响癫痫性发作的因素

(一)遗传因素

在特发性癫痫的近亲中,患病率为 2‰～6‰,高于一般人口的 0.5‰～1‰。特发性癫痫实际上包含多种疾病和综合征,具有不同的遗传方式,牵涉一个或数个基因。在大多数疾病中。所遗传者仅为痫性发作的预致性,其外显率也受年龄限制,即如以脑电图上 3Hz 棘－慢波组合为特征的儿童期失神癫痫,其兄弟姐妹在适龄时(5～16 岁)有 40％以上呈现同样异常脑电图(EEG),但其中仅 1/4 发生临床发作,提示环境因素的作用。在症状性癫痫患者的近亲中,癫痫患病率为 1.5％,也略高于常人,指示同样罹病时,癫痫预致性的作用。

(二)环境因素

1.年龄

有多种特发性癫痫的遗传因素,其外显率和年龄密切相关。在另一方面,脑的发育过程也影响癫痫的表现形式。例如儿童期失神癫痫,多在六七岁开始,表现为频繁失神发作,青春期后常转化为全面性强直－阵挛发作。

2.内分泌

在女性患者中,任何类型的发作通常在经期和排卵期加频。实验证明雌激素低落时和黄体酮急降时最易发作。少数患者仅在经期内有发作,称为经期性癫痫。更有少数患者仅在妊娠早期有发作,称为妊娠性癫痫。

3.睡眠

特发性全面性强直阵挛发作常在晨醒后发生,婴儿痉挛症也有类似现象。良性儿童期中央-颞部癫痫大多在睡眠中发作。颞叶癫痫常在日间表现精神运动发作,而在夜间发生强直痉挛发作。此外,睡眠缺乏常会诱发发作。

4.诱发因素

除缺睡外,疲劳、饥饿、便秘、饮酒、情感冲动以及各种一过性代谢紊乱和过敏反应,都能激发患者的发作。过度换气对于失神发作,过度饮水对于强直痉挛发作,闪光对于肌阵挛发作,也有诱发作用。有些患者仅在某种特定条件下方始发作,例如闪光、音乐、惊吓、心算、阅读、下棋、玩牌、沐浴、刷牙、起步、外耳道刺激等,统称为反射性癫痫。

三、分类

国际上癫痫的分类有两种,即癫痫发作的国际分类和癫痫及癫痫综合征的国际分类。癫痫发作的国际分类仅限于描述癫痫发作的具体类型;癫痫和癫痫综合征国际分类是对癫痫发作国际分类的补充。一种癫痫综合征就是以一组通常同时出现的症状和体征为其特征的癫痫疾患,包括以下诸项:发作类型、病因、解剖、促发因素、起病年龄、严重程度、病程、预后等。1981年国际防治癫痫联盟的分类和命名委员会提出了一个癫痫发作的临床和脑电图分类修改草案,一直为国际上沿用至今。1985年国际防治癫痫联盟从病因和部位各方面提出了一个癫痫和癫痫综合征的分类,经过实践后,1989年国际防治癫痫联盟的分类和命名委员会又推出了一个新修改的癫痫和癫痫综合征分类建议。

(一)癫痫发作的临床和脑电图国际分类方案

1.部分性(局灶性、局限性)发作

一般说来,部分性发作是指第一个临床和脑电图改变提示开始的神经元激活限于一个大脑半球的某个部分。部分性发作主要根据发作时意识是否受损而分类,意识不改变者称为单纯部分性发作;意识有障碍者称为复杂部分性发作。意识障碍可能为首发征象,或者由单纯部分性发作演变成复杂部分性发作。患者有意识障碍者还可出现行为异常(自动症),部分性发作可能并不终止而进展成全身运动性发作。这里的意识障碍是指因为觉醒和(或)反应性改变而对外界刺激无力做正常反应。大量证据说明,单纯部分性发作通常为单侧大脑半球受累,有两侧半球影响者罕见,然而复杂部分性发作常为双侧半球损害。

(1)单纯部分性发作:不伴意识障碍。发作时和发作间脑电图癫痫性放电在症状对侧皮层的相应区域。①有运动症状者:a.局限性运动性发作:为一系列的局部重复抽搐动作,大多见于一侧口角、眼睑、手指和足趾,也可涉及整个一侧面部或一个肢体的远端。较严重的发作后,发作部位可能遗留下暂时性的瘫痪,称为 Todd 瘫痪。该处如原已有瘫痪,也可有暂时性加重。局部抽搐偶然持续数小时、数日,甚至数周,则形成持续性部分性癫痫。病灶在运动区或其邻近额叶。Jackson 癫痫为上述发作自一处开始后,按大脑皮层运动区的顺序缓慢地移动,例如一侧拇指沿手指、腕、肘、肩部扩展,病灶在运动区。b.旋转性发作:双眼突然向一侧偏斜,也可包括头部和躯干;偶然造成全身旋转。病灶在对侧额部,偶在枕部,少数在同侧皮层。c.姿势性发作:一侧上肢外展,肘部半屈,伴有向该侧手部注目动作。病灶多在附加运动区。d.发音发作:为喉部发声,不自主重复单音或单词;也偶然表现为言语抑制。病灶在言语区。②有体觉或特殊感觉症状的发作:a.体觉性发作:是由司躯体感觉功能的皮质异常放电所致。一般描述为针刺感或麻木感。偶尔出现本性感觉或空间知觉障碍。和运动发作一样,体觉发作也可扩散犹如乍克逊发作,并可扩展成复杂部分性发作或全身强直－阵挛性发作。b.视觉性发作:取决于放电在视觉皮质或其联合区而有不同表现,从闪光到结构性视幻现象,包括人物、景色等。c.听觉性发作:与视觉性发作相似,可以是简单的音响直到高级的整合功能表现(如音乐)。d.嗅觉性发作:往往为难闻或不愉快的气味。e.味觉性发作:可以是美味或臭味的幻觉发作,从简单的咸、酸、甜、苦到复杂的味觉,常被描述为“金属味”。f.眩晕性发作:其症状包括空间坠落感、漂动感或在水平或垂直面的运动眩晕。③有自主神经症状者:如胃气上升感、呕吐、多汗、苍白、潮红、肠鸣、竖毛、瞳孔散大、小便失禁等。病灶在杏仁核、岛回或扣带回。④有精神症状者:这些常发展为复杂部分性发作。a.言语障碍性发作:表现为部分性失语或重复言语。病灶在颞叶外侧面。b.记忆障碍性发作:常见者为似曾相识感,即对生疏事物感到曾经历过;似不相识感,即对熟悉事物感到陌生。偶有快速回顾往事,或强迫思维。病灶多在海马体。c.认识障碍性发作:如对环境失真感、脱离接触感、梦样状态等。病灶多在海马体。d.情感性发作:发作时可有极度愉快或不愉快的感觉、恐惧、强烈忧郁感伴自责及抵制感。这种忧郁与精神病忧郁不同,发作仅数分钟。偶见暴怒,但与发脾气不同,癫痫性发怒明显的是无缘无故的,且迅速消失。恐惧是最常见的症状,突然发生,往往是无缘无故的,并可导致患者逃跑。恐惧常可伴发客观的自主神经活动征,包括瞳孔散大、苍白、潮红、竖毛、心悸及血压升高。e.错觉性发作:这是一种知觉的歪曲,表现为物体变形。多种视觉错觉,如单眼复视、视物变大变小,变远变近。同样,也见声音错觉,如声音变响及变轻,可出现人格解体,好像他不在自己的身上,也可见肢体大小及重量改变的错觉。f.结构幻觉性发作:幻觉可以是体觉性、视觉性、听觉性、嗅觉性或味觉性。如果发作起于初级感觉区,则幻觉是比较简单初级的,例如视觉为闪光,听觉为突发的噪声。累及视觉或听觉联合区则见更复杂带有活动记忆痕迹的发作,为成形的幻觉,如风景、人物、语句或音乐。这些知觉的性质可以是正规的或歪曲的。

(2)复杂部分性发作:伴有意识障碍,可能自单纯性发作转化而来,发作时和发作间脑电图显示一侧或双侧不同步的颞部或颞额部局灶性异常,也称精神运动性发作。①先有单纯部分性发作,继有意识障碍。a.仅有意识障碍:可为嗜睡状态。b.有自动症:为在意识模糊状态中的不自主动作;事后不能记忆。患者可能机械地重复原来的动作,或出现其他动作,如吸吮、咀嚼、舔唇、清喉,或是搓手、拂面、解扣、脱衣、摸索衣裳、挪动桌椅,甚至游走、奔跑、乘车、上船;也可有自动言语或叫喊、歌唱等。自动症也偶见于其他类型的癫痫性发作。其病灶部位不定,但均牵涉边缘系统。②开始即有意识障碍:a.仅有意识障碍。b.有自动症。

(3)部分性发作发展成全面性发作:这可能表现为强直－阵挛性发作、强直性发作或阵挛性发作迅速扩散。醒后能记得部分发作时某个症状,即称先兆。先兆是癫痫发作在意识丧失前发作的一部分,且是在发作过后尚能回忆起的部分。对于单纯部分性发作来说,整个发作也可看成是先兆,如果接着有意识丧失,那么先兆实际上是复杂部分性发作的一种信号性症状。所以先兆是一个在发作结束后回顾性的名称。①单纯性部分发作继发全面性发作。②复杂部分性发作继发全面性发作。③单纯部分性发作发展成复杂部分性发作,然后继发全面性发作。

2.全身性(全面性)发作

全身性发作是指第一个临床变化提示两侧半球从开始即同时受累。意识障碍可以是最早的表现。运动症状及发作的脑电图变化均为双侧性,表明神经元放电广泛分布于双侧半球。

(1)失神发作与不典型失神发作:①失神发作:发作时脑电图通常为规则而对称的3Hz(也可能为2~4Hz)棘—慢复合波及多棘—慢复合波,异常为双侧性。发作间脑电图往往正常,然可有阵发性活动(如棘波或棘—慢复合波)这种活动一般规则而对称。失神发作的特点是突然起病,中断正在进行的活动,茫然呆视,可能有双眼短暂上翻,如果患者正在说话,则可变慢且中断;如正在走路,可突然站立不动呆若木鸡;如正在进食,则食物在送往口里的途中突然停止。此时与之说话往往无反应。有些患者当和他说话时可使发作流产。发作持续数秒至半分钟,然后和开始一样迅速消失。a.仅有意识障碍的失神:发作表现如上所述,发作时无其他活动。b.有轻微阵挛成分的失神:发作起病与上述单纯失神一样,但可出现眼睑、口角或其他肌群的阵挛性动作,其程度可由不易觉察的动作到全身肌阵挛性跳动,手中所持之物可以跌落。c.有失张力成分的失神:发作时可有维持姿势和四肢的肌肉张力减低,导致头下垂,偶有躯干前倾、双臂下坠,紧握则可放松,偶尔张力减低到使患者跌倒。d.有肌强直成分的失神:发作时肌肉可有强直性收缩,引起伸肌或屈肌张力对称性或非对称性增高。如患者正站立时,头可向后仰,躯干后弓,导致突然后退。也可有头可强直性拉向一侧。e.有自动症的失神:自动症表现如前述。在失神发作时,还可见似有目的性的动作,如舔唇、吞咽、抚弄衣服或无目的地行走等。如与之说话,则可咕哝作声或头转向说话声音处,当触碰或弄痒患者,则他可以来抚摸。自动症可十分复杂,也可很简短,致使随便观察不易发现,常出现混合性失神。f.有自主神经成分的失神。以上情况可单独或共同出现。②不典型失神发作:发作时脑电图较杂乱,可包括不规则棘慢复合波,快活动或其他阵发性活动。异常为两侧性,但常不规则和不对称。发作间脑电图的背景往往不正常,发作性电活动(如棘波或棘—慢复合波)常不规则和不对称。可有:a.有肌张力改变,较失神发作更明显。b.起病和(或)停止均非突然。

(2)肌阵挛性发作:发作时脑电图为多棘慢波,或有时为棘慢波或尖慢波。发作间的脑电图同发作时。肌阵挛性跳动(单个或多数的)为突然、短暂、触电样肌肉收缩,可以遍及全身或限于面部及躯干或一个或数个肢体,甚至个别肌肉或肌群。肌阵挛性跳动可迅速反复,或相对地单个发生。其可在将入睡或醒觉时发生,可以被意志性动作所加重(动作性肌阵挛),有时可能很规则地重复发生。有许多肌阵挛性跳动及动作性肌阵挛不能诊断为癫痫发作。由脊髓疾病、小脑性协同失调性肌阵挛、皮质下节段性肌阵挛、多发性肌阵挛状态及眼阵挛—肌阵挛综合征所引起的肌阵挛性跳动必须和癫痫发作相鉴别。

(3)阵挛性发作:发作时脑电图为快活动(10Hz或以上)和慢波,偶见棘—慢波型。发作间的脑电图为棘—慢波或多棘—慢波放电。全身惊厥性发作有时没有强直成分,其特征为反复阵挛性跳动,在阵挛频率减少时,跳动的幅度不变。发作后期往往较短,某些全身惊厥性发作开始为阵挛期,后转为强直期,结果变为"阵挛—强直—阵挛性"发作。

（4）强直性发作：脑电图在发作时为低幅快活动或 9～10Hz 以上的快节律，频率渐减而波幅渐高。发作间或多或少有节律性尖－慢波放电，有时不对称，背景活动对年龄来说是异常的。依据 Cowers 的意见，强直性发作是一种僵硬的、强烈的肌收缩，使肢体固定在某种紧张的位置，眼和头常转向一侧，有时还进展到整个身体转动，有时实际上引起患者转动可达 2～3 次。面色开始不变，很快变苍白，然后潮红，最后由于痉挛使胸腔固定而呼吸停止时，面色变青紫。眼睁开或紧闭，眼结膜对刺激不敏感，发绀发展时瞳孔散大。痉挛继续时，不同部位相对强度变化而使肢体的位置略有改变。强直性体轴性发作可以有头、颈和躯干的伸展。

（5）强直－阵挛性发作：全身性发作中最常见的是全身强直－阵挛性发作，也就是所谓的大发作。有些患者经历一种含糊的、描述不清的预兆，但大多数意识丧失前无任何先兆，以意识丧失和全身抽搐为特征。发作可分为三期：①强直期：所有的骨骼肌呈现持续性收缩。上睑抬起，眼球上窜。喉部痉挛，发出叫声。口部先强张而后突闭，可能咬破舌尖。颈部和躯干先屈曲而后反张。上肢自上抬、后旋，转变为内收、前旋。下肢自屈曲转为强烈伸直。强直期持续 10～20s 后，在肢端出现细微的震颤。②阵挛期：待至震颤幅度增大并延及全身，成为间歇的痉挛，即进入阵挛期。每次痉挛都继有短促的肌张力松弛，阵挛频率逐渐减慢，松弛期逐渐延长。本期持续约 30～60s。最后一次强烈痉挛后，抽搐突然停止。在以上两期中，并出现心率增快、血压升高，汗、唾液和支气管分泌物增多，瞳孔扩大等自主神经征象。呼吸暂时中断，皮肤自苍白转为发绀。瞳孔对光反射和深浅反射消失，跖反射伸性。③惊厥后期：阵挛期以后，尚有短暂的强直痉挛，适成牙关紧闭和大、小便失禁。呼吸首先恢复：口鼻喷出泡沫或血沫。心率、血压、瞳孔等恢复正常。肌张力松弛，意识逐渐苏醒。自发作开始至意识恢复约历时 5～10min。醒后感到头痛、全身酸痛和疲乏，对抽搐全无记忆。不少患者在意识障碍减轻后进入昏睡。个别患者在完全清醒前有自动症或情感变化，如暴怒、惊恐等。在药物不全控制下，发作的强度和时程可能减少。在强直期，脑电图表现为振幅逐渐增强的弥散性 10Hz 波。阵挛期表现为逐渐变慢的弥散性慢波，附有间歇发生的成群棘波。惊厥后期呈低平记录。GTCS 若在短期内频繁发生，以致发作间隙中意识持续昏迷者，称为癫痫持续状态。常伴有高热、脱水、白细胞增多和酸中毒。

（6）失张力性发作：脑电图在发作时为多棘慢波或平坦或低幅快活动，发作间为多棘－慢波。肌张力突然丧失，可以是部分肌肉，导致头下垂及下颌松弛，一个肢体的下垂，或所有肌肉张力均丧失而跌倒于地。当这些发作非常短暂时称为"跌倒发作"，如果意识丧失，也是非常短暂的，头和躯干的姿势性张力突然丧失可被凸出的物体所伤，面部尤易受影响。较长时间的失张力发作时则为逐步倒下，持续的松弛状态。所谓跌倒发作可以在非癫痫中见到，如脑干缺血和发作性睡病猝倒综合征。

3.不能分类的癫痫发作

包括所有因资料不充足或不完全，迄今分类标准尚无法归类的发作，此中包括一些新生儿发作，诸如节律性眼运动、咀嚼动作、游泳动作、颤抖和呼吸暂停。

4.附录

反复癫痫发作在某些情况下发生。

（1）没有任何明显诱发因素的，没有预料到的偶然发作。

(2)或多或少地有规律的间隔的周期性发作(如与月经周期或与睡眠觉醒周期有关的)。

(3)由非感觉因素(疲劳、乙醇、情绪等),或感觉因素,有时指的是反射性发作持久或反复发作(癫痫持续状态)。"癫痫持续状态"一词是用于当发作持续一相当长时间或频繁反复,在两次发作间并不恢复者。癫痫持续状态可以分为部分性或全身性(即失神状态或强直-阵挛状态)。当非常局限的运动发作持续,则指的是部分性癫痫连续发作(为局灶运动征的单纯部分性发作),不进行扩散,始终为身体该部的阵挛性痉挛,持续数小时或数天发作,很少或无间断。意识通常保留,但常有明显的发作后无力。

(二)癫痫发作的国内分类

1.部分性发作(局限性、局灶性)

(1)单纯部分性发作无意识障碍:运动性(局限性、扩展性、转动性等)、感觉性(躯体性、特殊感觉性)、自主神经性、精神性。

(2)复杂部分性发作伴有意识障碍:仅有意识障碍、精神症状(感知、情感、记忆、错觉、幻觉等)、自动症。

(3)部分性发作发展至全身性发作。

2.全身性发作(普遍性)

非局限开始。

(1)全身强直-阵挛发作(大发作)。

(2)失神发作(小发作)典型或不典型。

(3)其他肌阵挛发作、阵挛发作强直发作、失张力发作。

3.不能分类

因资料不足或不能归于上述各类的发作。

4.附录

(1)癫痫持续状态:①全身强直-阵挛发作持续状态;②失神发作持续状态;③复杂部分发作持续状态;④局限性癫痫连续发作。

(2)在某些特定情况下发生的发作:①反射性癫痫;②各种诱发因素引起的发作(如饮酒、疲劳、情绪等);③周期性发作(如月经、觉醒睡眠周期)。

(三)癫痫与癫痫综合征的国内分类

1.表现为部分(局限)发作的癫痫

(1)原发性(特发性):①具有中央-颞棘波灶的小儿良性癫痫;②具有枕区发放的小儿癫痫。

(2)继发性(症状性)或隐源性:①儿童慢性进行性局限型连续性癫痫状态;②额、颞、顶或枕叶癫痫。

2.表现为全身发作的癫痫

(1)原发性(特发性):①良性家族性新生儿惊厥;②良性新生儿惊厥;③良性婴儿肌阵挛型癫痫;④小儿失神癫痫;⑤少年失神癫痫;⑥少年肌阵李型癫痫;⑦觉醒时强直阵李大发作性癫痫。

(2)继发性(症状性)或隐源性:①小婴儿癫痫性脑病伴爆发抑制(大田原综合征);②婴儿

痉挛;③Lennox－gastaut 综合征;④肌阵挛站立不能性癫痫。

3.尚不能确定是部分或全身发作的癫痫

(1)婴儿期严重肌阵挛型癫痫。

(2)发生于慢波睡眠时有持续性棘－慢复合波的癫痫。

(3)获得性失语性癫痫。

4.各种诱发因素促发的癫痫及特殊综合征

(1)热性惊厥。

(2)反射性癫痫。

(3)其他。

四、临床表现

(一)全身性发作

1.强直－阵挛发作

强直－阵挛发作系通常称的大发作,临床表现特点为意识丧失、全身抽搐。此型可发生于任何年龄,但以婴儿或青少年(14～17 岁)最为常见。典型的强直－阵挛发作分为以下几期:

(1)先兆期:本型发生率较低,有报道约 15％患者有先兆,常见为上腹部不适、眩晕、情绪不稳、感觉异常等。

(2)强直期:患者突然出现意识丧失并跌倒,全身呈强直性肌肉收缩,表现为头后仰,双上肢呈屈曲性强直性肌肉收缩,双下肢呈强直性伸直,常因口先张开后又闭合而咬伤舌唇或颊部。由于呼吸肌(膈肌、肋间肌)强直收缩,将肺内空气压出,同时伴有喉头痉挛,致使咽喉狭窄发出尖锐的叫声,称此为痫叫。此期有瞳孔散大,血压升高。初表现皮肤等发红,后因呼吸肌痉挛收缩致呼吸暂停,出现口唇及全身皮肤发绀,此期约经 10～20s 进入阵挛期。此期常因突发意识障碍跌倒造成意外伤害,如颅脑外伤等。

(3)阵挛期:此期全身肌肉因强直和松弛交替出现呈节律性收缩。多先从头面部或肢体远侧开始,由细微的震颤,幅度逐渐增大而扩延至全身,呈间歇性屈曲痉挛,其频率逐渐减慢,松弛期逐渐延长,此期持续时间约 1～3min。最后一次强烈地痉挛发作后,抽搐突然停止。此期伴有心率快、血压升高、唾液和汗液增多,呼吸急促并喷吐出唾液泡沫(或呈血性),瞳孔散大,瞳孔对光反射消失,深浅反射亦不能引出,大小便失禁等。

(4)恢复期:患者呈昏睡状态,经十多分钟清醒或继续睡眠数小时不等。此后患者逐渐清醒,生命体征均已恢复。清醒后对发作情况全然不能记忆,只感头痛、疲乏和全身肌肉酸痛。有的患者在清醒前表现精神异常、兴奋躁动,甚至乱跑等。

2.小发作

临床特点为短暂意识丧失,多见于儿童和少年期。15 岁以后罕见。根据临床表现分为以下几种类型:

(1)典型小发作(亦称失神发作):突然发作和突然短暂(5～30s)意识丧失。其表现突然动作停止或静止不动、无语、双目凝视或上视,眼睑可有细微抽动,有时表现面色苍白。发作后可继续原来的活动,但对其发作不能回忆。于发作时脑电图显示双侧对称性同步的爆发性高波幅 3C/S 棘慢综合波。

(2)非典型小发作：多见于1～3岁儿童，类似失神发作，开始发作和停止均很急骤，约有5s左右，意识障碍较轻。脑电图为双侧同步但不对称高波幅、不规则1～2.5C/S棘慢综合波。多数患儿有弥散性脑病和智力障碍。

(3)复合发作(即意识障碍伴有运动或自主神经症状)：①失神伴肌阵挛：患者有失神发作同时伴有轻微的肌阵挛发作，表现在面部，如眼、眼睑、眼球向上，多为轻微的有节律的肌阵挛，肢体则以屈肌阵挛为主，发作时可以跌倒。脑电图显示与肌阵挛同步的弥散性3C/S棘—慢波或多棘慢波。②失神伴发肌张力增加：即肌群间的张力不协调，表现偏侧或不对称，导致患者可表现前俯性失神，或后仰性失神、旋转性失神，有时也表现一侧或双侧肢体短暂性强直。③失神伴发肌张力减退：由于肌张力突然减退加之患者失神发作而跌倒，甚至造成颅脑外伤。患者跌倒后很快恢复，称此为跌倒发作。轻微的发作无跌倒，只表现头向下一点，称此为点头发作。脑电图为与发作同步3C/S慢波。④失神伴发自动症：亦称自动性失神发作，其表现如吸吮、咀嚼、吞咽动作、理衣、行走或其他无目的动作。⑤失神伴发自主神经症状：患者失神发作时伴有呼吸或心率加快或减慢、腹痛、腹泻、肠鸣、出汗、流涎、瞳孔散大或缩小、尿失禁、皮肤潮红、青紫等。

3.强直性发作

强直性发作多见于儿童及少年期，常在睡眠中发作，表现肌肉呈缓慢持续性收缩。依其发作的不同表现分为三型：①躯干型：颈部肌肉先收缩，头及下颌固定，眼球及眼睑上抬，而后则呼吸肌及腹肌收缩。由于声门痉挛，呼气时发生叫喊；②干肢型：即在躯干型发作时伴有四肢侧端肌收缩，表现上肢屈曲上抬；③全身型：即全身肌肉强直性收缩，因而可致跌倒，同时伴有意识障碍和自主神经功能紊乱，发作持续时间为数秒或数十秒。脑电图在发作时多呈低平波，少数示快波或高幅10C/S波。

4.阵挛性发作

阵挛性发作多见于婴儿及幼童，患儿先有意识障碍和肢体肌张力松弛导致跌倒，发作时全身无强直性肌肉收缩，只有重复的阵挛抽动。临床一侧肢体或一个肢体阵挛性抽搐多见，抽搐的幅度时有变更，发作后很快恢复，一般发作持续时间为数秒至数分钟。脑电图在发作时显示不规则的棘慢波活动。

5.失张力性发作

失张力性发作多见于儿童，临床表现突然意识障碍和全身肌张力消失而跌倒，常致头面部受伤。患者发作时意识丧失短暂，称此为跌倒发作(亦可见于椎—基底动脉缺血发作、发作性睡病、猝倒综合征等)，脑电图可有弥散性慢活动。

(二)部分性发作

部分性发作是以大脑皮层局部功能紊乱为特征的症状，此种发作亦可扩延为全身性发作。按临床发作的特点分为单纯性和复合性两种。

1.单纯性部分发作

本型：相当于局灶性发作，或称局灶性癫痫。发作无意识障碍，持续时间一般不超过1min。多见于脑组织器质性病变，如脑外伤、产伤、颅内感染、肿瘤和脑血管意外等。

(1)运动性发作：①局灶性运动发作：系指肢体局限性阵挛性抽搐动作。如病灶位于前中央回中下部皮层,多见于口角、眼睑、手指或上肢短暂的抽搐发作,无意识障碍。此种发作可沿前中央皮层扩延到同一侧肢体或整个半身,称此为 Jackson 癫痫发作。严重的局灶性痉挛发作后可遗留该肢体暂时性瘫痪,称 Todd 瘫痪。一般多在 24h 内恢复正常。有的病例发作偶然持续数小时或数日,则称为部分性癫痫持续状态。②旋转性发作:此种发作最多见眼球向一侧强直性同向偏斜,同时伴头和躯干转向一侧。有的病例偶有转圈的表现。病灶多见于额叶前部或额中回后部、颞叶和顶叶。③姿势性发作:患者头眼旋转伴同侧上肢外展、屈曲和同侧下肢、对侧上肢伸直,称此为 Magnus 和 Kleijn 现象。病灶位于额叶内侧面的附加运动区或大脑皮层的凸面。④语言性发作:患者于发作时间发出单调语言或重复发作前所说字句,后者称癫痫性重复语言。有的病例出现类似笑声发作,称发笑性癫痫。病灶位于附加运动区或额叶中部。⑤失语发作:是不常见的一种局灶性癫痫发作。病灶位于优势半球的额下回后部,其表现为发作性语言不能,但意识清楚;如病灶在优势半球颞上回后部(即感觉性语言中枢)表现为感觉性失语。

(2)感觉性发作:①局灶性感觉发作:发作时表现感觉异常,如麻木、蚁走感、触电感、针刺感等。病灶位于中央后回。癫痫性活动可沿中央后回扩延到半身或产生运动性发作。②视觉性发作(视幻觉):病灶位于对侧枕叶或其附近皮层,表现闪光、视野缺损或复杂图形。③听觉性发作(听幻觉):病灶位于颞上回,对侧耳或双耳表现为单调音响,如铃声、滴答声、隆隆声等或表现短暂意识丧失。④嗅觉性发作(嗅幻觉):病灶位于沟回,表现幻嗅,如闻到特殊臭味或不易描述的难闻恶臭味,称此为沟回发作。

(3)自主神经发作是由于某种病因引起的下丘脑发作性功能紊乱,临床表现以发作性自主神经症状为主,其中以胃肠道症状居多。现主要将腹型癫痫和头痛型癫痫分别叙述如下:①腹型癫痫:多见于儿童及青少年,以发作性腹痛为主要症状。临床表现为突然发作性腹痛,其部位多在脐周或上腹部,少数病例可放射至下腹部,疼痛性质剧烈,呈绞痛、刀割样疼痛,持续时间一般为数分钟,也可长达数小时以上。发作时可有一定程度的意识障碍,但无完全性意识丧失,如表现定向障碍、知觉障碍或神志模糊等。患者常伴有食欲缺乏、恶心、呕吐、腹泻等胃肠症状,还可有其他自主神经症状,如面色苍白或潮红、多汗、血压不稳定、体温异常改变等。以上发作一小时内可有多次发作。脑电图主要为颞叶有癫痫样改变,如阵发性快波或慢波,阵发性棘波,棘-慢综合波等。②头痛型癫痫:本型多见于儿童及青少年,以反复发作性头痛为主要临床表现。头痛为发作性起止突然,有的患者可有先兆,如情绪激惹、头晕、恶心等。头痛部位多见于前额,其次为颞区、顶区、眼眶等。头痛性质多为搏动性,其次为胀痛或刺痛。通常头痛较剧烈,常伴有恶心、呕吐、视物模糊、意识障碍、半身麻木、多汗等。每次头痛发作持续时间为数分钟或数十分钟,也有的病例可长达一小时以上。头痛发作频率每分钟 1~2 次,或每天数次不等。发作间歇无异常,神经系统无阳性体征。本征亦可合并其他癫痫发作,如小发作、大发作。脑电图为阵发性高波幅慢波,或棘-慢综合波、尖波等。此型患者头痛用止痛药无效,而对抗癫痫药有明显效果。

2.复杂性部分发作

本型又称精神运动性发作,伴有意识障碍。临床表现是在基本的感觉和运动的基础症状上形成复杂症状。因病灶多在颞叶,故又称颞叶癫痫。本型癫痫发作较常见,仅次于全身性强直-阵挛发作。现将临床症状分述如下：

（1）仅有意识障碍：本型多见于儿童,亦称颞叶性失神或假性小发作。临床主要表现是突然意识中断,双眼凝视,面色苍白,全身呈虚脱状,约持续数分钟或数十分钟短暂入睡或恢复正常。以上发作与失神小发作不同在于本型意识障碍持续时间在一分钟以上,脑电图无失神小发作的 3C/S 棘慢综合波。少数病例发作时意识清晰度低下,表现恍惚、呆滞、注意力不集中等;也有的患者出现意识障碍状态,表现阵发性兴奋躁动、外出乱跑、毁物、自伤、伤人等,持续时间从数天至三周不等。

（2）精神症状：①精神感觉性发作：表现对陌生人或物产生熟悉的感觉或对熟悉的人和物产生陌生感觉;对周围环境失真感,表现如在梦境。有的出现视、听幻觉,视幻觉表现视觉的清晰度、距离、形状、大小、移动度等;听幻觉表现对音调的高低、距离和性质感知的错误等。②自动症：即精神运动症状,患者表现先瞪视不动,然后做出无任何意义的动作,发作后不能回忆。

（三）癫痫持续状态

癫痫持续状态（亦称癫痫状态）系指持续频繁的癫痫发作,而形成了固定的癫痫状态。包括一次癫痫发作持续 30min 以上或连续发作,发作间期意识不恢复者。癫痫状态常见于症状性癫痫的初期及特发性癫痫持续 10 年以上的病例,常见的病因有颅内感染、脑血管病、脑外伤,其次为代谢性脑病、中枢神经系统萎缩、变性疾病等。以持续状态为首发症状者多见于脑肿瘤,尤其额叶肿瘤更为多见。任何一种癫痫均可引起持续状态,有下列八种。

1.强直-阵挛性癫痫持续状态

强直-阵挛性癫痫持续状态最常见,大发作连续反复出现,间歇期昏迷,症状逐渐加重,时间延长,间歇缩短,昏迷加深,出现严重自主神经症状,包括高热、大汗、心动过速或心律失常、呼吸加快或不规则、血压早期升高、后期下降、上呼吸道堵塞致发绀,常有瞳孔散大、对光反射消失、全身张力增高,50％有病理反射,可有 Todds 麻痹。症状轻重和反复发作次数及持续时间呈正相关。检查血周围白细胞增高,血尿素氮增高、二氧化碳结合力下降,脑电图可弥散性高幅慢波。病死率高达 20％,主要死因为肺部感染休克、脑水肿、尿毒症及呼吸循环衰竭。

2.强直性癫痫持续状态

强直性癫痫持续状态为强直发作但无阵挛,呈角弓反张型发作,上述自主神经症状显著。多有大发作、失神性发作或脑发育不全史,预后较好。

3.肌阵挛性癫痫持续状态

肌阵挛性癫痫持续状态为规律性反复阵挛,常无意识障碍。有时常伴有各型脑病,如小脑性肌阵挛共济失调,进行性肌阵挛性癫痫（如 Lafora 病）,或伴有脂质或肝肾代谢性脑病,亦可见于肺性脑病或安眠药中毒。EEG 为高峰节律异常。

4.失神性癫痫持续状态

失神性癫痫持续状态为规律性发作性失神性昏睡。10 岁以前原有癫痫患儿为多见,20 岁前男性多,60 岁后女性多。50％病例发作持续时间在 12 小时以内,但亦有持续发作数天,甚至数月者。50％病例合并有肌阵挛发作,意识障碍持续较长者可有记忆力丧失。EEG 示爆发性或弥散性棘慢波,亦可有 6 和 9 复合节律。

5.单侧性癫痫持续状态

单侧性癫痫持续状态多数为一侧阵挛发作，少数为一侧强直状态，后者多见于婴儿，72%在3岁前发病，常表现为贾克森发作，有时可左右交替出现，意识常清，抽搐侧常有暂时性偏瘫。50%可有确切病因，包括呼吸道感染、中耳炎、脑膜炎、脑外伤或先天性脑血管畸形。EEG常一侧病理波，严重者须进一步行影像检测，可有智能减退及局部脑萎缩。

6.部分性运动性癫痫持续状态

部分性运动性癫痫持续状态为身体某一部分抽搐，可数小时或数天，常无意识障碍。多因大脑皮层中央区局限性病灶引起，亦可波及皮层下；病因以炎症、肿瘤、结节性硬化症、外伤及代谢性异常为多见；脑波常示局限性异常。本型发作持续时间较长，药物不易控制，但因影响范围小，故预后较好。

7.精神运动性癫痫持续状态

精神运动性癫痫持续状态为持续性精神异常、自动症或神游。成年人发病者多见，可持续数天，发作时有较复杂的精神异常如幻觉妄想，伴较复杂的动作或行为异常，甚至可有犯罪行为。EEG示一侧颞叶棘－慢波综合，后向对侧扩散。因病灶重点在海马区，故近记忆减退较突出，脑电可示6Hz方顶波。

8.婴儿癫痫持续状态

婴儿癫痫持续状态有新生儿及婴幼儿两类。新生儿期发作较常见，临床症状不典型，多呈肢体轻微抽搐，呼吸暂停，发作形式易变，可由一侧转为对侧；病因75%有产伤或窒息史，但有明确脑结构异常引起的仅为10%。EEG示连续性$1\sim4$Hzδ波，伴有阳或阴性棘波；亦可有$2\sim6$Hz棘慢波综合。本组预后较，差，致残或病死率高。婴幼儿常有单侧阵挛性癫痫持续状态，常见于4岁以下儿童。病因急性者以感染或代谢性疾病为多见，慢性者以产伤或先天畸形为主，预后较新生儿好，但致残率达37%，病死率31%；且发病年龄越早则预后越差，出生后6个月内发病者，78%留有永久性神经损害，6个月至3岁者为58%，3岁以上者则为45%。

五、诊断和鉴别诊断

(一)癫痫的诊断

因癫痫并非单一疾病，临床表现复杂，病因各异，故此首先要确定是否为癫痫，属于何种类型，其次找出它的病因是脑部或脑外。至今，癫痫的临床诊断依然主要依靠详尽可靠的病史，但是，作为辅助手段，电生理及影像学的发展，已能为诊断提供十分重要的资料。

(1)病史的采集：详细而准确的病史采集是诊断的主要根据，而且是临床检查不可替代的。由于患者癫痫发作后不能回忆，需向目睹者了解整个发作过程，包括发作的环境，持续的时间，有无肢体的抽搐和其发作的大致顺序，有无怪异行为和精神失常等。发作的开始部位及其扩散的程度对于病变的定位有价值。

(2)详细的体格检查与神经系统检查。

(3)实验室检查以及脑电图、脑部影像学(CT、MRI、SPECT、PET等)可检出癫痫灶。其他各种化验也有助于病因的发现。脑电图检查对癫痫的诊断有很大的价值。目前CT扫描仪及MRI检测对原发性癫痫亦无法确诊；而EEG检测是检查脑功能的特殊手段，可记录到癫痫发作的特异病理波形，如爆发性棘波、尖波、棘或尖慢波综合、6Hz方顶波等即可明确为癫痫症。

(4)原发性癫痫与继发性癫痫的判断如临床已确诊为癫痫,必须分清是原发性还是继发性。以下几点可以帮助区别:①原发性癫痫多有家族史,而继发性者则少有。②病因:原发性癫痫找不出致病的原因;而继发性者可根据病史、伴随症状、体征及有关的辅助检查明确病因。③发病年龄:原发性者多于幼年或青少年发病,如在 25 岁以后发病者多数为继发性。④发作类型:原发性多表现为全身性发作(或称大发作)和小发作;部分性(或局限性)发作(除良性中央回癫痫外)均为继发性。⑤体征表现:原发性癫痫神经系统检查无阳性定位体征;继发性者于癫痫发作时或发作后均可有神经系统阳性体征所见。

(二)癫痫的鉴别诊断

1.昏厥

(1)昏厥与癫痫大发作的鉴别:①昏厥发作常无先兆,癫痫大发作多有先兆;②昏厥引起的惊厥呈角弓反张式的全身痉挛,多发生于意识丧失 10s 以后;癫痫大发作表现为强直-阵挛,而且持续时间较长,抽搐与意识丧失几乎同时发生;③昏厥发作少见咬破舌头或尿失禁,而癫痫大发作则多见;④昏厥恢复较快,无明显后遗症。癫痫大发作后恢复较慢,常有嗜睡、头痛及精神错乱等。

(2)昏厥与小发作的鉴别:①昏厥发作多伴有倒地,而癫痫小发作则无。②昏厥发作时血压下降、面色苍白并且持续到昏厥后期;癫痫小发作无明显的血压改变,也无面色苍白的表现。③昏厥发作及终止相对较癫痫小发作慢。④昏厥发作后全身无力,而癫痫小发作则不明显。

(3)脑电图对昏厥与癫痫的鉴别有一定价值:昏厥发作时脑电图一般表现为广泛同步性慢波,发作间期脑电图多为正常;癫痫大发作时脑电图多出现棘波、尖波或高波幅节律;癫痫小发作脑电图出现特有的每秒三次棘-慢综合波。癫痫发作间期脑电图也多有癫痫波。

2.癔病

癔病又称癔症或歇斯底里,多因某种精神刺激、情绪或情感的异常,而突然发病,表现感觉、运动、自主神经功能紊乱或暂时的精神异常等多种多样的表现。多于有他人在场时发病,神志不丧失,并非强直性及阵挛性抽搐而为随意运动(如挥臂踢腿),握拳时大拇指在拳外,瞳孔和跖反射并无改变,面色如常或潮红,大多无咬舌、跌伤或大小便失禁,每次发作常历时几十分钟至数小时,经他人抚慰或治疗后中止,患者能描述发作经过。

3.偏头痛

(1)多在青春期起病。

(2)周期性的血管性头痛,常见于一侧。

(3)头痛发作时伴有明显的自主神经症状。

(4)应用血管收缩剂,如麦角制剂有显效。

4.短暂性脑缺血发作

40 岁以上的患者突然出现脑局部症状,并在 24h 内恢复正常,且有同样症状的反复发作者,即可诊断为短暂性脑缺血(TIA)。但要与局限性癫痫发作鉴别,特别是局限性癫痫感觉性发作或失语发作与 TIA 鉴别比较困难。除病因和发病年龄有一定的不同外,脑电图表现是主要的鉴别依据。局限癫痫脑电图有局限性尖波及棘-慢波。

5.发作性睡病

发作性睡病是一种病因不明的睡眠障碍,可能与下丘脑及网状结构功能紊乱有关,主要表现为长期的警醒程度减退和发作性的不可抗拒的睡眠。大多数患者伴有一种或数种其他症状,包括猝倒症、睡瘫症和入睡后幻觉等,以上可称为发作性睡病四联症。在不适宜的地点与时间反复发生不可克制的睡眠是本病的特征,如在病程中伴有猝倒症、睡眠瘫痪及入睡时幻觉则可明确发作性睡病的诊断。本病应与癫痫小发作鉴别:癫痫小发作多见于儿童,而且发病年龄较发作性睡病早。癫痫小发作的临床表现是突然意识丧失,也可伴有失肌张力,而且持续时间短暂,一般仅数秒钟,而非睡眠的表现。脑电图 3C/S 棘—慢综合波,是癫痫小发作特征性脑电图异常改变,而且有重要的鉴别诊断价值。

6.高热惊厥

高热惊厥为 3 岁以下儿童因患某种急性高热性疾病而产生,这是由于幼儿神经调节机能不良的一种表现,预后大部分都不再发作,仅少数可发生癫痫。

六、治疗

(一)病因治疗

积极治疗引起癫痫发作的原发性疾病,如脑肿瘤、脑炎、脑寄生虫病以及全身性其他疾病等。例如纠正某种内分泌或代谢障碍、摘除脑肿瘤等,对精神运动性发作必要时切除颞叶等。

(二)药物治疗

临床上应用抗癫痫药物时,总的原则是使用最少的药物和最小的药物剂量能完全控制癫痫发作,并在应用药物的过程中又不产生明显或严重的毒性反应或不良反应。

1.用药原则

(1)诊断一旦确立,即应开始积极治疗。治疗越早,效果越好,每 1～2 年发作一次者则属例外。

(2)参照发作类型和治疗效果选择适当药物,一般自小剂量开始,逐渐调整到能控制发作而又不出现毒性反应为止。扑痫酮更应自小剂量开始。

(3)开始最好单独应用一种药物,达最大耐受量而无效时,再改用其他药物,最后再考虑合并用药。单独用药易于明确药物是否有效,减少不良反应和避免药物相互作用。

(4)更换药物应逐渐过渡,更换期间可先在原用药物基础上加用新药,逐渐减少及停止原用药物。突然调换药物或停药均有可能导致持续状态,应该特别注意。

(5)应耐心坚持较长时间的治疗,至完全控制癫痫发作达 2～3 年后才可考虑逐渐停药。减药过程亦需 3～6 个月,切忌短期或突然停药,病程越长,剂量越大,停药越要缓慢。停药后如果复发,则重新给药如前。少数可能需终生服药。

(6)定期检查血常规和肝、肾功能。卡马西平可能降低白细胞数,丙戊酸钠可能影响肝功能。有条件者可定期检测抗癫痫药的血浓度,因有些药物有效浓度范围甚窄,代谢速度又因人而异,难以估计有效剂量和中毒剂量。如苯妥英钠的有效血浓度为 $10～20\mu g/mL$,而且其代谢遵循饱和代谢动力学,即浓度达到 $15\mu g$ 左右时,增加很小剂量可使血浓度急剧上升,出现中毒症状,从而误以为患者对此药过于敏感而停用之,但在血浓度监测条件下,可以有效地控制发作而不发生中毒。理想的剂量是既能完全控制又不产生严重的毒副反应。但如两者不能兼得,而又无其他有效药物,则宁可满足于部分控制。

(7)争取患者及其家属与医务人员紧密合作,使患者能坚持遵照医嘱服药,切勿随意更动治疗方案,切忌杂药乱投。

2.常用抗癫痫药物的分类

(1)巴比妥类:苯巴比妥、去氧苯巴比妥、甲基苯巴比妥、甲基巴比妥。

(2)乙丙酰脲类:苯妥英钠、甲妥英、乙妥英。

(3)不含氮原子的药物:丙戊酸钠(镁)、癫健安。

(4)琥珀酰亚胺类:乙琥胺、苯琥胺、甲琥胺。

(5)苯甲二氮类:安定(地西泮)、硝西泮、氯硝西泮。

(6)亚氨基芪类:卡马西平。

(7)磺胺类:磺胺噻嗪、醋氮酰胺。

(8)恶唑烷双酮类:三甲双酮、对甲双酮。

(三)癫痫发作时的治疗

对大发作患者,要注意防止跌伤和碰伤。应及早使其卧倒,解松衣领及裤带,以利于呼吸畅通。在患者张口时,可将折叠成条状的手巾或缠以纱布的压舌板塞入上下白齿之间,以免咬伤舌头。抽搐时不可用力按压患者的肢体,以免骨折或脱臼。惊厥停止后,应使患者的头部偏向一侧,尽量让唾液和呕吐物流出口外,防止被吸入肺内而致窒息。发作大都能在几分钟内自行中止,无须采取特殊的治疗措施。对精神运动性发作的某些自动症,应防止其自伤、伤人或毁物。

(四)癫痫持续状态的治疗

癫痫持续状态是一严重而紧急的情况,必须设法于最短时间内中止发作,并保持24～48小时不再复发,选用有效、足量的抗癫痫药,力求一次大剂量处于发作后20min内控制发作。切忌少量多次地反复给药。维持生命功能,预防及控制并发症,应特别注意处理脑缺氧、脑水肿,注意防止脑疝形成。及时治疗酸中毒、呼吸循环衰竭、高热、感染和纠正水电失调等。积极寻找病因,进行针对性的检查和治疗,是刻不容缓的程序。发作控制后,应给予抗癫痫药物的维持量,依据病情及时调整长期治疗方案,包括选用合适抗痫剂及其剂量。同时,选用下列药物。①安定:是控制各型癫痫持续状态的首选药物,既可静脉或肌内注射又可口服作长期治疗;能迅速通过血脑屏障,注射后1～3min即可生效,故用负荷量使脑内很快达到有效浓度,无呼吸抑制的不良反应。用量10～20mg(总量)静脉注射,速度2mg/min(老年人1mg/min),儿童用量0.3～0.5mg/kg(如无法计体重则每岁1mg,另再加1mg/次),维持疗效血浓度为150mg/mL。但注射半衰期短,0～60min,血浆浓度可下降50%。为维持疗效可在静脉注射后继以安定100mg＋5%葡萄糖液500mL,以40mL/h速度静脉滴注,使血浓度达200mg/mL,可使难治癫痫持续状态由35%减低达12%。安定静注太快可致呼吸停止。②苯妥英钠:既可静脉注射又可口服,由于可迅速通过血脑屏障,故可较快达脑内所需浓度,无呼吸抑制或降低醒觉水平的不良反应;用量15～30mg/kg静脉注射,生理盐水溶剂,速度50mg/min,以避免发生低血压、心搏骤停、慢性心率或呼吸暂停,老年及心肺疾病者不宜超过5～10mg/min。约80%患者在20～30min停止发作。但本剂半衰期为22h,较长,且达稳态浓度较慢,脑部达所需浓度须 15～30min,故和安定静脉注射联合应用则较合宜。③氯硝西泮:为广谱抗癫痫持续状态药物,一般剂量为 1～4mg 静脉缓慢注射,75% 各型持续状态可获满意效果,维持药效可达 24h,但对心、肺功能抑制则强于安定,注射不宜过快,特别是老年患者。④苯巴比妥钠:虽有效及易于使用,但对呼吸有抑制及对意识有影响,故在持续状态不作第一线药物使用。每次 5～10mg/kg,肌内注射后 20～60min 可达血浓度高峰,故可在安定静注后联合应用。⑤阿米安钠:为中速巴比妥类药物,可静脉或肌内注射,成人剂量 0.25～0.5g,用 20mL 特制蒸馏稀释液,以每 2min 注入 0.1g 的速度缓慢静注,多数患者可立即停止发作;由于本剂对呼吸中枢有抑制作用,且较显著,故不宜快速注射,须边注射边观察呼吸状态。⑥磷苯妥因:本剂是苯妥因的前体药,其合成可增加水溶性及其他药物等性质,故可克服苯妥因水溶性差的不足,但和其他静脉注射溶液混合后有明显沉淀的缺点。其剂量为 25mg/kg,注射速度 75mg/min,在 19min 后达有效血浓度。本剂注射局部刺激性小,且对心、肺功能不良反应亦少于苯妥因。⑦利多卡因:当上述一线药物无效时,可用利多卡因静脉注射,先用 50～100mg 直接注射,然后可用 2～4mg/(kg·h)静脉滴注 1～3d,但静脉滴注时应行心电监护。本剂特点为奏效迅速,约 20min 即奏效,但维持时间仅 20min,不降低意识水平。

(五)癫痫的外科治疗

临床用药物治疗癫痫发作的控制率可达 75%～80%,但仍有 20%～25% 的癫痫患者,特别是顽固性癫痫,难以用药物控制,可以进行外科手术治疗,其有效率可达 60%～80%。手术治疗的目的,主要是减少脑细胞对异常放电的应激性或激活力,抑制或破坏已形成的癫痫发作环路,切除异常放电灶,使癫痫得以控制、减轻或增加药物的效果,同时又不产生严重的脑神经功能障碍。

1.适应证

(1)药物难治的顽固性癫痫:目前认为,凡符合下列条件者即属于顽固性癫痫:①癫痫病程在 3～4 年以上;②每月发作 4 次以上;③经长期、系统的多种抗癫痫药物治疗,即使在血液药物浓度监测下,仍不能控制癫痫发作;④因癫痫发作频繁,严重致残,影响工作、学习和生活者。尽早地在第一线抗癫痫药物治疗后进行手术为最好。

(2)继发性(症状性)癫痫:继发性癫痫常呈进行性发展,常使癫痫发作频繁或更严重,发作间歇期可出现行为紊乱,并可使发育延迟和精神发育迟缓。颞叶内侧癫痫的复杂部分性发作常在青春期后变得难以治疗,癫痫发作还可引起远隔部位的脑结构形成新的致痫灶和引起脑损害。频繁的癫痫发作能影响未成熟脑的发育和成长。尤其是随着 CT、MRI、SPECT、PET、MEG 的应用,脑内存在的致痫病变容易被发现,通过手术切除,效果优良。

2.禁忌证

相对禁忌证有进行性内科或神经系疾病、严重的行为障碍(影响术后康复)、严重内科疾病(增加手术致残或病死率)、智商低于 70(仅局部切除手术)、病灶对侧半球记忆功能障碍、术前检查因行为和智力障碍不合作的患者、活动性精神病(与发作期无关)。绝对禁忌证有原发性全身性型癫痫、不影响生活的轻微的癫痫发作。

3.手术种类

手术种类分三类:①切除癫痫源病灶和癫痫源区;②阻断癫痫放电的扩散径路;③刺激癫

痫抑制结构,如慢性小脑刺激术等。手术具体方法一般分为大脑皮层癫痫灶切除术、颞前叶切除术、大脑半球切除术、大脑联合切断术、选择性杏仁核海马切除术、小脑电刺激术以及癫痫的立体定向手术和γ刀或X刀的立体定向放射治疗。

4.国际癫痫外科手术疗效判断分级

国际癫痫外科手术疗效判断分为五级:

Ⅰ.不服抗癫痫药,无发作。

Ⅱ.并服抗癫痫药,无发作。

Ⅲ.发作频率减少50%以上。

Ⅳ.发作频率减少10%～50%。

Ⅴ.同术前。

依据国内外的手术经验,半球切除术疗效优于颞叶切除及局部病灶切除,而后者又优于胼胝体切开术。

七、护理措施

(1)保持呼吸道通畅及氧供,取头低侧卧或平卧头偏向一侧,下颌稍向前,解开衣领及腰带,取下活动性义齿,防止舌后坠阻塞呼吸道,及时清除口鼻分泌物,以利呼吸道通畅。癫痫持续状态者及早置胃管鼻饲,防止误吸,必要时可置口咽通气道或气管切开,及时给氧。

(2)告知患者有前驱症状时立即平卧,用压舌板缠纱布或牙垫放在上下磨牙之间,防止咬伤舌及颊部,两手托住患者下颌,以免下颌脱臼,若发作之前未能放入,待患者强直期张口时再放入,阵挛期不要强行放入,以免伤害患者。发作未停时,一定要专人守护,床加护栏,躁动者给予约束带适当约束,易擦伤部位加棉垫或软垫,避免碰伤、擦伤、咬伤、坠床,避免约束过度造成骨折。

(3)严格记录每次发作持续时间(包括意识丧失时间、抽搐时间),要注意观察先抽搐的部位,是局部还是全身,是否伴有意识丧失及两目上视、二便失禁等,发作前后的表现、发作频率、时间及发作过程中行为、智能等方面的信息,为合理准确用药提供依据。

(4)发现癫痫患者烦躁、焦虑、恐惧、头痛、头晕时,要及时给予安慰,使其平静,预防发作。

(5)心理支持:告知患者疾病相关知识和预后的正确信息及药物治疗知识,帮助掌握自我护理的方法,尽量减少发作次数,避免促发因素,导致为难治性癫痫和发生癫痫持续状态。关心理解尊重患者,避免采用损伤患者自尊心的言行;鼓励患者表达生气、焦虑或无能为力的心理感受,告知患者紧张疲劳、感情冲动、缺睡可致诱发;指导其保持良好的心态,树立战胜疾病的信心,配合长期治疗。

(6)严格在医生指导下用药,详细记录剂量、时间、用法并观察药物不良反应。告知患者抗癫痫药物治疗的原则以及药物疗效与不良反应的观察,指导患者按医嘱坚持长期正确有规律的服药。

(7)备好抢救物品和安全防护措施,如开口器、缠好纱布的压舌板或牙垫、口咽通气道、氧气、吸引器、人工呼吸器以及药物、床档、安全带等。准备好复苏设施和其他急救用品。

(8)要选择富有营养易于消化的食品,多吃些蔬菜,适当地限制水分和盐分。儿童患者要多吃脂肪、少糖类之食物,对于消除发作和减少发作频度有一定作用。要避免暴饮暴食,禁用烟、酒、浓茶等刺激性食品。

第四节 脑血管疾病

脑血管疾病是指脑部血管病变和(或)全身血液循环紊乱所致的脑组织供血障碍、脑功能异常或结构破坏的脑部疾病的总称,是神经系统的常见病、多发病。

急性脑血管疾病临床分为缺血性脑血管疾病和出血性脑血管疾病两大类。常见病因有血管壁病变(高血压性动脉硬化最常见)、心脏病及血流动力学改变、血液成分改变及其他如栓子、脑血管痉挛、受压、外伤等,部分原因不明。

一、缺血性脑血管疾病

缺血性脑血管疾病主要包括短暂性脑缺血发作、脑梗死(脑血栓形成、脑栓塞、腔隙性梗死)。短暂性脑缺血发作是局灶性脑缺血导致突发短暂性、可逆性神经功能障碍。发作持续数分钟,通常30分钟内完全恢复,CT或MRI大多正常,超过2小时常遗留轻微神经功能缺损表现。传统TIA定义时限为24小时内恢复。

脑血栓形成是脑动脉主干或皮质支动脉粥样硬化导致血管增厚、管腔狭窄闭塞和血栓形成,引起脑局部血流减少或供血中断,脑组织缺血、缺氧导致软化坏死,出现局灶性神经系统症状体征。

脑栓塞是各种栓子随血流进入颅内动脉,使血管腔急性闭塞,引起相应供血区脑组织缺血坏死及脑功能障碍。

TIA的治疗目的是消除病因、减少和预防复发、保护脑功能,对短时间内反复发作病例应采取有效治疗,防止脑梗死发生。脑梗死的治疗,主要是挽救缺血半暗带,防治再灌注损伤,控制脑水肿及保护脑细胞功能,争取在3～6h时间窗内溶栓,采取整体化治疗,治疗方案个体化。

(一)护理评估

1.健康史

询问有无动脉硬化、高血压或低血压、风湿性心脏病及冠心病、糖尿病病史;有无不良饮食习惯,如高盐、高脂、酗酒及吸烟等;了解既往是否有类似发作,其发病时间、主要表现、诊治情况等;询问本次发病的情况,如有无诱因、前驱症状、起病情况和主要症状等。

脑血栓形成多于安静或睡眠状态下发病,脑栓塞多在活动时,急剧发病,症状多在数秒或数分钟内达高峰,是脑血管疾病起病最快的一种,多属完全性卒中,可反复发作。

2.身体状况

(1)短暂性脑缺血发作无意识障碍,脑梗死通常意识清楚或伴轻度意识障碍,生命体征一般无明显改变。若梗死面积大、进展迅速,可因颅内压增高出现昏迷,甚至死亡。主要表现为局灶神经症状。

(2)神经系统体征视脑血管闭塞的部位及梗死的范围而定,常为各种类型的运动障碍、视力障碍、失语及感觉障碍。

短暂性脑缺血发作:以椎-基底动脉系统缺血发作多发,常见眩晕、平衡障碍,特征性症状有跌倒发作、短暂性全面遗忘和双眼视力障碍。

脑血栓形成及脑栓塞:常见于颈内动脉和大脑中动脉。大脑中动脉主干闭塞导致病灶对侧中枢性面舌瘫(均等性偏瘫)、偏身感觉障碍及偏盲(即三偏),优势半球受累出现失语症,非优势半球受累出现体象障碍。

3.心理-社会评估

平时有头痛、头昏、高血压、糖尿病及冠心病,不被重视,对突发失语、瘫痪而产生自卑、恐惧感。

4.辅助检查

(1)神经影像学检查:①CT 检查:一般病后 24 小时逐渐显示低密度梗死灶;②MRI 检查:可清晰显示早期缺血性梗死,梗死后数小时即出现 T_1 低信号、T_2 高信号病灶。

(2)病因检查:①经颅多普勒发现颈动脉和颈内动脉狭窄、动脉粥样硬化斑、血栓形成,超声心动图检查发现心脏附壁血栓、心房黏液瘤、二尖瓣脱垂等;②血液生化检查血糖、血脂、血液流变学检查等。

(二)护理诊断及合作性问题

1.感知改变

与缺血性脑血管病致感觉接受、传导障碍有关。

2.有皮肤完整性受损的危险

与缺血性脑血管病致感觉迟钝或消失、肢体瘫痪有关。

3.自理缺陷

进食、卫生、入厕与肢体活动能力,部分或完全丧失有关。

4.言语沟通障碍

与缺血性脑血管病损害语言功能区,致使语言的接受或表达发生障碍,损害锥体系导致发音肌肉瘫痪有关。

(三)预期目标

保持皮肤完好无损,防治并发症,掌握肢体功能训练技巧,早期进行功能训练,减少后遗症,预防复发。

(四)护理措施

1.一般护理

(1)休息:病室内保持安静、清洁,保证患者充分休息。

(2)饮食护理:应给予高热量、高蛋白、高维生素、适量纤维素、低盐、低糖、低脂和低胆固醇的食物。若有饮水呛咳、吞咽困难,是可予糊状流质或半流质小口慢慢喂食。必要时,鼻饲流质。糖尿病患者给予糖尿病饮食。

2.心理护理

患者因偏瘫、失语而产生消极、自卑的心理,因生活不能自理而性情急躁,会使病情加重。护士应主动关心患者,从思想上开导患者,训练患者定期排便,嘱家属要给予患者物质和精神上的支持,消除患者异常心理。

3.病情观察

注意观察患者症状变化,有无加重或缓解,有无并发症出现。

4.对症护理

(1)高血压:起病后 24～48 小时收缩压超过 29.3kPa(220mmHg)、舒张压超过 16.0kPa(120mmHg)或平均动脉压超过 17.3kPa(130mmHg)时,可遵医嘱使用降压药。严密监测血压,切忌过度降压,导致脑灌注压降低。

(2)脑水肿:发病后 48 小时至 5 天,为脑水肿高峰期,可根据病情使用脱水剂。

(3)高血糖:血糖宜控制在 6～9mmol/L,若高于 10mmol/L 宜用胰岛素治疗,并注意水、电解质平衡。

(4)感染:有意识障碍者可适当使用抗生素,预防呼吸道感染、尿路感染和压疮。

5.用药护理

(1)抗血小板聚集药:抗血小板聚集剂用于短暂性脑缺血发作和脑血栓形成的防治,常用阿司匹林、噻氯匹定、氯吡格雷。阿司匹林一般剂量治疗时不良反应较少,选用肠溶片、小剂量服用不良反应更少;噻氯匹定常见消化道反应,餐后服用,可减轻其不良反应,偶有粒细胞、血小板减少和肝功能损害,服药期间要监测血常规和肝功能;氯吡格雷常见腹泻和皮疹等不良反应。

(2)溶栓、抗凝和降纤药物:溶栓、抗凝和降纤药物主要用于脑血栓形成患者的治疗,脑栓塞慎用抗凝治疗,腔隙性梗死禁用溶栓和抗凝治疗。溶栓药物常用尿激酶、组织型纤溶酶原激活剂(t-PA),能迅速溶解血栓,使闭塞的血管再通;抗凝药物常用肝素、双香豆素、华法林,主要防止血栓扩延和新的血栓发生;降纤药物常用降纤酶、巴曲酶等。以上药物均可导致出血倾向,溶栓药还能引起严重头痛、呕吐、血压急剧升高。必须严格遵医嘱,准确给药;密切观察生命体征变化和出血倾向,尤其是颅内出血;定时监测出血和凝血时间;备有维生素 K 等拮抗剂,以便及时处理继发性出血;当出现严重并发症,应立即告之医师进行紧急处理。

(3)扩血管药:TIA 患者视病情选择使用扩血管药;脑梗死急性期不宜使用或慎用扩血管药,宜在亚急性期(2～4 周)使用。

(五)健康教育

(1)低脂、低胆固醇、高维生素饮食,禁烟、酒,控制体重,适量运动。

(2)对危险因素积极干预,做好二级预防,加强康复护理。

(3)避免精神紧张及操劳过度,保持情绪稳定。

二、出血性脑血管病

出血性脑血管疾病主要包括脑出血和蛛网膜下隙出血。脑出血系指原发性脑实质内出血,多见于 50 岁以上的中老年人,大多发生于基底节区,表现为意识障碍、头痛及神经系统定位体征。

常并发感染(呼吸道及泌尿道)、应激性溃疡、稀释性低钠血症、中枢性高热、痫性发作及下肢深静脉血栓形成。轻型脑出血经治疗后,可明显好转,重症患者病死率高。

蛛网膜下隙出血是指脑底或脑表面的血管破裂,血液直接进入蛛网膜下隙,多见于中青年人,表现为突然剧烈头痛及呕吐,伴一过性意识障碍、脑膜刺激征阳性、血性脑脊液。再出血、脑血管痉挛、交通性脑积水是常见的并发症。

脑出血急性期治疗主要是防止进一步出血,降低颅内压,控制脑水肿,维持生命功能,防止并发症;恢复期治疗主要是进行功能恢复,改善脑功能,减少后遗症及预防复发。蛛网膜下隙出血急性期治疗主要是去除出血的原因,防治继发性脑血管痉挛,制止继续出血和防止复发。

(一)护理评估

1.健康史

(1)询问有无高血压及动脉粥样硬化或脑动脉瘤、脑血管畸形以及出血性疾病病史。

(2)了解本次发病前有无情绪激动、过分紧张、劳累、用力排便及其他体力活动过度等诱因。

(3)了解起病情况及主要表现,包括头痛、运动障碍、感觉障碍和意识障碍等。

2.身体状况

(1)全身表现:主要表现在以下几个方面。

生命体征异常:呼吸一般较快,病情重者呼吸深而慢,或呈潮式呼吸、叹息样呼吸等;出血早期血压往往升高,血压不稳和持续下降是循环功能衰竭征象;出血后常引发高热。若始终低热者,可能为出血后的吸收热。

头痛与呕吐:神志清楚或轻度意识障碍者,常述有头痛;意识模糊或浅昏迷患者,可用健侧手触摸病灶侧头部;呕吐多为喷射性,呕吐物为咖啡色胃内容物。

意识障碍:轻者,躁动不安、意识模糊不清;重者,进入昏迷状态,鼾声大作,眼球固定于正中位,面色潮红或苍白,大汗,尿失禁或尿潴留等。

瞳孔变化:早期双侧瞳孔可时大时小;若病灶侧瞳孔散大,对光反应迟钝或消失,是小脑幕切迹疝形成的征象;若双侧瞳孔均逐渐散大,对光反应消失,是双侧小脑幕切迹疝、枕骨大孔疝或深昏迷的征象;若两侧瞳孔缩小或呈针尖样,提示脑桥出血。

(2)局灶性神经体征。

约70%的高血压脑出血发生在基底节区。基底节区出血表现为病灶对侧出现不同程度的偏瘫、偏身感觉障碍和偏盲,病理反射阳性。双眼球常偏向病灶侧。优势半球出血者,还可有失语、失用等症状。

(3)蛛网膜下隙出血:①突发劈裂样剧烈头痛;②不同程度的意识障碍或一过性意识丧失;重者,可有谵妄、昏迷等;③脑膜刺激征阳性。

3.心理-社会评估

患者易产生忧郁、紧张、焦虑、悲观和绝望,对治疗失去信心。家属是否积极配合治疗、能否为患者提供正确的照顾十分重要。社区卫生服务机构能否为患者提供出院后连续的医疗服务,其环境条件是否适应患者的康复训练亦很重要。

4.辅助检查

(1)头颅 CT 检查:为首选检查项目,可显示出血部位呈高密度影,并确定血肿部位、大小、形态以及是否破入脑室。SAH 显示大脑外侧裂池、前纵裂池、鞍上池、脑桥小脑三角池、环池和后纵裂池高密度出血征象。

(2)头颅 MRI 检查:对急性出血性脑血管病的检测不如脑梗死(脑池内高密度影)明显,但也能发现出血病灶。

(3)数字减影脑血管造影(DSA):可检出脑血管的改变。

(4)脑脊液检查:蛛网膜下隙出血脑脊液压力增高,多呈均匀血性,但局限性脑出血脑脊液外观也可正常。

(二)护理诊断及合作性问题

1.意识障碍

与脑出血有关。

2.疼痛

头痛与出血性脑血管疾病致颅内压增高有关。

3.躯体移动障碍

与出血性脑血管疾病致瘫痪有关。

4.语言沟通障碍

与出血性脑血管疾病病变累及语言中枢有关。

5.体温过高

与出血性脑血管疾病病变累及体温调节中枢、抵抗力下降继发感染有关。

6.潜在并发症

如脑疝、上消化道出血、压疮。

(三)预期目标

维持生命功能,防止并发症,早期进行功能训练,减少后遗症,预防复发。

(四)护理措施

1.一般护理

(1)休息:病室内保持安静、清洁、温度适宜、空气新鲜。头痛患者的室内光线应柔和,要限制探视,保证患者充分休息。脑出血患者急性期绝对卧床,尤其在发病 24～48h 内应尽量避免搬动。必须搬动时,要保持身体长轴在一条直线上,避免牵动头部,加重出血。蛛网膜下隙出血需绝对卧床休息 4～6 周,避免一切可能引起血压和颅内压增高的因素。

(2)饮食:应给予高热量、高蛋白、高维生素,适量纤维素、低盐、低糖、低脂和低胆固醇的食物。意识障碍或消化道出血者,宜禁食 24～48h 后给予鼻饲流质。

(3)给氧:凡有呼吸困难、发绀、意识障碍及严重脑组织血供障碍者,可给予一般氧浓度鼻导管、鼻塞或面罩给氧,以缓解组织缺氧。

(4)保持呼吸道通畅:发生呕吐时,头偏一侧;意识不清时,取出义齿,以防误吸而阻塞呼吸道;昏迷时肩下垫高,防止舌根后坠阻塞呼吸道;当痰液排出困难时,可根据具体情况采用有效咳嗽、叩击胸部、湿化呼吸道、机械吸痰的方法,及时清除呼吸道分泌物。

(5)口腔护理:注意清洁口腔,早晚刷牙,饭后及时漱口。

2.心理护理

在护理过程中要细致耐心,态度和蔼,消除患者紧张情绪。给予患者足够的关爱和精神支持,指导患者进行自我心理调整,以减轻焦虑。

3.病情观察

注意观察意识、头痛、瞳孔等变化情况;监测体温、呼吸、心率、心律、血压的变化;准确记录24h出入液量;加强病房巡视,一旦发现病情变化,及时报告医师。

4.对症护理

(1)血压升高的护理:血压升高主要分以下两种情况。

脑出血:急性期收缩压低于22kPa(165mmHg)或舒张压低于12.7kPa(95mmHg),无须降血压治疗;收缩压在22.7～26.7kPa(170～200mmHg)或舒张压在13.3～14.7kPa(100～110mmHg),暂时可不必使用降压药,先脱水降颅内压,并严密观察血压情况。必要时,再用降压药;收缩压高于29.3kPa(220mmHg)、舒张压高于16kPa(120mmHg)或平均动脉压大于17.3kPa(130mmHg)时,在降颅内压的同时行平稳降血压治疗,使血压维持在略高于发病前水平或24/14kPa(180/105mmHg)左右,血压降低幅度不宜过大,否则可能会造成脑低灌注。

蛛网膜下隙出血:平均动脉压超过16.7kPa(125mmHg)或收缩压超过24kPa(180mmHg),可在血压监测下,降压至正常或者起病前水平。

(2)颅内压增高及脑疝的护理:①绝对卧床休息,将床头抬高15°～30°,以减轻脑水肿;②限制液体输入,遵医嘱快速静脉滴入脱水剂,如20%甘露醇,或静脉推注50%葡萄糖等,以控制脑水肿,降低颅内压;③密切观察有无脑疝先兆,及时发现呼吸、心搏骤停,并立即实施心肺复苏术。

(3)消化道出血的护理:每次鼻饲时,应抽吸胃液,若患者有呃逆、腹胀、胃液呈咖啡色或解黑便,应考虑消化道出血,需立即通知医师给予止血药物。

(4)失语护理:非语言沟通是失语患者有效的交流方式,可借助手势、表情、点头或摇头、文字卡片、书写、实物等进行。

(5)压疮的护理:协助患者经常更换体位,嘱患者穿质地软、宽松的衣服;保持床褥软、平整而无皱褶;保持皮肤清洁。

(6)排便护理:①尿失禁时,应及时清洗会阴部,更换内裤、被褥,清理污物,使用护垫,以保持会阴部清洁和干燥;②便秘者,应给予高纤维素食物与充足的水分摄入;可从升结肠开始顺结肠方向进行腹部按摩;必要时,使用缓泻剂或灌肠,但对颅内压增高的患者,忌大量液体灌肠,防止颅内压进一步增高。

5.用药护理

(1)控制脑水肿,降低颅内压:常用有脱水剂(20%甘露醇、10%甘油果糖)和利尿药(呋塞米)。这些药物常引起水、电解质失衡。用药时,应主要观察出入量及血清电解质变化。甘露醇与甘油果糖交替使用,可减少甘露醇用量,减轻甘露醇不良反应。甘油果糖无肾功能损害,进入体内代谢后可提供能量,且无须胰岛素,尤其适合高血糖患者。

(2)止血药:高血压脑出血一般不用止血药物,脑室出血和蛛网膜下隙出血常规使用止血药物。常用抗纤溶药如氨基己酸(6－氨基己酸)、氨甲苯酸(止血芳酸)、蛇凝血素酶(立止血)等,注意预防肾功能损害及深静脉血栓形成。

(3)钙通道阻断药:能减轻脑血管痉挛,改善脑血供,常用尼莫地平、盐酸氟桂嗪等。但此药可出现头痛、头晕、乏力、血压下降、心率增快等不良反应,使用时应观察血压变化,缓慢改变体位。血压过低时,慎用或遵医嘱用多巴胺、间羟胺(阿拉明)等药升压。

(五)健康教育

(1)向患者及其家属解释高血压、动脉粥样硬化、脑动脉瘤、脑血管畸形、血液病与出血性脑血管病关系密切,应保持心情舒畅,避免紧张、兴奋和用力过猛等。

(2)戒烟忌酒,多吃富含维生素的食物,养成良好的排便习惯。

(3)培养患者对病后生活的适应能力。病情稳定后,尽早锻炼;进入恢复期后,指导患者训练生活自理能力。

三、腰椎穿刺术的护理

腰椎穿刺术是将腰椎穿刺针通过腰椎间隙刺入蛛网膜下隙进行抽取脑脊液和注射药物的一种临床诊疗技术,是神经科临床常用的检查方法之一。腰椎穿刺术对神经系统疾病的诊断和治疗有重要价值,简便易行,也比较安全。

(一)适应证及禁忌证

1.适应证

(1)脑血管病变。

(2)各种中枢神经系统的炎性病变。

(3)脑肿瘤。

(4)中枢神经系统白血病。

(5)脊髓病变。

2.禁忌证

(1)穿刺部位的皮肤、皮下软组织或脊柱有感染。

(2)颅内压明显增高或已出现脑疝迹象。

(3)高颈段脊髓肿物或脊髓外伤的急性期。

(4)有全身严重感染性疾病病情危重躁动不安者等。

(二)诊疗操作的护理配合

1.术前准备

(1)物品准备:腰椎穿刺包(内有腰椎穿刺针、5mL 及 10mL 注射器、7 号注射针头、洞巾、纱布、试管、测压管)、2%利多卡因注射液、消毒盘、手套、胶布。根据需要,可准备培养基。

(2)患者准备:向患者介绍腰椎穿刺术的目的及注意事项,家属签字同意穿刺;患者排空大小便;消除患者紧张心理。

(3)环境准备:安静、清洁、温暖,有屏风遮挡。

2.术中配合

(1)安排患者卧于硬板床或将其身下垫一硬板。

(2)协助医师保持患者腰穿体位,暴露穿刺部位。

(3)配合进行穿刺部位消毒、术者戴手套、铺巾及 2%利多卡因行局部麻醉。

(4)当穿刺成功,应观察脑脊液是否缓缓流出。

(5)询问患者有无不适,观察患者面色、呼吸、脉搏、瞳孔等,发现异常立即通知医师,停止穿刺并做相应处理。若患者感到下肢电击样疼痛,应告之为针尖碰击马尾所致,无须处理。

(6)收集脑脊液 3～5mL 于无菌试管中,送检。若需做细菌培养,试管及棉塞应在火焰下灭菌。

(7)术毕,当拔出穿刺针后,穿刺点用碘附消毒后覆盖纱布,胶布固定。整理用物。

3.术后护理

(1)嘱患者去枕平卧 4～6h,不要抬头,但可翻身,防止发生低颅压性头痛。

(2)出现头痛,可静脉滴注等渗盐水,将卧床时间延长至 24h。

(3)观察穿刺点有无脑脊液渗漏、出血或感染。若有异常,通知医师做相应处理。

(三)操作方法

1.体位

患者去枕弯腰抱膝侧卧位,背垂直于床面,腰部尽量后凸,使椎间隙拉宽。

2.穿刺点

一般取第 3 或第 4 腰椎间隙作为穿刺部位,相当于两髂后上棘连线与后正中线的交点。

3.操作

(1)穿刺部位消毒,术者戴手套、铺巾及 2％利多卡因行局部麻醉。

(2)左手固定穿刺处皮肤,右手用无菌纱布包裹穿刺针(套上针心)从椎间隙缓慢进针,与脊柱成垂直方向,针尖略偏向头端,成人进针深度为 4～6cm,儿童为 2～4cm。当均匀进针过程中感到阻力突然消失,说明针尖已刺入蛛网膜下隙。将针芯缓慢抽出,防止脑疝形成。

(3)测定颅内压时,应接上测压管[正常脑脊液压力为 7.85～17.65kPa(80～180mmH$_2$O)或每分钟 40～50 滴];若需做动力试验(压颈试验)了解蛛网膜下隙有无阻塞,即在测压后,压迫一侧颈静脉约 10 分钟。正常时,脑脊液压力立即上升,解除压迫后 10～20s 又降至原来水平,称动力试验阴性,表示蛛网膜下隙通畅;若压迫颈静脉后,不能使脑脊液压力上升,则为动力试验阳性,表示蛛网膜下隙阻塞;若压迫颈静脉后,脑脊液压力缓慢上升,放松压力缓慢下降,也为动力试验阳性,表示蛛网膜下隙未完全阻塞。

(4)移去测压管,收集脑脊液 3～5mL 分置 2～3 个试管,及时送检。

(5)术毕,先将针芯插入再拔出穿刺针,针孔做无菌处理,敷料覆盖。

第五节　面神经炎

面神经炎又称 Bell 麻痹,系面神经在茎乳孔以上面神经管内段的急性非化脓性炎症。

一、病因

病因不明,一般认为面部受冷风吹袭、病毒感染、自主神经功能紊乱造成面神经的营养微血管痉挛,引起局部组织缺血、缺氧所致。近年来也有认为可能是一种免疫反应,如膝状神经节综合征则系带状疱疹病毒感染,使膝状神经节及面神经发生炎症所致。

二、临床表现

无年龄和性别差异,多为单侧,偶见双侧,多为格林巴利综合征。发病与季节无关,通常急性起病,数小时或 1～3d 达到高峰。病前 1～3d 患侧乳突区可有疼痛。同侧额纹消失,眼裂增大,闭眼时,眼睑闭合不全,眼球向外上方转动并露出白色巩膜,称 Bell 现象。病侧鼻唇沟变浅,口角下垂。不能作撅嘴和吹口哨动作,鼓腮时病侧口角漏气,食物常滞留于齿颊之间。

若病变波及鼓索神经,尚可有同侧舌前 2/3 味觉减退或消失。镫骨肌支以上部位受累时,出现同侧听觉过敏。膝状神经节受累时除面瘫、味觉障碍和听觉过敏外,还有同侧唾液、泪腺分泌障碍,耳内及耳后疼痛,外耳道及耳郭部位带状疱疹,称膝状神经节综合征。一般预后良好,通常于起病 1～2 周后开始恢复,2～3 个月内痊愈。发病时伴有乳突疼痛、老年患有糖尿病和动脉硬化者预后差。可遗有面肌痉挛或面肌抽搐。可根据肌电图检查及面神经传导功能测定判断面神经受损的程度和预后。

三、诊断与鉴别诊断

根据急性起病的周围性面瘫即可诊断。但需与以下疾病鉴别。

格林-巴利综合征:可有周围面瘫,多为双侧性,并伴有对称性肢体瘫痪和脑脊液蛋白-细胞分离。中耳炎迷路炎乳突炎等并发的耳源性面神经麻痹,以及腮腺炎肿瘤下颌化脓性淋巴结炎等所致者多有原发病的特殊症状及病史。

颅后窝肿瘤或脑膜炎引起的周围性面瘫:起病较慢,且有原发病及其他脑神经受损表现。

四、治疗

(一)急性期治疗

以改善局部血液循环、消除面神经的炎症和水肿为主。如系带状疱疹所致的 Hunt 综合征,可口服阿昔洛韦 5mg/(kg·d),每日 3 次,连服 7～10d。①皮质类固醇激素:泼尼松(20～30mg)每日 1 次,口服,连续 7～10d。②改善微循环,减轻水肿:706 代血浆(羟乙基淀粉)或低分子右旋糖酐 250～500mL,静脉滴注每日 1 次,连续 7～10d,亦可加用脱水利尿药。③神经营养代谢药物的应用:维生素 B_1 50～100mg,维生素 B_{12} 500μg,胞磷胆碱 250mg,辅酶 Q_{10} 5～10mg 等,肌内注射,每日 1 次。④理疗:茎乳孔附近超短波透热疗法,红外线照射。

(二)恢复期治疗

以促进神经功能恢复为主。①口服维生素 B_1、维生素 B_{12} 各 1 或 2 片,每日 3 次;地巴唑 10～20mg,每日 3 次。亦可用加兰他敏 2.5～5mg,肌内注射,每日 1 次。②中药,针灸,理疗。③采用眼罩,滴眼药水,涂眼药膏等方法保护暴露的角膜。④病后 2 年仍不恢复者,可考虑行神经移植治疗。

五、护理

(一)一般护理

(1)病后两周内应注意休息,减少外出。

(2)本病一般预后良好,约 80% 患者可在 3～6 周内痊愈,因此应向患者说明病情,使其积极配合治疗,解除心理压力,尤其年轻患者,应保持健康心态。

(3)给予易消化、高热能的半流饮食,保证机体足够营养代谢,增加身体抵抗力。

(二)观察要点

面神经炎是神经科常见病之一,在护理观察中主要注意以下两方面的鉴别。

1.分清面瘫属中枢性还是周围性瘫痪

中枢性面瘫系由对侧皮质延髓束受损引起的,故只产生对侧下部面肌瘫痪,表现为鼻唇沟浅、口角下坠、露齿、鼓腮、吹口哨时出现肌肉瘫痪,而皱额、闭眼仍正常或稍差。哭笑等情感运动时,面肌仍能收缩。周围性面瘫所有表情肌均瘫痪,不论随意或情感活动,肌肉均无收缩。

2.正确判断患病一侧

面肌挛缩时病侧鼻唇沟加深,眼裂缩小,易误认健侧为病侧。如让患者露齿时可见挛缩侧面肌不收缩,而健侧面肌收缩正常。

(三)保护暴露的角膜及防止结膜炎

由于患者不能闭眼,因此必须注意眼的清洁卫生。①外出必须戴眼罩,避免尘沙进入眼内;②每日抗生素眼药水滴眼,入睡前用眼药膏,以防止角膜炎或暴露性角结膜炎;③擦拭眼泪的正确方法是向上,以防止加重外翻。④注意用眼卫生,养成良好习惯,不能用脏手、脏手帕擦泪。

(四)保持口腔清洁防止牙周炎

由于患侧面肌瘫痪,进食时食物残渣常停留于患侧颊齿间,故应注意口腔卫生。①经常漱口,必要时使用消毒漱口液;②正确使用刷牙方法,应采用"短横法或竖转动法"两种方法,以去除菌斑及食物残片;③牙齿的邻面与间隙容易堆积菌斑而发生牙周炎,可用牙线紧贴牙齿颈部,然后在邻面作上下移动,每个牙齿4~6次,直至刮净;④牙龈乳头萎缩和齿间空隙大的情况下可用牙签沿着牙龈的形态线平行插入,不宜垂直插入,以免影响美观和功能。

(五)家庭护理

1.注意面部保暖

夏天避免在窗下睡觉,冬天迎风乘车要戴口罩,在野外作业时注意面部及耳后的保护。耳后及病侧面部给予温热敷。

2.平时加强身体锻炼

增强抗风寒侵袭的能力,积极治疗其他炎性疾病。

3.瘫痪面肌锻炼

因面肌瘫痪后常松弛无力,患者自己可对着镜用手掌贴于瘫痪的面肌上做环形按摩,每日3~4次,每次15min,以促进血液循环,并可减轻患者面肌受健侧的过度牵拉。当神经功能开始恢复时,鼓励患者练习病侧的各单个面肌的随意运动,以促进瘫痪肌的早日康复。

第六节 三叉神经痛

三叉神经痛是指三叉神经分布范围内反复发作短暂性剧烈疼痛,分为原发性及继发性两种。前者病因未明,可能是某些致病因素使三叉神经脱髓鞘而产生异位冲动或伪突触传递,近年来由于显微血管减压术的开展,多数认为主要原因是邻近血管压迫三叉神经根所致。继发性三叉神经痛常见原因有鼻咽癌颅底转移、中颅窝脑膜瘤、听神经瘤、半月节肿瘤、动脉瘤压迫、颅底骨折、脑膜炎、颅底蛛网膜炎、三叉神经节带状疱疹病毒感染等。

一、病因和发病机制

近年来由于显微血管减压术的开展,认为三叉神经痛的病因是邻近血管压迫了三叉神经根所致。绝大部分为小脑上动脉从三叉神经根的上方或内上方压迫了神经根,少数为小脑前下动脉从三叉神经根的下方压迫了神经根。血管对神经的压迫,使神经纤维挤压在一起,逐渐使其发生脱髓鞘改变,从而引起相邻纤维之间的短路现象,轻微的刺激即可形成一系列的冲动通过短路传入中枢,引起一阵阵剧烈的疼痛。

二、临床表现

多发生于 40 岁以上,女略多于男,多为单侧发病,临床表现为突发闪电样、刀割样、钻顶样、烧灼样剧痛,严格限三叉神经感觉支配区内,伴有面部抽搐,又称"痛性抽搐",每次发作持续数秒钟至1～2分钟即骤然停止,间歇期无任何疼痛。在疲劳或紧张时发作较频。

三、治疗原则

三叉神经痛,无论原发性或继发性,在未明确病因或难以查出病因的情况下均可用药物治疗或封闭治疗,以缓解症状,倘若一旦确诊病因,应针对病因治疗,除非因高龄、身患严重疾患等因素难以接受者或病因去除治疗后仍疼痛发作,可继续采用药物治疗或封闭疗法。若服药不良反应大者亦可先选择封闭疗法。

四、治疗

(一)药物治疗

三叉神经痛的药物治疗,主要用于患者发病初期或症状较轻者。经过一段时间的药物治疗,部分患者可达到完全治愈或症状得到缓解,表现在发作程度碱轻、发作次数减少。

目前应用最广泛的、最有效的药物是抗癫痫药。在用药方面应根据患者的具体情况进行具体分析,各药可单独使用,亦可互相联合应用。在采用药物治疗过程中,应特别注意各种药物不良反应,联合应用。在采用药物治疗过程中,应特别注意各种药物不良反应,进行必要的检测,以免发生不良反应。

1.痛痉宁

痛痉宁亦称卡马西平、痛可宁等。该药对三叉神经脊束核及丘脑中央内侧核部位的突触传导有显著的抑制作用。用药达到有效治疗量后多数患者于 24 小时内发作性疼痛即消失或明显减轻,文献报道,卡马西平可使 70％以上的患者完全止痛,20％患者疼痛缓解,此药需长期服用才能维持疗效,多数停药后疼痛再现。不少患者服药后疗效有时会逐渐下降,需加大剂量。此药不能根治三叉神经痛,复发者再次服用仍有效。

用法与用量:口服开始时一次 0.1～0.2g,每日 1～2 次,然后逐日增加 0.1g。每日最大剂量不超过 1.6g,取得疗效后,可逐日逐次地减量,维持在最小有效量。如最大剂量应用 2 周后疼痛仍不消失或减轻时,则应停止服用,改用其他药物或治疗方法。

不良反应有眩晕、嗜睡、行走不稳、恶心,数天后消失,偶有白细胞减少、皮疹,可停药。

2.苯妥英钠

苯妥英钠为一种抗癫痫药,在未开始应用卡马西平之前,该药曾被认为是治疗三叉神经痛的首选药物,本药疗效不如卡马西平,止痛效果不完全,长期使用止痛效果减弱,因此,目前已列为第二位选用药物。本品主要通过增高周围神经对电刺激的兴奋阈值及抑制脑干三叉神经脊髓束的突触间传导而起作用,其疗效仅次于卡马西平,文献报道有效率为88%~96%,但需长期用药,停药后易复发。

用法与用量:成人开始时每次0.1g,每日3次口服。如用药后疼痛不见缓解,可加大剂量到每日0.2g,每日3次,但最大剂量不超过0.8g/d。取得疗效后再逐渐递减剂量,以最小量维持。肌内注射或静脉注射:一次0.125~0.25g,每日总量不超过0.5g。临用时用等渗盐水溶解后方可使用。

不良反应为长期服用该药或剂量过大,可出现头痛、头晕、嗜睡、共济失调以及神经性震颤等。一般减量或停药后可自行恢复。本品对胃有刺激性,易引起厌食、恶心、呕吐及上腹痛等症状。饭后服用可减轻上述症状。长期服用可出现黏膜溃疡,多见于口腔及生殖器,并可引起牙龈增生,同时服用钙盐及抗过敏药可减轻。苯妥英钠并可引起白细胞减少、视力减退等症状。大剂量静脉注射,可引起心肌收缩力减弱、血管扩张、血压下降,严重时可引起心脏传导阻滞,心搏骤停。

3.氯硝西泮

本品为抗癫痫药物,对三叉神经痛也有一定疗效。服药4~12天后,血浆药浓度达到稳定水平,为30~60μg/mL。口服氯硝西泮后,30~60min作用逐渐显著,维持约6~8h,一般在最初2周内可达最大效应,其效果次于卡马西平和苯妥英钠。

用法与用量:氯硝西泮药效强,开始1mg/d,分3次服,即可产生治疗效果。而后每3日调整药量0.5~1mg,直至达到满意的治疗效果,至维持剂量为3~12mg/d。最大剂量为20mg/d。

不良反应有嗜睡、行为障碍、共济失调、眩晕、言语不清、肌张力低下等,对肝肾功能也有一定的损害,有明显肝脏疾病的禁用。

4.山莨菪碱(654—2)

山莨菪碱为从我国特产茄科植物山莨菪中提取的一种生物碱,其作用与阿托品相似,可使平滑肌松弛,解除血管痉挛(尤其是微血管),同时具有镇痛作用。本药对治疗三叉神经痛有一定疗效,近期效果满意,据文献报道有效率为76.1%~78.4%,止痛时间一般为2~6个月,个别达5年之久。

用法与用量:①口服:每次5~10mg,每日3次,或每次20~30mg,每日1次。②肌内注射:每次10mg,每日2~3次,待疼痛减轻或疼痛发作次数减少后改为每次10mg,每日一次。

不良反应有口干、面红、轻度扩瞳、排尿困难、视近物模糊及心率增快等反应。以上反应多在1~3小时内消失,长期用药不会蓄积中毒。有青光眼和心脏病患者忌用。

5.巴氯芬

巴氯芬化学名[β—(P—氯苯基)γ—氨基丁酸]是抑制性神经递质γ氨基丁酸的类似物,临床实验研究表明本品能缓解三叉神经痛。用法:巴氯芬开始每次10mg,每日3次,隔日增加每日10mg,直到治疗的第2周结束时,将用量递增至每日60~80mg。每日平均维持量:单用者为50~60mg,与卡马西平或苯妥英钠合用者为30~40mg。文献报道,治疗三叉神经痛的近期疗效,巴氯芬与卡马西平几乎相同,但远期疗效不如卡马西平,巴氯芬与卡马西平或苯妥英钠均具有协同作用,且比卡马西平更安全,这一特点使巴氯芬在治疗三叉神经痛方面颇受欢迎。

6.麻黄碱

本品可以兴奋脑啡肽系统,因而具有镇痛作用,其镇痛程度为吗啡的 $1/12\sim1/7$。用法:每次 30mg,肌内注射,每日 2 次。甲亢、高血压、动脉硬化、心绞痛等患者禁用。

7.硫酸镁

本品在眶上孔或眶下孔注射可治疗三叉神经痛。

8.维生素 B_{12}

文献报道,用大剂量维生素 B_{12},对治疗三叉神经痛确有较好疗效。方法:维生素 B_{12} $4000\mu g$ 加维生素 B_1 200mg 加 2% 普鲁卡因 4mL 对准扳机点作深浅上下左右四点式注药,对放射的始端作深层肌下进药,放射的终点作浅层四点式进药,药量可根据疼痛轻重适量进入。但由于药物作用扳机点可能变位,治疗时可酌情根据变位更换进药部位。

9.哌咪清(匹莫齐特)

文献报道,用其他药物治疗无效的顽固性三叉神经痛患者本品有效,且其疗效明显优于卡马西平。开始剂量为每日 4mg,逐渐增加至每日 $12\sim14mg$,分 2 次服用。不良反应以锥体外系反应较常见,亦可有口干、无力、失眠等。

10.维生素 B_1

在神经组织蛋白合成过程中起辅酶作用,参与胆碱代谢,其止痛效果差,只能作为辅助药物。用法与用量:①肌内注射:1mg/d,每日 1 次,10 天后改为 $2\sim3$ 次/w,持续 3 周为一个疗程。②三叉神经分支注射:根据疼痛部位可做眶上神经、眶下神经、上颌神经和下颌神经注射。剂量 $500\sim1000\mu g$/次,每周 $2\sim3$ 次。③穴位注射:每次 $25\sim100\mu g$,每周 $2\sim3$ 次。常用颊车、下关、四白及阿是穴等。

11.激素

原发性三叉神经痛和继发性三叉神经痛的病例,其病理改变在光镜和电镜下都表现为三叉神经后根有脱髓鞘改变。在临床治疗中发现,许多用卡马西平、苯妥英钠等治疗无效的患者,改用泼尼松、地塞米松等治疗有效。这种激素治疗的原理与治疗脱髓鞘疾病相同,利用激素的免疫抑制作用达到治疗三叉神经痛的目的。由于各学者报告的病例少,只是对一部分卡马西平、苯妥英钠治疗无效者应用有效,其长期效果和机理有待进一步观察。剂量与用量:①强的松(泼尼松、去氧可的松),5mg/次,每日 3 次。②地塞米松(氟美松),0.75mg/次,每日 3 次。注射剂:5mg/支,5mg/次,每日一次,肌肉或静脉注射。

(二)神经封闭法

神经封闭法主要包括三叉神经半月节及其周围支酒精封闭术和半月节射频热凝法,其原理是通过酒精的化学作用或热凝的物理作用于三叉神经纤维,使其发生坏变,从而阻断神经传导达到止痛目的。

1.三叉神经酒精封闭法

封闭用酒精一般在浓度 80% 左右(因封闭前注入局麻,故常用 98% 浓度)。

(1)眶上神经封闭:适用于三叉神经第 1 支痛。方法为:患者取坐或卧位,位于眶上缘中内

1/3 交界处触及切迹,皮肤消毒及局麻后,用短细针头自切迹刺入皮肤直达骨面,找到骨孔后刺入,待患者出现放射痛时,先注入 2%利多卡因 0.5~1mL,待眶上神经分布区针感消失,再缓慢注入酒精 0.5mL 左右。

(2)眶下神经封闭:在眶下孔封闭三叉神经上颌支的眶下神经。适用于三叉神经第 2 支痛(主要疼痛局限在鼻旁、下眼睑、上唇等部位)。方法为:患者取坐或卧位,位于距眶下缘约 1cm,距鼻中线 3cm,触及眶下孔,该孔走向与矢状面成 40°~45°角,长约 1cm,故穿刺时针头由眶下孔作 40°~45°角向外上、后进针,深度不超过 1cm,患者出现放射痛时,以下操作同眶上神经封闭。

(3)后上齿槽神经封闭:在上颌结节的后上齿槽孔处进行。适用于三叉神经第二支痛(痛区局限在上白齿及其外侧黏膜者)。方法为:患者取坐或卧位,头转向健侧,穿刺点在颧弓下缘与齿槽嵴成角处,即相当于过眼眶外缘的垂线与颧骨下缘相交点,局部消毒后,先用左手指将附近皮肤向下前方拉紧,继之以 4~5cm 长穿刺针自穿刺点稍向后上方刺入直达齿槽嵴的后侧骨面,然后紧贴骨面缓慢深入 2cm 左右,即达后上齿槽孔处,先注入 2%利多卡因,后再注入酒精。

(4)颏神经封闭:在下颌骨的颏孔处进行,适用于三叉神经第三支痛(主要局限在颏部、下唇)。方法为:在下颌骨上、下缘间之中点相当于咬肌前缘和颏正中线之间中点找到颏孔,然后自后上方并与皮肤成 45°角向前下进针刺入骨面,插入颏孔,以下操作同眶上神经封闭。

(5)上颌神经封闭:用于三叉神经第二支痛(痛区广泛及眶下神经封闭失效者)。上颌神经主干自圆孔穿出颅腔至翼腭窝。方法常用侧入法:穿刺点位于眼眶外缘至耳道间连线中点下方,穿刺针自该点垂直刺入深约 4cm,触及翼突板,继之退针 2cm 左右稍改向前方 15 角重新刺入,滑过翼板前缘,再深入 0.5cm 即入翼腭窝内,患者有放射痛时,回抽无血后,先注入 2%利多卡因,待上颌部感觉麻后,注入酒精 1mL。

(6)下颌神经封闭:用于三叉神经第 3 支痛(痛区广泛及眶下神经封闭失效者)。下颌神经主干自卵圆孔穿出。方法常用侧入法,穿刺点同上颌神经穿刺点,垂直进针达翼突板后,退针 2cm 再改向上后方 15°角进针,患者出现放射痛后,注药同上颌神经封闭。

(7)半月神经节封闭:用于三叉神经 2、3 支痛或 1、2、3 支痛,方法常用前人法:穿刺点在口角上方及外侧约 3cm 处,自该点进针,方向后、上、内即正面看应对准向前直视的瞳孔,从侧面看朝颧弓中点,约进针 5cm 处达颅底触及试探,当刺入卵圆孔时,患者即出现放射痛(下颌区),则再推进 0.5cm 上颌部亦出现剧痛即确入半月节内。回抽无血、无脑脊液,先注入 2%利多卡因 0.5mL 同侧面部麻木后,再缓慢注入酒精 0.5mL。

以上酒精封闭法的治疗效果差异较大,短者数月,长者可达数年。复发者可重复封闭,但难以根治。

2.三叉神经半月节射频热凝法

该法首先由 Sweat 提出,它通过穿刺半月节插入电极后用电刺激确定电极位置,从而有选择地用射频温控定量灶性破坏法,达到止痛目的。方法为:

(1)半月节穿刺:同半月节封闭术。

(2)电刺激:穿入成功后,插入电极通入 0.2~0.3V,用 50~75w/s 的方波电流,这时患者感觉有刺激区的蚁行感。

(3)射频温探破坏:电刺激准确定位后,打开射频发生器,产生射频电场,此时为进一步了解电极位置,可将温度控制在 42℃～44℃之间,这种电流可造成可逆性损伤并刺激产生疼痛,一旦电极位置无误,则可将温度增高每次 5℃至 60℃～80℃,每次 30～60s,在破坏第 1 支时,则稍缓慢加热并检查角膜反射。此方法有效率为 85％左右,但仍复发而不能根治。

3.三叉神经痛的 γ 刀放射疗法

有学者利用 MRI 定位像输入 HP－9000 计算机,使用 Gammaplan 进行定位和定量计算,选择三叉神经感觉根进脑干区为靶点照射,达到缓解症状目的,其疗效尚不明确。

五、护理

(一)护理评估

1.健康史评估

(1)原发性三叉神经痛是一种病因尚不明确的疾病。但三叉神经痛可继发于脑桥、小脑脚占位病变压迫三叉神经以及多发硬化等所致。因此,应询问患者是否患有多发硬化,检查有无占位性病变,每次面部疼痛有无诱因。

(2)评估患者年龄。此病多发生于中老年人,40 岁以上起病者占 70％～80％,女略多于男约 2～3：1。

2.临床观察与评估

(1)评估疼痛的部位、性质、程度、时间。通常疼痛无预兆,大多数人单侧,开始和停止都很突然,间歇期可完全正常。发作表现为电击样、针刺样、刀割样或撕裂样的剧烈疼痛,每次数秒至 1～2min。疼痛以面颊、上下颌及舌部最为明显;口角、鼻翼、颊部和舌部为敏感区。轻触即可诱发,称为扳机点;当碰及触发点如洗脸、刷牙时疼痛发作。或当因咀嚼、呵欠和讲话等引起疼痛。以致患者不敢做这些动作。表现为面色憔悴、精神抑郁和情绪低落。

(2)严重者伴有面部肌肉的反复性抽搐、口角牵向患侧,称为痛性抽搐。并可伴有面部发红、皮温增高、结膜充血和流泪等。严重者可昼夜发作,夜不成眠或睡后痛醒。

(3)病程可呈周期性。每次发作期可为数日、数周或数月不等,缓解期亦可数日至数年不等。病程愈长,发作愈频繁愈重。神经系统检查一般无阳性体征。

(4)心理评估。使用焦虑量表评估患者的焦虑程度。

(二)患者问题

1.疼痛

主要由于三叉神经受损引起面颊、上下颌及舌疼痛。

2.焦虑

与疼痛反复、频繁发作有关。

(三)护理目标

(1)患者自感疼痛减轻或缓解。

(2)患者述舒适感增加,焦虑症状减轻。

（四）护理措施

1.治疗护理

（1）药物治疗：原发性三叉神经痛首选卡马西平治疗，其不良反应为头晕、嗜睡、口干、恶心、皮疹、再生障碍性贫血、肝功能损害、智力和体力衰弱等。护理者必须注意观察，每1～2个月复查肝功和血常规。偶有皮疹、肝功能损害和白细胞减少，需停药；也可按医生建议单独或联合使用苯妥英钠、氯硝西泮、巴氯芬、野木瓜等治疗。

（2）封闭治疗：三叉神经封闭是注射药物于三叉神经分支或三叉神经半月节上，阻断其传导，导致面部感觉丧失，获得一段时间的止痛效果。注射药物有无水乙醇、甘油等。封闭术的止痛效果往往不够满意，远期疗效较差，还有可能引起角膜溃疡、失明、颅神经损害、动脉损伤等并发症。且对三叉神经第一支疼痛不适用。但对全身状况差不能耐受手术的患者、鉴别诊断以及为手术创造条件的过渡性治疗仍有一定的价值。

（3）经皮选择性半月神经节射频电凝治疗：在X线监视下或经CT导向将射频电极针经皮插入半月神经节，通电加热至65℃～75℃维持1分钟，可选择性地破坏节后无髓鞘的传导痛温觉的Aβ和C细纤维，保留有髓鞘的传导触觉的Aα和粗纤维，疗效可达90％以上，但有面部感觉异常、角膜炎、咀嚼无力、复视和带状疱疹等并发症。长期随访复发率为21％～28％，但重复应用仍有效。本方法尤其适用于年老体弱不适合手术治疗的患者、手术治疗后复发者以及不愿意接受手术治疗的患者。

射频电凝治疗后并发症的观察护理：观察患者的恶心、呕吐反应，随时处理污物，遵医嘱补液补钾；询问患者有无局部皮肤感觉减退，观察其是否有同侧角膜反射迟钝、咀嚼无力、面部异样不适感觉。并注意给患者进餐软食，洗脸水温要适宜。如有术中穿刺方向偏内、偏深误伤视神经引起视力减退、复视等并发症，应积极遵医嘱给予治疗并防止患者活动摔伤、碰伤。

（4）外科治疗：①三叉神经周围支切除及抽除术：两者手术较简单，因神经再生而容易复发，故有效时间短，目前较少采用，仅限于第一支疼痛者姑息使用。②三叉神经感觉根切断术：经枕下入路三叉神经感觉根切断术，三叉神经痛均适用此种入路，手术操作较复杂，危险性大，术后反应较多，但常可发现病因，可很好保护运动根及保留部分面部和角膜触觉，复发率低，至今仍广泛使用。③三叉神经脊束切断术：此手术危险性太大，术后并发症严重，现很少采用。④微血管减压术：已知大约有85％～96％的三叉神经痛患者是由于三叉神经根存在血管压迫所致，用手术方法将压迫神经的血管从三叉神经根部移开，疼痛则会消失，这就是微血管减压术，因为微血管减压术是针对三叉神经痛的主要病因进行治疗，去除血管对神经的压迫后，约90％的患者疼痛可以完全消失，面部感觉完全保留，而达到彻底根治的目的，微血管减压术可以保留三叉神经功能，运用显微外科技术进行手术，减小了手术创伤，很少遗留永久性神经功能障碍，术中手术探查可以发现引起三叉神经痛的少见病因，如影像学未发现的小肿瘤、蛛网膜增厚及粘连等，因而成为原发性三叉神经痛的首选手术治疗方法。

三叉神经微血管减压术的手术适应证：正规药物治疗一段时间后，药物效果不明显或疗效明显减退的患者；药物过敏或严重不良反应不能耐受；疼痛严重，影响工作、生活和休息者。

微血管减压术治疗三叉神经痛的临床有效率为90％～98％，影响其疗效的因素很多，其中压迫血管的类型、神经受压的程度及减压方式的不同对其临床治疗和预后的判断有着重要的意义。微血管减压术治疗三叉神经痛也存在 5％～10％的复发率,不同术者和手术方法的不同差异很大。研究表明,患者的性别、年龄、疼痛的支数、疼痛部位、病程、近期疗效及压迫血管的类型可能与复发存在一定的联系。导致三叉神经痛术后复发的主要原因有:①病程大于 8 年;②静脉为压迫因素;③术后无即刻症状消失者。三叉神经痛复发最多见于术后 2 年内, 2 年后复发率明显降低。

2.心理支持

由于本病为突然发作的反复的阵发性剧痛,易导致患者出现精神抑郁和情绪低落等表现,因此护士应关心、理解、体谅患者,帮助其减轻心理压力,增强战胜疾病的信心。

3.健康教育

指导患者规律生活,合理休息、娱乐;鼓励患者运用指导式想象、听音乐、阅读报刊等分散注意力,消除紧张情绪。

第七节　急性脊髓炎

一、概述

脊髓炎系指由于感染或毒素侵及脊髓所致的疾病,更因其在脊髓的病变常为横贯性者,故亦称横贯性脊髓炎。

二、病因

脊髓炎不是一个独立的疾病,它可由许多不同的病因所引起,主要包括感染与毒素两类。

(一)感染

感染是引致脊髓炎的主要原因之一。可以是原发的,亦可以为继发的。原发性者最为多见,即指由于病毒所引致的急性脊髓炎而言。继发性者为起病于急性传染病,如麻疹、猩红热、白喉、流行性感冒、丹毒、水痘、肺炎、心内膜炎、淋病与百日咳等病的病程中,疫苗接种后或泌尿系统慢性感染性疾病时。

(二)毒素

无论外源毒素或内源毒素,当作用于脊髓时均可引致脊髓炎。较为常见可能引起脊髓炎的外源毒素有下列几种:一氧化碳中毒、二氧化碳中毒、脊髓麻醉、蛛网膜下隙注射药物等。脊髓炎亦偶可发生妊娠或产后期。

三、病理

脊髓炎的病理改变,主要在脊髓本身。

(一)急性期

脊髓肿胀、充血、发软,灰质与白质界限不清。镜检则可见细胞浸润,小量出血,神经胶质增生,血管壁增厚,神经细胞和纤维变性改变。

(二)慢性期

脊髓萎缩、苍白、发硬,镜检则可见神经细胞和纤维消失,神经胶质纤维增生。

四、临床表现

病毒所致的急性脊髓炎多见于青壮年,散在发病。起病较急,一般多有轻度前驱症状,如低热、全身不适或上呼吸道感染的症状。脊髓症状急骤发生,可有下肢的麻木与麻刺感,背痛并放射至下肢或围绕躯体的束带状感觉等,一般持续一或二日(罕有持续数小时者),长者可至1周,即显现脊髓横贯性损害症状,因脊髓横贯性损害可为完全性者,亦可为不完全性者,同时因脊髓罹患部位的不同,故其症状与体征亦各异,胸节脊髓最易罹患,此盖因胸髓最长与循环功能不全之故,兹依脊髓罹患节段,分别论述其症状与体征如下:

(一)胸髓

胸髓脊髓炎患者的最初症状为下肢肌力弱,可迅速进展而成完全性瘫痪。病之早期,瘫痪为弛缓性者,此时肌张力低下,浅层反射与深层反射消失,病理反射不能引出,是谓脊髓休克,为痉挛性截瘫。与此同时出现膀胱与直肠的麻痹,故初为尿与大便潴留,其后为失禁。因病变的横贯性,故所有感觉束皆受损,因此病变水平下的各种感觉皆减退或消失。感觉障碍的程度,决定于病变的严重度。瘫痪的下肢可出现血管运动障碍,如水肿与少汗或无汗。阴茎异常搏起偶可见到。

由于感觉消失,营养障碍与污染,故压疮常发生于骶部,股骨粗隆,足跟等骨骼隆起处。

(二)颈髓

颈髓脊髓炎患者,弛缓性瘫痪见于上肢,而痉挛性瘫痪见于下肢。感觉障碍在相应的颈髓病变水平下,病变若在高颈髓(颈髓3、4)则为完全性痉挛性四肢瘫痪且并有膈肌瘫痪,可出现呼吸麻痹,并有高热,可导致死亡。

(三)腰骶髓

严重的腰骶髓脊髓炎呈现下肢的完全性弛缓性瘫痪,明显的膀胱与直肠功能障碍,下肢腱反射消失,其后肌肉萎缩。

五、实验室检查

血液中白细胞数增多,尤以中性多形核者为甚。脑脊髓液压力可正常,除个别急性期脊髓水肿严重者外,一般无椎管阻塞现象。脑脊髓液外观无色透明,白细胞数可增高,主要为淋巴细胞,蛋白质含量增高、糖与氯化物含量正常。

六、诊断与鉴别诊断

确定脊髓炎的部位与病理诊断并不困难,其特点包括起病急骤,有前驱症状,迅即发生的脊髓横贯性损害症状与体征以及脑脊髓液的异常等。但欲确定病因则有时不易,详细的病史非常重要,例如起病前不久曾疫苗接种,则其脊髓炎极可能与之有关。

本病需与急性硬脊膜外脓肿,急性多发性神经根神经炎,视神经脊髓炎和脊髓瘤相鉴别。

七、病程与预后

本病的病程与预后,因病变部位、范畴与严重程度的不同而各异。一般而论,除非延髓或高颈髓罹患,罕有死于脊髓炎本身者。因脊髓炎常可并发广泛性压疮与严重的膀胱炎,故若干患者死于继发性感染者。如病变不持续进展,且病变本身已不甚严重时,本病可逐渐好转。

八、治疗

一切脊髓炎患者在急性期皆应绝对卧床休息。急性期可应用糖皮质激素,如氢化可的松

100～200mg 或地塞米松 5～10mg 静脉滴注，1 天 1 次，连续 10 天，以后改为口服泼尼松，已有并发感染或为预防感染，可选用适当的抗生素，并应加用维生素 B_1、B_{12} 等。

有呼吸困难者应注意呼吸道通畅，勤翻身，定时拍背，务使痰液尽量排出，如痰不能咳出或有分泌物储积，可行气管切开。

必须采取一切措施预防压疮的发生，患者睡衣与被褥必须保持清洁、干燥、柔软、且无任何皱褶。骶部应置于裹有白布的橡皮圈上，体位应定时变换，受压部分的皮肤亦应涂擦滑石粉。若压疮已发生，可局部应用氧化锌粉、代马妥或鞣酸软膏。

尿潴留时应使用留置导尿管，每 3～4h 放尿一次，每日应以 3％硼酸或 1％呋喃西林或 1％高锰酸钾液，每次 250mL 冲洗灌注，应停留 0.5h 再放出，每天冲洗 1～2 次，一有功能恢复迹象时则应取去导尿管，训练患者自动排尿。

便秘时应在食物中增加蔬菜，给予缓泄剂，必要时灌肠。

急性期时应注意避免屈曲性截瘫的发生以及注意足下垂的预防，急性期后应对瘫痪肢进行按摩、全关节的被动运动与温浴，可改善局部血循环与防止挛缩。急性期后仍为弛缓性瘫痪时，可应用平流电治疗。

九、急性脊髓炎的护理

(一)评估要点

1.一般情况

了解患者起病的方式、缓急；有无接种疫苗、病毒感染史；有无受凉、过劳、外伤等明显的诱因和前驱症状。评估患者的生命体征有无改变，了解对疾病的认识。

2.专科情况

(1)评估患者是否存在呼吸费力、吞咽困难和构音障碍。

(2)评估患者感觉障碍的部位、类型、范围及性质。观察双下肢麻木、无力的范围、持续时间；了解运动障碍的性质、分布、程度及伴发症状。评估运动和感觉障碍的平面是否上升。

(3)评估排尿情况：观察排尿的方式、次数与量，了解膀胱是否膨隆。区分是尿潴留还是充溢性尿失禁。

(4)评估皮肤的情况：有无皮肤破损、发红等。

3.实验室及其他检查

(1)肌电图是否呈失神经改变；下肢体感诱发电位及运动诱发电位是否异常。

(2)脊髓 MRI 是否有典型的改变，即病变部位脊髓增粗。

(二)护理诊断

1.躯体移动障碍

与脊髓病变所致截瘫有关。

2.排尿异常

与自主神经功能障碍有关。

3.低效性呼吸形态

与高位脊髓病变所致呼吸肌麻痹有关。

4.感知改变

与脊髓病变、感觉传导通路受损有关。

5.潜在并发症

压疮、肺炎、泌尿系统感染。

(三)护理措施

1.心理护理

双下肢麻木、无力易引起患者情绪紧张,护理人员应给予安慰,向患者及家属讲解疼痛过程。教会患者分散注意力的方法,如听音乐、看书。多与患者进行沟通,树立战胜疾病的信心,提高疗效。

2.病情观察

(1)监测生命体征:如血压偏低、心率慢、呼吸慢、血氧饱和度低、肌张力低,立即报告医生,同时建立静脉通道,每15min监测生命体征1次,直至正常。

(2)观察双下肢麻木、无力的范围、持续时间。

(3)监测血常规、脑脊液中淋巴细胞及蛋白、肝功能、肾功能情况,并准确记录。

3.皮肤护理

每1~2h翻身1次,并观察受压部位皮肤情况。保持皮肤清洁、干燥,床单柔软、平坦、舒适,受压部位皮肤用软枕、海绵垫悬空,防止压疮形成。保持肢体的功能位置,定时活动,防止关节挛缩和畸形,避免屈曲性痉挛的发生。

4.饮食护理

饮食上给予清淡、易消化、营养丰富的食物,新鲜的瓜果和蔬菜,如苹果、梨、香蕉、冬瓜、木耳等,避免辛辣刺激性强和油炸食物。

5.预防并发症

(1)预防压疮,做到"七勤"。如已发生压疮,应积极换药治疗。

(2)做好便秘、尿失禁、尿潴留的护理,防治尿路感染。

(3)注意保暖,避免受凉。经常拍背,帮助排痰,防止坠积性肺炎。

(四)应急措施

如患者出现呼吸费力、呼吸动度减小、呼吸浅慢、发绀、吞咽困难时,即刻给予清理呼吸道,吸氧,建立人工气道,应用简易呼吸器进行人工捏球辅助呼吸,有条件者给予呼吸机辅助呼吸;建立静脉液路,按医嘱给予抢救用药,必要时行气管插管或气管切开。

(五)健康教育

1.入院教育

(1)鼓励患者保持良好的心态,关心、体贴、尊重患者,树立战胜疾病的信心。

(2)告知本病的治疗、护理及预后等相关知识。

(3)病情稳定后及早开始瘫痪肢体的功能锻炼。

2.住院教育

(1)指导患者按医嘱正确服药,告知药物的不良反应与服药注意事项。

(2)给予高热量、高蛋白、高维生素饮食,多吃酸性及纤维素丰富的食物,少食胀气食物。

（3）告知患者及家属膀胱充盈的表现及尿路感染的表现,鼓励多饮水,2500～3000mL/d,保持会阴部清洁。保持床单及衣物整洁、干燥。

（4）指导患者早期进行肢体的被动与主动运动。

3.出院指导

（1）坚持肢体的功能锻炼和日常生活动作的训练,忌烟酒,做力所能及的家务和工作,促进功能恢复。

（2）患者出院后,继续遵医嘱服药。

（3）定期门诊复查,一旦发现肢体麻木、乏力、四肢瘫痪等情况,立即就医。

第八节　重症肌无力

重症肌无力（MG）是由乙酰胆碱受体抗体（AchR－Ab）介导的、细胞免疫依赖及补体参与者的神经－肌肉接头处传递障碍的自身免疫性疾病。病变主要累及神经－肌肉接头突触后膜上乙酰胆碱受体（AchR）。临床特征为部分或全身骨骼肌易疲劳,通常在活动后加重、休息后减轻,具有晨轻暮重等特点。MG 在一般人群中发病率为（8～20）/10 万,患病率约为 50/10 万。

一、病因

（1）重症肌无力确切的发病机制目前仍不明确,但是有关该病的研究还是很多的,其中,研究最多的是有关重症肌无力与胸腺的关系,以及乙酰胆碱受体抗体在重症肌无力中的作用。大量的研究发现,重症肌无力患者神经－肌肉接头处突触后膜上的乙酰胆碱受体（AchR）数目减少,受体部位存在抗 AchR 抗体,且突触后膜上有 IgG 和 C_3 复合物的沉积。

（2）血清中的抗 AchR 抗体的增高和突触后膜上的沉积所引起的有效的 AchR 数目的减少,是本病发生的主要原因。而胸腺是 AchR 抗体产生的主要场所,因此,本病的发生一般与胸腺有密切的关系。所以,调节人体 AchR,使之数目增多,化解突触后膜上的沉积,抑制抗AchR 抗体的产生是治愈本病的关键。

（3）很多临床现象也提示本病和免疫机制紊乱有关。

二、诊断要点

（一）临床表现

本病根据临床特征诊断不难,起病隐袭,主要表现受累肌肉病态疲劳,肌肉连续收缩后出现严重肌无力甚至瘫痪,经短暂休息后可见症状减轻或暂时好转。肌无力多于下午或傍晚劳累后加重,晨起或休息后减轻,称之为"晨轻暮重"。首发症状常为眼外肌麻痹,出现非对称性眼肌麻痹和上睑下垂,斜视和复视,严重者眼球运动明显受限,甚至眼球固定,瞳孔光反射不受影响。面肌受累表现皱纹减少,表情困难,闭眼和示齿无力;咀嚼肌受累使连续咀嚼困难,进食经常中断;延髓肌受累导致饮水呛咳,吞咽困难,声音嘶哑或讲话鼻音;颈肌受损时抬头困难。严重时出现肢体无力,上肢重于下肢,近端重于远端。呼吸肌、膈肌受累,出现咳嗽无力、呼吸困难,重症可因呼吸肌麻痹继发吸入性肺炎可导致死亡。偶有心肌受累可突然死亡,平滑肌和膀胱括约肌一般不受累。感染、妊娠、月经前常导致病情恶化,精神创伤、过度疲劳等可为诱因。

(二)临床试验

肌疲劳试验,如反复睁闭眼、握拳或两上肢平举,可使肌无力更加明显,有助诊断。

(三)药物试验

1.新斯的明试验

以甲基硫酸新斯的明 0.5mg 肌内注射或皮下注射。如肌力在半至 1 小时内明显改善时可以确诊,如无反应,可次日用 1mg、1.5mg,直至 2mg 再试,如 2mg 仍无反应,一般可排除本病。为防止新期的明的毒碱样反应,需同时肌内注射阿托品 0.5~1.0mg。

2.氯化腾喜龙试验

适用于病情危重、有延髓性麻痹或肌无力危象者。用 10mg 溶于 10mg 生理盐水中缓慢静脉注射,至 2mg 后稍停 20s,若无反应可注射 8mg,症状改善者可确诊。

(四)辅助检查

1.电生理检查

常用感应电持续刺激,受损肌反应及迅速消失。此外,也可行肌电图重复频率刺激试验,低频刺激波幅递减超过 10% 以上,高频刺激波幅递增超过 30% 以上为阳性。单纤维肌电图出现颤抖现象延长,延长超过 $50\mu s$ 者也属阳性。

2.其他

血清中抗 AchR 抗体测定约 85% 患者增高。胸部 X 线片或胸腺 CT 检查,胸腺增生或伴有胸腺肿瘤,也有辅助诊断价值。

三、鉴别要点

(1)本病眼肌型需与癔症、动眼神经麻痹、甲状腺毒症、眼肌型营养不良症、眼睑痉挛鉴别。

(2)延髓肌型者,需与真假延髓性麻痹鉴别。

(3)四肢无力者需与神经衰弱、周期性麻痹、感染性多发性神经炎、进行性脊肌萎缩症、多发性肌炎和癌性肌无力等鉴别。特别由支气管小细胞肺癌所引起的 Lambert-Eaton 综合征与本病十分相似,但药物试验阴性。肌电图(EMG)有特征异常,静息电位低于正常,低频重复电刺激活动电位渐次减小,高频重复电刺激活动电位渐次增大。

四、规范化治疗

(一)胆碱酯酶抑制剂

主要药物是溴吡斯的明,剂量为 60mg,每日 3 次,口服。可根据患者症状确定个体化剂量,若患者吞咽困难,可在餐前 30 分钟服药;如晨起行走无力,可起床前服长效溴吡斯的明 180mg。

(二)皮质激素

皮质激素适用于抗胆碱酯酶药反应较差并已行胸腺切除的患者。由于用药早期肌无力症状可能加重,患者最初用药时应住院治疗,用药剂量及疗程应根据患者具体情况做个体化处理。

1.大剂量泼尼松

开始剂量为 60～80mg/d,口服,当症状好转时可逐渐减量至相对低的维持量,隔日服 5～15mg/d,隔日用药可减轻不良反应发生。通常 1 个月内症状改善,常于数月后疗效达到高峰。

2.甲泼尼龙冲击疗法

反复发生危象或大剂量泼尼松不能缓解,住院危重病例、已用气管插管或呼吸机可用,每日 1g,口服,连用 3～5 日。如 1 个疗程不能取得满意疗效,隔 2 周可再重复 1 个疗程,共治疗 2～3 个疗程。

(三)免疫抑制剂

严重的或进展型病例必须做胸腺切除术,并用抗胆碱酯酶药。症状改善不明显者可试用硫唑嘌呤;小剂量皮质激素未见持续疗效的患者也可用硫唑嘌呤替代大剂量皮质激素,常用剂量为 2～3mg/(kg·d),最初自小剂量 1mg/(kg·d)开始,应定期检查血常规和肝、肾功能。白细胞低于 $3×10^9$/L 应停用;可选择性抑制 T 和 B 淋巴细胞增生,每次 1g,每日 2 次,口服。

(四)血浆置换

用于病情急骤恶化或肌无力危象患者,可暂时改善症状,或于胸腺切除术前处理,避免或改善术后呼吸危象,疗效持续数日或数月,该法安全,但费用昂贵。

(五)免疫球蛋白

通常剂量为 0.4g/(kg·d),静脉滴注,连用 3～5 日,用于各种类型危象。

(六)胸腺切除

60 岁以下的 MG 患者可行胸腺切除术,适用于全身型 MG,包括老年患者,通常可使症状改善或缓解,但疗效常在数月或数年后显现。

(七)危象的处理

1.肌无力危象

肌无力危象最常见,常因抗胆碱酯药物剂量不足引起,注射腾喜龙或新斯的明后症状减轻,应加大抗胆碱酯药的剂量。

2.胆碱能危象

抗胆碱酯酶药物过量可导致肌无力加重,出现肌束震颤及毒蕈碱样反应,腾喜龙静脉注射无效或加重,应立即停用抗胆碱酯酶药,待药物排出后重新调整剂量或改用其他疗法。

3.反拗危象

抗胆碱酯酶药不敏感所致。腾喜龙试验无反应。应停用抗胆碱酯酶药,输液维持或改用其他疗法。

(八)慎用和禁用的药物

奎宁、吗啡及氨基苷类抗生素、新霉素、多黏菌素、巴龙霉素等应禁用,地西泮、苯巴比妥等应慎用。

五、护理

(一)护理诊断

1.活动无耐力

与神经一肌肉联结点传递障碍;肌肉萎缩、活动能力下降;呼吸困难、氧供需失衡有关。

2.废用综合征

与神经肌肉障碍导致活动减少有关。

3.吞咽障碍

与神经肌肉障碍(呕吐反射减弱或消失;咀嚼肌肌力减弱;感知障碍)有关。

4.生活自理缺陷

与眼外肌麻痹、眼睑下垂或四肢无力、运动障碍有关。

5.营养不足,低于机体需要量

与咀嚼无力、吞咽困难致摄入减少有关。

(二)护理措施

(1)轻症者适当休息,避免劳累、受凉、感染、创伤、激怒。病情进行性加重者须卧床休息。

(2)在急性期,鼓励患者充分卧床休息。将患者经常使用的日常生活用品(如便器、卫生纸、茶杯等)放在患者容易拿取的地方。根据病情或患者的需要协助其日常生活活动,以减少能量消耗。

(3)指导患者使用床档、扶手、浴室椅等辅助设施,以节省体力和避免摔伤。鼓励患者在能耐受的活动范围内,坚持身体活动。患者活动时,注意保持周围环境安全,无障碍物,以防跌倒,路面防滑,防止滑倒。

(4)给患者和家属讲解活动的重要性,指导患者和家属对受累肌肉进行按摩和被动/主动运动,防止肌肉萎缩。

(5)选择软饭或半流质饮食,避免粗糙干硬、辛辣等刺激性食物。根据患者需要供给高蛋白、高热量、高维生素饮食。吃饭或饮水时保持端坐、头稍微前倾的姿势。给患者提供充足的进餐时间、喂饭速度要慢,少量多餐,交替喂液体和固体食物,让患者充分咀嚼、吞咽后再继续喂。把药片碾碎后制成糊状再喂药。

(6)注意保持进餐环境安静、舒适;进餐时,避免讲话或进行护理活动等干扰因素。进食宜在口服抗胆碱酯酶药物后 30~60min,以防呛咳。如果有食物滞留,鼓励患者把头转向健侧,并控制舌头向受累的一侧清除残留的食物或喂食数口汤,让食物咽下。如果误吸液体,让患者上身稍前倾,头稍微低于胸口,便于分泌物引流,并擦去分泌物。在床旁备吸引器,必要时吸引。患者不能由口进食时,遵医嘱给予营养支持或鼻饲。

(7)注意观察抗胆碱酯酶药物的疗效和不良反应,严格执行用药时间和剂量,以防因用量不足或过量导致危象的发生。

(三)应急措施

(1)一旦出现重症肌无力危象,应迅速通知医生;立即给予吸痰、吸氧、简易呼吸器辅助呼吸,做好气管插管或切开,人工呼吸机的准备工作;备好新斯的明等药物,按医嘱给药,尽快解除危象。

(2)避免应用一切加重神经肌肉传导障碍的药物,如吗啡、利多卡因、链霉素、卡那霉素、庆大霉素和磺胺类药物。

(四)健康指导

1.入院教育

(1)给患者讲解疾病的名称,病情的现状、进展及转归。

(2)根据患者需要,给患者和家属讲解饮食营养的重要性,取得他们的积极配合。

2.住院教育

(1)仔细向患者解释治疗药物的名称、药物的用法、作用和不良反应。

(2)告知患者常用药治疗方法,不良反应、服药注意事项,避免因服药不当而诱发肌无力危象。

(3)肌无力症状明显时,协助做好患者的生活护理,保持口腔清洁防止外伤和感染等并发症。

3.出院指导

(1)保持乐观情绪、生活规律、饮食合理、睡眠充足,避免疲劳、感染、情绪抑郁和精神创伤等诱因。

(2)注意根据季节、气候,适当增减衣服,避免受凉、感冒。

(3)按医嘱正确服药,避免漏服、自行停服和更改药量。

(4)患者出院后应随身带有卡片,包括姓名、年龄、住址、诊断证明以及目前所用药物及剂量,以便在抢救时参考。

(5)病情加重时及时就诊。

第四章　心血管疾病的护理

第一节　心绞痛

心绞痛是冠状动脉供血不足,心肌急剧的或暂时的缺血与缺氧所引起的临床综合征。其特点为阵发性的前胸压榨性疼痛感觉,主要位于胸骨后部,可放射至心前区和左上肢,常发生于劳动或情绪激动时,持续数分钟,休息或用硝酸酯制剂后消失。

一、病因和发病机制

本病多见于男性,多数患者在 40 岁以上,劳累、情绪激动、饱食、受寒、阴雨天气、急性循环衰竭等为常见诱因。除冠状动脉粥样硬化外,本病还可由主动脉瓣狭窄或关闭不全、梅毒性主动脉炎、原发性肥厚型心肌病、先天性冠状动脉畸形、风湿性冠状动脉炎等引起。

对心脏予以机械性刺激并不引起疼痛,但心肌缺血与缺氧则引起疼痛。当冠状动脉的供血与心肌的需血之间发生矛盾,冠状动脉血流量不能满足心肌代谢的需要,引起心肌急剧的、暂时的缺血与缺氧时,即产生心绞痛。

心肌耗氧的多少由心肌张力、心肌收缩强度和心率所决定。心肌张力＝左室收缩压(动脉收缩压)×心室半径。心肌收缩强度和心室半径经常不变,因此常用"心率×收缩压"(即二重乘积)作为估计心肌氧耗的指标。心肌能量的产生要求大量的氧供,心肌细胞摄取血液氧含量的 $65\%\sim75\%$,而身体其他组织则仅摄取 $10\%\sim25\%$,因此心肌平时对血液中氧的吸收已接近于最大量,氧需要增加时已难以从血液中更多地摄取氧,只能依靠增加冠状动脉的血流量来提供。在正常情况下,冠状循环有很大的储备力,其血流量可增加到休息时的 $6\sim7$ 倍。缺氧时,冠状动脉也扩张,能使其流量增加 $4\sim5$ 倍。动脉粥样硬化而致冠状动脉狭窄或部分分支闭塞时,其扩张性减弱,血流量减少,且对心肌的供血量相对地比较稳定。心肌的血液供给如减低到尚能应付心脏平时的需要,则休息时可无症状。一旦心脏负荷突然增加,如劳累、激动、左心衰竭等,使心肌张力增加(心腔容积增加、心室舒张末期压力增高)、心肌收缩力增加(收缩压增高、心室压力曲线量大压力随时间变化率增加)和心率增快等而致心肌氧耗量增加时,心肌对血液的需求增加;或当冠状动脉发生痉挛(如吸烟过度或神经体液调节障碍)时,冠状动脉血流量进一步减少;或在突然发生循环血流量减少的情况下(如休克、极度心动过速等),心肌血液供求之间的矛盾加深,心肌血液供给不足,遂引起心绞痛。严重贫血的患者,在心肌供血量虽未减少的情况下,可由于红细胞减少,血液携氧量不足而引起心绞痛。

在多数情况下,劳累诱发的心绞痛常在同一"心率×收缩压"值的水平上发生。

产生疼痛的直接因素,可能是在缺血缺氧的情况下,心肌内积聚过多的代谢产物,如乳酸、丙酮酸、磷酸等酸性物质;或类似激肽的多肽类物质,刺激心脏内自主神经的传入纤维末梢,经第 $1\sim5$ 胸交感神经节和相应的脊髓段,传至大脑,产生疼痛的感觉。这种痛觉反应在与自主神经进入水平相同脊髓的脊神经所分布的皮肤区域,即胸骨后及两臂的前内侧与小指,尤其是在左侧,而多不在心脏解剖位置处。有人认为,在缺血区内富有神经供应的冠状血管的异常牵拉和收缩,可以直接产生疼痛冲动。

病理解剖检查显示心绞痛的患者,至少有一支冠状动脉的主支管腔显著狭窄达横切面的75%以上。有侧支循环形成者,则冠状动脉的主支有更严重的阻塞才会发生心绞痛。另一方面,冠状动脉造影发现5%～10%的心绞痛患者,其冠状动脉的主要分支无明显病变,提示这些患者的心肌血供和氧供不足,可能是冠状动脉痉挛、冠状循环的小动脉病变、血红蛋白和氧的离解异常、交感神经过度活动;儿茶酚胺分泌过多或心肌代谢异常等所致。

患者在心绞痛发作之前,常有血压增高、心率增快、肺动脉压增高和肺毛细血管压增高的变化,反映心脏和肺的顺应性减低,发作时可有左心室收缩力和收缩速度降低、喷血速度减慢、左心室收缩压下降、心搏量和心排出量降低、左心室舒张末期压和血容量增加等左心衰竭的病理生理变化。左心室壁可呈收缩不协调或部分心室壁有收缩减弱的现象。

二、临床表现

(一)症状

1.典型发作

突然发生的胸骨后上、中段可波及心前区的压榨性、闷胀性或窒息性疼痛,可放射至左肩、左上肢前内侧及无名指和小指。重者有濒死的恐惧感和冷汗,往往迫使患者停止活动。疼痛历时 1～5min,很少超过 15min,休息或含化硝酸甘油多在 1～2min 内(很少超过 5min)缓解。

2.不典型发作

(1)疼痛部位可出现在上腹部、颈部、下颌、左肩胛部或右前胸、左大腿内侧等。

(2)疼痛轻微或无疼痛,而出现胸部闷感、胸骨后烧灼感等,称心绞痛的相当症状。上述症状亦应为发作型,休息或含化硝酸甘油可缓解。

心前区刺痛,手指能明确指出疼痛部位,以及持续性疼痛或胸闷,多不是心绞痛。

(二)体征

平时一般无异常体征。心绞痛发作时可出现心率增快、血压增高、表情焦虑、出汗,有时出现第四或第三心音奔马律,可有暂时性心尖区收缩期杂音(乳头肌功能不全)。

(三)心绞痛严重程度的分级

根据加拿大心血管学会分类分为四级。①Ⅰ级:一般体力活动(如步行和登楼)不受限,仅在强、快或长时间劳力时发生心绞痛。②Ⅱ级:一般体力活动轻度受限。快步、饭后、寒冷或刮风中、精神应激或醒后数小时内步行或登楼;步行两个街区以上、登楼一层以上和爬山,均引起心绞痛。③Ⅲ级:一般体力活动明显受限,步行 1～2 个街区,登楼一层引起心绞痛。④Ⅳ级:一切体力活动都引起不适,静息时可发生心绞痛。

三、分型

(一)劳累性心绞痛

由活动和其他可引起心肌耗氧增加的情况下而诱发。又可分为:

1.稳定型劳累性心绞痛特点

(1)病程>1 个月。

（2）胸痛发作与心肌耗氧量增加多有固定关系,即心绞痛阈值相对不变。

（3）诱发心绞痛的劳力强度相对固定,并可重复。

（4）胸痛发作在劳力当时,被迫停止活动,症状可缓解。

（5）心电图运动试验多呈阳性。

此型冠脉固定狭窄度超过管径 70％,多支病变居多,冠脉动力性阻塞多不明显,粥样斑块无急剧增大或破裂出血,故临床病情较稳定。

2.初发型劳力性心绞痛特点

（1）病程<1 个月。

（2）年龄较轻。

（3）男性居多。

（4）临床症状差异大。①轻型:中等度劳力时偶发。②重型:轻微用力或休息时频发,梗塞前心绞痛为回顾性诊断。

此型单支冠脉病变多,侧支循环少,因冠脉痉挛或粥样硬化进展迅速,斑块破裂出血,血小板聚集,甚至有血栓形成,导致病情不稳定。

3.恶化型劳累性心绞痛特点

（1）心绞痛发作次数、持续时间、疼痛程度在短期内突然加重。

（2）活动耐量较以前明显降低。

（3）日常生活中轻微活动均可诱发,甚至安静睡眠时也可发作。

（4）休息或用硝酸甘油对缓解疼痛作用差。

（5）发作时心电图有明显的缺血性 ST-T 改变。

（6）血清心肌酶正常。

此型多属多支冠脉严重粥样硬化,并存在左主干病变,病情突然恶化可能因斑块脂质浸润急剧增大或破裂或出血,血小板凝聚血栓形成,使狭窄管腔更堵塞,至活动耐量减低。

（二）自发性心绞痛

心绞痛发作与心肌耗氧量增加无明显关系,而与冠状血流储备量减少有关,可单独发生或与劳累性心绞痛并存。与劳累性心绞痛相比,疼痛持续时间一般较长,程度较重,且不易为硝酸甘油所缓解。包括:

1.卧位型心绞痛特点

（1）有较长的劳累性心绞痛史。

（2）平卧时发作,多在午夜前,即入睡 1～2h 内发作。

（3）发作时需坐起甚至需站立。

（4）疼痛较剧烈,持续时间较长。

（5）发作时 ST 段下降显著。

（6）预后差,可发展为急性心肌梗死或发生严重心律失常而死亡。

此型发生机制尚有争论,可能与夜梦、夜间血压降低或发生未被察觉的左心室衰竭,以致狭窄的冠状动脉远端心肌灌注不足;或平卧时静脉回流增加,心脏工作量增加,需氧增加等有关。

2.变异型心绞痛特点

(1)发病年龄较轻。

(2)发作与劳累或情绪多无关。

(3)易于午夜到凌晨时发作。

(4)几乎在同一时刻呈周期性发作。

(5)疼痛较重,历时较长。

(6)发作时心电图示有关导联的 ST 段抬高,与之相对应的导联则 ST 段可压低。

(7)含化硝酸甘油可使疼痛迅速缓解,抬高的 ST 段随之恢复。

(8)血清心肌酶正常。

本型心绞痛是由于在冠状动脉狭窄的基础上,该支血管发生痉挛,引起一片心肌缺血所致。冠状动脉造影正常的患者,也可由于该动脉痉挛而引起。冠状动脉痉挛可能与 α 肾上腺素能受体受到刺激有关,患者迟早会发生心心肌梗死。

3.中间综合征

亦称急性冠状动脉功能不全特点

(1)心绞痛发作持续时间长,可达 30min 至 1h 以上。

(2)常在休息或睡眠中发作。

(3)心电图、放射性核素和血清学检查无心肌坏死的表现。本型心绞痛其性质介于心绞痛与心肌梗死之间,常是心肌梗死的前奏。

4.梗死后心绞痛

梗死后心绞痛是急性心肌梗死发生后 1 月内(不久或数周)又出现的心绞痛。由于供血的冠状动脉阻塞发生心肌梗死,但心肌尚未完全坏死,一部分未坏死的心肌处于严重缺血状态下又发生疼痛,故随时有再发生梗死的可能。

(三)混合性心绞痛

混合性心绞痛的特点为:

(1)劳累性与自发性心绞痛并存,如兼有大支冠状动脉痉挛,除劳累性心绞痛外可并存变异型心绞痛,如兼有中等大冠脉收缩则劳累性心绞痛可在通常能耐受的劳动强度以下发生。

(2)心绞痛阈值可变性大,临床表现为在当天不同时间、当年不同季节的心绞痛阈值有明显变化,如伴有 ST 段压低的心绞痛患者运动能力的昼夜变化,或一天中首次劳累性发作的心绞痛。劳累性心绞痛患者遇冷诱发及餐后发作的心绞痛多属此型。

此类心绞痛为一支或多支冠脉有临界固定狭窄病变限制了最大冠脉储备力,同时有冠脉痉挛收缩的动力性阻塞使血流减少,故心肌耗氧量增加与心肌供氧量减少两个因素均可诱发心绞痛。

近年"不稳定型心绞痛"一词在临床上被广泛应用,指介于稳定型劳累性心绞痛与急性心肌梗死和猝死之间的中间状态。它包括了除稳定型劳累性心绞痛外的上述所有类型的心绞痛,还包括冠状动脉成形术后心绞痛、冠状动脉旁路术后心绞痛等新近提出的心绞痛类型。其病理基础是在原有病变基础上发生冠状动脉内膜下出血、粥样硬化斑块破裂、血小板或纤维蛋白凝集、形成血栓、冠状动脉痉挛等。

四、辅助检查

(一)心电图

1.静息时心电图

约半数患者在正常范围,也可有非特异性 ST－T 异常或陈旧性心肌梗死图形,有时有房室或束支传导阻滞、期前收缩等。

2.心绞痛发作时心电图

绝大多数患者可出现暂时性心肌缺血引起的 ST 段移位;ST 段水平或下斜压低≥1mm,ST 段抬高≥2mm(变异型心绞痛);T 波低平或倒置,平时 T 波倒置者发作时变直立(伪改善)。可出现各种心律失常。

3.心电图负荷试验

用于心电图正常或可疑时。有双倍二级梯运动试验(master 试验)、活动平板运动试验、蹬车试验潘生丁试验、心房调搏和异丙肾上腺素静脉滴注试验等。

4.动态心电图

24h 持续记录以证实胸痛时有无心电图缺血改变及无痛性禁忌缺血发作。

(二)放射性核素检查

1.^{201}铊(^{201}Tl)心肌显像或兼作负荷(运动)试验

休息时铊显像所示灌注缺损主要见于心肌梗死后瘢痕部位。而缺血心肌常在心脏负荷后显示灌注缺损,并在休息后复查出现缺损区再灌注现象。近年用^{99m}Tc－MIBI 作心肌灌注显像(静息或负荷)取得良好效果。

2.放射性核素心腔造影

静脉内注射焦磷酸亚锡被细胞吸附后,再注射^{99m}Tc,即可使红细胞被标记上放射性核素,得到心腔内血池显影。可测定左心室射血分数及显示室壁局部运动障碍。

(三)超声心动图

二维超声心动图可检出部分冠状动脉左主干病变,结合运动试验可观察到心室壁节段性运动异常,有助于心肌缺血的诊断,静息状态下心脏图像阴性,尚可通过负荷试验确定,近年三维、经食管、血管内和心内超声检查增加了其诊断的阳性率和准确性。

(四)心脏 X 线检查

无异常发现或见心影增大、肺充血等。

(五)冠状动脉造影

可直接观察冠状动脉解剖及病变程度与范围是确诊冠心病的最可靠方法,但其是一种有一定危险的有创检查,不宜作为常规诊断手段。其主要指征为:

(1)胸痛疑似心绞痛不能确诊者。

(2)内科治疗无效的心绞痛,需明确冠状病变情况而考虑手术者。

(六)激发试验

为诊断冠脉痉挛,常用冷加压、过度换气及麦角新碱作激发试验,前两种试验较安全,但敏感性差,麦角新碱可引起冠脉剧烈收缩,仅适用于造影时冠脉正常或固定狭窄病变<50%的可疑冠脉痉挛患者。

五、诊断要点

根据典型的发作特点和体征,含用硝酸甘油后缓解,结合年龄和存在冠心病易患因素,除外其他原因所致的心绞痛,一般即可建立诊断。下列几方面有助于临床上判别心绞痛。

(一)性质

心绞痛应是压榨紧缩、压迫窒息、沉重闷胀性疼痛,而非刀割样尖锐痛或抓痛、短促的针刺样或触电样痛或昼夜不停的胸闷感觉。其实也并非"绞痛"。在少数患者可为烧灼感、紧张感或呼吸短促伴有咽喉或气管上方紧窄感。疼痛或不适感开始时较轻,逐渐增剧,然后逐渐消失,很少为体位改变或呼吸所影响。

(二)部位

疼痛或不适处常位于胸骨或其邻近,也可发生在上腹部至咽部之间的任何水平处,但极少在咽部以上。有时可位于左肩或左臂,偶尔也可位于右臂、下颌、下颈椎、上胸椎、左肩胛骨间或肩胛骨上区,然而位于左腋下或左胸下者很少。对于疼痛或不适感分布的范围,患者常需用整个手掌或拳头来指示,仅用一手指的指端来指示者极少。

(三)时限

为 1～15min,多数 3～5min,偶有达 30min 的(中间综合征除外)。疼痛持续仅数秒钟或不适感(多为闷感)持续整天或数天者均不似心绞痛。

(四)诱发因素

以体力劳累为主,其次为情绪激动,再次为寒冷环境、进冷饮及身体其他部位的疼痛。在体力活动后而不是在体力活动的当时发生的不适感,不似心绞痛。体力活动再加情绪激动,则更易诱发,自发性心绞痛可在无任何明显诱因下发生。

(五)硝酸甘油的效应

舌下含用硝酸甘油片如有效,心绞痛应于 1～2min 内缓解(也有需 5min 的,要考虑到患者可能对时间的估计不够准确),对卧位型的心绞痛,硝酸甘油可能无效。在评定硝酸甘油的效应时,还要注意患者所用的药物是否已经失效或接近失效。

(六)心电图

发作时心电图检查可见以 R 波为主的导联中,ST 段压低,T 波平坦或倒置(变异型心绞痛者则有关导联 ST 段抬高),发作过后数分钟内逐渐恢复。心电图无改变的患者可考虑做负荷试验。发作不典型者,诊断要依靠观察硝酸甘油的疗效和发作时心电图的改变;如仍不能确诊,可多次复查心电图、心电图负荷试验或 24h 动态心电图连续监测,如心电图出现阳性变化或负荷试验诱致心绞痛发作时亦可确诊。

六、鉴别诊断

(一)X 综合征

目前临床上被称为 X 综合征的有两种情况:一是 1973 年 Kemp 所提出的原因未明的心绞痛;二是 1988 年 Keaven 所提出的与胰岛素抵抗有关的代谢失常。心绞痛需与 Kemp 的 X 综合征相鉴别。X 综合征(Kemp)目前被认为是小的冠状动脉舒缩功能障碍所致,以反复发作劳累性心绞痛为主要表现,疼痛亦可在休息时发生,发作时或负荷后心电图可示心肌缺血表现、核素心肌灌注可示灌注缺损、超声心动图可示节段性室壁运动异常。但本病多见于女性,冠心病的易患因素不明显,疼痛症状不甚典型,冠状动脉造影阴性,左心室无肥厚表现,麦角新碱试验阴性,治疗反应不稳定而预后良好则与冠心病心绞痛不同。

(二)心脏神经官能症

多发于青年或更年期的女性,心前区刺痛或经常性胸闷,与体力活动无关,常伴心悸及叹息样呼吸,手足麻木等。过度换气或自主神经功能紊乱时可有 T 波低平或倒置,但心电图普萘洛尔试验或氯化钾试验时 T 波多能恢复正常。

(三)急性心肌梗死

本病疼痛部位与心绞痛相仿,但程度更剧烈,持续时间多在半小时以上,硝酸甘油不能缓解。常伴有休克、心律失常及心力衰竭;心电图面向梗死部位的导联 ST 段抬高、常有异常 Q 波;血清心肌酶增高。

(四)其他心血管病

如主动脉夹层形成、主动脉窦瘤破裂、主动脉瓣病变、肥厚型心肌病、急性心包炎等。

(五)颈胸疾患

如颈椎病、胸椎病、肋软骨炎、肩关节周围炎、胸肌劳损、肋间神经痛、带状疱疹等。

(六)消化系统疾病

如食管裂孔疝、贲门痉挛、胃及十二指肠溃疡、急性胰腺炎、急性胆囊炎及胆石症等。

七、预防和治疗

预防主要是防止动脉粥样硬化的发生和发展。治疗原则是改善冠状动脉的供血和减轻心肌的耗氧,同时治疗动脉粥样硬化。

(一)发作时的治疗

1.休息

发作时立刻休息,一般患者在停止活动后症状即可消除。

2.药物治疗

较重的发作,可使用作用快的硝酸酯制剂。这类药物除扩张冠状动脉、降低其阻力、增加其血流量外,还通过对周围血管的扩张作用,减少静脉回心血量、降低心室容量、心腔内压、心排出量和血压,减低心脏前后负荷和心肌的需氧,从而缓解心绞痛。

(1)硝酸甘油:可用 0.3～0.6mg 片剂,置于舌下含化,使其迅速为唾液所溶解而吸收 1～2min 即开始起作用,约半小时后作用消失,对约 92% 的患者有效,其中 76% 在 3min 内见效。延迟见效或完全无效时提示患者并非患冠心病或患严重的冠心病,也可能所含的药物已失效或未溶解,如属后者可嘱患者轻轻嚼碎之继续含化。长期反复应用可由于产生耐药性而效力减低,停用 10d 以上,可恢复有效性。近年还有喷雾剂和胶囊制剂,能达到更迅速起效的目的。不良反应有头昏、头胀痛、头部跳动感、面红、心悸等,偶尔有血压下降,因此第一次用药时,患者宜取平卧位,必要时吸氧。

(2)硝酸异山梨酯(消心痛):可用 5～10mg,舌下含化,2～5min 见效,作用维持 2～3h。或用喷雾剂喷到口腔两侧黏膜上,每次 1.25mg,1min 见效。

(3)亚硝酸异戊酯:为极易气化的液体,盛于小安瓿内,每安瓿 0.2mL,用时以小手帕包裹敲碎,立即盖于鼻部吸入。作用快而短,在 10～15s 内开始,几分钟即消失。本药作用与硝酸甘油相同,其降低血压的作用更明显,有引起昏厥的可能,目前多数学者不推荐使用。同类制剂还有亚硝酸辛酯。在应用上述药物的同时,可考虑用镇静药。

(二)缓解期的治疗

宜尽量避免各种确知足以诱致发作的因素。调节饮食,特别是一次进食不应过饱,禁绝烟酒。调整日常生活与工作量;减轻精神负担;保持适当的体力活动,但以不致发生疼痛症状为度;有血脂质异常者积极调整血脂;一般不需卧床休息。在初次发作(初发型)或发作增多、加重(恶化型)或卧位型、变异型、中间综合征、梗死后心绞痛等,疑为心肌梗死前奏的患者,应予休息一段时间。

使用作用持久的抗心绞痛药物,应防止心绞痛发作,可单独选用、交替应用或联合应用下列作用持久的药物。

1.硝酸酯制剂

(1)硝酸异山梨酯。①硝酸异山梨酯:口服后半小时起作用,持续 3～5h,常用量为 10～20mg/4～6h,初服时常有头痛反应,可将单剂改为 5mg,以后逐渐加量。②单硝酸异山梨酯(异乐定):口服后吸收完全,解离缓慢,药效达 8h,常用量为 20～40mg/8～12h。近年倾向于应用缓释制剂减少服药次数,硝酸异山梨酯的缓释制剂 1 次口服作用持续 8h,可用 20～60mg/8h;单硝酸异山梨酯的缓释制剂用量为 50mg,每天 1～2 次。

(2)戊四硝酯制剂。①硝酸甘油缓释制剂:口服后使硝酸甘油部分药物得以逃逸肝脏代谢,进入体循环而发挥其药理作用。一般服后半小时起作用,时间可长达 8～12h,常用剂量为 2.5mg,每天 2 次。②硝酸甘油软膏和贴片制剂:前者为 2% 软膏,均匀涂于皮肤上,每次直径 2～5 厘米,涂药 60～90min 起作用,维持 4～6h;后者每贴含药 20mg,贴于皮肤上后 1h 起作用,维持 12～24h。胸前或上臂皮肤为最合适于涂或贴药的部位。

患青光眼、颅内压增高、低血压或休克者不宜选用本类药物。

2.β肾上腺素能受体阻滞剂(β受体阻滞剂)

β受体有 $β_1$ 和 $β_2$ 两个亚型。心肌组织中 $β_1$ 受体占主导地位而支气管和血管平滑肌中以 $β_2$ 受体为主。所有 β 受体阻滞剂对两型 β 受体都能抑制,但对心脏有些制剂有选择性作用。它们具有阻断拟交感胺类对心率和心收缩力受体的刺激作用,减慢心率,降低血压,减低心肌收缩力和氧耗量,从而缓解心绞痛的发作。此外,还减低运动时血流动力的反应,使在同一运动量水平上心肌耗氧量减少;使不缺血的心肌区小动脉(阻力血管)缩小,从而使更多的血液通过极度扩张的侧支循环(输送血管)流入缺血区。国外学者建议用量要大。不良反应有心室射血时间延长和心脏容积增加,这虽可能使心肌缺血加重或引起心力衰竭,但其使心肌耗氧量减少的作用远超过其不良反应。常用制剂有:

(1)普萘洛尔(心得安):每天 3～4 次,开始时每次 10mg,逐步增加剂量,达每天 80～200mg;其缓释制剂用 160mg,1 次/日。

(2)氧烯洛尔(心得平):每天 3～4 次,每次 20～40mg。

(3)阿普洛尔(心得舒):每天 2～3 次,每次 25～50mg。

(4)吲哚洛尔(心得静):每天 3～4 次,每次 5mg,逐步增至 60mg/d。

(5)索他洛尔(心得怡):每天 2～3 次,每次 20～40mg,逐步增至 200mg/d。

（6）美托洛尔（美多心安）：每天 2 次，每次 25～100mg；其缓释制剂用 200mg，1 次/日。

（7）阿替洛尔（氨酰心安）：每天 2 次，每次 12.5～75mg。

（8）醋丁洛尔（醋丁酰心安）：每天 200～400mg，分 2～3 次服。

（9）纳多洛尔（康加多尔）：每天 1 次，每次 40～80mg。

（10）噻吗洛尔（噻吗心安）：每天 2 次，每次 5～15mg。

本类药物有引起心动过缓、降低血压、抑制心肌收缩力、引起支气管痉挛等作用，有些药物长期应用可以引起血脂增高，故选用药物时和用药过程中要加以注意和观察。新的一代制剂中赛利洛尔具有心脏选择性 β_1 受体阻滞作用，同时部分的激动 β_2 受体。其减缓心率的作用较轻，甚至可使夜间心率增快；有轻度兴奋心脏的作用；有轻度扩张支气管平滑肌的作用；使血胆固醇、低密度脂蛋白和三酰甘油降低而高密度脂蛋白胆固醇增高；使纤维蛋白降低而纤维蛋白原增高；长期应用对血糖无影响，因而更适用于老年冠心患者。剂量为 200～400mg，每天 1 次。我国患者对降受体阻滞剂的耐受性较差宜用低剂量。

β 受体阻滞剂可与硝酸酯合用，但要注意：①β 受体阻滞剂可与硝酸酯有协同作用，因而剂量应偏小，开始剂量尤其要注意减小，以免引起直立性低血压等不良反应。②停用 β 受体阻滞剂时应逐步减量，如突然停用有诱发心肌梗死的可能。③心功能不全，支气管哮喘以及心动过缓者不宜用。由于其有减慢心律的不良反应，因而限制了剂量的加大。

3.钙通道阻滞剂亦称钙拮抗剂

此类药物抑制钙离子进入细胞内，也抑制心肌细胞兴奋，收缩耦联中钙离子的利用。因而抑制心肌收缩，减少心肌耗氧；扩张冠状动脉，解除冠状动脉痉挛，改善心内膜下心肌的血供；扩张周围血管，降低动脉压，减轻心脏负荷；还降低血液黏度，抗血小板聚集，改善心肌的微循环。常用制剂有：

（1）苯烷胺衍生物：最常用的是维拉帕米（异搏定）80～120mg，每天 3 次；其缓释制剂 240～480mg，每天 1 次。不良反应有头晕、恶心、呕吐、便秘、心动过缓、PR 间期延长、血压下降等。

（2）二氢吡啶衍生物：①硝苯地平（心痛定）：10～20mg，每 4～8h 1 次口服；舌下含用 3～5min 后起效；其缓释制剂用量为 20～40mg，每天 1～2 次。②氨氯地平（络活喜）：5～10mg，每天 1 次。③尼卡地平：10～30mg，每天 3～4 次。④尼索地平：10～20mg，每天 2～3 次。⑤非洛地平（波依定）：5～20mg，每天 1 次。⑥伊拉地平：2.5～10mg，每 12h 1 次。

本类药物的不良反应有头痛、头晕、乏力、面部潮红、血压下降、心率增快、下肢水肿等，也可有胃肠道反应。

（3）苯噻氮唑衍生物：最常用的是地尔硫䓬（恬尔心、合心爽），30～90mg，每天 3 次，其缓释制剂用量为 45～90mg，每天 2 次。

不良反应有头痛、头晕、皮肤潮红、下肢水肿、心率减慢、血压下降、胃肠道不适等。

以钙通道阻滞剂治疗变异型心绞痛的疗效最好。本类药可与硝酸酯同服，其中二氢吡啶衍生物类如硝苯地平尚可与 β 阻滞剂同服，但维拉帕米与 β 阻滞剂合用时则有过度抑制心脏的危险。停用本类药时也宜逐渐减量然后停服，以免发生冠状动脉痉挛。

4.冠状动脉扩张剂

冠状动脉扩张剂为能扩张冠状动脉的血管扩张剂,从理论上说将能增加冠状动脉的血流,改善心肌的血供,缓解心绞痛。但由于冠心病时冠状动脉病变情况复杂,有些血管扩张剂如双嘧达莫,可能扩张无病变或轻度病变的动脉较扩张重度病变的动脉远为显著,减少侧支循环的血流量,引起所谓"冠状动脉窃血",增加了正常心肌的供血量,使缺血心肌的供血量反而更减少,因而不再用于治疗心绞痛。目前仍用的有:

(1)吗多明:1～2mg,每天2～3次,不良反应有头痛、面红、胃肠道不适等。

(2)胺碘酮:100～200mg,每天3次,也用于治疗快速心律失常,不良反应有胃肠道不适、药疹、角膜色素沉着、心动过缓、甲状腺功能障碍等。

(3)乙氧黄酮:30～60mg,每天2～3次。

(4)卡波罗孟:75～150mg,每天3次。

(5)奥昔非君:8～16mg,每天3～4次。

(6)氨茶碱:100～200mg,每天3～4次。

(7)罂粟碱:30～60mg,每天3次等。

(三)中医中药治疗

根据祖国医学辨证论治,采用治标和治本两法。治标,主要在疼痛期应用,以"通"为主,有活血、化瘀、理气、通阳、化痰等法;治本,一般在缓解期应用,以调整阴阳、脏腑、气血为主,有补阳、滋阴、补气血、调理脏腑等法其其中以"活血化瘀"法(常用丹参、红花、川芎、蒲黄、郁金等)和"芳香温通"法(常用苏合香丸、苏冰滴丸、宽胸丸、保心丸、麝香保心丸等)最为常用。

(四)其他药物和非药物治疗

右旋糖酐40或羟乙基淀粉注射液:250～500mL/d,静脉滴注14～30d为一疗程,作用为改善微循环的灌流,可能改善心肌的血流灌注,可用于心绞痛的频繁发作。高压氧治疗增加全身的氧供应,可使顽固的心绞痛得到改善,但疗效不易巩固。体外反搏治疗可能增加冠状动脉的血供,也可考虑应用。兼有早期心力衰竭者,治疗心绞痛的同时宜用快速作用的洋地黄类制剂。鉴于不稳定型心绞痛的病理基础是在原有冠状动脉粥样硬化病变上发生冠状动脉内膜下出血、斑块破裂、血小板或纤维蛋白凝集形成血栓,近年对之采用抗凝血、溶血栓和抗血小板药物治疗,收到较好的效果。

(五)冠状动脉介入性治疗

1.经皮冠状动脉腔内成形术(PTCA)

为用带球囊的心导管经周围动脉送到冠状动脉,在导引钢丝的引导下进入狭窄部位,向球囊内注入造影剂使之扩张,在有指征的患者中可收到与外科手术治疗同样的效果。过去认为理想的指征为:①心绞痛病程(<1年)药物治疗效果不佳,患者失健。②1支冠状动脉病变,且病变在近端、无钙化或痉挛。③有心肌缺血的客观证据。④患者有较好的左心室功能和侧支循环。施行本术如不成功需作紧急主动脉-冠状动脉旁路移植手术。

近年随着技术的改进,经验的累积,手术指征已扩展到:①治疗多支或单支多发病变。②治疗近期完全闭塞的病变,包括发病6h内的急性心肌梗死。③治疗病情初步稳定2～3周后的不稳定型心绞痛。④治疗主动脉-冠状动脉旁路移植术后血管狭窄。无血供保护的左冠状动脉主干病变为用本手术治疗的禁忌。本手术即时成功率在 90％左右,但术后 3～6 个月内,25％～35％患者可再发生狭窄。

2.冠状动脉内支架安置术(ISI)

以不锈钢、钴合金或钽等金属和高分子聚合物制成的筛网状、含槽的管状和环绕状的支架,通过心导管置入冠状动脉,由于支架自行扩张或借球囊膨胀作用使其扩张,支撑在血管壁上,从而维持血管内血流畅通。用于:①改善 PTCA 的疗效,降低再狭窄的发生率,尤其适于 PTCA 扩张效果不理想者。②PTCA 术时由于冠状动脉内膜撕脱、血管弹性而回缩、冠状动脉痉挛或血栓形成而出现急性血管闭塞者。③慢性病变冠状动脉近于完全阻塞者。④旁路移植血管段狭窄者。⑤急性心肌梗死者。术后使用抗血小板治疗预防支架内血栓形成,目前认为新一代的抗血小板制剂－血小板 GPⅡb/Ⅲ受体阻滞剂有较好效果,可用 abciximab 静脉注射,0.25mg/kg,然后每小时静脉滴注 10μg/kg,共 12h;或 eptifibatibe 静脉注射,180μg/kg,然后,静脉滴注每分钟 2μg/kg,共 96h;或 tirofiban,静脉滴注每分钟 0.4μg/kg,共 30min,然后每分钟 0.1μg/kg,滴注 48h。口服制剂有 xemilofiban,5～20mg,每天 2 次等。也可口服常用的抗血小板药物如阿司匹林、双嘧达莫、噻氯吡啶或较新的氯吡格雷等。

3.其他介入性治疗

尚有冠状动脉斑块旋切术、冠状动脉斑块旋切吸引术、冠状动脉斑块旋磨术、冠状动脉激光成形术等,这些在 PTCA 的基础上发展的方法,期望使冠状动脉再通更好,使再狭窄的发生率降低。近年还有用冠状动脉内超声、冠状动脉内放射治疗的介入性方法,其结果有待观察。

(六)运动锻炼疗法

谨慎安排进度适宜的运动锻炼有助于促进侧支循环的发展,提高体力活动的耐受量,改善症状。

(七)不稳定型心绞痛的处理

各种不稳定型心绞痛的患者均应住院卧床休息,在密切监护下,进行积极的内科治疗,尽快控制症状和防止发生心肌梗死。需取血测血清心肌酶和观察心电图变化以除外急性心肌梗死,并注意胸痛发作时的 ST 段改变。胸痛时可先含硝酸甘油 0.3～0.6mg,如反复发作可舌下含硝酸异山梨酯 5～10mg,每 2h1 次,必要时加大剂量,以收缩压不过于下降为度,症状缓解后改为口服。如无心力衰竭可加用 β 受体阻滞剂和(或)钙通道阻滞剂,剂量可偏大些。胸痛严重而频繁或难以控制者,可静脉内滴注硝酸甘油,以 1mg 溶于 5％葡萄糖液 50～100mL 中,开始时 10～20μg/min,需要时逐步增加至 100～200μg/min;也可用硝酸异山梨酯 10mg 溶于 5％葡萄糖 100mL 中,以 30～100μg/min 静脉滴注。对发作时 ST 段抬高或有其他证据提示其发作主要由冠状动脉痉挛引起者,宜用钙通道阻滞剂取代 β 受体阻滞剂。鉴于本型患者常有冠状动脉内粥样斑块破裂、血栓形成、血管痉挛以及血小板聚集等病变基础,近年主张用阿司匹林口服和肝素或低分子肝素皮下或静脉内注射以预防血栓形成。情况稳定后行选择性冠状动脉造影,考虑介入或手术治疗。

八、护理

(一)护理评估

1.病史

询问患者有无高血压、高脂血症、吸烟、糖尿病、肥胖等危险因素,以及劳累、情绪激动、饱食、寒冷、吸烟、心动过速、休克等诱因。

2.身体状况

主要评估胸痛的特征，包括诱因、部位、性质、持续时间、缓解方式及心理感受等。典型心绞痛的特征为：①发作在劳力等诱因的当时。②疼痛部位在胸骨体上段或中段之后，可波及心前区约手掌大小范围，甚至横贯前胸，界限不很清楚，常放射至左肩臂内侧达无名指和小指，或至颈、咽、下颌部。③疼痛性质为压迫、紧缩性闷痛或烧灼感，偶伴濒死感，迫使患者立即停止原来的活动，直至症状缓解。④疼痛一般持续 3～5min，经休息或舌下含化硝酸甘油，几分钟内缓解，可数日或数周发作 1 次，或一日发作多次。⑤发作时多有紧张或恐惧，发作后有焦虑、多梦。发作时体检常有心率加快、血压升高、面色苍白、冷汗、部分患者有暂时性心尖部收缩期杂音、舒张期奔马律、交替脉。

3.实验室及其他检查

(1)心电图检查：主要是在 R 波为主的导联上，ST 段压低，T 波平坦或倒置等。

(2)心电图负荷试验：通过增加心脏负荷及心肌氧耗量，激发心肌缺血性 ST－T 改变，有助于临床诊断和疗效评定等。常用的方法有：饱餐试验、双倍阶梯运动试验及次极量运动试验等。

(3)动态心电图：可以连续 24h 记录心电图，观察缺血时的 ST－T 改变，有助于诊断、观察药物治疗效果以及有无心律失常。

(4)超声波检查：二维超声显示：左主冠状动脉及分支管腔可能变窄，管壁不规则增厚及回声增强。心绞痛发作时或运动后局部心肌运动幅度减低或无运动及心功能减低。超声多普勒于二尖瓣上取样，可测出舒张早期血液速度减低，舒张末期流速增加，表示舒张早期心肌顺应性减低。

(5)X 线检查：冠心病患者在合并有高血压病或心功能不全时，可有心影扩大、主动脉弓屈曲延长；心力衰竭重时，可合并肺充血改变；有陈旧心肌梗死合并室壁瘤时，X 线下可见心室反向搏动(记波摄影)。

(6)放射性核素检查：静脉注射^{201}Tl，心肌缺血区不显像。^{201}Tl 运动试验以运动诱发心肌缺血，可使休息时无异常表现的冠心病患者呈现不显像的缺血区。

(7)冠状动脉造影：可发现中动脉粥样硬化引起的狭窄性病变及其确切部位、范围和程度，并能估计狭窄处远端的管腔情况。

(二)护理目标

(1)患者主诉疼痛次数减少，程度减轻。

(2)患者能够掌握活动规律并保持最佳活动水平，表现为活动后不出现心律失常和缺氧表现。心率、血压、呼吸维持在预定范围。

(3)患者能够运用有效的应对机制减轻或控制焦虑。

(4)患者能了解本病防治常识，说出所服用药物的名称、用法、作用和不良反应。

(5)无并发症发生。

(三)护理措施

1.一般护理

(1)患者应卧床休息，嘱患者避免突然用力的动作，饭后不宜进行体力活动，防止精神紧张、情绪激动、受寒、饱餐及吸烟酗酒,宜少量多餐,用清淡饮食,不宜进含动物脂肪及高胆固醇的食物。

对有恐惧和焦虑心理的患者,应向患者解释冠心病的性质,只要注意生活保健,坚持治疗,可以防止病情的发展;对情绪不稳者,可适当应用镇静剂。

(2)保持大小便通畅,做好皮肤及口腔的护理。

2.病情观察与护理

(1)不稳定型心绞痛患者应放监护室予以监护,密切观察病情和心电图变化,观察胸痛持续的时间、次数,并注意观察硝酸盐类等药物的不良反应。发现异常,及时报告医师,并协助相应的处理。

(2)患者心绞痛发作时,嘱其安静卧床休息,做心电图检查,观察其 ST-T 的改变,并给予舌下含化硝酸甘油 0.6mg,吸氧。对有频繁发作的心绞痛或属自发型心绞痛的患者,需提高警惕,用心电监护观察有无发展为心肌梗死。如有上述变化,应及时报告医生。

(四)健康教育

(1)患者及家属讲解有关疾病的病因及诱发因素,防止过度脑力劳动,适当参加体力活动;合理搭配饮食结构;肥胖者需限制饮食;戒烟酒。积极防治高血压、高脂血症和糖尿病。有上述疾病家族史的青年,应早期注意血压及血脂变化,争取早期发现,及时治疗。

(2)心绞痛症状控制后,应坚持服药治疗。避免导致心绞痛发作的诱因。对不经常发作者,需鼓励作适当的体育锻炼如散步、打太极拳等,这样有利于冠状动脉侧支循环的建立。随身携带硝酸甘油片或亚硝酸异戊酯等药物,以备心绞痛发作时自用。

(3)出院时指导患者根据病情调整饮食结构,坚持医生、护士建议的合理化饮食。教会家属正确测量血压、脉搏、体温的方法。教会患者及家属识别与自身有关的诱发因素,如吸烟,情绪激动等。

(4)出院带药,给患者提供有关的书面材料,指导患者正确用药。

(5)教会患者门诊随访知识。

第二节 急性心肌梗死

急性心肌梗死(AMI)是急性心肌缺血性坏死。是在冠状动脉病变的基础上,发生冠状动脉血供急剧减少或中断,使相应的心肌严重而持久地急性缺血所致。原因通常是在冠状动脉样硬化病变的基础上继发血栓形成所致。非动脉粥样硬化所导致的心肌梗死可由感染性心内膜炎血栓脱落、主动脉夹层形成、动脉炎等引起。

本病在欧美常见,20 世纪 50 年代美国本病病死率>300/10 万人口,20 世纪 70 年代以后降到<200/10 万人口。美国 35~84 岁人群中年发病率男性为 71‰,女性为 22‰;每年约有 80 万人发生心肌梗死,45 万人再梗死。在我国本病远不如欧美多见,70 年代和 80 年代北京、河北、哈尔滨、黑龙江、上海、广州等省市年发病率仅 0.2‰~0.6‰,其中以华北地区最高。

一、病因和发病机制

急性心肌梗死绝大多数是由冠状动脉粥样硬化所致。由于冠状动脉有弥散而广泛的粥样硬化病变,使管腔有＞75％的狭窄,侧支循环尚未充分建立。一旦由于管腔内血栓形成、劳力、情绪激动、休克、外科手术或血压剧升等诱因而导致血供进一步急剧减少或中断,使心肌严重而持久急性缺血达1小时以上,即可发生心肌梗死。

冠状动脉闭塞后约半小时,心肌开始坏死,1小时后心肌凝固性坏死,心肌间质充血、水肿、炎性细胞浸润。以后坏死心肌逐渐溶解,形成肌溶灶,随后渐有肉芽组织形成,坏死组织约有1～2周后开始吸收,逐渐纤维化,在6～8周形成瘢痕而愈合,即为陈旧性心肌梗死。坏死心肌波及心包可引起心包炎。心肌全层坏死,可产生心室壁破裂,游离壁破裂或室间隔穿孔,也可引起乳头肌断裂。若仅有心内膜下心肌坏死,在心室腔压力的冲击下,外膜下层向外膨出,形成室壁膨胀瘤,造成室壁运动障碍甚至矛盾运动,严重影响左心室射血功能。冠状动脉可有一支或几支闭塞而引起所供血区部位的梗死。

急性心肌梗死时,心脏收缩力减弱,顺应性减低,心肌收缩不协调,心排出量下降,严重时发生泵衰竭、心源性休克及各种心律失常、病死率高。

二、病理生理

主要出现左心室舒张和收缩功能障碍的一些血流动力学变化,其严重度和持续时间取决于梗死的部位、程度和范围。心脏收缩力减弱、顺应性减低、心肌收缩不协调,左心室压力曲线最大上升速度(dp/dt)减低,左心室舒张末期压增高、舒张和收缩末期容量增多。射血分数减低,心搏量和心排出量下降,心率增快或有心律失常,血压下降,静脉血氧含量降低。心室重构出现心壁厚度改变、心脏扩大和心力衰竭(先左心衰竭然后全心衰竭),可发生心源性休克。右心室梗死在心肌梗死患者中少见,其主要病理生理改变是右心衰竭的血流动力学变化,右心房压力增高,高于左心室舒张末期压,心排出量减低,血压下降。急性心肌梗死引起的心力衰竭称为泵衰竭,按 Killip 分级法可分为:Ⅰ级:尚无明显心力衰竭;Ⅱ级:有左心衰竭;Ⅲ级:有急性肺水肿;Ⅳ级:有心源性休克等不同程度或阶段的血流动力学变化。心源性休克是泵衰竭的严重阶段。但如兼有肺水肿和心源性休克则情况最严重。

三、临床表现

(一)病史

发病前常有明显诱因,如精神紧张、情绪激动、过度体力活动、饱餐、高脂饮食、糖尿病未控制、感染、手术、大出血、休克等。少数患者在睡眠中发病。约有半数以上的患者过去有高血压及心绞痛史。部分患者则无明确病史及先兆表现,首次发展即是急性心肌梗死。

(二)症状

1.先兆症状

急性心肌梗死多突然发病,少数患者起病症状轻微。约1/2～2/3的患者起病前1～2日至1～2周或更长时间有先兆症状,其中最常见的是稳定性心绞痛转变为不稳定型;或既往无心绞痛,突然出现心绞痛,且发作频繁,程度较重,用硝酸甘油难以缓解,持续时间较长。伴恶心、呕吐、血压剧烈波动。心电图显示 ST 段一时性明显上升或降低,T 波倒置或增高。这些先兆症状如诊断及时,治疗得当,约半数以,上患者可免于发生心肌梗死;即使发生,症状也较轻,预后较好。

2.胸痛

为最早出现而突出的症状,其性质和部位多与心绞痛相似,但程度更为剧烈,呈难以忍受的压榨、窒息,甚至"濒死感",伴有大汗淋漓及烦躁不安。持续时间可长达 1～2 小时甚至10 小时以上,或时重时轻达数天之久。用硝酸甘油无效,需用麻醉性镇痛药才能减轻。疼痛部位多在胸骨后,但范围较为广泛,常波及整个心前区,约 10％的病例波及剑突下及上腹部或颈、背部,偶尔到下颌、咽部及牙齿处。约 25％病例无明显的疼痛,多见于老年、糖尿病(由于感觉迟钝)或神志不清患者,或有急性循环衰竭者,疼痛被其他严重症状所掩盖。15％～20％病例在急性期无症状。

3.心律失常

见于 75％～95％的患者,多发生于起病后 1～2 周内以 24 小时内最多见。经心电图观察可出现各种心律失常,可伴乏力、头晕、昏厥等症状,且为急性期引起死亡的主要原因之一。其中最严重的心律失常是室性异位心律(包括频发性期前收缩、阵发性心动过速和颤动)。频发(＞5 次/分),多源,成对出现,或 R 波落在 T 波上的室性期前收缩可能为心室颤动的先兆。房室传导阻滞和束支传导阻滞也较多见,严重者可出现完全性房室传导阻滞。室上性心律失常则较少见,多发生于心力衰竭患者。前壁心肌梗死易发生室性心律失常。下壁(膈面)梗死易发生房室传导阻滞。

4.心力衰竭

主要是急性左心衰竭,为心肌梗死后收缩力减弱或不协调所致,可出现呼吸困难、咳嗽、烦躁及发绀等症状。

严重时两肺满布湿啰音,形成肺水肿,进一步则导致右心衰竭。右心室心肌梗死者可一开始就出现右心衰竭。

5.低血压和休克

仅于疼痛剧烈时血压下降,未必是休克。但如疼痛缓解而收缩压仍低于 10.7kPa(80mmHg),伴有烦躁不安、大汗淋漓、脉搏细快、尿量减少(＜20mL/h)、神志恍惚甚至昏厥时,则为休克,主要为心源性,由于心肌广泛坏死、心输出量急剧下降所致。而神经反射引起的血管扩张尚属次要,有些患者还有血容量不足的因素参与。

6.胃肠道症状

疼痛剧烈时,伴有频繁的恶心呕吐、上腹胀痛、肠胀气等,与迷走神经张力增高有关。

7.坏死物质吸收引起的症状

主要是发热,一般在发病后 1～3 天出现,体温 38℃左右,持续约 1 周。

(三)体征

(1)约半数患者心浊音界轻度至中度增大,有心力衰竭时较显著。

(2)心率多增快,少数可减慢。

(3)心尖区第一心音减弱,有时伴有奔马律。

(4)10％～20％的患者在病后 2～3 天出现心包摩擦音,多数在几天内又消失,是坏死波及心包面引起的反应性纤维蛋白性心包炎所致。

(5)心尖区可出现粗糙的收缩期杂音或收缩中晚期喀喇音,为二尖瓣乳头肌功能失调或断裂所致。

(6)可听到各种心律失常的心音改变。

(7)常见到血压下降到正常以下(病前高血压者血压可降至正常),且可能不再恢复到起病前水平。

(8)还可有休克、心力衰竭的相应体征。

(四)并发症

心肌梗死除可并发心力衰竭及心律失常外,还可有下列并发症。

1.动脉栓塞

主要为左室壁血栓脱落所引起。根据栓塞的部位,可能产生脑部或其他部位的相应症状,常在起病后 1～2 周发生。

2.心室膨胀瘤

梗死部位在心脏内压的作用下,显著膨出。心电图常示持久的 ST 段抬高。

3.心肌破裂

少见。可在发病 1 周内出现,患者常突然休克,甚至造成死亡。

4.乳头肌功能不全

乳头肌功能不全的病变可分为坏死性与纤维性 2 种,在发生心肌梗死后,心尖区突然出现响亮的全收缩期杂音,第一心音减低。

5.心肌梗死后综合征

发生率约 10%,于心肌梗死后数周至数月内出现,可反复发生,表现为发热、胸痛、心包炎、胸膜炎或肺炎等症状、体征,可能为机体对坏死物质的变态反应。

四、诊断要点

(一)诊断标准

诊断 AMI 必须至少具备以下标准中的两条:

(1)缺血性胸痛的临床病史,疼痛常持续 30min 以上。

(2)心电图的特征性改变和动态演变。

(3)心肌坏死的血清心肌标志物浓度升高和动态变化。

(二)诊断步骤

对疑为 AMI 的患者,应争取在 10min 内完成:

(1)临床检查(问清缺血性胸痛病史,如疼痛性质、部位、持续时间、缓解方式、伴随症状;查明心、肺、血管等的体征)。

(2)描记 18 导联心电图(常规 12 导联加 $V_7 \sim V_9$,$V_{3R} \sim V_{5R}$),并立即进行分析、判断。

(3)迅速进行简明的临床鉴别诊断后做出初步诊断(老年人突发原因不明的休克、心力衰竭、上腹部疼痛伴胃肠道症状、严重心律失常或较重而持续性胸痛或胸闷,应慎重考虑有无本病的可能)。

(4)对病情做出基本评价并确定即刻处理方案。

(5)继之尽快进行相关的诊断性检查和监测,如血清心肌标志物浓度的检测,结合缺血性胸痛的临床病史、心电图的特征性改变,做出 AMI 的最终诊断。此外,尚应进行血常规、血脂、血糖凝血时间、电解质等检测,二维超声心动图检查,床旁心电监护等。

(三)危险性评估

(1)伴下列任一项者,如高龄(>70岁)、既往有心肌梗死史、心房颤动、前壁心肌梗死、心源性休克、急性肺水肿或持续低血压等可确定为高危患者。

(2)病死率随心电图 ST 段抬高的导联数的增加而增加。

(3)血清心肌标志物浓度与心肌损害范围呈正相关,可助估计梗死面积和患者预后。

五、鉴别诊断

(一)不稳定型心绞痛

疼痛的性质、部位与心肌梗死相似,但发作持续时间短、次数频繁、含服硝酸甘油有效。心电图的改变及酶学检查是与心肌梗死鉴别的主要依据。

(二)急性肺动脉栓塞

大块的栓塞可引起胸痛、呼吸困难、咯血、休克,但多出现右心负荷急剧增加的表现如有心室增大,P_2 亢进、分裂和有心力衰竭体征。无心肌梗死时的典型心电图改变和血清心肌酶的变化。

(三)主动脉夹层

该病也具有剧烈的胸痛,有时出现休克,其疼痛常为撕裂样,一开始即达高峰,多放射至背部、腹部、腰部及下肢。两上肢的血压和脉搏常不一致是本病的重要体征。可出现主动脉瓣关闭不全的体征,心电图和血清心肌酶学检查无 AMI 时的变化。X 线和超声检查可出现主动脉明显增宽。

(四)急腹症

急性胆囊炎、胆石症、急性坏死性胰腺炎、溃疡病穿孔等常出现上腹痛及休克的表现,但应有相应的腹部体征,心电图及酶学检查有助于鉴别。

(五)急性心包炎

尤其是非特异性急性心包炎,也可出现严重胸痛、心电图 ST 段抬高,但该病发病前常有上呼吸道感染,呼吸和咳嗽时疼痛加重,早期即有心包摩擦音。无心电图的演变及酶学异常。

六、处理

(一)治疗原则

改善冠状动脉血液供给,减少心肌耗氧,保护心脏功能,挽救因缺血而濒死的心肌,防止梗死面积扩大,缩小心肌缺血范围,及时发现、处理、防治严重心律失常、泵衰竭和各种并发症,防止猝死。

(二)院前急救

流行病学调查发现,50% 的患者发病后 1 小时在院外猝死,死因主要是可救治的心律失常。因此,院前急救的重点是尽可能缩短患者就诊延误的时间和院前检查、处理、转运所用的时间;尽量帮助患者安全、迅速地转送到医院;尽可能及时给予相关急救措施,如嘱患者停止任何主动性活动和运动,舌下含化硝酸甘油,高流量吸氧,镇静止痛(吗啡或哌替啶),必要时静脉注射或滴注利多卡因,或给予除颤治疗和心肺复苏;缓慢性心律失常给予阿托品肌内注射或静脉注射；及时将患者情况通知急救中心或医院，在严密观察、治疗下迅速将患者送至医院。

(三)住院治疗

急诊室医生应力争在 10～20min 内完成病史、临床检数记录 18 导联心电图，尽快明确诊断。对 ST 段抬高者应在 30min 内收住冠心病监护病房(CCU)并开始溶栓，或在 90min 内开始行急诊 PTCA 治疗。

1.休息

患者应卧床休息，保持环境安静，减少探视，防止不良刺激。

2.监测

在冠心病监护室进行心电图、血压和呼吸的监测 5～7 日，必要时进行床旁血流动力学监测，以便于观察病情和指导治疗。

3.护理

第一周完全卧床，加强护理，对进食、漱洗、大小便、翻身等，都需要别人帮助。第二周可从床上坐起，第三～四周可逐步离床和室内缓步走动。但病重或有并发症者，卧床时间宜适当延长。食物以易消化的流质或半流质为主，病情稳定后逐渐改为软食。便秘 3 日者可服轻泻剂或用甘油栓等，必须防止用力大便造成病情突变。焦虑，不安患者可用地西泮等镇静剂。禁止吸烟。

4.吸氧

在急性心肌梗死早期，即便未合并有左侧心力衰竭或肺疾病，也常有不同程度的动脉低氧血症。其原因可能由于细支气管周围水肿，使小气道狭窄，增加小气道阻力，气流量降低，局部换气量减少，特别是两肺底部最为明显。有些患者虽未测出动脉低氧血症，由于增加肺间质液体，肺顺应性一过性降低，而有气短症状。因此，应给予吸氧，通常在发病早期用鼻塞给氧 24～48h，3～5L/min。有利于氧气运送到心肌，可能减轻气短、疼痛或焦虑症状。在严重左侧心力衰竭、肺水肿和并有机械并发症的患者，多伴有严重低氧血症，需面罩加压给氧或气管插管并机械通气。

5.补充血容量

心肌梗死患者，由于发病后出汗，呕吐或进食少，以及应用利尿药等因素，引起血容量不足和血液浓缩，从而加重缺血和血栓形成，有导致心肌梗死面积扩大的危险。因此，如每日摄入量不足，应适当补液，以保持出入量的平衡。一般可用极化液。

6.缓解疼痛

AMI 时，剧烈胸痛使患者交感神经过度兴奋，产生心动过速、血压升高和心肌收缩力增强，从而增加心肌耗氧量。并易诱发快速性室性心律失常，应迅速给予有效镇痛药。本病早期疼痛是难以区分坏死心肌疼痛和可逆性心肌缺血疼痛，二者常混杂在一起。先予含服硝酸甘油，随后静脉点滴硝酸甘油，如疼痛不能迅速缓解，应即用强的镇痛药，吗啡和派替啶最为常用。吗啡是解除急性心肌梗死后疼痛最有效的药物。其作用于中枢阿片受体而发挥镇痛作用，并阻滞中枢交感神经冲动的传出，导致外周动、静脉扩张，从而降低心脏前后负荷及心肌耗氧量。通过镇痛，减轻疼痛引起的应激反应，使心率减慢。1 次给药后 10～20min 发挥镇痛作用，1～2h 作用最强，持续 4～6h。通常静脉注射吗啡 3mg，必要时每 5min 重复 1 次，总量不宜超过 15mg。吗啡治疗剂量时即可发生不良反应,随剂量增加,发生率增加。不良反应有恶心、呕吐、低血压和呼吸抑制。其他不良反应有眩晕,嗜睡,表情淡漠,注意力分散等。一旦出现呼吸抑制,可每隔 3min 静脉注射纳洛酮有拮抗吗啡的作用,剂量为 0.4mg,总量不超过 1.2mg。一般用药后呼吸抑制症状可很快消除,必要时采用人工辅助呼吸。哌替啶有消除迷走神经作用和镇痛作用,其血流动力学作用与吗啡相似,75mg 哌替啶相当于 10mg 吗啡,不良反应有致心动过速和呕吐作用,但较吗啡轻。可用阿托品 0.5mg 对抗之。临床上可肌内注射 25～75mg,必要时 2～3h 重复,过量出现麻醉作用和呼吸抑制,当引起呼吸抑制时,也可应用纳洛酮治疗。对重度烦躁者可应用冬眠疗法,经肌内注射哌替啶 25mg 异丙嗪(非那根) 12.5mg,必要时 4～6h 重复 1 次。

中药可用复方丹参滴丸,麝香保心丸口服,或复方丹参注射液 16mL 加入 5％葡萄糖液 250～500mL 中静脉滴注。

(四)再灌注心肌

起病 3～6 小时内,使闭塞的冠状动脉再通,心肌得到再灌注,濒临坏死的心肌可能得以存活或使坏死范围缩小,预后改善,是一种积极的治疗措施。

1.急诊溶栓治疗

溶栓治疗是 20 世纪 80 年代初兴起的一项新技术,其治疗原理是针对急性心肌梗死发病的基础,即大部分穿壁性心肌梗死是由于冠状动脉血栓性闭塞引起的。血栓是由于凝血酶原在异常刺激下被激活,形成凝血酶,使纤维蛋白原转化为纤维蛋白,然后与其他有形成分如红细胞、血小板一起形成的。机体内存在一个纤维蛋白溶解系统,它是由纤维蛋白溶解原和内源性或外源性激活物组成的。在激活物的作用下,纤维蛋白溶酶原被激活,形成纤维蛋白溶酶,它可以溶解稳定的纤维蛋白血栓,还可以降解纤维蛋白原,促使纤维蛋白裂解、使血栓溶解。但是纤维蛋白溶酶的半衰期很短,要想获得持续的溶栓效果,只有依靠连续输入外源性补给激活物的办法。现在临床常用的纤溶激活物有两大类,一类为非选择性纤溶剂,如链激酶、尿激酶。它们除了激活与血栓相关的纤维蛋白溶酶原外,还激活循环中的纤溶酶原,导致全身的纤溶状态,因此可以引起出血并发症。另一类为选择性纤溶剂,有重组组织型纤溶酶原激活剂 (αt－Pa),单链尿激酶型纤溶酶原激活剂(SCUPA)及乙酰纤溶酶原－链激酶激活剂复合物 (APSAC)。它们选择性的激活与血栓有关的纤溶酶原,而对循环中的纤溶酶原仅有中等度的作用。这样可以避免或减少出血并发症的发生。

(1)溶栓疗法的适应证:①持续性胸痛超过半小时,含服硝酸甘油片后症状不能缓解。②相邻两个或更多导联 ST 段抬高＞0.2mV。③发病 6 小时内,或虽超过 6 小时,患者仍有严重胸痛,并且 ST 段抬高的导联有 R 波者,也可考虑溶栓治疗。

(2)溶栓治疗的禁忌证:①近 10 天内施行过外科手术者,包括活检、胸腔或腹腔穿刺和心脏体外按压术等。②10 天内进行过动脉穿刺术者。③颅内病变,包括出血、梗死、肿瘤等。④有明显出血或潜在的出血性病变,如溃疡性结肠炎、胃十二指肠溃疡或有空洞形成的肺部病变。⑤有出血性或脑栓死倾向的疾病,如各种出血性疾病、肝肾疾病、心房纤颤、感染性心内膜炎、收缩压＞24kPa(180mmHg),舒张压＞14.7kPa(110mmHg)等。⑥妊娠期和分娩后头 10 天。⑦在半年至 1 年内进行过链激酶治疗者。⑧年龄＞65 岁,因为高龄患者溶栓疗法引起颅内出血者多,而且冠脉再通率低于中年。

链激酶(Streptokinase SK):SK 是 C 类乙型链球菌产生的酶,在体内将前活化素转变为活化素,后者将纤溶酶原转变为纤溶酶。有抗原性,用前需做皮肤过敏试验。静脉滴注常用量为 50～100 万 U 加入 5％葡萄糖液 100mL 内,30～60min 滴完,后每小时给予 10 万 U,滴注24 小时。治疗前半小时肌内注射异丙嗪 25mg,加少量(2.5～5mg)地塞米松同时滴注可减少变态反应的发生。用药前后进行凝血方面的化验检查,用量大时尤应注意出血倾向。冠脉内注射时先做冠脉造影,经导管向闭塞的冠状动脉内注入硝酸甘油 0.2～0.5mg,后注入 SK2 万 U,继之每分钟 2000～4000U,共 30～90min 至再通后继用每分钟 2000U 30～60min。患者胸痛突然消失,ST 段恢复正常,心肌酶峰值提前出现为再通征象,可每分钟注入 1 次造影剂观察是否再通。

尿激酶(Urokinase UK):作用于纤溶酶原使之转变为纤溶酶。本品无抗原性,作用较SK 弱。

50～100 万 U 静脉滴注,60min 滴完。冠状动脉内应用时每分钟 6000U 持续 1 小时以上至溶栓后再维持 0.5～1 小时。

组织型重组纤维蛋白溶酶原激活剂(rt－PA):本品对血凝块有选择性,故疗效高于 SK。冠脉内滴注 0.375mg/kg,持续 45 分钟。静脉滴注用量为 0.75mg/kg,持续 90min。

其他制剂还有单链尿激酶型纤维蛋白溶酶原激活剂(SCUPA),异化纤维蛋白溶酶原链激酶激活剂复合物(APSAC)等。

(3)以上溶栓剂的选择:文献资料显示,用药 2～3 小时的开通率 rt－PA 为 65％～80％,SK 为 65％～75％,UK 为 50％～68％,APSAC 为 68％～70％。究竟选用哪一种溶栓剂,不能根据以上的数据武断的选择,而应根据患者的病变范围、部位、年龄、起病时间的长短以及经济情况等因素选择。比较而言,如患者年轻(年龄小于 45 岁)、大面积前壁 AMI、到达医院时间较早(2 小时内)、无高血压,应首选 rt－PA。如果年龄较大(大于 70 岁)、下壁 AMI、有高血压,应选 SK 或 UK。由于 APSAC 的半衰期最长(70～120min),因此它可在患者家中或救护车上一次性快速静脉注射;rt－PA 的半衰期最短(3～4min),需静脉持续滴注 90～180min;SK 的半衰期为 18 分钟,给药持续时间为 60min;UK 半衰期为 40min,给药时间为 30min。SK 与 APSAC 可引起低血压和变态反应,UK 与 rt－PA 无这些不良反应。rt－PA 需要联合使用肝素,SK、UK、APSAC 除具有纤溶作用外,还有明显的抗凝作用,不需要积极使用静脉肝素。另外,rt－PA 价格较贵,SK、UK 较低廉。以上这些因素在临床选用溶栓剂时应予以考虑。

(4)溶栓治疗的并发症。①出血。轻度出血,皮肤、黏膜、肉眼及显微镜下血尿、或小量咯血、呕血等(穿刺或注射部位少量淤斑不作为并发症);重度出血,大量咯血或消化道大出血,腹膜后出血等引起失血性休克或低血压,需要输血者;危及生命部位的出血,颅内、蛛网膜下隙、纵隔内或心包出血。②再灌注心律失常,注意其对血流动力学的影响。③一过性低血压及其他的变态反应。

溶栓治疗急性心肌梗死的价值是肯定的。加速血管再通,减少和避免冠脉早期血栓性再堵塞,有望进一步增加疗效。已证实有效的抗凝治疗可加速血管再通和有助于保持血管通畅。

今后研究应着重于改进治疗方法或使用特异性溶栓剂,以减少纤维蛋白分解、防止促凝血活动和纤溶酶原偷窃;研制合理的联合使用的药物和方法。如此,可望使现已明显降低的急性心肌梗死病死率进一步下降。

2.经皮腔内冠状动脉成形术(PTCA)

(1)直接 PTCA:急性心肌梗死发病后直接做 PTCA。指征包括静脉溶栓治疗有禁忌证者;合并心源性休克者(急诊 PTCA 挽救生命是作为首选治疗);诊断不明患者,如急性心肌梗死病史不典型或左束支传导阻滞(LBBB)者,可从直接冠状动脉造影和 PTCA 中受益;有条件在发病后数小时内行 PTCA 者。

(2)补救性 PTCA:在发病 24h 内,静脉溶栓治疗失败,患者胸痛症状不缓解时,行急诊 PTCA,以挽救存活的心肌,限制梗死面积进一步扩大。

(3)半择期 PTCA:溶栓成功患者在梗死后 7~10d 内,有心肌缺血指征或冠脉再闭塞者。

(4)择期 PTCA:在急性心肌梗死后 4~6 周,用于再发心绞痛或有心肌缺血客观指征,如运动试验、动态心电图、^{201}Tl 运动心肌断层显像等证实有心肌缺血。

(5)冠状动脉旁路移植术(CABG):适用于溶栓疗法及 PTCA 无效,而仍有持续性心肌缺血;急性心肌梗死合并有左房室瓣关闭不全或室间隔穿孔等机械性障碍需要手术矫正和修补,同时进行 CABG;多支冠状动脉狭窄或左冠状动脉主干狭窄。

(五)缩小梗死面积

AMI 是心肌氧供/氧需的严重失衡,纠正这种失衡,就能挽救濒死的心肌,限制梗死的扩大,有效地减少并发症和改善患者的预后。控制心律失常,适当补充血容量和治疗心力衰竭,均有利于减少梗死区。

1.扩血管药物

扩血管药物必须应用于梗死初期的发展阶段,即起病后 4~6 小时之内。一般首选硝酸甘油静脉滴注或异山梨酯舌下含化,也可在皮肤上用硝酸甘油贴片或软膏。使用时应注意:静脉给药时,最好有血流动力学监测,当肺动脉楔嵌压小于 2~2.4kPa,动脉压正常或增高时,其疗效较好,反之,则可使病情恶化;应从小剂量开始,在应用过程中保持肺动脉楔嵌压不低于 2kPa(2~2.4kPa 之间),且动脉压不低于正常低限,以保证必需的冠状动脉灌注。

2.β受体阻滞剂

大量临床资料表明,在 AMI 发生后的 4~12 小时内,给普萘洛尔或阿普洛尔、阿替洛尔、美托洛尔等药治疗(最好是早期静脉内给药),常能达到明显降低患者的最高血清酶(CPK,CK－MB 等)水平,提示有限制梗死范围扩大的作用。但因这些药的负性肌力、负性频率作用,临床应用时,当心率低于每分钟 60 次,收缩压≤14.6kPa,有心力衰竭及下壁心肌梗死者应慎用。

3.低分子右旋糖酐及复方丹参等活血化瘀药物

一般可选用低分子右旋糖酐每日静脉滴注 250~500mL,7~14 天为一疗程。在低分子右旋糖酐内加入活血化瘀药物如血栓通 4~6mL、川芎嗪 80~160mg 或复方丹参注射液 12~30mL,疗效更佳。心功能不全者低分子右旋糖酐者慎用。

4.极化液(GIK)

可减少心肌坏死,加速缺血心肌的恢复。但近几年因其效果不显著,已趋向不用,仅用于

AMI 伴有低血容量者。其他改善心肌代谢的药物有维生素 C(3～4g)、辅酶 A(50～100U)、肌苷(0.2～0.6g)、B 族维生素(50～100mg),每日 1 次静脉滴注。

5.其他

有人提出用大量激素(氢化可的松 150mg/kg)或透明质酸酶(每次 500U/kg,每 6h1 次,日 4 次),或用钙拮抗剂(硝苯地平 20mg,每 4h 1 次)治疗 AMI,但对此分歧较大,尚无统一结论。

(六)严密观察,及时处理并发症

1.左心功能不全

AMI 时左心功能不全因病理生理改变的程度不同,可表现轻度肺淤血、急性左心衰竭(肺水肿)、心源性休克。

(1)急性左心衰竭(肺水肿)的治疗:可选用吗啡、利尿剂(呋塞米等)、硝酸甘油(静脉滴注),尽早口服 ACEI 制剂(以短效制剂为宜)。肺水肿合并严重高血压时应静脉滴注硝普钠,由小剂量(10μg/min)开始,据血压调整剂量。伴严重低氧血症者可行人工机械通气治疗。洋地黄制剂在 AMI 发病 24 小时内不主张使用。

(2)心源性休克:在严重低血压时应静脉滴注多巴胺 5～15μg/(kg·min),一旦血压升至 90mmHg 以上,则可同时静脉滴注多巴酚丁胺 3～10μg/(kg·min),以减少多巴胺用量。如血压不升应使用大剂量多巴胺[≥15μg/(kg·min)]。大剂量多巴胺无效时,可静脉滴注去甲肾上腺素 2～8μg/min。轻度低血压时,可用多巴胺或与多巴酚丁胺合用。药物治疗无效者,应使用主动脉内球囊反搏(IABP)。AMI 合并心源性休克提倡 PTCA 再灌注治疗。中药可酌情选用独参汤、参附汤、生脉散等。

2.抗心律失常

急性心肌梗死约有 90%以上出现心律失常,绝大多数发生在梗死后 72 小时内,不论是快速性或缓慢性心律失常,对急性心肌梗死患者均可引起严重后果。因此,及早发现心律失常,特别是严重的心律失常前驱症状,并给予积极的治疗。

(1)对出现室性期前收缩的急性心肌梗死患者,均应严密心电监护及处理。频发的室性期前收缩或室速,应以利多卡因 50～100mg 静脉注射,无效时 5～10min 可重复,控制后以每分钟 1～3mg 静脉滴注维持,情况稳定后可改为药物口服;美西律 150～200mg,普鲁卡因胺 250～500mg,溴苄胺 100～200mg 等,6 小时 1 次维持。

(2)对已发生室颤应立即行心肺复苏术,在进行心脏按压和人工呼吸的同时争取尽快实行电除颤,一般首次即采取较大能量(200～300J)争取 1 次成功。

(3)对窦性心动过缓如心率小于每分钟 50 次,或心率在每分钟 50～60 次但合并低血压或室性心律失常,可以阿托品每次 0.3～0.5mg 静脉注射,无效时 5～10min 重复,但总量不超过 2mg。也可以氨茶碱 0.25g 或异丙基肾上腺素 1mg 分别加入 300～500mL 液体中静脉滴注,但这些药物有可能增加心肌氧耗或诱发室性心律失常,故均应慎用。以上治疗无效症状严重时可采用临时起搏措施。

(4)对房室传导阻滞Ⅰ度和Ⅱ度量型者,可应用肾上腺皮质激素、阿托品、异丙肾上腺素治疗,但应注意其不良反应。对Ⅲ度及Ⅱ度Ⅱ型者宜行临时心脏起搏。

(5)对室上性快速心律失常可选用β阻滞剂、洋地黄类(24小时内尽量不用)、维拉帕米、胺碘酮、奎尼丁、普鲁卡因胺等治疗,对阵发性室上性、房颤及房扑药物治疗无效者,可考虑直流同步电转复或人工心脏起搏器复律。

3.机械性并发症的处理

(1)心室游离壁破裂:可引起急性心脏压塞致突然死亡,临床表现为电一机械分离或心脏停搏,常因难以即时救治而死亡。亚急性心脏破裂应积极争取冠状动脉造影后行手术修补及血管重建术。

(2)室间隔穿孔:伴血流动力学失代偿者,提倡在血管扩张剂和利尿剂治疗及IABP支持下,早期或急诊手术治疗。如穿孔较小,无充血性心力衰竭,血流动力学稳定,可保守治疗,6周后择期手术。

(3)急性二尖瓣关闭不全:急性乳头肌断裂时突发左心衰竭和(或)低血压,主张用血管扩张剂、利尿剂及1ABP治疗,在血流动力学稳定的情况下急诊手术。因左心室扩大或乳头肌功能不全者,应积极应用药物治疗心力衰竭,改善心肌缺血并行血管重建术。

(七)恢复期处理

住院3~4周后,如病情稳定,体力增进,可考虑出院。近年主张出院前作症状限制性运动负荷心电图、放射性核素和(或)超声显像检查,如显示心肌缺血或心功能较差,宜行冠状动脉造影检查考虑进一步处理。心室晚电位检查有助于预测发生严重室性心律失常的可能性。

七、护理

(一)护理评估

1.病史

发病前常有明显诱因,如精神紧张、情绪激动、过度体力活动、饱餐、高脂饮食、糖尿病未控制、感染、手术、大出血、休克等。少数在睡眠中发病。约有半数以上的患者过去有高血压及心绞痛史。部分患者则无明确病史及先兆表现,首次发展即是急性心肌梗死。

2.身体状况

(1)先兆:约半数以上患者在梗死前数日至数周,有乏力、胸部不适、活动时心悸、气急、心绞痛等,最突出为心绞痛发作频繁,持续时间较长,疼痛较剧烈,甚至伴恶心、呕吐、大汗、心动过缓、硝酸甘油疗效差等,特称为梗前先兆。应警惕近期内发生心肌梗死的可能,要及时住院治疗。

(2)症状:急性心肌梗死的临床表现与梗死的大小、部位、发展速度及原来心脏的功能情况等有关。①疼痛:是最常见的起始症状。典型的疼痛部位和性质与心绞痛相似,但疼痛更剧烈,诱因多不明显,持续时间较长,多在30min以上,也可达数小时或更长,休息和含服硝酸甘油多不能缓解。患者常烦躁不安、出汗、恐惧,或有濒死感。老年人、糖尿病患者以及脱水、休克患者常无疼痛。少数患者以休克、急性心力衰竭、突然昏厥为始发症状。部分患者疼痛位于,上腹部,或者疼痛放射至下颌颈部、背部上方,易被误诊,应与相关疾病鉴别。②全身症状:有发热和心动过速等。发热由坏死物质吸收所引起,一般在疼痛后24~48h出现,体温一般在38℃左右,持续约1周。③胃肠道症状:常伴有恶心、呕吐、肠胀气和消化不良,特别是下后壁梗死者。重症者可发生呃逆。④心律失常:见于75%~95%的患者,以发病24h内最多见,可伴心悸、乏力、头晕、昏厥等症状。其中以室性心律失常居多,可出现室性期前收缩、室性心动过速、心室颤动或加速性心室自主心律。如出现频发的、成对的、多源的和 R 落在 T 的室性期前收缩,或室性心动过速,常为心室颤动的先兆。室颤是急性心肌梗死早期主要的死因。室上性心律失常则较少,多发生在心力衰竭者中。缓慢型心律失常中以房室传导阻滞最为常见,束支传导阻滞和窦性心动过缓也较多见。⑤低血压和休克:见于约 20%～30% 的患者。疼痛期的血压下降未必是休克。如疼痛缓解后收缩压仍低于 10.7kPa(80mmHg),伴有烦躁不安、面色苍白、皮肤湿冷、大汗淋漓、脉细而快、少尿、精神迟钝、甚或昏迷者,则为休克表现。休克多在起病后数小时至 1 周内发生,主要是心源性,为心肌收缩力减弱、心排出量急剧下降所致,尚有血容量不足、严重心律失常、周围血管舒缩功能障碍和酸中毒等因素参与。⑥心力衰竭:主要为急性左心衰竭。可在发病最初的几天内发生,或在疼痛、休克好转阶段出现。是因为心肌梗死后心脏收缩力显著减弱或不协调所致。患者可突然出现呼吸困难、咳泡沫痰、发绀等,严重时可发生急性肺水肿,也可继而出现全心衰竭。

(3)体征。①一般情况:患者常呈焦虑不安或恐惧,手抚胸部,面色苍白,皮肤潮湿,呼吸增快;如左心功能不全时呼吸困难,常采半卧位或咯粉红色泡沫痰;发生休克时四肢厥冷、皮肤有蓝色斑纹。多数患者于发病第 2 天体温升高,一般在 38℃ 左右,1 周内退至正常。②心脏:心脏浊音界可轻至中度增大;心率增快或减慢;可有各种心律失常;心尖部第一心音常减弱,可出现第三或第四音奔马律;一般听不到心脏杂音,二尖瓣乳头肌功能不全或腱索断裂时心尖部可听到明显的收缩期杂音;室间隔穿孔时,胸骨左缘可闻及响亮的全收缩期杂音;发生严重的左心衰竭时,心尖部也可闻及收缩期杂音;约 1%～20% 的患者可在发病 1～3 天内出现心包摩擦音,持续数天,少数可持续 1 周以上。③肺部:发病早期肺底可闻及少数湿啰音,常在1～2 天内消失,啰音持续存在或增多常提示左心衰竭。

3.实验室及其他检查

(1)心电图:可起到定性、定位、定期的作用。①透壁性心肌梗死典型改变是:出现异常、持久的 Q 波或 QS 波。损伤型 ST 段的抬高,弓背向上与 T 波融合形成单向曲线,起病数小时之后出现,数日至数周回到基线。②T 波改变:起病数小时内异常增高,数日至 2 周左右变为平坦,继而倒置。但约有 5%～15% 病例心电图表现不典型,其原因有小灶梗死,多处或对应性梗死、再发梗死,心内膜下梗死以及伴室内传导阻滞,心室肥厚或预激综合征等。以上情况可不出现坏死性 Q 波,只表现为 QRS 波群高度、ST 段、T 波的动态改变。另外,右心肌梗死,真后壁和局限性高侧壁心肌梗死,常规导联中不显示梗死图形,应加做特殊导联以明确诊断。

(2)心向量图:当心电图不能肯定诊断为心肌梗死时,往往可通过心向量图得到证实。

(3)超声心动图:超声心动图并不用来诊断急性心肌梗死,但对探查心肌梗死的各种并发症极有价值,尤其是室间隔穿孔破裂,乳头肌或腱索断裂或功能不全造成的二尖瓣关闭不全、脱垂、室壁瘤和心包积液。

(4)放射性核素检查:放射性核素心肌显影及心室造影^{99m}Tc 及 ^{131}I 等形成热点成像或 ^{201}Tl、^{42}K 等冷点成像可判断梗死的部位和范围。用门电路控制 γ 闪烁照相法进行放射性核素血池显像,可观察壁动作及测定心室功能。

(5)心室晚电位(LPs):心肌梗死时 LPs 阳性率 28%～58%,其出现不似陈旧性心肌梗死稳定,但与室速与室颤有关,阳性者应进行心电监护及予以有效治疗。

(6)磁共振成像(MRI 技术):易获得清晰的空间隔像,故对发现间隔段运动障碍、间隔心肌梗死并发症较其他方法优越。

(7)实验室检查。

血常规:白细胞计数上升,达 $10\sim20\times10^9/L$,中性粒细胞增至 $75\%\sim90\%$。

红细胞沉降率:增快,可持续 $1\sim3$ 周。

血清酶学检查:心肌细胞内含有大量的酶,受损时这些酶进入血液,测定血中心肌酶谱对诊断及估计心肌损害程度有十分重要的价值。常用的有:①血清肌酸磷酸激酶(CPK)。发病 $4\sim6h$ 在血中出现,24h 达峰值,后很快下降,$2\sim3$ 天消失。②乳酸脱氢酶(LDH)。在起病 $8\sim10h$ 后升高,达到高峰时间在 $2\sim3$ 天,持续 $1\sim2$ 周恢复正常。两者中 CPK 的同工酶 CPK－MB 和 LDH 的同工酶 CDH,诊断的特异性最高,其增高程度还能更准确地反映梗死的范围。

肌红蛋白测定:血清肌红蛋白升高出现时间比 CPK 略早,约在 4h 左右,多数 24h 即恢复正常;尿肌红蛋白在发病后 $5\sim40h$ 开始排泄,持续时间平均达 83h。

(二)护理目标

(1)患者疼痛减轻。

(2)患者能遵医嘱服药,说出治疗的重要性。

(3)患者的活动量增加、心率正常。

(4)患者的生命体征维持在正常范围。

(5)患者看起来放松。

(三)护理措施

1.一般护理

(1)安置患者于冠心病监护病房(CCU),连续监测心电图、血压、呼吸 $5\sim7$ 日,对行漂浮导管检查者做好相应护理,询问患者有无心悸、胸闷、胸痛、气短、乏力、头晕等不适症状。

(2)病室保持安静、舒适,限制探视,有计划地护理患者,减少对患者的干扰,保证患者充足的休息和睡眠时间,防止任何不良刺激。据病情安置患者于半卧位或平卧位。第 $1\sim3$ 日绝对卧床休息,翻身、进食、洗漱、排便等均由护理人员帮助料理;第 $4\sim6$ 日可在床上活动肢体,无并发症者可在床上坐起,逐渐过渡到坐在床边或椅子上,每次 20min,每日 $3\sim5$ 次,鼓励患者深呼吸;第 $1\sim2$ 周后开始在室内走动,逐步过渡到室外行走;第 $3\sim4$ 周可试着上下楼梯或出院。病情严重或有并发症者应适当延长卧床时间。

(3)介绍本病知识和监护室的环境。关心、尊重、鼓励、安慰患者,以和善的态度回答患者提出的问题,帮助其树立战胜疾病的信心。

(4)给予低钠、低脂、低胆固醇、无刺激、易消化的饮食,少量多餐,避免进食过饱。

(5)心肌梗死患者由于卧床休息、消化功能减退、哌替啶或吗啡等止痛药物的应用,使胃肠功能和膀胱收缩无力抑制,易发生便秘和尿潴留。应予以足够的重视,酌情给予轻泻剂,嘱患者排便时勿屏气,避免增加心脏负担和导致附壁血栓脱落。排便不畅时宜加用开塞露,对 5 日无大便者可保留灌肠或给低压盐水灌肠。对排尿不畅者,可采用物理或诱导法,协助排尿,必要时行导尿。

(6)吸氧:氧治疗可提高改善低氧血症,有利于心肌梗死的康复。急性期给患者高流量吸氧,持续48h。氧流量在每分钟3~5L,病情变化可延长吸氧时间。待疼痛减轻,休克解除,可减低氧流量。注意鼻导管的通畅,24h更换1次。如果合并急性左心衰竭,出现重度低氧血症时。病死率较高,可采用加压吸氧或酒精除泡沫吸氧。

(7)防止血栓性静脉炎或深部静脉血栓形成:血栓性静脉炎表现为受累静脉局部红、肿、痛,可延伸呈条索状,多因反复静脉穿刺输液和多种药物输注所致。所以行静脉穿刺时应严格无菌操作,患者感觉输液局部皮肤疼痛或红肿,应及时更换穿刺部位,并予以热敷或理疗。下肢静脉血栓形成一般在血栓较大引起阻塞时才出现患肢肤色改变,皮肤温度升高和可凹性水肿。应注意每日协助患者做被动下肢活动2~3次,注意下肢皮肤温度和颜色的变化避免选用下肢静脉输液。

2.病情观察与护理

急性心肌梗死系危重疾病、应早期发现危及患者生命的先兆表现,如能得到及时处理,可使病情转危为安。故需严密观察以下情况:

(1)血压:始发病时应0.5~1h测量一次血压,随血压恢复情况逐步减少测量次数为每日4~6次,基本稳定后每日1~2次。若收缩压在12kPa(90mmHg)以下,脉压减小,且音调低落,要注意患者的神志状态、脉搏、面色、皮肤色泽及尿量等,是否有心源性休克的发生。此时,在通知医生的同时,对休克者采取抗休克措施,如补充血容量,应用升压药、血管扩张剂以及纠正酸中毒,避免脑缺氧,保护肾功能等。有条件者应准备好中心静脉压测定装登或漂浮导管测定肺微血管楔嵌压设备,以正确应用输液量及调节液体滴速。

(2)心率、心律:在冠心病监护病房(CCU)进行连续的心电、呼吸监测,在心电监测示波屏上,应注意观察心率及心律变化。及时检出可能作为恶性心动过速先兆的任何室性期前收缩,以及室颤或完全性房室传导阻滞,严重的窦性心动过缓,房性心律失常等,如发现室性期前收缩为:①每分钟5次以上;②呈二、三联律;③多原性期前收缩;④室性期前收缩的R波落在前一次主搏的T波之上,均为转变阵发性室性心动过速及心室颤动的先兆,易造成心搏骤停。遇有上述情况,在立即通知医生的同时,需应用相应的抗心律失常药物,并准备好除颤器和人工心脏起搏器,协同医生抢救处理。

(3)胸痛:急性心肌梗死患者常伴有持续剧烈的胸痛,因此,应注意观察患者的胸痛程度,因剧烈胸痛可导致低血压,加重心肌缺氧,扩大梗死面积,引起心力衰竭、休克及心律失常。常用的止痛剂有罂粟碱肌内注射或静脉滴注,硝酸甘油0.6mg含服,疼痛较重者可用哌替啶或吗啡。在护理中应注意可能出现的药物不良反应,同时注意观察血压、尿量、呼吸及一般状态,确保用药的安全。

(4)呼吸急促:注意观察患者的呼吸状态,对有呼吸急促的患者应注意观察血压,皮肤黏膜的血循环情况,肺部体征的变化以及血流动力学和尿量的变化。发现患者有呼吸急促,不能平卧,烦躁不安,咳嗽,咯泡沫样血痰时,立即取半坐位,给予吸氧,准备好快速强心、利尿剂,配合医生按急性心力衰竭处理。

(5)体温:急性心肌梗死患者可有低热,体温在37℃~38.5℃,多持续3天左右。如体温持续升高,1周后仍不下降,应疑有继发肺部或其他部位感染,及时向医生报告。

(6)意识变化:如发现患者意识恍惚,烦躁不安,应注意观察血流动力学及尿量的变化。警惕心源性休克的发生。

(7)器官栓塞:在急性心肌梗死第1、2周内,注意观察组织或脏器有无发生栓塞现象。因左心室内附壁血栓可脱落,可能引起脑、肾、四肢、肠系膜等动脉栓塞,应及时向医生报告。

(8)心室膨胀瘤:在心肌梗死恢复过程中,心电图表现虽有好转,但患者仍有顽固性心力衰竭或心绞痛发作,应疑有心室膨胀瘤的发生。这是由于在心肌梗死区愈合过程中,心肌被结缔组织所替代,成为无收缩力的薄弱纤维瘢痕区。该区内受心腔内的压力而向外呈囊状膨出,造成心室膨胀瘤。应配合医生进行X线检查以确诊。

(9)心肌梗死后综合征:需注意在急性心肌梗死后2周、数月甚至2年内,可并发心肌梗死后综合征。表现为肺炎、胸膜炎和心包炎征象,同时也有发热、胸痛、血沉和白细胞升高现象,酷似急性心肌梗死的再发。这是由于坏死心肌引起机体自身免疫变态反应所致。如心肌梗死的特征性心电图变化有好转现象又有上述表现时,应做好X线检查的准备,配合医生做出鉴别诊断。因本病应用激素治疗效果良好,若因误诊而用抗凝药物,可导致心腔内出血而发生急性心脏压塞。故应严密观察病情,在确诊为本病后,应向患者及家属做好解释工作,解除顾虑,必要时给患者应用镇痛及镇静剂;做好休息、饮食等生活护理。

(四)健康教育

(1)注意劳逸结合,根据心功能进行适当的康复锻炼。

(2)避免紧张、劳累、情绪激动、饱餐、便秘等诱发因素。

(3)节制饮食,禁忌烟酒、咖啡、酸辣刺激性食物,多吃蔬菜、蛋白质类食物,少食动物脂肪、胆固醇含量较高的食物。

(4)按医嘱服药,随身常备硝酸甘油等扩张冠状动脉药物,定期复查。

(5)指导患者及家属,病情突变时,采取简易应急措施。

第三节 原发性高血压

原发性高血压的病因复杂,不是单个因素引起的,与遗传有密切关系,是环境因素与遗传相互作用的结果。要诊断高血压,必须根据患者与血压对照规定的高血压标准,在未服降压药的情况下,测两次或两次以上非同日多次重复的血压所得的平均值为依据,偶然测得一次血压增高不能诊断为高血压,必须重复和进一步观察。测得高血压时,要做相应的检查以排除继发性高血压,若患者是继发性高血压,未明确病因即当成原发性高血压而长期给予降压治疗,不但疗效差,而且原发性疾病严重发作常可危及生命。

一、一般表现

原发性高血压通常起病缓慢,早期常无症状,可以多年自觉良好而偶于体格检查时发现血压升高,少数患者则在发生心、脑、肾等并发症后才被发现。高血压患者可有头痛、眩晕、气急、疲劳、心悸、耳鸣等症状,但并不一定与血压水平呈正比。往往是在患者得知患有高血压后才注意到。

高血压病初期,患者只是在精神紧张、情绪波动后血压暂时升高,随后可恢复正常,以后血压升高逐渐趋于明显而持久,但一天之内白昼与夜间血压水平仍可有明显的差异。

高血压病后期的临床表现常与心、脑、肾功能不全或器官并发症有关。

二、实验室检查

(1)为了原发性高血压的诊断、了解靶器官(主要指心、脑、肾、血管)的功能状态并指导正确选择药物治疗,必须进行下列实验室检查:血、尿常规、肾功能、血尿酸、脂质、糖、电解质、心电图、胸部 X 线和眼底检查。早期患者上述检查可无特殊异常,后期高血压患者可出现尿蛋白增多及尿常规异常,肾功能减退,胸部 X 线可见主动脉弓迂曲延长、左室增大,心电图可见左心室肥大劳损。部分患者可伴有血清总胆固醇、三酰甘油、低密度脂蛋白胆固醇的增高和高密度脂蛋白胆固醇的降低,亦常有血糖或尿酸水平增高。目前认为,上述生化异常可能与原发性高血压的发病机制有一定的内在联系。

(2)眼底检查有助于对高血压严重程度的了解,眼底分级法标准如下:Ⅰ级,视网膜动脉变细、反光增强;Ⅱ级,视网膜动脉狭窄、动静脉交叉压迫;Ⅲ级,上述血管病变基础上有眼底出血、棉絮状渗出;Ⅳ级,上述基础上出现视神经盘水肿。大多数患者仅为Ⅰ、Ⅱ级变化。

(3)动态血压监测(ABPM)与通常血压测量不同、动态血压监测是由仪器自动定时测量血压,可每隔 15～30 分钟自动测压(时间间隔可调节),连续 24h 或更长。可测定白昼与夜间各时间段血压的平均值和离散度,能较敏感、客观地反映实际血压水平。

正常人血压呈明显的昼夜波动,动态血压曲线呈双峰一谷,即夜间血压最低,清晨起床活动后血压迅速升高,在上午 6～10 时及下午 4～8 时各有一高峰,继之缓慢下降。中、轻度高血压患者血压昼夜波动曲线与正常类似,但血压水平较高。早晨血压升高可伴有血儿茶酚胺浓度升高,血小板聚集增加及纤溶活性增高会变化,可能与早晨较多发生心脑血管急性事件有关。

血压变异性和血压昼夜节律与靶器官损害及预后有较密切的关系,即伴明显靶器官损害或严重高血压患者其血压的昼夜节律可消失。

目前尚无统一的动态血压正常值,但可参照采用以下正常上限标准:24h 平均血压值<17.33/10.66kPa,白昼均值<18/11.33kPa,夜间<16.66/10kPa。夜间血压均值比白昼降低>10%,如降低不及 10%,可认为血压昼夜节律消失。

动态血压监测可用于:诊断"白大衣性高血压",即在诊所内血压升高,而诊所外血压正常;判断高血压的严重程度,了解其血压变异性和血压昼夜节律;指导降压治疗和评价降压药物疗效;诊断发作性高血压或低血压。

三、原发性高血压危险度的分层

原发性高血压的严重程度并不单纯与血压升高的水平有关,必须结合患者总的心血管疾病危险因素及合并的靶器官损害作全面的评价,治疗目标及预后判断也必须以此为基础。心血管疾病危险因素包括吸烟、高脂血症、糖尿病、年龄>60 岁、男性或绝经后女性、心血管疾病家族史(发病年龄女性<65 岁,男性<55 岁)。靶器官损害及合并的临床疾病包括心脏疾病

（左心室肥大、心绞痛、心肌梗死、既往曾接受冠状动脉旁路手术、心力衰竭），脑血管疾病（脑卒中或短暂性脑缺血发作），肾脏疾病（蛋白尿或血肌肝升高），周围动脉疾病，高血压视网膜病变（大于等于Ⅲ级）。危险度的分层是把血压水平及危险因素及合并的器官受损情况相结合分为低、中、高和极高危险组。治疗时不仅要考虑降压，还要考虑危险因素及靶器官损害的预防及逆转。

低度危险组：高血压1级，不伴有上列危险因素，治疗以改善生活方式为主，如6个月后无效，再给药物治疗。

中度危险组：高血压1级伴12个危险因素或高血压2级不伴有或伴有不超过2个危险因素者。治疗除改善生活方式外，给予药物治疗。

高度危险组：高血压1～2级伴至少3个危险因素者，必须药物治疗。

极高危险组：高血压3级或高血压1～2级伴靶器官损害及相关的临床疾病者（包括糖尿病），必须尽快给予强化治疗。

四、临床类型

原发性高血压大多起病及进展均缓慢，病程可长达十余年至数十年，症状轻微，逐渐导致靶器官损害。但少数患者可表现为急进重危，或具特殊表现而构成不同的临床类型。

（一）高血压急症

是指高血压患者血压显著的或急剧的升高[收缩压＞26.66kPa(200mmHg)，舒张压＞17.33kPa(130mmHg)]，常同时伴有心、脑、肾及视网膜等靶器官功能损害的一种严重危及生命的临床综合征，当舒张压＞18.67～20kPa和(或)收缩压＞29.33kPa时，无论有无症状，也应视为高血压急症。高血压急症包括高血压脑病、高血压危象、急进型高血压、恶性高血压，高血压合并颅内出血、急性冠状动脉功能不全、急性左心衰竭、主动脉夹层血肿以及子痫、嗜铬细胞瘤危象等。

（二）恶性高血压

约1％～5％的中、重度高血压患者可发展为恶性高血压，其发病机制尚不清楚，可能与不及时治疗或治疗不当有关。病理上以肾小动脉纤维样坏死为突出特征。临床特点：①发病较急骤；多见于中、青年；②血压显著升高，舒张压持续＞17.33kPa。③头痛、视力模糊、眼底出血、渗出和乳头水肿。④肾脏损害突出，表现为持续蛋白尿、血尿及管型尿，并可伴肾功能不全。⑤进展迅速，如不给予及时治疗，预后不佳，可死于肾衰竭、脑卒中或心力衰竭。

（三）高血压危重症

1.高血压危象

在高血压病程中，由于周围血管阻力的突然上升，血压明显升高，出现头痛、烦躁、眩晕、忍心、呕吐、心悸、气急及视力模糊等症状。伴靶器官病变者可出现心绞痛、肺水肿或高血压脑病。血压以收缩压显著升高为主，也可伴舒张压升高。发作一般历时短暂、控制血压后病情可迅速好转；但易复发。危象发作时交感神经活动亢进，血中儿茶酚胺升高。

2.高血压脑病

高血压脑病是指在高血压病程中发生急性脑血液循环障碍，引起脑水肿和颅内压增高而产生的临床征象。发生机制可能为过高的血压突破了脑血管的自身调节机制，导致脑灌注过多,液体渗入脑血管周围组织,引起脑水肿。临床表现有严重头痛、呕吐、神志改变,较轻者可仅有烦躁、意识模糊,严重者可发生抽搐、昏迷。

(四)急进型高血压

约占高血压患者中1%~8%,多见于年轻人,男性居多。临床特点:①收缩压、舒张压均持续升高,舒张压常持续≥17.3kPa(130mmHg),很少有波动;②症状多而明显进行性加重,有一些患者高血压是缓慢过程,但后突然迅速发展,血压显著升高;③出现严重的内脏器官的损害,常在1~2年内发生心、脑、肾损害和视网膜病变,出现脑卒中、心肌梗死、心力衰竭、尿毒症及视网膜病变(眼底Ⅰ级以上改变)。

(五)缓进型高血压

这种类型占95%以上,临床上又称之为良性高血压。因其起病隐匿,病情发展缓慢,病程较长,可达数十年,多见于中老年人。临床表现:①早期可无任何明显症状,仅有轻度头痛或不适、休息之后可自行缓解。偶测血压时才发现高血压。②逐渐发展,患者表现为头痛、头晕、失眠、乏力、记忆力减退症状,血压也随着病情发展是逐步升高并趋向持续性,波动幅度也随之减小并伴随着心、脑、肾等器官的器质性损害。此型高血压病由于病程长,早期症状不明显所以患者容易忽视其治疗,思想上不重视,不能坚持服药,最终造成不可逆的器官损害,危及生命。

(六)老年人高血压

年龄超过60岁达高血压诊断标准者即为老年人高血压。临床特点:①半数以上以收缩压为主;即单纯收缩期高血压(收缩压>18.66kPa;舒张压<12kPa),此与老年人大动脉弹性减退、顺应性下降有关,使脉压增大。流行病资料显示,单纯收缩压的升高也是心血管病致死的重要危险因素;②部分老年人高血压是由中年原发性高血压延续而来,属收缩压和舒张压均增高的混合型;③老年人高血压患者心、脑、肾器官常有不同程度损害,靶器官并发症如脑卒中、心力衰竭、心肌梗死和肾功能不全较为常见;④老年人压力感受路敏感性减退;对血压的调节功能降低,易造成血压波动及直立性低血压,尤其在使用降压药物治疗时要密切观察。老年人选用高血压药物时宜选用平和、缓慢的制剂,如利尿剂和长效钙拮抗剂及ACEI等;常规给予抗凝剂治疗;定期测量血压以予调整剂量。

(七)难治性高血压

难治性高血压又称顽固性或有抵抗性的高血压。临床特点:①治疗前血压≥24/15.32kPa,经过充分的、合理的、联合应用三种药物(包括利尿剂),血压仍不能降至21.33/7.5kPa以下;②治疗前血压<24/15.33kPa,而适当的三联药物治疗仍不能达到:<18.66/12kPa,则被认为是难治性高血压;③对于老年单纯收缩期高血压,如治疗前收缩压>26.66kPa,经三联治疗,收缩压不能降至22.66kPa以下,或治疗前收缩压21.33~26.66kPa,而治疗后不能降至21.33kPa以下及至少低1.33kPa,亦称为难治性高血压。充分的合理的治疗应包括至少三种不同药理作用的药物,包括利尿剂并加之以下两种:β阻断剂,直接的血管扩张药,钙拮抗剂或血管紧张素转化酶抑制剂。应当说明的是,并不是所有严重的高血压都是难治性高血压,也不是难治性高血压都是严重高血压。

诊断难治性高血压应排除假性高血压及白大衣高血压,并排除继发性高血压,如嗜铬细胞瘤、原发性醛固酮增生症、肾血管性高血压等;中年或老年患者过去有效的治疗以后变得无效,则强烈提示肾动脉硬化及狭窄,肾动脉造影可确定诊断肾血管再建术可能是降低血压的唯一有效方法。

难治性高血压的主要原因可能有以下几种:①患者的依从性不好即患者没有按医生的医嘱服药,这可能是最主要的原因。依从性不好的原因可能药物方案复杂或服药次数频繁,患者未认识到控制好血压的重要性,药物费用及不良反应等。②患者食盐量过高(>5g/d),或继续饮酒,体重控制不理想。应特别注意来自加工食品中的盐,如咸菜、罐头、腊肉、香肠、酱油、酱制品、咸鱼、成豆制品等,应劝说患者戒烟、减肥,肥胖者减少热量摄入量。③医生不愿使用利尿药或使用多种作用机制相同的药物。④药物相互作用,如阿司匹林或非甾体类抗感染药因抑制前列腺素合成而干扰高血压的控制,拟交感胺类可使血压升高,麻黄素、口服避孕药、雄性激素、过多的甲状腺素、糖皮质激素等可使血压升高或加剧原先的高血压;考来烯胺可妨碍抗高血压药物的经肠道吸收。三环类抗忧郁药,苯异丙胺、抗组织胺、单胺氧化酶抑制剂及可卡因干扰胍乙啶的药理作用。

(八)儿童高血压

关于儿童高血压的诊断标准尚未统一。WHO 规定:13 岁以上正常上限为 18.66/12kPa,13 岁以下则为 18/11.33kPa。

儿童血压测量方法与成年人有所不同:①舒张压以 Korotloff 第四音为准。②根据美国心脏病协会规定,使用袖带的宽度为:1 岁以下为 2.5;1～4 岁 5～6;5～8 岁 8～9;成人 12.5,否则将会低估或高估血压的高度。

诊断儿童高血压应十分慎重,特别是轻度高血压者应加强随访。一经确诊为儿童高血压后,首先除外继发性高血压。继发性高血压中最常见的病因是肾脏疾病,其次是肾动脉血栓、肾动脉狭窄、先天性肾动脉异、主动脉缩窄、嗜铬细胞瘤等。

临床特点:①5%的患者有高血压的家族史;②早期一般无明显症状,部分患者可有头痛,尤在剧烈运动时易发生;③超体重肥胖者达 50%;④平素心动过速,心前区搏动明显,呈现高动力循环状态;⑤尿儿茶酚胺水平升高,尿缓激肽水平降低,血浆肾素活性轻度升高,交感神经活性增高;⑥对高血压的耐受力强,一般不引起心、肾、脑及眼底的损害。

(九)青少年高血压

青少年时期高血压的研究已越来越被人们重视。大量调查发现,青少年原发性高血压起源于儿童期,并认为青少年高血压与成人高血压及并发症有密切关系,同儿童期高血压病因相似,常见于继发性高血压,在青春期继发性高血压病例中,肾脏疾病仍然是主要的病因。大量的调查发现青少年血压与年龄有直接相关,青少年高血压诊断标准在不同时间(每次间隔三个月以上)三次测量坐位血压,收缩压和(或)舒张压高于 95 百分位以上可诊断为高血压。

(十)精神紧张性高血压

交感神经系统在发病中起着重要作用。交感神经系统活性增强可导致:①血浆容量减少,血小板聚集,因而易诱发血栓形成;②激活肾素－血管紧张素系统,再加上儿茶酚胺的作用,引起左室肥厚的血管肥厚,肥厚的血管更易引起血管痉挛;③副交感神经系统活性较低和交感神经系统活性增强,是易引起心律失常,心动过速的因素;④降低骨骼肌对胰岛素的敏感性,其主要机制为:在紧急情况下;交感神经系统活性增高引起血管收缩,导致运输至肌肉的葡萄糖减少;去甲肾上腺素刺激 β 受体也可引起胰岛素耐受,持续的交感神经系统还可以造成肌肉纤维类型由胰岛素耐受性慢收缩纤维转变成胰岛素耐受性快收缩纤维,这些变化可致血浆胰岛素浓度水平升高,并促进动脉粥样硬化。

(十一)白大衣性高血压

白大衣性高血压(WCH)是指在诊疗单位内血压升高,但在诊疗单位外血压正常。有人估计,在高血压患者中,约有 20%～30% 为白大衣高血压,故近年来提出患者自我血压监测(HBPM)。HBPM 有下列好处:①能更全面更准确地反应患者的血压;②没有"白大衣效应";③提高患者服药治疗和改变生活方式的顺从性;④无观察者的偏倚现象。自测血压可使用水银柱血压计,亦可使用动态血压监测(ABPM)的方法进行判断。有人认为"白大衣高血压"也应予以重视,它可能是早期高血压的表现之一。我国目前的参考诊断标难为 WCH 患者诊室收缩压 > 21.33kPa 和(或)舒张压 > 12kPa 并且白昼动态血压收缩压 < 18kPa,舒张压 < 10.66kPa,这还需要经过临床的验证和评价。

"白大衣性高血压"多见于女性、年轻人、体型瘦以及诊所血压升高、病程较短者。在这类患者中,规律性的反复出现的应激方式,例如上班工作,不会引起血压升高。ABPM 有助于诊断"白大衣性高血压"。其确切的自然史与预后还不很清楚。

(十二)应激状态

偏快的心率是处于应激状态的一个标志,心动过速是交感神经活性增高的一个可靠指标,同时也是心血管病病死率的一个独立危险因素。心率增快与血压升高、胆固醇升高、三酰甘油升高、血球压积升高、体重指数升高、胰岛素抵抗、血糖升高、高密度脂蛋白－胆固醇降低等密切相关。

(十三)夜间高血压

24h 动态血压监测发现部分患者的血压正常节律消失,夜间收缩压或舒张压的降低小于日间血压平均值的 10%,甚至夜间血压反高于日间血压。夜间高血压常见于某些继发性高血压(如嗜铬细胞瘤、原发性醛固酮增多症、肾性高血压)、恶性高血压和合并心肌梗死、脑卒中的原发性高血压。夜间高血压的产生机制与神经内分泌正常节律障碍、夜间上呼吸道阻塞、换气过低和睡眠觉醒有关,其主要症状是响而不规则的大鼾、夜间呼吸暂停及日间疲乏和嗜睡。这种患者常伴有超重、易发生脑卒中、心肌梗死、心律失常和猝死。

(十四)肥胖型高血压

肥胖者易患高血压,其发病因素是多方面的,伴随的危险因素越多,则预后越差。本型高血压患者心、肾、脑、肺功能均较无肥胖者更易受损害,且合并糖尿病、高脂血症、高尿酸血症者多,患冠心病、心力衰竭、肾功能障碍者明显增加。

(十五)夜间低血压性高血压

是指日间为高血压(特别是老年收缩期性高血压),夜间血压过度降低,即夜间较日间血压低超过 20%。其发病机制与血压调节异常、血压节律改变有关。该型高血压易发生腔隙性脑梗死,可能与夜间脑供血不足、高凝状态有关。治疗应注意避免睡前使用降压药(尤其是能使夜间血压明显降低的药物)。

(十六)顽固性高血压

顽固性高血压是指高血压患者服用三种以上的不同作用机制的全剂量降压药物,测量血压仍不能控制在 18.66/12.66kPa 以下或舒张压(DBP)≥13.33kPa,老年患者血压仍>21.33/12kPa,或收缩压(SBP)不能降至 18.66kPa 以下。顽固性高血压的原因:①治疗不当。应采用不同机制的降压药物联合应用;②对药物的不能耐受。由于降压药物引起不良反应;而中断用药,常不服药或间断服药,造成顺应性差;③继发性高血压。当患者血压明显升高并对多种治疗药物呈抵抗状态的,应考虑排除继发因素。常见肾动脉狭窄、肾动脉粥样斑块形成、肾上腺疾病等;④精神因素。工作繁忙造成白天血压升高,夜间睡眠时血压正常;⑤过度摄钠。尤其对高血压人群中,约占 50% 的盐敏感性高血压,例如老年患者和肾功能减退者,盐摄入量过高更易发生顽固性高血压,而低钠饮食可改善其对药物的抵抗性。

五、护理评估

(一)病史

应注意询问患者有无高血压家族史,个性特征,职业、人际关系、环境中有无引发本病的应激因素,生活与饮食习惯,烟酒嗜好,有无肥胖、心脏病、肾脏病、糖尿病、高脂血症、痛风、支气管哮喘等病史及用药情况。

(二)身体状况

高血压病根据起病和病情进展缓急分为缓进型和急进型两类,前者多见,后者约占高血压病的 1%～5%。

1.一般表现

缓进型原发性高血压起病隐匿,病程进展缓慢,早期多无症状,偶在体格检查时发现血压升高,少数患者在发生心、脑、肾等并发症后才被发现。高血压患者可在精神紧张、情绪激动或劳累后有头晕、头痛、眼花耳鸣、失眠、乏力、注意力不集中等症状,但症状与血压增高程度并不一定一致。

患者血压随季节、昼夜、情绪等因素有较大波动,表现为冬季较夏季高、清晨较夜间高、激动时较平静时高等特点。体检时可听到主动脉瓣区第二心音亢进、主动脉瓣区收缩期杂音、少数患者在颈部或腹部可听到血管杂音。长期持续高血压可有左心室肥厚。

高血压病早期血压仅暂时升高,去除原因和休息后可恢复,称为波动性高血压阶段。随病情进展,血压呈持久增高,并有脏器受损表现。

2.并发症

主要表现心、脑、肾等重要器官发生器质性损害和功能性障碍。

(1)心脏:血压长期升高,增加了左心室的负担。左室因代偿而心肌肥厚,继而扩张,形成高血压性心脏病。在心功能代偿期,除有劳累性心悸外,其他症状不明显。心功能失代偿时,则表现为心力衰竭。由于高血压后期可并发动脉粥样硬化,故部分患者可并发冠心病,发生心绞痛、心肌梗死。

(2)脑:重要的脑血管病变表现有,一时性(间歇性)脑血管痉挛:可使脑组织缺血,产生头痛一时性失语、失明、肢体活动不灵或偏瘫。可持续数分钟至数日,一般在 24h 内恢复。①脑出血:一般在紧张的体力或脑力劳动时容易发生,例如情绪激动、搬重物等时突然发生。其临床表现因出血部位不同而异,最常见的部位在脑基底节豆状核,故常损及内囊,又称内囊出血。其主要表现为突然摔倒,迅速昏迷,头、眼转向出血病灶的同侧,出血病灶对侧的"三偏"症状,即偏瘫、偏身感觉障碍和同侧偏盲。呼吸深沉而有鼾声,大小便失禁。瘫痪肢体开始完全弛缓,腱反射常引不出。数日后瘫痪肢体肌张力增高,反射亢进,出现病理反射。脑动脉血栓形成:多在休息睡眠时发生,常先有头晕、失语、肢体麻木等症状,然后逐渐发生偏瘫,一般无昏迷。随病情进展,可发生昏迷甚至死亡。上述脑血管病变的表现,祖国医学统称为"中风"或"卒中",现代医学统称为"脑血管意外";②高血压脑病:是指脑小动脉发生持久而严重的痉挛、脑循环发生急性障碍,导致脑水肿和颅内压增高,可发生于急进型或严重的缓进型高血压病患者。表现血压持续升高,常超过 26.7/16.0kPa(200/120mmHg),剧烈头痛、恶心、呕吐、眩晕、抽搐、视力模糊、意识障碍、直至昏迷。发作可短至数分钟,长者可达数小时或数日。

(3)肾的表现:长期高血压可致肾小动脉硬化,当肾功能代偿时,临床上无明显肾功能不全表现。当肾功能转入失代偿期时,可出现多尿、夜尿增多、口渴、多饮,提示肾浓缩功能减低,尿比重固定在 1.010 左右,称为等渗尿。当肾功能衰退时,可发展为尿毒症,血中肌酐、尿素氮增高。

(4)眼底视网膜血管改变:目前我国采用 Keith－Wegener4 级眼底分级法。Ⅰ级,视网膜动脉变细;Ⅱ级,视网膜动脉狭窄,动脉交叉压迫;Ⅲ级,眼底出血或棉絮状渗出;Ⅳ级,视神经盘水肿。眼底的改变可反映高血压的严重程度。

3.急进型高血压病

急进型高血压占高血压病的 1% 左右,可由缓进型突然转变而来,也可起病即为急进型。多见于青年和中年。基本的临床表现与缓进型高血压病相似,但各种症状更为突出,具有病情严重、发展迅速、肾功能急剧恶化和视网膜病变(眼底出血、渗出、乳头水肿)等特点。血压显著增高,舒张压持续在 17.3～18.6kPa(130～140mmHg)或更高,常于数月或 1～2 年内出现严重的心、脑、肾损害,最后常为尿毒症死亡,也可死于急性脑血管疾病或心力衰竭。经治疗后,少数病情亦可转稳定。

高血压危象:是指短期内血压急剧升高的严重临床表现。它是在高血压的基础上,交感神经亢进致周围小动脉强烈痉挛,这是血压进一步升高的结果,常表现为剧烈头痛、神志改变、恶心、呕吐、心悸、呼吸困难等。收缩压可高达 34.7kPa(260mmHg),舒张压 16kPa(120mmHg)以上。

(三)实验室及其他检查

1.尿常规检查

可阴性或有少量蛋白和红细胞,急进型高血压患者尿中常有大量蛋白、红细胞和管型,肾功能减退时尿比重降低,尿浓缩和稀释功能减退,血中肌酐和尿素氮增高。

2.X 线检查

轻者主动脉迂曲延长或扩张,并发高血压性心脏病时,左心室增大,心脏至靴形样改变。

3.超声波检查

心脏受累时,二维超声显示:早期左室壁搏动增强,第Ⅱ期多见室间隔肥厚,继则左心室后型肥厚;左心房轻度扩大;超声多普勒于二尖瓣上可测出舒张期血流速度减慢,舒张末期速度增快。

4.心电图和心向量图检查

心脏受累的患者又可见左心室增厚或兼有劳损,P波可增宽或有切凹,P环振幅增大,特别终末向后电力更为明显。偶有心房颤动或其他心律失常。

5.血浆肾素活性和血管紧张素Ⅱ浓度测定

二者可增高,正常或降低。

6.血浆心钠素浓度测定

心钠素浓度降低。

六、护理目标

(1)头痛减轻或消失。

(2)焦虑减轻或消失。

(3)血压维持在正常水平,未发生意外伤害。

(4)能建立良好的生活方式,合理膳食。

七、护理措施

(一)一般护理

(1)头痛、眩晕、视力模糊的患者应卧床休息,抬高床头,保证充足的睡眠。指导患者使用放松技术,如缓慢呼吸、心理训练、音乐治疗等,避免精神紧张、情绪激动和焦虑,保持情绪平稳。保持病室安静,减少声光刺激和探视、护理操作动作要轻巧并集中进行,少打扰患者。对因焦虑而影响睡眠的患者遵医嘱应用镇静剂。

(2)有氧运动可降压减肥、改善脏器功能、提高活动耐力、减轻胰岛素抵抗,指导轻症患者选择适当的运动,如慢跑、健身操、骑自行车、游泳等(避免竞技性、力量型的运动),一般每周3～5次,每次30～40min,出现头晕、心慌、气短、极度疲乏等症状时应立即停止运动。

(3)合理膳食,每日摄钠量不超过6g,减少热量、胆固醇、脂肪摄入,适当增加蛋白质,多吃蔬菜、水果,摄入足量的钾、镁、钙,避免过饱,戒烟酒及刺激性的饮料,可以降低血压,减轻体重,防止高血脂和动脉硬化,防止便秘,减轻心脏负荷。

(二)病情观察与护理

(1)注意神志、血压、心率、尿量、呼吸频率等生命体征的变化,每日定时测量并记录血压。血压有持续升高时,密切注意有无剧烈头痛、呕吐、心动过速、抽搐等高血压脑病和高血压危象的征象。出现上述现象时应给予氧气吸入,建立静脉通路,通知病危,准备各种抢救物品及急救药物,详细书写特别护理记录单;配合医生采取紧急抢救措施,加快速降压、制止抽搐,以防脑血管疾病的发生。

(2)注意用药及观察:高血压患者服药后应注意观察服药反应,并根据病情轻重、血压的变化决定用药剂量与次数,详细做好记录。若有心、脑、肾严重并发症,则药物降压不宜过快,否则供血不足易发生危险。血压变化大时,要立即报告医师予以及时处理。要告诉患者按时服药及观察,忌乱用药或随意增减剂量与擅自停药。用降压药期间要经常测量血压并做好记录,以提供治疗参考,注意起床动作要缓慢,防止直立性低血压引起摔倒。用利尿剂降压时注意记出入量,排尿多的患者应注意补充含钾高的食物和饮料,如玉米面、海带、蘑菇、枣、桃、香蕉、橘子汁等。用普萘洛尔药物要逐渐减量、停药,避免突然停用引起心绞痛发作。

(3)患者如出现肢体麻木,活动欠灵,或言语含糊不清时,应警惕高血压并发脑血管疾病。对已有高血压心脏病者,要注意有无呼吸困难、水肿等心力衰竭表现;同时检查心率、心律有无心律失常的发生。观察尿量及尿的化验变化,以发现肾脏是否受累。发现上述并发症时,要协助医生相应的治疗及做好护理工作。

(4)高血压急症时,应迅速准确按医嘱给予降压药、脱水剂及镇痉药物,注意观察药物疗效及不良反应,严格按药物剂量调节滴速,以免血压骤降引起意外。

(5)出现脑血管意外、心力衰竭、肾衰竭者,给予相应抢救配合。

八、健康教育

(1)向患者提供有关本病的治疗知识,注意休息和睡眠,避免劳累。

(2)同患者共同讨论改变生活方式的重要性,低盐、低脂、低胆固醇、低热量饮食,禁烟、酒及刺激性饮料。肥胖者节制饮食。

(3)教会患者进行自我心理平衡调整,自我控制活动量,保持良好的情绪,掌握劳逸适度,懂得愤怒会使舒张压升高,恐惧焦虑会使收缩压升高的道理,并竭力避免之。

(4)定期、准确、及时服药,定期复查。

(5)保持排便通畅,规律的性生活,避免婚外性行为。

(6)教会患者怎样测量血压及记录。让患者掌握药物的作用及不良反应,告诉患者不能突然停药。

(7)指导患者适当地进行运动,可增加患者的健康感觉和松弛紧张的情绪,增高 HDL—C。推荐作渐进式的有氧运动,如散步、慢跑;也可打太极拳、练气功;避免举高重物及作等长运动(如举重、哑铃)。

第四节　风湿性心脏瓣膜病

风湿性心脏病简称风心病,多见于 20～40 岁,女性多于男性,约 1/3 的患者无典型风湿热病史。二尖瓣病变最常见,发生率达 95％～98％;主动脉瓣病变次之,发生率为 20％～35％;三尖瓣病变为 5％;肺动脉瓣病变仅为 1％;联合瓣膜病变占 20％～30％。非风湿性心瓣膜病见于老年瓣膜病、二尖瓣脱垂综合征、先天性瓣膜异常、感染性心内膜炎、外伤等。

一、二尖瓣狭窄

(一)病因和发病机制

二尖瓣狭窄(MS)几乎均为风湿性,2/3 为女性,急性风湿热一般 10 年后(至少 2 年)才出现杂音,常于 25～30 岁时出现症状。先天性 MS 罕见,患儿的存活时间一般不超过 2 年。老年性二尖瓣狭窄患者并不罕见。占位性病变,如左心房黏液瘤或血栓形成很少导致 MS。

MS 是一种进行性损害性病变,狭窄程度随年龄增加而逐渐加重。无症状期为 10～20 年。多数患者在风湿热发作后 10 年内无狭窄的临床症状。在随后的 10 年内,多数患者可做出二尖瓣狭窄的诊断,但患者常无症状。正常二尖瓣瓣口面积为 $4\sim6cm^2$,当瓣口缩小到 $1.5\sim2.5cm^2$ 时,才出现明显的血流动力学障碍,患者可感到劳累时心悸气促,此时患者一般在 $20\sim40$ 岁。再过 10 年,当瓣口缩小到 $1.1\sim1.5cm^2$ 时,就会出现明显的左心力衰竭症状。当瓣口小于 $1.0cm^2$ 时,肺动脉压明显升高,患者出现右心衰竭的症状和体征,随后因反复发作心力衰竭而死亡。

(二)临床表现

1.症状

MS 的临床表现主要有呼吸困难、咯血、咳嗽、心悸,少数患者可有胸痛、昏厥。合并快速性心房颤动、肺部感染等,可发生急性左心衰竭。有胸痛者,常提示合并冠心病、严重主动脉瓣病变或肺动脉高压(致右心室缺血)等。出现昏厥者少见,如反复发生昏厥,多提示合并主动脉瓣狭窄、左心房球形血栓、并发肺栓塞或左心房黏液瘤等。由于患者左心房扩大和肺动脉扩张而挤压左喉返神经而引起声音嘶哑,压迫食管可引起吞咽困难。肺水肿为重度二尖瓣狭窄的严重并发症,患者突然出现重度呼吸困难,不能平卧,咳粉红色泡沫样痰,双肺布满啰音,如不及时抢救,往往致死。长期的肺淤血可引起肺动脉高压、右心衰竭而使患者出现颈静脉怒张、肝大、直立性水肿和胸腔积液、腹腔积液等;右心衰竭发生后患者的呼吸困难减轻,发生急性肺水肿和大咯血的危险性减少。

MS 常并发心房颤动(发生率为 $20\%\sim60\%$,平均为 50%),主要见于病程晚期;房颤发生后心输出量减少 20% 左右,可诱发、加重心功能不全,甚至引起急性肺水肿。房颤发生后平均存活年限为 5 年左右,

但也有存活长达 25 年以上者。由于房颤后心房内血流缓慢及淤滞,故易促发心房内血栓形成,血栓脱落后可引起栓塞。其他并发症有感染性心内膜炎(8%)、肺部感染等。

2.体征

查体可有二尖瓣面容——双颧绀红色,心尖区第一心音(S_1)亢进和开瓣音(如瓣膜钙化僵硬则第一心音减弱、开瓣音消失),心尖区有低调的隆隆样舒张中晚期杂音,常伴舒张期震颤。肺动脉高压时可有肺动瓣第二音(P_2)亢进,也可有肺动脉扩张及三尖瓣关闭不全的杂音。心房颤动特别是伴有较快心室率时,心尖区舒张期杂音可发生改变或暂时消失,心率变慢后杂音又重新出现。所谓"哑型 MS"是指有 MS 存在,但临床上未能闻及心尖区舒张期杂音,这种情况可见于快速性心房颤动、合并重度二尖瓣反流或主动脉瓣病变、心脏重度转位、合并肺气肿、肥胖以及重度心功能不全等。

(三)诊断

1.辅助检查

(1)X 线:典型表现为二尖瓣型心脏,左心房大、右心室大、主动脉结小,食管下段后移,肺淤血,间质性肺水肿和含铁血黄素沉着等征象。

(2)心电图:可出现二尖瓣型 P 波,$PTFV_1$(+),心电轴右偏和右心室肥厚。

(3)超声心动图:可确定狭窄瓣口面积及形态,M 型超声可见二尖瓣运动曲线呈典型"城垛样改变"。

2.诊断要点

查体发现心尖区隆隆样舒张期杂音、心尖区 S_1 亢进和开瓣音、P_2 亢进,可考虑 MS 的诊断。辅助检查可明确诊断。依瓣口大小,将 MS 分为轻、中、重度;其瓣口面积分别为 $1.5\sim2.0cm^2$、$1.0\sim1.5cm^2$、小于 $1.0cm^2$。

3.鉴别诊断

临床上应与下列情况的心尖区舒张期杂音相鉴别,如功能性 MS、左心房黏液瘤或左心房球形血栓、扩张型或肥厚型心肌病、三尖瓣狭窄、Austin－Flint 杂音、Carey－Coombs 杂音以及甲状腺功能亢进、贫血、二尖瓣关闭不全、室缺等流经二尖瓣口的血流增加时产生的舒张期杂音。

(四)治疗

MS 患者左心室并无压力负荷或容量负荷过重,因此没有任何特殊的内科治疗。内科治疗的重点是针对房颤和防止血栓栓塞并发症。对出现肺淤血或肺水肿的患者,可慎用利尿药和静脉血管扩张药,以减轻心脏前负荷和肺淤血。洋地黄仅适用于控制快速性房颤时的心室率。β受体阻滞药仅适用于心房颤动并快速心室率或有窦性心动过速时。MS 的主要治疗措施是手术。

二、二尖瓣关闭不全

(一)病因和发病机制

二尖瓣关闭不全(MR)包括急性和慢性 2 种类型。急性 MR 起病急,病情重。急性 MR 多为腱索断裂或乳头肌断裂引起,此外,感染性心内膜炎所致的瓣膜穿孔、二尖瓣置换术后发生的瓣周漏、MS 的闭式二尖瓣分离术或球囊扩张术的瓣膜撕裂等也可引起。慢性 MR 在我国以风心病为其最常见原因,在西方国家则二尖瓣脱垂为常见原因。其他原因有冠心病、老年瓣膜病、感染性心内膜炎、左心室显著扩大、先天畸形、特发性腱索断裂、系统性红斑狼疮、类风湿关节炎、肥厚型梗阻性心肌病、心内膜心肌纤维化和左心房黏液瘤等。

急性 MR 时,左心房压急速上升,进而导致肺淤血,甚至急性肺水肿,相继出现肺动脉高压及右心衰竭;而左心室的前向排出量明显减少。慢性 MR 时,左心房顺应性增加,左心房扩大。同时扩大的左心房、左心室在较长时间内适应容量负荷增加,使左心房室压不至于明显上升,故肺淤血出现较晚。持续的严重过度负荷,终致左心衰竭,肺淤血、肺动脉高压、右心衰竭相继出现。

(二)临床表现

1.症状

轻度 MR 患者,如无细菌性心内膜炎等并发症,可无症状。最早症状常为活动后易疲乏,或体力活动后心悸、呼吸困难。当出现左心衰竭时,可表现为活动后呼吸困难或端坐呼吸,但较少发生肺水肿及咯血。一旦出现左心衰竭,多呈进行性加重,病情多难以控制。急性 MR 时,起病急,病情重,肺淤血,甚至急性肺水肿,相继出现肺动脉高压及右心衰竭。

2.体征

查体于心尖区可闻及全收缩期吹风样高调一贯性杂音,可伴震颤;杂音一般向左腋下和左肩胛下区传导。心尖搏动呈高动力型;瓣叶缩短所致重度关闭不全者,第一心音常减弱。

二尖脱垂者的收缩期非喷射性喀喇音和收缩晚期杂音为本病的特征。凡使左心室舒张末期容积减少的因素,如从平卧位到坐位或直立位、吸入亚硝酸异戊酯等都可以使喀喇音提前和收缩期杂音延长;凡使左心室舒张末期容积增加的因素,如下蹲、握拳、使用普萘洛尔(心得安)等均使喀喇音出现晚和收缩期杂音缩短。严重的二尖瓣脱垂产生全收缩期杂音。

(三)诊断

1.辅助检查

(1)左心室造影:为本病半定量反流严重程度的"金标准"。

(2)多普勒超声:诊断 MR 敏感性几乎达 100%,一般将左心房内最大反流面积<4cm^2 为轻度反流;4~8cm^2 为中度反流;>8cm^2 为重度反流。

(3)超声心动图:可显示二尖瓣形态特征,并提供心腔大小、心功能及并发症等情况。

2.诊断要点

MR 的主要诊断依据为心尖区响亮而粗糙的全收缩期杂音,伴左心房、左心室增大。确诊有赖于超声心动图等辅助检查。

3.鉴别诊断

因非风湿性 MR 占全部 MR 的 55%,加之其他心脏疾患也可在心尖区闻及收缩期杂音,故应注意鉴别。非风湿性 MR 杂音可见于房缺合并 MR、乳头肌功能不全或断裂、室间隔缺损、三尖瓣关闭不全、主动脉瓣狭窄及关闭不全、二尖瓣腱索断裂或瓣叶穿孔、二尖瓣脱垂、二尖瓣环钙化、扩张型心肌病、直背综合征等。

(四)治疗

1.二尖瓣关闭不全

无症状的慢性 MR、左心室功能正常时,并无公认的内科治疗。如无高血压,也无应用扩血管药或 ACEI 的指征。主要的治疗措施是手术。

2.二尖瓣脱垂

二尖瓣脱垂不伴有 MR 时,内科治疗主要是预防心内膜炎和防止栓塞。β 受体阻滞药可应用于二尖瓣脱垂患者伴有心悸、心动过速或伴交感神经兴奋增加的症状以及有胸痛、忧虑的患者。

三、主动脉瓣狭窄

(一)病因和发病机制

主动脉瓣狭窄(AS)的主要原因是风湿性、先天性和老年退行性瓣膜病变。风湿性 AS 约占慢性风湿性心脏病的 25%,男性多见,几乎均伴发二尖瓣病变和主动脉瓣关闭不全。

正常瓣口面积为大于或等于 3.0cm^2。当瓣口面积减少一半时,收缩期无明显跨瓣压差;小于或等于 1.0cm^2 时,左心室收缩压明显增高,压差显著。左心室对慢性 AS 所致后负荷增加的代偿机制为进行性左心室壁向心性肥厚,顺应性降低,左心室舒张末期压力进行性增高;进而导致左心房代偿性肥厚,最终由于室壁应力增高、心肌缺血和纤维化而致左心衰竭。严重的 AS 致心肌缺血。

(二)临床表现

1.症状

AS 可多年无症状,一旦出现症状平均寿命仅 3 年。典型的 AS 三联症是昏厥、心绞痛和劳力性呼吸困难。呼吸困难是最常见的症状,约见于 90%的患者,先是劳力性呼吸困难,进而发生端坐呼吸、阵发性夜间呼吸困难和急性肺水肿。心绞痛见于 60%的有症状患者,多发生于劳累或卧床时,3%~5%的患者可发生猝死。昏厥或昏厥先兆可见于 1/3 的有症状患者,可发生于用力或服用硝酸甘油时,表明 AS 严重。昏厥也可由心室纤颤引起。少部分患者可发生心律失常、感染性心内膜炎、体循环栓塞、胃肠道出血和猝死等。

2.体征

查体心尖部抬举性搏动十分有力且有滞留感,心尖部向左下方移位。80%的患者于心底部主动脉瓣区可能触及收缩期震颤,反映跨膜压差＞5.3kPa(40mmHg)。典型的 AS 收缩期杂音在 3/6 级以上,为喷射性,呈递增一递减型,菱峰位于收缩中期,在胸骨右缘第 2 肋间及胸骨左缘第 3~4 肋间最清楚。主动脉瓣区第二心音减弱或消失。收缩压显著降低,脉压小,脉搏弱。高度主动脉瓣狭窄时,杂音可不明显,而心尖部可闻及第四心音,提示狭窄严重,跨膜压差在 9.3kPa(70mmHg)以上。

(三)诊断

1.辅助检查

(1)心电图:可表现为左心室肥厚、伴 ST－T 改变和左心房增大。

(2)超声心动图:有助于确定瓣口狭窄的程度和病因诊断。

(3)心导管检查:可测出跨瓣压差并据此计算出瓣口面积,＞1.0cm^2 为轻度狭窄,0.75~1.0cm^2 为中度狭窄,＜0.75cm^2 为重度狭窄。根据压差判断,则平均压差＞6.7kPa(50mmHg)或峰压差＞9.3kPa(70mmHg)为重度狭窄。

2.诊断和鉴别诊断

根据病史主动脉瓣区粗糙而响亮的喷射性收缩期杂音和收缩期震颤,诊断多无困难。应鉴别是风湿性、先天性、老年钙化性 AS 或特发性肥厚型主动脉瓣下狭窄(IHSS)。病史、超声心动图等可助鉴别。

(四)治疗

无症状的 AS 患者并无特殊内科治疗。有症状的 AS 则必须手术。有肺淤血的患者,可慎用利尿药。ACEI 具有血管扩张作用,应慎用于瓣膜狭窄的患者,以免前负荷过度降低致心输出量减少,引起低血压、昏厥等。AS 患者亦应避免应用 β 受体阻滞药等负性肌力药物。重度 AS 患者应选用瓣膜置换术。经皮主动脉球囊成形术尚不成熟,仅适用于不能手术患者的姑息治疗。

四、主动脉瓣关闭不全

(一)病因和发病机制

主动脉瓣关闭不全(AR)系由主动脉瓣和主动脉根部病变所引起,分急性与慢性两类。慢性 AR 的病因有风湿性、先天性畸形、主动脉瓣脱垂、老年瓣膜病变、主动脉瓣黏液变性、梅毒性 AR、升主动脉粥样硬化与扩张、马方综合征、强直性脊柱炎、特发性升主动脉扩张、严重高血压和(或)动脉粥样硬化等,其中 2/3 的 AR 为风心病引起,单纯风湿性 AR 少见。

急性 AR 的原因有:感染性心内膜炎、主动脉根部夹层或动脉瘤、由外伤或其他原因导致的主动脉瓣破裂或急性脱垂、AS 行球囊成形术或瓣膜置换术的并发症。

急性 AR 时,心室舒张期血流从主动脉反流入左心室,左心室同时接受左心房和主动脉反流的血液,左心室急性扩张以适应容量过度负荷的能力有限,故左心室舒张压急剧上升,随之左心房压升高、肺淤血、肺水肿。同时,AR 使心脏前向排出量减少。

慢性 AR 时,常缓慢发展、逐渐加重,故左心室有充足的时间进行代偿;使左心室能够在反流量达心输出量 80% 左右的情况下,多年不出现严重循环障碍的症状;晚期才出现心室收缩功能降低,左心衰竭。

(二)临床表现

1.症状

急性 AR,轻者可无症状,重者可出现急性左心衰竭和低血压。慢性 AR 可多年(5～10 年)无症状,首发症状可为心悸、胸壁冲撞感、心前区不适、头部强烈搏动感,随着左心功能减退,出现劳累后气急或呼吸困难,左心衰竭逐渐加重后,可随时发生阵发性夜间呼吸困难、肺水肿及端坐呼吸,随后发生右心衰竭。亦可发生心绞痛(较主动脉瓣狭窄少见)和昏厥。在出现左心衰竭后,病情呈进行性恶化,常于 1～2 年内死亡。

2.体征

查体在胸骨左缘第 3～4 肋间或胸骨右缘第 2 肋间闻及哈气样递减型舒张期杂音。该杂音沿胸骨左缘向下传导,达心尖部及腋前线,取坐位、前倾、深呼气后屏气最清楚。主动脉瓣区第二心音减弱或消失。脉压升高,有水冲脉,周围血管征常见。

(三)诊断

1.辅助检查

(1)X 线片:表现为左心室、左心房大,心胸比率增大,左心室段延长及隆突,心尖向下延伸,心腰凹陷,心脏呈主动脉型,主动脉继发性扩张。

(2)心电图:表现为左心室肥厚伴劳损。

(3)超声心动图:可见主动脉增宽,AR 时存在裂隙或瓣膜撕裂、穿孔等,二尖瓣前叶舒张期纤细扑动或震颤(为 AR 的可靠征象,但敏感性只有 43%),左心室扩大,室间隔活动增强并向右移动等。

(4)心脏多普勒超声心动图:可显示血液自主动脉反流入左心室。

(5)主动脉根部造影:是诊断本病的金标准,若注射造影剂后,造影剂反流到左心室,可确定 AR 的诊断,若左心室造影剂浓度低于主动脉内造影剂浓度,则提示为轻度 AR;若两者浓度相近,则提示中度反流;若左心室浓度高于主动脉浓度,则提示重度反流。

2.诊断要点

如在胸骨左缘或主动脉瓣区有哈气样舒张期杂音,左心室明显增大,并有周围血管征,则 AR 之诊断不难确立。超声心动图、心脏多普勒超声心动和主动脉根部造影可明确诊断。风湿性 AR 常与 AS 并存,同时合并二尖瓣病变。

3.鉴别诊断

风湿性 AR 需与老年性和梅毒性 AR、马方综合征及瓣膜松弛综合征、先天性主动脉瓣异常、细菌性心内膜炎、高血压和动脉粥样硬化性主动脉瓣病变、主动脉夹层、动脉瘤以及外伤等所致的 AR 相鉴别。

(四)治疗

有症状的 AR 患者必须手术治疗,而不是长期内科治疗的对象。血管扩张药(包括 ACEI)应用于慢性 AR 患者,目的是减轻后负荷,增加前向心输出量而减轻反流,但是否能有效降低左心室舒张末容量,增加 LVEF 尚不肯定。

五、护理措施

注意休息,劳逸结合,避免过重体力活动。但在心功能允许情况下,可进行适量的轻体力活动或轻体力的工作。预防感冒、防止扁桃体炎、牙龈炎等。如果发生感染可选用青霉素治疗。对青霉素过敏者可选用红霉素或林可霉素治疗。心功能不全者应控制水分的摄入,饮食中适量限制钠盐,每天以 10g 以下为宜,切忌食用盐腌制品。服用利尿剂者应吃些水果,如香蕉,橘子等。房颤的患者不宜做剧烈活动。应定期门诊随访;在适当时期要考虑行外科手术治疗,何时进行,应由医生根据具体情况定。如需拔牙或作其他小手术,术前应采用抗生素预防感染。

第五节　感染性心内膜炎

感染性心内膜炎是指病原微生物经血液直接侵犯心内膜、瓣膜或大动脉内膜而引起的感染性炎症,常伴有赘生物形成。根据病情和病程,分为急性感染性心内膜炎和亚急性感染性心内膜炎,其中亚急性心内膜炎较多见;根据瓣膜类型可分为自体瓣膜心内膜炎、人工瓣膜心内膜炎和静脉药瘾者的心内膜炎。

一、护理评估

(一)致病因素

急性感染性心内膜炎发病机制尚不清楚,主要累及正常瓣膜,病原菌来自皮肤、肌肉、骨骼或肺等部位的活动感染灶;而亚急性病例至少占 2/3 以上,主要发生于器质性心脏病基础上,其中以风湿性心脏瓣膜病的二尖瓣关闭不全和主动脉瓣关闭不全最常见,其次是先天性心脏病的室间隔缺损、法洛四联症等。

1.病原体

亚急性感染性心内膜炎致病菌以草绿色链球菌最常见,而急性感染性心内膜炎则以金黄色葡萄球菌最常见;其他病原微生物有肠球菌、表皮葡萄球菌、溶血性链球菌、大肠埃希菌、真菌及立克次体等。

2.感染途径

可因上呼吸道感染、咽峡炎、扁桃体炎及扁桃体切除术、拔牙、流产、导尿、泌尿道器械检查及心脏手术等途径侵入血流。静脉药瘾者,通过静脉将皮肤致病微生物带入血流而感染心内膜。

3.发病机制

由于心脏瓣膜原有病变或先天性血管畸形的存在,异常的高速血流冲击心脏或大血管内膜,导致内膜损伤,有利于血小板、纤维蛋白及病原微生物在该部位聚集和沉积,形成赘生物和心内膜炎症。

(二)身体状况

1.症状和体征

(1)发热:是最常见的症状。亚急性者多低于39℃,呈弛张热,可有乏力、食欲缺乏、体重减轻等非特异性症状,头痛、背痛和肌肉关节痛常见。急性者有高热寒战,突发心力衰竭者较为常见。

(2)心脏杂音:绝大多数患者可闻及心脏杂音,可由基础心脏病和(或)心内膜炎导致瓣膜损害所致。急性者比亚急性更易出现杂音强度和性质的变化,或出现新的杂音。

(3)周围血管体征:系细菌性微栓塞和免疫介导系统激活引起的微血管炎所致,多为非特异性。①瘀点,以锁骨以上皮肤、口腔黏膜和睑结膜最常见。②指(趾)甲下线状出血。③Osier结节,为指和趾垫出现的豌豆大的红或紫色痛性结节。④Janeway损害,是位于手掌或足底直径1~4cm无压痛出血红斑。⑤Roth斑,为视网膜的卵圆形出血斑,其中心呈白色。

(4)动脉栓塞:赘生物引起动脉栓塞占20%~30%,栓塞可发生在机体的任何部位,如脑栓塞、脾栓塞、肾栓塞、肠系膜动脉栓塞、四肢动脉栓塞和肺栓塞等,并出现相应的临床表现。

(5)其他:出现轻、中度贫血,病程超过6周者有脾大。

2.并发症

可出现心力衰竭、细菌性动脉瘤、迁移性脓肿、神经系统受累及肾脏受累的表现。

(三)心理社会状况

由于症状逐渐加重,患者烦躁、焦虑;当病情进展且疗效不佳时,往往出现精神紧张、悲观、绝望等心理反应。

(四)实验室及其他检查

1.血液检查

亚急性心内膜炎多呈进行性贫血;白细胞计数正常或升高、血沉增快;50%以上的患者血清类风湿因子阳性。

2.尿液检查

常有镜下血尿和轻度蛋白尿,肉眼血尿提示肾梗死。

3.血培养

血培养是诊断感染性心内膜炎的最重要方法,血培养阳性是诊断本病最直接的证据,药物敏感试验可为治疗提供依据。

4.超声心动图

可探测赘生物,观察瓣叶、瓣环、室间隔及心肌脓肿等。

二、护理诊断及医护合作性问题

(1)体温过高:与感染有关。

(2)营养失调,低于机体需要量:与食欲下降、长期发热导致机体消耗过多有关。

(3)焦虑:与发热、疗程长或病情反复有关。

(4)潜在并发症:栓塞、心力衰竭。

三、治疗及护理措施

(一)治疗要点

1.抗生素治疗

(1)治疗原则:①早期用药。②选用敏感的杀菌药。③剂量充足,疗程长。④联合用药。⑤以静脉给药为主。

(2)常用药物:首选青霉素。本病大多数致病菌对其敏感,且青霉素毒性小,常用剂量为2000万~4000万 U/d,青霉素过敏者可用万古霉素;青霉素与氨基糖苷类抗生素如链霉素、庆大霉素、阿米卡星等联合应用可以增加杀菌能力。也可根据细菌培养结果和药物敏感试验针对性选择抗生素。

(3)治愈标准:①自觉症状消失,体温恢复正常。②脾脏缩小。③未再发生出血点和栓塞。④抗生素治疗结束后的第 1、2、6 周分别做血培养阴性。

2.对症治疗

加强营养,纠正贫血,积极治疗各种并发症等。

3.手术治疗

如对抗生素治疗无效,有严重心内并发症者应考虑手术治疗。

(二)护理措施

1.病情观察

密切观察患者的体温变化情况,每 4~6h 测量体温 1 次并记录;注意观察皮肤瘀点、甲床下出血、Osler 结节、Janeway 结节等皮肤黏膜病损及消退情况;观察有无脑、肾、脾、肺、冠状动脉、肠系膜动脉及肢体动脉栓塞,一旦发现立即报告医师并协助处理。

2.生活护理

根据患者病情适当调节活动,严重者避免剧烈运动和情绪激动;饮食宜高热量、高蛋白、高维生素、低胆固醇、清淡、易消化的半流食或软食,以补充发热引起的机体消耗;有心力衰竭者按心力衰竭患者饮食进行指导。

3.药物治疗护理

长期、大剂量静脉应用抗生素时,应严格遵医嘱用药,以确保维持有效的血液浓度。注意保护静脉,避免多次穿刺增加患者的痛苦,同时用药过程中,注意观察药物疗效及毒性反应。

4.发热的护理

高热患者给予物理降温如冰袋、温水擦浴等,及时记录体温变化。患者出汗多要及时更换衣服,以增加舒适感,鼓励患者多饮水,同时做好口腔护理。

5.正确采集血培养标本

告知患者暂时停用抗生素和反复多次采集血培养的必要性,以取得患者的理解与配合。

(1)对未经治疗的亚急性患者,应在第 1 天间隔 1h 采血 1 次,共 3 次;如次日未见细菌生长,重复采血 3 次后,开始抗生素治疗。

(2)已用抗生素者,停药 2~7d 后采血。

（3）急性患者应在入院后立即安排采血，在 3h 内每隔 1h 采血 1 次，共取 3 次血标本后，按医嘱开始治疗。

（4）本病的菌血症为持续性，无须在体温升高时采血。

（5）每次采血 10～20mL，同时做需氧和厌氧菌培养。

6.心理护理

关心患者，耐心解释治疗目的与意义，避免精神紧张，积极配合治疗与护理。

7.健康指导

嘱患者平时注意保暖、避免感冒、增强机体抵抗力；避免挤压痤疮等感染病灶，减少病原体入侵的机会；教会患者自我监测病情变化，如有异常及时就医。

第六节　心律失常

正常心律起源于窦房结，并沿正常房室传导系统顺序激动心房和心室，频率为 60～100 次/分（成人），节律基本规则。心律失常是指心脏冲动的起源、频率、节律、传导速度和传导顺序等异常。

一、分类

心律失常按其发生机制分为冲动形成异常和冲动传导异常两大类。

（一）冲动形成异常

1.窦性心律失常

（1）窦性心动过速。

（2）窦性心动过缓。

（3）窦性心律不齐。

（4）窦性停搏等。

2.异位心律

（1）主动性异位心律：①期前收缩（房性、房室交界区性、室性）。②阵发性心动过速（房性、房室交界区性、室性）。③心房扑动、心房颤动。④心室扑动、心室颤动。

（2）被动性异位心律：①逸搏（房性、房室交界区性、室性）。②逸搏心律（房性、房室交界区性、室性）。

（二）冲动传导异常

（1）生理性：干扰及房室分离。

（2）病理性：①窦房传导阻滞。②房内传导阻滞。③房室传导阻滞。④室内传导阻滞（左、右束支及左束支分支传导阻滞）。

（3）房室间传导途径异常：预激综合征。

此外,临床上依据心律失常发作时心率的快慢分为快速性心律失常和缓慢性心律失常。

二、病因及发病机制

(一)生理因素

健康人均可发生心律失常,特别是窦性心律失常和期前收缩等。情绪激动精神紧张、过度疲劳、大量吸烟、饮酒、喝浓茶或咖啡等常为诱发因素。

(二)器质性心脏病

各种器质性心脏病是引发心律失常的最常见原因,以冠心病、心肌病、心肌炎、风湿性心脏病多见,尤其发生心力衰竭或心肌梗死时。

(三)非心源性疾病

除了心脏病外,其他系统的严重疾病,均可引发心律失常,如急性脑血管病、甲状腺功能亢进、慢性阻塞性肺病等。

(四)其他

电解质紊乱(低钾血症、低钙血症、高钾血症等)、药物作用(洋地黄、肾上腺素等)、心脏手术或心导管检查、中暑、电击伤等均可引发心律失常。

心律失常发生的基本原理是由于多种原因引起心肌细胞的自律性、兴奋性、传导性改变,导致心脏冲动形成异常、冲动传导异常,或两者兼而有之。

三、诊断要点

通过病史、体征可以做出初步判定。确定心律失常的类型主要依靠心电图,某些心律失常尚需做心电生理检查。

(一)病史

心律失常的诊断应从详尽采集病史入手,让患者客观描述发生心悸等症状时的感受。症状的严重程度取决于心律失常对血流动力学的影响,轻者可无症状或出现心悸、头晕;严重者可诱发心绞痛、心力衰竭,昏厥甚至猝死,增加心血管病死亡的危险性。

(二)体格检查

包括心脏视诊、触诊、叩诊、听诊的全面检查,并注意检查患者的神志、血压、脉搏频率及节律。

(三)辅助检查

心电图是诊断心律失常最重要的一项无创性检查技术。应记录多导联心电图,并记录能清楚显示 P 波导联的心电图长条以备分析,通常选择 II 或 V_1 导联。其他辅助诊断的检查还有动态心电图、运动试验和食管心电图等。临床心电生理检查,如食管心房调搏检查、心室内心电生理检查对明确心律失常的发病机制、治疗、预后均有很大帮助。

四、各种心律失常的概念、临床意义及心电图特点

(一)窦性心律失常

正常心脏起搏点位于窦房结,由窦房结发出冲动引起的心律称窦性心律,成人频率为60~100 次/分。正常窦性心律的心电图特点为:①P 波在 I、II、aVF 导联直立,aVR 导联倒置;②PR 间期 0.12~0.20s;③PP 间期之差<0.12s。窦性心律的频率可因年龄、性别、体力活动等不同有显著差异。

1.窦性心动过速

(1)成人窦性心律的频率超过 100 次/分,称为窦性心动过速,其心率的增快和减慢是逐渐改变的。

(2)心电图特点为窦性心律、PP 间期<0.60s,成人频率大多在 100~180 次/分。

(3)窦性心动过速一般不需特殊治疗。治疗主要针对原发病和去除诱因,必要时可应用 β 受体阻滞剂(如普萘洛尔)或镇静剂(如地西泮)。

2.窦性心动过缓

(1)成人窦性心律的频率低于 60 次/分,称为窦性心动过缓。

(2)心电图特点为窦性心律,PP 间期>1.0s。常伴窦性心律不齐,即 PP 间期之差>0.12s。

(3)无症状的窦性心动过缓通常无须治疗。因心率过慢出现头晕、乏力等心排出量不足症状时,可用阿托品、异丙肾上腺素等药物,必要时需行心脏起搏治疗。

3.窦性停搏

(1)窦性停搏是指窦房结冲动形成暂停或中断,导致心房及心室活动相应暂停的现象,又称窦性静止。

(2)心电图特点为一个或多个 PP 间期显著延长,而长 PP 间期与窦性心律的基本 PP 间期之间无倍数关系,其后可出现交界性或室性逸搏或逸搏心律。

(3)窦性停搏可由迷走神经张力增高或洋地黄、胺碘酮、钾盐、乙酰胆碱等药物,高钾血症、心肌炎、心肌病、冠心病等引起。临床症状轻重不一,轻者无症状或偶尔出现心搏暂停,重者可发生阿-斯综合征甚至死亡。

4.病态窦房结综合征

(1)病态窦房结综合征(SSS),简称病窦综合征。由窦房结及其邻近组织病变引起的窦房结起搏功能和(或)窦房结传导功能障碍,从而产生多种心律失常的综合表现。

(2)病窦综合征常见病因为冠心病、心肌病、心肌炎,亦可见于结缔组织病、代谢性疾病及家族性遗传性疾病等,少数病因不明。主要临床表现为心动过缓所致脑、心、肾等脏器供血不足症状,尤以脑供血不足症状为主。轻者表现为头晕、心悸、乏力、记忆力减退等,重者可发生短暂昏厥或阿-斯综合征。部分患者合并短阵室上性快速性心律失常发作(慢-快综合征),进而可出现心悸、心绞痛或心力衰竭。

(3)心电图特点为:①持续而显著的窦性心动过缓(<50 次/分)。②窦性停搏或(和)窦房阻滞。③窦房传导阻滞与房室传导阻滞并存。④心动过缓-心动过速综合征,又称慢-快综合征,是指心动过缓与房性快速性心律失常(如房性心动过速、心房扑动、心房颤动)交替发作,房室交界区性逸搏心律。

(4)积极治疗原发疾病。无症状者,不必给予治疗,仅定期随访观察;反复出现严重症状及心电图大于 3 秒长间歇者宜首选安装人工心脏起搏器。慢-快综合征应用起搏器治疗后,患者仍有心动过速发作,则可同时用药物控制快速性心律失常发作。

(二)期前收缩

期前收缩又称期前收缩,简称早搏。是指窦房结以外的异位起搏点发出的过早冲动引起的心脏搏动。根据异位起搏点的部位不同可分为房性、房室交界性和室性。期前收缩可偶发或频发，如每个窦性搏动后出现一个期前收缩，称为二联律；每两个窦性搏动后出现一个期前收缩，称三联律。在同一导联上如室性期前收缩的形态不同，称为多源性室性期前收缩。

期前收缩可见于健康人，其发生与情绪激动、过度疲劳、过量饮酒或吸烟、饮浓茶、咖啡等有关。冠心病急性心肌梗死、风湿性心瓣膜病、心肌病、心肌炎等各种心脏病常可引起。此外，药物毒性作用，电解质紊乱，心脏手术或心导管检查均可引起期前收缩。

1.临床意义

偶发的期前收缩一般无症状，部分患者可有漏跳的感觉。频发的期前收缩由于影响心排出量，可引起头痛、乏力、昏厥等；原有心脏病者可诱发或加重心绞痛或心力衰竭。听诊心律不规则，期前收缩的第一心音增强，第二心音减弱或消失。脉搏触诊可发现脉搏脱落。

2.心电图特点

(1)房性期前收缩：提前出现的房性异位 P'波，其形态与同导联窦性 P 波不同，P'R 间期＞0.12s，P'波后的 QRS 波群有三种可能：①与窦性心律的 QRS 波群相同；②因室内差异性传导出现宽大畸形的 QRS 波群；③提前出现的 P'波后无 QRS 波群，称为未下传的房性期前收缩，多数为不完全性代偿间歇（即期前收缩前后窦性 P 波之间的时限常短于 2 个窦性 PP 间期）。

(2)房室交界区性期前收缩：提前出现的 QRS 波群，其形态与同导联窦性心律 QRS 波群相同，或因室内差异性传导而变形；逆行 P 波（Ⅰ、Ⅱ、aVF 导联倒置，aVR 导联直立）有三种可能：①P'波位于 QRS 波群之前，P'R 间期＜0.12s。②P'波位于 QRS 波群之后，RP'间期＜0.20s。③P'波埋于 QRS 波群中，QRS 波群之前后均看不见 P'波；多数为完全性代偿间期（即期前收缩前后窦性 P 波之间的时限等于 2 个窦性 PP 间期）。

(3)室性期前收缩：①提前出现的 QRS 波群宽大畸形，时限＞0.12s。②QRS 波群前无相关的 P 波。③T 波方向与 QRS 波群主波方向相反。④多数为完全性代偿间歇。

3.治疗要点

(1)病因治疗：积极治疗原发病，解除诱因。如改善心肌供血，控制心肌炎症，纠正电解质紊乱，避免情绪激动或过度疲劳等。

(2)药物治疗：无明显自觉症状或偶发的期前收缩者，一般无须抗心律失常药物治疗，可酌情使用镇静剂，如地西泮等。如频繁发作，症状明显或有器质性心脏病者，必须积极治疗。根据期前收缩的类型选用不同的药物。房性期前收缩、交界性期前收缩可选用维拉帕米、普罗帕酮、莫雷帕酮或 β 受体阻滞剂等药物。室性期前收缩选用 β 受体阻滞剂、美西律、普罗帕酮、莫雷帕酮等药物。

(3)其他：急性心肌梗死早期发生的室性期前收缩可选用利多卡因；洋地黄中毒引起的室性期前收缩者首选苯妥英钠。

(三)阵发性心动过速

阵发性心动过速是一种阵发性快速而规律的异位心律，是由三个或三个以上连续发生的期前收缩形成，根据异位起搏点的部位不同可分为房性、房室交界性和室性阵发性心动过速。由于房性、房室交界性阵发性心动过速在临床上难以区别，故统称为阵发性室上性心动过速

（PSVT）。阵发性室上性心动过速常见于无器质性心脏病者，其发作与体位改变、情绪激动、过度疲劳、烟酒过量等有关。阵发性室性心动过速多见于心肌病变广泛而严重的患者，如冠心病发生急性心肌梗死时；其次是心肌病、心肌炎、二尖瓣脱垂、心瓣膜病等。

1.临床意义

（1）阵发性室上性心动过速突然发作、突然终止，持续时间长短不一。发作时患者常有心悸、焦虑、紧张、乏力，甚至诱发心绞痛、心功能不全、昏厥或休克。症状轻重取决于发作时的心率、持续时间和有无心脏病变等。听诊，心律规则，心率150～250次/分，心尖部第一心音强度不变。

（2）阵发性室性心动过速症状轻重取决于室速发作的频率、持续时间、有无器质性心脏病及心功能状况。非持续性室速（发作时间＜30s）患者通常无症状或仅有心悸；持续性室速患者常伴明显血流动力学障碍与心肌缺血，可出现低血压、昏厥、心绞痛、休克或急性肺水肿。听诊心律略不规则，心率常在100～250次/分。如发生完全性房室分离，则第一心音强度不一致。

2.心电图特点

（1）阵发性室上性心动过速：①三个或三个以上连续而迅速的室上性期前收缩，频率范围达150～250次/秒，节律规则。②P波不易分辨。③绝大多数患者QRS波群形态与时限正常。

（2）阵发性室性心动过速：①三个或三个以上连续而迅速的室性期前收缩，频率范围达100～250次/分，节律较规则或稍有不齐。②QRS波群形态畸形，时限＞0,12s，有继发ST－T改变。③如有P波，则P波与QRS波无关，且其频率比QRS频率缓慢。④常可见心室夺获与室性融合波。

3.治疗要点

（1）阵发性室上性心动过速。急性发作时治疗：①刺激迷走神经：可起到减慢心率、终止发作的作用。方法包括刺激悬雍垂诱发恶心、呕吐；深吸气后屏气，再用力做呼气动作（Valsalva动作）；颈动脉窦按摩等。上述方法可重复多次使用。②药物终止发作：当刺激迷走神经无效时，可采用维拉帕米或三磷酸腺苷（ATP）静脉注射。

预防复发：除避免诱因外，发作频繁者可选用地高辛、长效钙通道阻滞剂、长效普萘洛尔等药物。对于反复发作或药物治疗无效者，可考虑施行射频消融术。该方法具有安全、迅速，有效且能治愈心动过速的优点，可作为预防发作的首选方法。

（2）阵发性室性心动过速：由于室速多发生于器质性心脏病者，往往导致血流动力学障碍，甚至发展为室颤，应严密观察予以紧急处理，终止其发作。

一般遵循的原则是：无器质性心脏病者发生的非持续性室速，如无症状，无须进行治疗；持续性室速发作，无论有无器质性心脏病，均应给予治疗；有器质性心脏病的非持续性室速亦应考虑治疗。药物首选利多卡因，静脉注射100mg，有效后可予静脉滴注维持。其他药物如普罗帕酮、胺碘酮也有疗效。如使用上述药物无法终止发作，且患者已出现低血压、休克、脑血流灌注不足等危险表现，应立即给予同步直流电复律。

（四）扑动与颤动

当自发性异位搏动的频率超过阵发性心动过速的范围时，形成扑动或颤动。根据异位起搏点的部位不同可分为心房扑动(简称房扑)与心房颤动(简称房颤);心室扑动(简称室扑)与心室颤动(简称室颤)。房颤是成人最常见的心律失常之一,远较房扑多见,二者发病率之比为10∶1～20∶1,绝大多数见于各种器质性心脏病,其中以风湿性心瓣膜病最为常见。室扑与室颤是最严重的致命性心律失常,室扑多为室颤的前奏,而室颤则是导致心源性猝死的常见心律失常,也是心脏病或其他疾病临终前的表现。

1.临床意义

(1)心房扑动与心房颤动。房扑和房颤的症状取决于有无器质性心脏病、基础心功能以及心室率的快慢。如心室率不快且无器质性心脏病者可无症状;心室率快者可有心悸、胸闷、头晕、乏力等。房颤时心房有效收缩消失、心排出量减少25％～30％,加之心室率增快,对血流动力学影响较大,导致心排出量、冠状循环及脑部供血明显减少,引起心力衰竭、心绞痛或昏厥;还易引起心房内附壁血栓的形成,部分血栓脱落可引起体循环动脉栓塞,以脑栓塞最常见。体检时房扑的心室律可规则或不规则。房颤时,听诊第一心音强弱不等,心室律绝对不规则;心室率较快时,脉搏短绌(脉率慢于心率)明显。

(2)心室扑动与心室颤动。室扑和室颤对血流动力学的影响均等于心室停搏,其临床表现无差别,二者具有下列特点:意识突然丧失,常伴有全身抽搐,持续时间长短不一;心音消失,脉搏触不到,血压测不出;呼吸不规则或停止;瞳孔散大,对光反射消失。

2.心电图特点

(1)心房扑动心电图特征:①P波消失,代之以250～350次/分,间隔均匀,形状相似的锯齿状心房扑动波(F波)。②F波与QRS波群成某种固定的比例,最常见的比例为2∶1房室传导,有时比例关系不固定,则引起心室律不规则。③QRS波群形态一般正常,伴有室内差异性传导者QRS波群可增宽、变形。

(2)心房颤动心电图特征:①P波消失,代之以大小不等、形态不一间期不等的心房颤动波(f波),频率为350～600次/分。②RR间期绝对不等。③QRS波群形态通常正常,当心室率过快,发生室内差异性传导时,QRS波群增宽、变形。

(3)心室扑动的心电图特点:P－QRST波群消失,代之以150～300次/分波幅大而较规则的正弦波(室扑波)图形。

(4)心室颤动的心电图特点:PQRS－T波群消失,代之以形态、振幅与间隔绝对不规则的颤动波(室颤波),频率为150～500次/分。

3.治疗要点

(1)心房扑动和颤动:房扑或房颤伴有较快心室率时,可使用洋地黄类药物减慢心室率,以保持血流动力学的稳定,此法可以使有些房扑或房颤转为窦性心律。其他药物如维拉帕米、地尔硫草等也能起到终止房扑、房颤的作用。对于持续性房颤的患者,符合条件者可采用药物如奎尼丁、胺碘酮等进行复律。无效时可使用电复律。

(2)心室扑动和颤动:室扑或室颤发生后,如果不迅速采取抢救措施,患者一般在3～5min内死亡,因此必须争分夺秒、尽快恢复有效心律。一旦心电监测确定为心室扑动或颤动时,立即采用除颤器进行非同步直流电除颤,同时配合胸部按压及人工呼吸等心肺复苏术,并经静脉注射利多卡因以及其他复苏药物如肾上腺素等。

(五)房室传导阻滞

房室传导阻滞(AVB)是指冲动从心房传到心室的过程中,冲动传导的延迟或中断。根据病因不同,其阻滞部位可发生在房室结、房室束以及束支系统内,按阻滞程度可分为三类。常见器质性心脏病,偶尔第一度和第二度Ⅰ型房室传导阻滞可见于健康人,与迷走神经张力过高有关。

1.临床意义

(1)第一度房室传导阻滞:指传导时间延长(PR间期延长);患者多无自觉症状,听诊时第一心音可略为减弱。

(2)第二度房室传导阻滞:指心房冲动部分不能传入心室(心搏脱漏);心搏脱漏仅偶尔出现时,患者多无症状或偶有心悸,如心搏脱漏频繁心室率缓慢时,可有乏力、头晕甚至短暂昏厥;听诊有心音脱漏,触诊脉搏脱落,若为2:1传导阻滞,则可听到慢而规则的心室率。

(3)第三度房室传导阻滞:指心房冲动全部不能传入心室;患者症状取决于心室率的快慢,如心室率过慢,心排出量减少,导致心脑供血不足,可出现头晕、疲乏、心绞痛、心力衰竭等,如心室搏动停顿超过15s可引起昏厥、抽搐,即阿—斯综合征发生,严重者可猝死;听诊心律慢而规则,心室率多为35~50次/分,第一心音强弱不等,间或闻及心房音及响亮清晰的第一心音(大炮音)。

2.心电图特点

(1)第一度房室传导阻滞心电图特征:①PR间期延长,成人>0.20s(老年人>0.21s);②每个P波后均有QRS波群。

(2)第二度房室传导阻滞:按心电图表现可分为Ⅰ型和Ⅱ型。

第二度Ⅰ型房室传导阻滞心电图特征:①PR间期在相继的心搏中逐渐延长,直至发生心室脱漏,脱漏后的第一个PR间期缩短,如此周而复始;②相邻的RR间期进行性缩短,直至P波后QRS波群脱漏;③心室脱漏造成的长RR间期小于两个PP间期之和。

第二度Ⅱ型房室传导阻滞心电图特征:①PR间期固定不变(可正常或延长);②数个P波之后有一个QRS波群脱漏,形成2:1、3:1、3:2等不同比例房室传导阻滞;③QRS波群形态一般正常,亦可有异常。

如果第二度Ⅱ型房室传导阻滞下传比例≥3:1时,称为高度房室传导阻滞。

(3)第三度房室传导阻滞心电图特征:①P波与QRS波群各有自己的规律,互不相关,呈完全性房室分离;②心房率>心室率;③QRS波群形态和时限取决于阻滞部位,如阻滞位于希氏束及其附近,心室率约40~60次/分,QRS波群正常;④如阻滞部位在希氏束分叉以下,心室率可在40次/分以下,QRS波群宽大畸形。

3.治疗要点

(1)病因治疗:积极治疗引起房室传导阻滞的各种心脏病,纠正电解质紊乱,停用有关药物,解除迷走神经过高张力等。第一度或第二度Ⅰ型房室传导阻滞,心室率不太慢(>50次/分)且无症状者,仅需病因治疗,心律失常本身无须进行治疗。

(2)药物治疗:第二度Ⅱ型或第三度房室传导阻滞,心室率慢并影响血流动力学,应及时提高心室率以改善症状,防止发生阿—斯综合征。

常用药物有:①异丙肾上腺素持续静脉滴注,使心室率维持在 60～70 次/分,对急性心肌梗死患者要慎用。②阿托品静脉注射,适用于阻滞部位位于房室结的患者。

(3)人工心脏起搏治疗:对心室率低于 40 次/分,症状严重者,特别是曾发生过阿—斯综合征者,应首选安装人工心脏起搏器。

五、常见护理诊断

(一)活动无耐力

与心律失常导致心排出量减少有关。

(二)焦虑

与心律失常致心跳不规则、停跳及反复发作、治疗效果不佳有关。

(三)潜在并发症

心力衰竭、猝死。

六、护理措施

(一)一般护理

1.体位与休息

当心律失常发作患者出现胸闷、心悸、头晕等不适时,应采取高枕卧位、半卧位或其他舒适体位,尽量避免左侧卧位。有头晕、昏厥发作或曾有跌倒病史者应卧床休息,加强生活护理。

2.饮食护理

给予清淡易消化、低脂和富于营养的饮食,且少量多餐,避免刺激性饮料。有心力衰竭患者应限制钠盐摄入,对服用利尿剂者应鼓励多进食富含钾盐的食物,避免出现低钾血症而诱发心律失常。

(二)病情观察

(1)评估心律失常可能引起的临床症状,如心悸、乏力、胸闷、头晕、昏厥等,注意观察和询问这些症状的程度、持续时间以及给患者日常生活带来的影响。

(2)定期测量心率和心律,判断有无心动过速、心动过缓、期前收缩、房颤等心律失常发生。对于房颤患者,两名护士应同时测量患者心率和脉率一分钟,并记录,以观察脉短绌的变化发生情况。

(3)心电图检查是判断心律失常类型及检测心律失常病情变化的最重要的手段,护士应掌握心电图机的使用方法,在患者心律失常突然发作时及时描记心电图并表明日期和时间。行 24h 动态心电图检查的患者,应嘱其保持平素的生活和活动,并记录症状出现的时间及当时所从事的活动,以利于发现病情及查找病因。

(4)对持续心电监测的患者,应注意观察是否出现心律失常及心律失常的类型、发作次数、持续时间、治疗效果等情况。当患者出现频发、多源性室性期前收缩、RonT 现象、阵发性室性心动过速、第二度Ⅱ型及第三度房室传导阻滞时,应及时通知医生。

(三)用药护理

严格遵医嘱按时按量应用抗心律失常药物,静脉注射抗心律失常药物时速度应缓慢,静脉滴注速度严格按医嘱执行。用药期间严密监测脉率、心律、心率、血压及患者的反应,及时发现因用药而引起的新的心律失常和药物中毒,做好相应的护理。

1.奎尼丁

毒性反映较重,可致心力衰竭、窦性停搏、房室传导阻滞、室性心动过速等心脏毒性反应,故在给药前要测量血压、心率、心律,如有血压低于12.0/8.0kPa(90/60mmHg),心率慢于60次/分,或心律不规则时需告知医生。

2.普罗帕酮

可引起恶心、呕吐、眩晕、视物模糊、房室传导阻滞,诱发和加重心力衰竭等。餐时或餐后服用可减少胃肠道刺激。

3.利多卡因

有中枢抑制作用和心血管系统不良反应,剂量过大可引起震颤抽搐,甚至呼吸抑制和心脏停搏等,应注意给药的剂量和速度。对心力衰竭、肝肾功能不全、酸中毒和老年人应减少剂量。

4.普萘洛尔

可引起低血压、心动过缓、心力衰竭等,并可加重哮喘与慢性阻塞性肺部疾病。在给药前应测量患者的心率,当心率低于50次/分时应及时停药。糖尿病患者可能引起低血糖、乏力。

5.胺碘酮

可致胃肠道反应、肝功能损害、心动过缓、房室传导阻滞,久服可影响甲状腺功能和引起角膜碘沉着,少数患者可出现肺纤维化,是其最严重的不良反应。

6.维拉帕米

可出现低血压、心动过缓、房室传导阻滞等。严重心力衰竭、高度房室传导阻滞及低血压者禁用。

7.腺苷

可出现面部潮红、胸闷、呼吸困难,通常持续时间小于1min。

(四)特殊护理

当患者发生较严重心律失常时应采取如下护理措施。

(1)嘱患者卧床休息,保持情绪稳定,以减少心肌耗氧量和对交感神经的刺激。

(2)给予鼻导管吸氧,改善因心律失常造成血流动力学改变而引起的机体缺氧。立即建立静脉通道,为用药、抢救做好准备。

(3)准备好纠正心律失常的药物,其他抢救药品及除颤器、临时起搏器等。对突然发生室扑或室颤的患者,应立即施行非同步直流电除颤。

(4)遵医嘱给予抗心律失常药物,注意药物的给药途径、剂量、给药速度,观察药物的作用效果和不良反应。用药期间严密监测心电图、血压,及时发现因用药而引起的新的心律失常。

(五)健康教育

1.疾病知识指导

向患者及家属讲解心律失常的常见病因、诱因及防治知识,使患者和家属能充分了解该疾病,而与医护人员配合共同控制疾病。

2.生活指导

快速心律失常患者应改变不良的生活习惯,如吸烟、饮酒、喝咖啡、浓茶等;避开造成精神紧张激动的环境,保持乐观稳定的情绪,分散注意力,不要过分注意心悸的感受。使患者和亲属明确无器质性心脏病的良性心律失常对人的影响主要是心理因素。帮助患者协调好活动与休息,根据心功能情况合理安排,注意劳逸结合。运动有诱发心律失常的危险,建议做较轻微的运动或最好在有家人陪同的条件下运动。心动过缓者应避免屏气用力的动作,以免兴奋迷走神经而加重心动过缓。

3.用药指导

让患者认识服药的重要性,按医嘱继续服用抗心律失常药物,不可自行减量或撤换药物。教会患者观察药物疗效和不良反应,必要时提供书面材料,嘱有异常时及时就医。对室上性阵发性心动过速的患者和家属,教会采用刺激迷走神经的方法,如刺激咽后壁诱发恶心;深吸气后屏气再用力呼气,上述方法可终止或缓解室上速。教会患者家属徒手心肺复苏的方法,以备紧急需要时应用。

4.自我监测指导

教会患者及家属测量脉搏的方法,每天至少一次,每次应在一分钟以上并做好记录。告诉患者和家属何时应来医院就诊:①脉搏过缓,少于 60 次/分,并有头晕、目眩、或黑矇;②脉搏过快,超过 100 次/分,休息及放松后仍不减慢;③脉搏节律不齐,出现漏搏、期前收缩超过5 次/分;④原本整齐的脉搏出现脉搏忽强忽弱、忽快忽慢的现象;⑤应用抗心律失常药物后出现不良反应。出现上述情形应及时就诊,并能按时随诊复查。

第七节　心力衰竭

心力衰竭是指心脏不能正常地排出足够的血液来供应身体组织的需要,可分为左心衰竭、右心衰竭和全心衰竭;还可分为慢性心力衰竭及急性心力衰竭。心力衰竭还可根据血液循环负荷状态分为高输出量衰竭和低输出量衰竭。

一、临床表现及诊断

根据左室或右室衰竭的程度,心力衰竭的临床表现亦不相同。

(一)左心衰竭

左心衰竭又分为左心室衰竭和左心房衰竭,但左心室衰竭远较左心房衰竭多见。

1.症状

左心衰竭的症状主要由肺充血所引起。

(1)呼吸困难:呼吸困难为左心衰竭的主要症状,最初出现在劳动时,以后逐渐加重,休息时亦可发生。呼吸困难为肺淤血和肺顺应性降低致肺活量减少的结果。

(2)端坐呼吸:呼吸困难常于平卧时加重,坐位或半卧位得到减轻或消除,即所谓端坐呼吸。

(3)阵发性呼吸困难:为急性左心衰竭的典型表现,多发生在夜间熟睡后,故亦称阵发性夜间呼吸困难。其原因为肺充血突然加重所致,肺充血加重可能由于:①平卧时有较多的水肿液被吸收,使循环血容量增加,另一方面平卧时静脉回流增多,亦加重肺充血;②睡眠时中枢神经敏感度降低,肺充血至较严重时才使患者惊醒,醒后敏感度陡然提高,突感呼吸困难;③睡眠时迷走神经张力增加,可使支气管和冠状动脉收缩,影响心肌的血液供应,使心室收缩力减弱,使肺充血加重。

(4)急性肺水肿:肺水肿是阵发性呼吸困难的进一步进展。患者有严重的呼吸困难,端坐呼吸,烦躁不安,咳嗽并咳出大量粉红色泡沫状黏液痰。特别严重患者痰液可从口腔和鼻孔大量涌出。

(5)咳嗽:咳嗽为左心衰竭的常见症状,多与呼吸困难同时发生,多在劳动时或夜间平卧时加重。咳嗽常由肺充血和支气管黏膜充血引起。

(6)咯血:肺充血严重者可有咯血,或为血丝痰或为粉红色泡沫痰,亦可能为大量咯血。咯血为血管或毛细血管破裂引起,大量咯血多为支气管黏膜下曲张的静脉破裂所致。

(7)声音嘶哑:系由左肺动脉扩张压迫左喉返神经引起。

(8)其他症状:如倦怠、乏力等为心排出量低下的结果。脑缺氧严重时可出现嗜睡、烦躁,甚至精神错乱等精神神经系统症状。

2.体征

(1)心脏方面。①心脏增大:以左心室增大为主,有时左心房亦可增大。体检发现心脏浊音界扩大,心尖搏动向左下移位伴有抬举感。②心率加快:为代偿功能之一,多为窦性心动过速,有时亦可在心房颤动基础上出现心室率加快。③舒张期奔马律:是左心室衰竭的重要体征之一。为血液迅速进入左心室使室壁震动引起,使第三心音增强。④心尖区收缩期杂音:左心室显著扩张时可发生相对性二尖瓣关闭不全。风湿性心脏病也可由二尖瓣本身病变引起。⑤肺动脉瓣区第二心音增强:为肺动脉压增高所致。⑥交替脉:脉搏一轻一重交替出现,亦为左心室衰竭的重要体征之一。

(2)肺脏方面:两肺底部常可闻及湿啰音,当有继发性支气管痉挛时,尚可伴有哮鸣音或干啰音。发生急性肺水肿时,湿性啰音布满全肺。

(3)周围循环方面。①皮肤:示周围性发绀。急性肺水肿时患者面色苍白、口唇青紫、皮肤湿冷或大量出汗。②脑部:可表现神志恍惚、嗜睡或躁动等。③肾脏:肾血流及肾小球滤过率降低而出现少尿。

3.血流动力学测定

(1)左室舒张末期压或肺毛细血管嵌压(PCWP)升高,急性肺水肿时 PCWP 常高于4.0kPa。

(2)肺动脉平均压升高。

(3)中心静脉压可升高或正常。

(4)心排血指数下降,常低于 $2.4L/(min \cdot m^2)$,心源性休克时多低于 $1.8L/(min \cdot m^2)$。

(5)体循环阻力增加。

4.X 线检查

心脏多有增大,以左室增大为主,单纯二尖瓣狭窄者可仅有左心房增大。早期肺静脉充血阶段 X 线检查显示肺上叶静脉扩张。间质性肺水肿阶段则显示肺血管增多、增粗、模糊不清和肺叶间淋巴管扩张。肺泡性肺水肿阶段,两肺显示云雾状阴影,肺门呈蝶形。

5.循环时间测定

血液循环时间测定示时间延长。

(二)右心衰竭

1.症状

主要为各脏器慢性持续充血而发生的功能改变,如食欲减退、恶心、呕吐、尿少、夜尿多、肝区胀痛或出现黄疸。部分患者可有失眠、嗜睡、谵妄甚至精神错乱。

2.体征

(1)心脏浊音界扩大,心前区心脏搏动弥散或呈抬举样。

(2)心率增快及舒张期奔马律。

(3)三尖瓣区可听到收缩期杂音,为右心室扩大,导致三尖瓣相对关闭不全。

(4)颈静脉充盈,为右心衰竭的早期表现。严重右心衰竭静脉压显著升高时,手臂静脉及其他浅表静脉也可见充盈。

(5)肝大压痛,肝颈静脉反流征阳性。进展快速的心力衰竭,尚可出现黄疸伴转氨酶升高。

(6)下垂性凹陷性水肿,多出现在身体的下垂部分。较轻病例水肿可限于脚、踝内侧和胫前,严重者可发展为全身水肿。

(7)胸腔积液及腹腔积液,以右侧胸腔积液为多见,或为双侧胸腔积液。腹腔积液大多发生于晚期。

(8)发绀,见于长期右心衰竭中,为静脉血氧降低所致。

(9)少尿、夜尿多和尿中出现少量蛋白、红细胞及管型。

(10)消瘦、营养不良和恶病质。

3.血流动力学测定

主要表现为中心静脉压、右房压和右室舒张末期压升高。心排血指数下降。

4.X 线检查

X 线检查示右心房和右心室增大,上腔静脉增宽而肺野清晰。

5.心电图检查

心电图检查可提示右心房及右心室扩大。

二、主要护理诊断与护理措施

(一)心搏出量减少

因心力衰竭时,心肌收缩力减弱所致。

1.临床特征

疲乏无力、尿量减少,心率增快呼吸气短、肺充血或组织间隙水肿。

2.护理措施

(1)密切观察评估因心排出量减少所致改变的临床症状与体征。主要观察心率/心律,血压、颈静脉充盈度、下肢有无水肿、尿量等,所有生命体征监测数值每小时记录 1 次。对 24 小时主要生命征象做描记动态变化分析,及时与医生取得联系。

(2)严格按时间、剂量给予强心药物。每次服用洋地黄前应数脉搏,心室率在 60 次/分钟以上为宜。密切观察服药后作用与毒性反应。洋地黄治疗效果的有效指征为心功能不全的症状或体征改善,心室率减慢、肝脏缩小,尿量增加等。如患者出现恶心、呕吐、心律失常等情况即出现了毒性反应,要及时通知医生采取措施。老年人、心肾功能不全、甲亢、低钾血症、贫血患者尤应注意。对应用其他正性肌力药,如多巴胺、多巴酚丁胺等,为保障准确的血流动力学效应,最好的给药方式是运用微量注射泵,以提供每分钟每公斤体重多少微克数的使用剂量。并严密观察有关血流动力学数值改变。如血压、中心静脉压、肺动脉嵌入压,左/右室每搏功、心排出量、肺和外周循环阻力的改变。以上项目每 4～6 小时测量记录 1 次,必要时随时测量、以保障合适的血管效应。

(3)每 12～24 小时总结 1 次液体出入量。尤其密切观察尿量,并每小时记录 1 次、使尿量保持在 30～50mL/h 为宜。对服用利尿剂的患者,要观察有无电解质失衡表现,尤其是低钾血症,低钠血症的表现。对于严重周围组织水肿患者,应用肌内注射途径给药时,应先压迫注射部位,再从压下处做深部注射,以免药物注入水肿腔隙内而失去临床作用。

3.预期效果

使患者维持有效心排出量,一般状况改善。

(二)液体容量过多

因心力衰竭、左右心室负荷相对增加、泵功能减退所致。

1.临床特征

肺充血、肺底有啰音、尿量减少、全身性水肿。

2.护理措施

(1)每小时监测和记录液体入出量、严格按医嘱调整入液滴速,必要时应使用输液泵。

(2)每日晨测体重 1 次,并记录。

(3)每日 1 次监测腹围。

(4)需要时每日拍胸片。

(5)加强饮食护理,严格限制钠盐摄入,轻者食物含钠量每日控制在 0.5g 以下,重者则每日少于 1g。其他如调味品、啤酒、汽水等均不宜食用,可多食维生素。

(6)应用利尿剂应观察每小时尿量,记录尿量及颜色。

3.预期效果

患者可见全身水肿减轻,体重下降并趋于平稳,维持体液平衡。

(三)呼吸形式改变

因心功能衰竭、肺充血、水肿,造成呼吸困难所致。

1.临床特征

两肺底可闻及湿啰音,肺充血和支气管黏膜充血时,患者出现咳嗽。如肺充血严重,咳粉红色泡沫痰或咯血,患者出现端坐呼吸或阵发性呼吸困难。

2.护理措施

(1)吸氧,采用低流量 2～4L/min 持续给氧。如用鼻导管给氧,应清洁鼻腔后,将导管插入患者耳垂至鼻尖 2/3 长度,并每 12 小时更换 1 次鼻导管,以确保导管通畅。如为面罩给氧,注意勿使面罩边缘与患者面部扣压过紧,以免造成受压部位缺血、破溃形成。

(2)密切观察患者口唇、耳朵及甲床颜色改变,有无发绀,并及时记录。

(3)协助患者采取舒适的半坐卧位或坐位,保持病室内清洁、安静,创造患者康复治疗的良好环境,限制患者的休息和活动时间。

(4)每24小时测血气分析1次,观察氧疗效果。注意保持呼吸道或人工气道清洁、通畅、必要时可使用气道吸引,每日拍胸片1次。

3.预期效果

血气分析基本正常,患者在半坐卧位不感到呼吸费力,呼吸作功很小。

(四)活动无耐力

心搏出量减少,组织灌流不足所致。

1.临床特征

稍活动即感心慌、气短、疲乏无力。

2.护理措施

(1)休息:根据患者心功能状态不同,而适当地保障患者在住院期间尽量休息,是减轻心脏负担的主要措施。

(2)保持室内安静、空气新鲜;夏季注意通风,冬日注意保暖。严格限制每一个患者的日常活动量,尽可能多卧床休息。

(3)协助床上被动轻度活动,2～4次/天,在保障休息的同时,防止发生压疮、肺部与泌尿系统并发症。

第八节　慢性肺源性心脏病

慢性肺源性心脏病简称慢性肺心病,是由肺组织、肺血管或胸廓的慢性病变引起的肺组织结构和功能异常,导致肺血管阻力增加、肺动脉压力增加、右心室扩张、肥大,伴或不伴有右心衰竭的心脏病。

肺心病是我国中老年人的常见病、多发病,患病年龄多在40岁以上,随年龄增长患病率增高。我国肺心病的平均患病率约为0.4%,农村高于城市,吸烟者比不吸烟者明显增多。急性呼吸道感染是肺心病急性发作的主要诱因,常导致肺、心功能衰竭。目前重症肺心病的病死率仍然较高。

一、病因及发病机制

按原发病的不同部位,其病因分为三类。

(一)支气管、肺疾病

以慢性阻塞性肺疾病最为多见,约占80%～90%。其次为支气管哮喘、支气管扩张、重症肺结核、尘肺、慢性弥散性肺间质纤维化、结节病等。

(二)胸廓运动障碍性疾病

较少见,如脊椎后凸或侧凸、脊椎结核、类风湿关节炎等引起的严重胸廓或脊柱畸形;神经肌肉疾患,如脊髓灰质炎、多发性神经炎等,引起胸廓活动受限、肺受压、支气管扭曲或变形,肺功能受损。

(三)肺血管疾病

甚少见,如广泛或反复发生的多发性肺小动脉栓塞及肺小动脉炎;以及原因不明的原发性肺动脉高压等。引起右心室肥大的因素很多,但先决条件是肺的结构和功能的不可逆性改变。气道的反复感染、低氧血症和(或)高碳酸血症等一系列体液因子和肺血管的变化,使肺血管阻力增加和肺动脉血管重构、血容量增多和血液黏稠度增加,导致肺动脉高压,而肺动脉高压的形成是肺心病发生的关键因素。

二、临床表现

本病发展缓慢,临床上除原有肺、心疾病的各种症状和体征外,主要是逐步出现的肺、心功能衰竭和其他器官损害的表现。

(一)肺、心功能代偿期

1.症状

咳嗽、咳痰、气促,活动后有心悸、呼吸困难、乏力和活动耐力下降。急性感染可使上述症状加重。少有胸痛或咯血。

2.体征

可有不同程度的发绀和肺气肿体征。偶有干、湿性啰音,心音遥远。肺动脉瓣区第二心音亢进,提示有肺动脉高压。三尖瓣区出现收缩期杂音,或剑突下心脏搏动增强,提示有右心室肥厚。部分患者因肺气肿胸膜腔内压升高,阻碍腔静脉回流,可见颈静脉充盈。因膈肌下降,有肝界下移。

(二)肺、心功能失代偿期

1.呼吸衰竭

(1)症状:呼吸困难加重,夜间为甚,常有头痛、失眠、食欲下降,但白天嗜睡,甚至表现出表情淡漠、神志恍惚、谵妄等肺性脑病的表现。

(2)体征:明显发绀,球结膜充血、水肿,严重时可有视网膜血管扩张、视盘水肿等颅内压升高的表现。腱反射减弱或消失,出现病理反射。因高碳酸血症可出现周围血管扩张的表现,如皮肤潮红、多汗。

2.右心衰竭

(1)症状:气促更明显,心悸、气急、腹胀、食欲缺乏、恶心、呕吐等。

(2)体征:发绀更明显,颈静脉怒张,心率增快,可出现心律失常,三尖瓣区可闻及收缩期杂音,甚至出现舒张期杂音。肝大伴压痛、肝颈静脉回流征阳性、下肢水肿,严重者有腹腔积液。少数患者可出现肺水肿及全心衰竭的体征。

(三)并发症

由于低氧血症和高碳酸血症,使多个重要脏器受累,出现严重并发症,如肺性脑病,酸碱失衡及电解质紊乱、心律失常、休克、消化道出血、弥散性血管内凝血等。

三、辅助检查

(一)胸部 X 线检查

除原发病的 X 线征象外,尚有肺动脉高压和右心室肥大的征象。

(二)心电图检查

主要为右心室肥大的改变。

(三)血气分析

出现低氧血症、高碳酸血症，当 $PaO_2 < 8.0kPa(60mmHg)$，$PaCO_2 > 6.6kPa(50mmHg)$ 时，提示呼吸衰竭。

(四)血液检查

红细胞和血红蛋白升高，全血黏度和血浆黏度增加；并发感染时，白细胞总数增高，中性粒细胞增加。部分患者血清学检查有肾功能、肝功能的异常及电解质紊乱。

(五)其他检查

肺功能检查对早期或缓解期肺心病患者有意义。痰细菌学检查对急性加重期肺心病指导抗生素的选用。

四、诊断要点

有慢性支气管、肺、胸疾患的病史，有肺动脉高压、右心室肥大或伴有右心功能不全的表现，结合实验室检查，可做出诊断。但需排除其他心脏病的存在，如冠心病、风心病等。

五、治疗要点

(一)急性加重期

1.控制感染

社区获得性感染以革兰阳性菌占多数，医院感染则以革兰阴性菌为主。选用两者兼顾的抗生素，如青霉素类、氨基糖苷类、喹诺酮类及头孢菌素类等控制感染。

2.合理用氧

纠正缺氧和二氧化碳潴留，维持呼吸道通畅，改善呼吸功能。

3.控制心力衰竭

慢性肺心病患者一般在积极控制感染，改善呼吸功能后，心力衰竭便能得到改善；对治疗无效的重症患者，适当选用利尿、强心或血管扩张药物控制心力衰竭。

(1)利尿药：以缓慢、小量和间歇用药为原则。常用药物有氢氯噻嗪；尿量多时需加用10%的氯化钾，或选用保钾利尿药，如氨苯喋啶。重度或需要快速利尿者，肌内注射或口服呋塞米。

(2)强心剂：宜选用速效、排泄快的制剂，剂量宜小。常用药物有毒毛花苷 K 0.125～0.25mg，或毛花苷 C0.2～0.4mg 加入 10%葡萄糖溶液内缓慢静脉推注。

(3)控制心律失常：一般经过治疗肺心病的感染、缺氧后，心律失常自行消失；如果持续存在，根据心律失常的类型选用药物。

(二)缓解期

以中西医结合的综合措施为原则，防治原发病，去除诱发因素，避免或减少急性发作，提高机体免疫功能，延缓病情的发展。

六、常用护理诊断

(一)气体交换受损

与呼吸道阻塞、呼吸面积减少引起通气和换气功能障碍有关。

(二)清理呼吸道无效

与呼吸道感染、痰液过多而黏稠或咳嗽无力有关。

(三)体液过多

与右心功能不全、静脉回流障碍、静脉压升高有关。

(四)潜在并发症

肺性脑病。

七、护理措施

(一)一般护理

1.休息与活动

急性发作期,卧床休息,取半卧位,减少机体耗氧量,减轻心脏负担;缓解期,在医护人员指导下根据肺心功能状况适当地进行活动,增强体质,改善心肺功能。

2.合理氧疗

翻身、拍背,排出呼吸道分泌物,使呼吸道保持通畅,是改善通气功能的一项有效措施。在此基础上持续低流量、低浓度给氧,氧流量 $1\sim2L/min$,浓度在 $25\%\sim29\%$,可纠正缺氧,并且防止高浓度吸氧抑制呼吸,加重二氧化碳潴留,导致肺性脑病。

3.饮食护理

摄取低盐、低热量、清淡、易消化和富含维生素及纤维的饮食。限制钠盐摄入,液体摄入量限制在 $1\sim1.5L/d$。根据患者饮食习惯,少量多餐。应用排钾利尿剂的患者注意钾的摄入,鼓励患者多吃含钾高的食物和水果,如香蕉、枣子等,保持大便通畅。

4.皮肤护理

对久病卧床、水肿明显者应加强皮肤护理。避免腿部和踝部交叉受压;保持衣服宽大、柔软;在受压部位垫气圈或海面垫,有条件者用气垫床;帮助患者抬高下肢,促进静脉回流;定时变换体位,预防压疮。

(二)病情观察

密切观察病情变化,监测生命体征及血气分析。观察呼吸频率、节律、深度及其变化特点。如患者出现点头、提肩等呼吸,或呼吸由深而慢,转为浅而快等不规则呼吸,提示呼吸衰竭。如果患者出现注意力不集中、好言多动、烦躁不安、昼睡夜醒、神志恍惚等,提示肺性脑病的先兆症状,立即报告医生,并协助抢救。

(三)用药护理

1.利尿剂

尽可能在白天给药,以免因频繁排尿而影响患者夜间睡眠。用药后应观察精神症状、痰液黏稠度、有无腹胀、四肢无力等,准确记录液体出入量。过多应用利尿剂可能导致:①脱水使痰液黏稠不易咳出,加重呼吸衰竭。②低钾、低氯性碱中毒,抑制呼吸中枢,通气量降低,耗氧量增加,加重神经精神症状。③血液浓缩增加循环阻力,且易发生弥散性血管内凝血。

2.强心剂

遵医嘱给药,注意药效并观察毒性反应。由于肺心病患者长期处于缺氧状态,对洋地黄类药物耐受性很低,故疗效差、易中毒,用药前注意纠正缺氧。

3.呼吸兴奋剂

遵医嘱使用呼吸兴奋剂。注意保持呼吸道通畅,适当增加吸入氧浓度。用药过程中如出现恶心、呕吐、震颤,甚至惊厥,提示药物过量,及时通知医生。

(四)心理护理

关爱患者,多与患者交谈,给予患者理解与支持,鼓励患者积极配合治疗与护理,树立信心;教会自我护理,避免各种诱发因素,保护肺、心功能;动员患者的家人与亲友多陪护探视,增强患者的支持系统。

(五)健康教育

1.疾病知识指导

使患者和家属了解疾病发生、发展过程及防止原发病的重要性,减少反复发作的次数。积极防治原发病,避免和防治各种可能导致病情急性加重的诱因。坚持家庭氧疗等。

2.生活指导

加强饮食营养,以保证机体康复的需要。病情缓解期应根据肺、心功能及体力情况进行适当的体育锻炼和呼吸功能锻炼,如散步、气功、太极拳、腹式呼吸、缩唇呼吸等,改善呼吸功能,提高机体免疫功能。

3.用药指导

向患者介绍药物的用法和注意事项,观察疗效及不良反应。

4.自我监测指导

告知患者及家属病情变化的征象,如体温升高、呼吸困难加重、咳嗽剧烈、咳痰不畅、尿量减少、水肿明显或发现患者神志淡漠、嗜睡、躁动、口唇发绀加重等,均提示病情变化或加重,需及时就医诊治。

第五章　泌尿疾病的护理

第一节　急性肾小球肾炎

急性肾小球肾炎（AGN）简称急性肾炎，是以急性肾炎综合征为主要表现的一组疾病，其特点为起病急，患者出现血尿、蛋白尿、水肿和高血压，可伴有一过性氮质血症。本病好发于儿童，男性居多。常有前驱感染，多见于链球菌感染后，其他细菌、病毒和寄生虫感染后也可引起。本部分主要介绍链球菌感染后的急性肾炎。

一、病因及发病机制

急性肾小球肾炎常发生于 β－溶血性链球菌"致肾炎菌株"引起的上呼吸道感染（多为扁桃体炎）或皮肤感染（多为脓疱疮）后，感染导致机体产生免疫反应而引起双侧肾脏弥散性的炎症反应。目前多认为，链球菌的主要致病抗原是胞质或分泌蛋白的某些成分，抗原刺激机体产生相应抗体，形成免疫复合物沉积于肾小球而致病。同时，肾小球内的免疫复合物可激活补体，引起肾小球内皮细胞及系膜细胞增生，并吸引中性粒细胞及单核细胞浸润，导致肾脏病变。

二、临床表现

（一）症状与体征

1.尿异常

几乎所有患者均有肾小球源性血尿，约 30％出现肉眼血尿，且常为首发症状或患者就诊的原因，可伴有轻、中度蛋白尿，少数（＜20％）患者可呈大量蛋白尿。

2.水肿

80％以上患者可出现水肿，常为起病的初发表现，表现为晨起眼睑水肿，呈"肾炎面容"，可伴有下肢轻度凹陷性水肿，少数严重者可波及全身。

3.高血压

约 80％患者患病初期水钠潴留时，出现一过性轻、中度高血压，经利尿后血压恢复正常。少数患者可出现高血压脑病、急性左心衰竭等。

4.肾功能异常

大部分患者起病时尿量减少（40～700mL/d），少数为少尿（＜400mL/d）。可出现一过性轻度氮质血症。一般于 1～2 周后尿量增加，肾功能于利尿后数日恢复正常，极少数出现急性肾衰竭。

（二）并发症

前驱感染后常有 1～3 周（平均 10d 左右）的潜伏期。呼吸道感染的潜伏期较皮肤感染短。本病起病较急，病情轻重不一，轻者仅尿常规及血清补体 C_3 异常，重者可出现急性肾衰竭。大多预后良好，常在数月内临床自愈。

三、辅助检查

(1)尿液检查:均有镜下血尿,呈多形性红细胞。尿蛋白多为(＋)～(＋＋)。尿沉渣中可有红细胞管型、颗粒管型等。早期尿中白细胞、上皮细胞稍增多。

(2)血清C_3及总补体:发病初期下降,于8周内恢复正常,对本病诊断意义很大。血清抗链球菌溶血素"O"滴度可增高,部分患者循环免疫复合物(CIC)阳性。

(3)肾功能检查:内生肌酐清除率(CC)降低,血尿素氮(BUN)、血肌酐(Cr)升高。

四、诊断要点

(1)链球菌感染后1～3周出现血尿、蛋白尿、水肿、高血压,甚至少尿及氮质血症。

(2)血清补体C_3降低(8周内恢复正常),即可临床诊断为急性肾小球肾炎。

(3)若肾小球滤过率进行性下降或病情1～2个月尚未完全好转的应及时做肾活检,以明确诊断。

五、治疗要点

治疗原则:以休息、对症处理为主,缩短病程,促进痊愈。本病为自限性疾病,不宜用肾上腺糖皮质激素及细胞毒药物。急性肾衰竭患者应予透析。

(一)对症治疗

利尿治疗可消除水肿,降低血压。利尿后高血压控制不满意时,可加用其他降压药物。

(二)控制感染灶

以往主张使用青霉素或其他抗生素10～14d,现其必要性存在争议。对于反复发作的慢性扁桃体炎,待肾炎病情稳定后,可做扁桃体摘除术,手术前后2周应注射青霉素。

(三)透析治疗

对于少数发生急性肾衰竭者,应予血液透析或腹膜透析治疗,帮助患者度过急性期,一般不需长期维持透析。

六、护理评估

(1)健康史:询问发病前2个月有无上呼吸道和皮肤感染史,起病急缓,就诊原因等。既往呼吸道感染史。

(2)身体状况:评估水肿的部位、程度、特点,血压增高程度;有无局部感染灶存在。

(3)心理及社会因素:因患者多为儿童,对疾病的后果常不能理解,因而不重视疾病,不按医嘱注意休息,家属则往往较急,过分约束患者,年龄较大的患者因休学、长期休息而产生焦虑、悲观情绪。评估患者及家属对疾病的认识,目前的心理状态等。

(4)辅助检查:周围血常规有无异常,淋巴细胞是否升高。

七、护理目标

(1)能自觉控制水、盐的摄入,水肿明显消退。

(2)患者能逐步达到正常活动量。

(3)无并发症发生,或能早期发现并发症并积极配合抢救。

八、护理措施

(一)一般护理

急性期患者应绝对卧床休息,以增加肾血流量和减少肾脏负担。应卧床休息6周～2个月,尿液检查只有蛋白尿和镜下血尿时,方可离床活动。病情稳定后逐渐增加运动量,避免劳累和剧烈活动,坚持 1～2 年,待完全康复后才能恢复正常的体力劳动。存在水肿、高血压或心力衰竭时,应严格限制盐的摄入,一般进盐应低于 3g/d,特别严重的病例应完全禁盐。在急性期,为减少蛋白质的分解代谢,限制蛋白质的摄取量为 0.5～0.8g/(kg·d)。当血压下降,水肿消退,尿蛋白减少后,即可逐渐增加食盐和蛋白质的量。除限制钠盐外,也应限制液体摄入量,进水量的控制本着宁少勿多的原则。每日进水量应为不显性失水量(约 500mL)加上 24h 尿量,此进水量包括饮食、饮水、服药、输液等所含水分的总量。另外,饮食应注意热量充足、易于消化和吸收。

(二)病情观察

注意观察水肿的范围、程度,有无胸腔积液、腹腔积液,有无呼吸困难、肺部湿啰音等急性左心衰竭的征象;监测高血压动态变化,监测有无头痛、呕吐、颈项强直等高血压脑病的表现;观察尿的变化及肾功能的变化,及早发现有无肾衰竭的可能。

(三)用药护理

在使用降压药的过程中,要注意一定要定时、定量服用,随时监测血压的变化,还要嘱患者服药后在床边坐几分钟,然后缓慢站起,防止眩晕及直立性低血压。

(四)心理护理

患者尤其是儿童对长期的卧床会产生忧郁、烦躁等心理反应,加上担心血尿、蛋白尿是否会恶化,会进一步会加重精神负担。故应尽量多关心、巡视患者,随时注意患者的情绪变化和精神需要,按照患者的要求予以尽快解决。关于卧床休息需要持续的时间和病情的变化等,应适当予以说明,并要组织一些有趣的活动活跃患者的精神生活,使患者能以愉快、乐观的态度安心接受治疗。

九、护理评价

(1)能否接受限制钠、水的治疗和护理,尿量已恢复正常,水肿有减轻甚至消失。

(2)能正确面对患病现实,说出心理感受,保持乐观情绪。

(3)无并发症发生。

十、健康指导

(1)预防指导:平时注意加强锻炼,增强体质。注意个人卫生,防止化脓性皮肤感染。有上呼吸道或皮肤感染时,应及时治疗。注意休息和保暖,限制活动量。

(2)生活指导:急性期严格卧床休息,按照病情进展调整作息制度。掌握饮食护理的意义及原则,切实遵循饮食计划。指导患者及其家属掌握本病的基本知识和观察护理方法,消除各种不利因素,防止疾病进一步加重。

(3)用药指导:遵医嘱正确使用抗生素、利尿药及降压药等,掌握不同药物的名称、剂量、给药方法,观察各种药物的疗效和不良反应。

(4)心理指导:增强战胜疾病的信心,保持良好的心境,积极配合诊疗计划。

第二节　慢性肾小球肾炎

慢性肾小球肾炎简称慢性肾炎,是最常见的一组原发于肾小球的疾病,以蛋白尿、血尿、高血压及水肿为基本表现,可有不同程度的肾功能减退,大多数患者会发展成慢性肾衰竭。本病起病方式各不相同,病情迁延,进展缓慢,可发生于任何年龄,以中青年居多,男性多于女性。

一、病因及诊断检查

(一)致病因素

慢性肾炎的病因尚不完全清楚,大多数由各种原发性肾小球疾病迁延不愈发展而成。目前认为其发病与感染有明确关系,细菌、原虫、病毒等感染后可引起免疫复合物介导性炎症而导致肾小球肾炎,故认为发病起始因素为免疫介导性炎症。另外,在发病过程中也有非免疫非炎症性因素参与,如高血压、超负荷的蛋白饮食等。仅少数慢性肾炎由急性肾炎演变而来。在发病过程中可因感染、劳累、妊娠和使用肾毒性药物等使病情加重。

(二)身体状况

1.症状体征

慢性肾炎多数起病隐匿,大多无急性肾炎病史,病前也无感染史,发病已为慢性肾炎;少数为急性肾炎迁延不愈超过1年以上而成为慢性。临床表现差异大,症状轻重不一。主要表现如下。

(1)水肿:多为眼睑水肿和(或)轻度至中度下肢水肿,一般无体腔积液,缓解期可完全消失。

(2)高血压:部分患者可以高血压为首发或突出表现,多为持续性中等程度以,上高血压。持续血压升高可加速肾小球硬化,使肾功能迅速恶化,预后较差。

(3)全身症状:表现为头晕乏力、食欲缺乏、腰膝酸痛等,其中贫血较为常见。随着病情进展可出现肾功能减退,最终发展成为慢性肾衰竭。

(4)尿异常:可有尿量减少,偶有肉眼血尿。

2.并发症

(1)感染:易合并呼吸道及泌尿道感染。

(2)心脏损害:心脏扩大、心律失常和心力衰竭。

(3)高血压脑病:因血压骤升所致。

(4)慢性肾衰竭:是慢性肾炎最严重的并发症。

(三)心理社会状况

患者常因病程长、反复发作、疗效不佳、药物不良反应大、预后较差等而出现焦虑、恐惧、悲观的情绪。

(四)实验室及其他检查

1.尿液检查

尿比重多在1.020以下;最具有特征的是蛋白尿,尿蛋白(＋～＋＋＋),尿蛋白定量

1～3g/24h;尿沉渣镜检可见红细胞和颗粒管型。

2.血液检查

早期多正常或有轻度贫血,晚期红细胞计数和血红蛋白多明显降低。

3.肾功能检查

慢性肾炎可导致肾功能逐渐减退,表现为肾小球滤过率下降,内生肌酐清除率下降、血肌酐和尿素氮增高。

二、护理诊断及医护合作性问题

(1)体液过多:与肾小球滤过率下降及血浆胶体渗透压下降有关。

(2)营养失调(低于机体需要量):与蛋白丢失、摄入不足及代谢紊乱有关。

(3)焦虑:与担心疾病复发和预后有关。

(4)潜在并发症:感染、心脏损害、高血压脑病、慢性肾衰竭。

三、治疗及护理措施

(一)治疗要点

慢性肾小球肾炎的主要治疗目的是防止或延缓肾功能恶化,改善症状,防止严重并发症。

1.一般治疗

适当休息、合理饮食、防治感染等。

2.对症治疗

(1)利尿:水肿明显的患者可使用利尿药,常用氢氯噻嗪、螺内酯、呋塞米,既可利尿消肿,也可降低血压。

(2)控制血压:高血压可加快肾小球硬化,因此及时有效地维持适宜的血压是防止病情恶化的重要环节。容量依赖性高血压首选利尿药,肾素依赖性高血压首选血管紧张素转化酶抑制药(卡托普利等)和β受体阻滞药(普萘洛尔等)。

(3)治疗并发症。

3.抗血小板药物

长期使用抗血小板药物可改善微循环,延缓肾衰竭。常用双嘧达莫和阿司匹林。

4.糖皮质激素和细胞毒性药物

一般不主张应用,可试用于血压不高、肾功能正常、尿蛋白较多者,常选用泼尼松、环磷酰胺等。

(二)护理措施

1.病情观察

因高血压易加剧肾功能的损害,故应密切观察患者的血压变化。准确记录24h出入液量,监测尿量、体重和腹围,观察水肿的消长情况。监测肾功能变化,及时发现肾衰竭。

2.生活护理

(1)适当休息:因卧床休息能增加肾血流量,减轻水肿、蛋白尿及改善肾功能,故慢性肾炎患者宜多卧床休息,避免重体力劳动。特别是有明显水肿、大量蛋白尿、血尿及高血压或合并感染、心力衰竭、肾衰竭及急性发作期的患者,应限制活动,绝对卧床休息。

(2)饮食护理:水肿少尿者应限制钠、水的摄入,食盐摄入量为1～3g/d,每日进水量不超过 1500mL,记录 24h 出入液量;每日测量腹围、体重,监测水肿消长情况。低蛋白、低磷饮食可减轻肾小球内高压、高灌注及高滤过状态,延缓肾功能减退,宜尽早采用富含必需氨基酸的优质低蛋白饮食(如鸡肉、牛奶、瘦肉等),蛋白质的摄入量为 0.5～0.8g/(kg·d),低蛋白饮食亦可达到低磷饮食的目的。补充多种维生素及锌。适当增加糖类和脂肪的摄入比例,保证足够热量,减少自体蛋白的分解。

3.药物治疗的护理

使用利尿药时应注意有无电解质、酸碱平衡紊乱;服用降压药起床时动作宜缓慢,以防直立性低血压;应用血管紧张素转化酶抑制药时,注意观察患者有无持续性干咳;应用抗血小板药物时,注意观察有无出血倾向等。

4.对症护理

包括对水肿、高血压、少尿等症状的护理。

5.心理护理

注意观察患者的心理活动,及时发现患者的不良情绪,主动与患者沟通,鼓励患者说出其内心感受,做好疏导工作,帮助患者调整心态,积极配合治疗及护理。

6.健康指导

(1)指导患者严格按照饮食计划进餐。注意休息,保持精神愉快,避免劳累、受凉和使用肾毒性药物,以延缓肾功能减退。

(2)进行适当锻炼,提高机体抵抗力,预防呼吸道感染。

(3)遵医嘱服药,定期复查尿常规和肾功能。

(4)育龄妇女注意避孕,以免因妊娠导致肾炎复发和病情恶化。

第三节　肾盂肾炎

肾盂肾炎是由各种病原微生物感染所引起的肾盂、肾盏及肾实质的感染性炎症,是泌尿系感染中最常见的临床类型。肾盂肾炎为上尿路感染,尿道炎和膀胱炎为下尿路感染,而肾盂肾炎常伴有下尿路感染,临床上在感染难以定位时可统称为尿路感染。本病好发于女性,尤多见于育龄期妇女、女婴、老年女性和免疫功能低下者。

一、病因及诊断检查

(一)致病因素

1.病因

尿路感染最常见的致病菌是肠道革兰阴性杆菌,其中以大肠埃希菌最常见,占 70% 以上,其次为副大肠埃希菌、变形杆菌、克雷白杆菌、产气杆菌、沙雷杆菌、产碱杆菌和葡萄球菌等。致病菌常为 1 种,极少数为两种以上细菌混合感染。偶可由真菌、病毒和原虫感染引起。

2.易感因素

由于机体具有多种防御尿路病原微生物感染发生的机制,所以,正常情况下细菌进入膀胱不会引起肾盂肾炎的发生。主要易感因素如下。

(1)尿路梗阻和尿流不畅:是最主要的易感因素,以尿路结石最常见。尿路不畅时,尿路的细菌不能被及时冲刷清除出尿道,在局部生长和繁殖,易引起肾盂肾炎。

(2)解剖因素:女性尿道短、直而宽,尿道口距肛门、阴道较近,易被细菌污染,故易发生上行感染。

(3)尿路器械操作:应用尿道插入性器械时,如留置导尿管和膀胱镜检查、尿道扩张等可损伤尿道黏膜,或使细菌进入膀胱和上尿路而致感染。

(4)机体抵抗力低下:糖尿病、重症肝病、癌症晚期、艾滋病、长期应用激素和免疫抑制药等均易发生尿路感染。

3.感染途径

(1)上行感染:为最常见的感染途径,病原菌多为大肠埃希菌,以女性多见。细菌由尿道外口经膀胱、输尿管逆流上行到肾盂,引起肾盂炎症,再经肾盏、肾乳头至肾实质。

(2)血行感染:致病菌多为金黄色葡萄球菌。病原菌从体内感染灶如扁桃体炎、鼻窦炎、龋齿或皮肤化脓性感染等侵入血流,到达肾皮质引起多发性小脓肿,再沿肾小管向下扩散至肾乳头、肾盂及肾盏,引起肾盂肾炎。

(3)淋巴道感染:病原菌从邻近器官的病灶经淋巴管感染。

(4)直接感染:外伤或肾、尿路附近的器官与组织感染,细菌直接蔓延至肾引起肾盂肾炎。

(二)身体状况

按病程和病理变化可将肾盂肾炎分为急性和慢性两型。

1.急性肾盂肾炎

(1)起病急剧,病程不超过半年。

(2)全身表现:常有寒战、高热,体温升高达38.5～40℃,常伴有全身不适、头痛、乏力、食欲缺乏、恶心呕吐等全身毒血症状。

(3)泌尿系统表现:可有腰痛、肾区不适和尿路刺激征,上输尿管点或肋腰点压痛,肾区叩击痛。重者尿外观混浊,呈脓尿、血尿。

2.慢性肾盂肾炎

急性肾盂肾炎反复发作,迁延不愈,病程超过半年即转为慢性肾盂肾炎。慢性肾盂肾炎症状一般较轻,或仅有低热、倦怠,无尿路感染症状,但多次尿细菌培养均呈阳性,称"无症状菌尿"。急性发作时与急性肾盂肾炎症状相似,如不及时治疗可导致肾功能减退,最终可发展为肾衰竭。

3.并发症

常见有慢性肾衰竭、肾盂积水、肾盂积脓、肾周围脓肿等。

(三)心理社会状况

由于起病急,症状明显,女性患者羞于检查,或反复发作迁延不愈,患者易产生焦虑、紧张和悲观情绪。

（四）实验室及其他检查

1.尿常规

尿液外观混浊；急性期尿沉渣镜检可见大量白细胞和脓细胞，如出现白细胞管型，对肾盂肾炎有诊断价值；少数患者有肉眼血尿。

2.血常规

急性期白细胞总数及中性粒细胞增高。

3.尿细菌学检查

是诊断肾盂肾炎的主要依据。新鲜清洁中段尿细菌培养，菌落计数不低于 $10^5/mL$ 为阳性，菌落计数低于 $10^4/mL$ 为污染，如介于两者之间为可疑阳性，需复查或结合病情判断。

4.肾功能检查

急性肾盂肾炎肾功能多无改变，慢性肾盂肾炎可有夜尿增多、尿比重低而固定，晚期可出现氮质血症。

5.X线检查

X线腹部平片及肾盂造影可了解肾的大小、形态、肾盂肾盏变化以及尿路有无结石、梗阻、畸形等情况。

6.超声检查

可准确判断肾大小、形态以及有无结石、囊肿、肾盂积水等。

二、护理诊断及医护合作性问题

（1）体温过高：与细菌感染有关。

（2）排尿异常：与尿路感染所致的尿路刺激征有关。

（3）焦虑：与症状明显或病情反复发作有关。

（4）潜在并发症：有慢性肾衰竭、肾盂积水、肾盂积脓和肾周围脓肿。

三、治疗及护理措施

（一）治疗要点

1.一般治疗

急性期全身症状明显者应卧床休息，饮食应富有热量和维生素并易于消化，高热脱水时应静脉补液，鼓励患者多饮水、勤排尿，促使细菌及炎性渗出物迅速排出。

2.抗菌药物治疗

原则上应根据致病菌和药敏试验结果选用抗菌药，但由于大多数病例为革兰阴性杆菌感染，急性型患者常不等尿培养结果，即首选对此类细菌有效，而且在尿中浓度高的药物治疗。

（1）常用药物：①喹诺酮类：如环丙沙星、氧氟沙星，为目前治疗尿路感染的常用药物，病情轻者，可口服用药；较严重者宜静脉滴注，环丙沙星 0.25g，或氧氟沙星 0.2g，每 12 小时 1 次。②氨基糖苷类：庆大霉素肌内注射或静脉滴注。③头孢类：头孢唑啉肌内或静脉注射。④磺胺类：复方磺胺甲基异噁唑（复方新诺明）口服。

（2）疗效与疗程：若药物选择得当，用药 24h 后症状即可好转，如经 48h 仍无效，应考虑更换药物。抗菌药用至症状消失，尿常规转阴和尿培养连续 3 次阴性后 3～5d 为止。急性肾盂肾炎一般疗程为 10～14d，疗程结束后每周复查尿常规和尿细菌培养 1 次，共 2～3 周，若均为阴性,可视为临床治愈。慢性肾盂肾炎疗程应适当延长,选用敏感药物联合治疗,疗程 2～4 周;或轮换用药,每组使用 5～7d 查尿细菌,如连续 2 周(每周 2 次)尿细菌检查阴性,6 周后再复查 1 次仍为阴性,则为临床治愈。

(二)护理措施

1.病情观察

观察生命体征,尤其是体温变化;观察尿路刺激征及伴随症状的变化,有无并发症等。

2.生活护理

(1)休息:为患者提供安静、舒适的环境,增加休息和睡眠时间。高热患者应卧床休息,体温超过 39℃ 时需行冰敷、乙醇擦浴等措施进行物理降温。

(2)饮食护理:给予高蛋白、丰富维生素和易消化的清淡饮食,鼓励患者多饮水,每日饮水量不少于 2000mL。

3.药物治疗的护理

(1)遵医嘱用药,轻症者尽可能单一用药,口服有效抗生素 2 周;严重感染宜联合用药,采用肌内注射或静脉给药;已有肾功能不全者,则避免应用肾毒性抗生素。

(2)观察药物疗效,协助医师判断停药指征。

(3)注意药物的不良反应:诺氟沙星、环丙沙星可引起轻微消化道反应、皮肤瘙痒等;氨基糖苷类药物对肾脏和听神经有毒性作用,可引起耳鸣、听力下降,甚至耳聋;磺胺类药物服药期间要多饮水和服用碳酸氢钠以碱化尿液,增强疗效和减少磺胺结晶的形成。

4.尿细菌学检查的标本采集

(1)宜在使用抗生素前或停药 5d 后留取尿标本。

(2)留取清洁中段尿标本前,用肥皂水清洗外阴部,不宜用消毒剂,指导患者留取尿标本于无菌容器内,于 1h 内送检。

(3)最好取清晨第 1 次(尿液在膀胱内停留 6～8h 或以上)的清洁、新鲜中段尿送检,以提高阳性率。

(4)尿标本中注意勿混入消毒液;女性患者留取尿标本时应避开月经期,防止阴道分泌物及经血混入。

5.心理护理

向患者说明紧张情绪不利于尿路刺激征的缓解,指导患者放松身心,消除紧张情绪及恐惧心理,树立战胜疾病的信心,共同制订护理计划,积极配合治疗。

6.健康教育

(1)向患者及家属讲解肾盂肾炎发病和加重的相关因素,积极治疗和消除易感因素。尽量避免导尿及尿道器械检查,如果必须进行,应严格无菌操作,术后应用抗菌药以防泌尿系感染。

(2)指导患者保持良好的生活习惯,合理饮食,多饮水,勤排尿,尽量不留残尿;保持外阴清洁,女性患者忌盆浴,注意月经期、妊娠期、产褥期卫生。

(3)加强身体锻炼,提高机体抵抗力。

(4)育龄妇女患者,急性期治愈后 1 年内应避免妊娠。与性生活有关的反复发作患者,应于性生活后立即排尿和行高锰酸钾坐浴。

（5）告知患者遵医嘱坚持按疗程应用抗菌药物是最重要的治疗措施，嘱患者不可随意增减药量或停药，以达到彻底治愈的目的，避免因治疗不彻底而演变为慢性肾盂肾炎。慢性肾盂肾炎应按医嘱用药，定期检查尿液，出现症状立即就医。

第四节　肾病综合征

肾病综合征（NS）是肾小球疾病中最常见的一组临床综合症候群，分为原发性和继发性两类。原发性是指原发于肾小球疾病并除外继发于全身性疾病引起的肾小球病变，如系统性红斑狼疮糖尿病、多发性骨髓瘤、药物、毒物、过敏性紫癜和淀粉样变等。在肾病综合征中，约75％是由原发性肾小球疾病引起，约25％为继发性肾小球疾病引起，因此它不是一个独立性的疾病。NS临床诊断并不困难，但不同病理改变引起者治疗效果不一，某些病理类型易发展为肾功能不全，但即使预后较好的病理类型，也可因其引起的严重全身水肿（胸腹腔积液、心包积液等）影响到各脏器功能并易出现各种严重并发症如威胁生命的感染和肺动脉栓塞等，因此强调早期病因和病理类型诊断与整体治疗的重要性。本节仅讨论原发性肾病综合征。

一、病理

原发性肾病综合征在国内以肾小球系膜增生最为常见，占 1/4～1/3，其次为膜性肾病，占1/5～1/4，以成人较为多见；微小病变成人约占 1/5，再次为膜增生，约为 15％，局灶性、节段性肾小球硬化占 10％～15％。局灶性、节段性系膜增生较少发生肾病综合征。各病理类型中均可伴有肾间质不同程度炎症改变和（或）纤维化，其中以炎症较为明显的类型如系膜增生、膜增生和少部分局灶节段性肾小球硬化常伴有肾间质炎症或纤维化改变；膜性引起者亦不罕见，肾间质炎症程度和纤维化范围对肾小球滤过功能减退有较大影响。

原发性肾病综合征病理类型不同，与临床表现（除均可有肾综合征外）有一定关联，如微小病变和膜性肾病引起者多表现为单纯性肾病综合征，早期少见血尿、高血压和肾功能损害，但肾病综合征临床表现多较严重，突出，经尿丢失蛋白质多，可高达 20g/d；而系膜增生和膜增生等炎症明显类型尚常伴有血尿、高血压和不同程度肾功能损害，且肾功能损害发生相对较早。局灶、节段性肾小球硬化，常有明显高血压和肾功能损害，出现镜下血尿亦较多见。少数情况病理类型改变与临床表现相关性可不完全一致。

二、临床表现及发病机制

（一）大量蛋白尿

大量蛋白尿是指每日从尿液中丢失蛋白质多达 3.0～3.5g，儿童为 50mg/kg，因此，体重为60kg 的成人尿液丢失 3g/d，即可认为大量蛋白尿。大量蛋白尿的产生是由于肾小球滤过膜通透性异常所致。正常肾小球滤过膜对血浆蛋白有选择性滤过作用，能有效阻止绝大部分血浆蛋白从肾小球滤过，只有极小量的血浆蛋白进入肾小球滤液。肾小球病变引起滤过膜对大中分子量蛋白质选择性滤过屏障作用损伤，导致大分子蛋白和中分子量清蛋白等大量漏出。其次，肾小球疾病时，肾小球基底膜组织结构功能异常，涎酸成分明显减少，使带负电荷的清蛋白滤过基底膜增多,出现蛋白尿。此外,肾小球血流动力学改变也能影响肾小球滤过膜的通透性,血压增高,尿蛋白增多,血压降低,蛋白尿减轻。肾内血管紧张素Ⅱ增加使出球小动脉收缩,肾小球内毛细血管压力增加,亦可增加蛋白质漏出。使用血管紧张素转换酶抑制剂或血管紧张素Ⅱ受体阻滞剂可因降低出球小动脉阻力而降低肾小球毛细血管压力,从而减轻蛋白尿。

临床上对肾病综合征患者不仅要定期进行准确的 24 小时尿液蛋白定量测定,以了解蛋白尿程度和判断治疗效果,作为调整治疗方案依据,而且要进行尿液系列蛋白检查,以了解丢失蛋白的成分,判断蛋白丢失部位是在肾小球或肾小管间质。尿液蛋白量多寡有时不能说明肾脏病变的广泛程度和严重程度,但蛋白尿成分的测定则可反映肾小球病变的程度,如尿液中出现大量 IgG 成分,说明大分子量蛋白从尿液中丢失,提示肾小球滤过膜体积屏障结构破坏严重,若尿液中蛋白几乎均为中分子量的清蛋白或转铁蛋白,一般提示病变在肾小球或肾小管间质,此时参考丢失蛋白质多寡甚为重要,一般说来肾小管性尿蛋白丢失较少超过 3g/d,个别超过 3g/d,后者多数对治疗反应相对较佳;若尿液出现较多小分子量蛋白,则应进一步检查以明确是否轻链蛋白引起大量蛋白尿,故尿蛋白成分检查有时尚有助于病因诊断。

(二)低清蛋白血症

低清蛋白血症见于绝大部分肾病综合征患者,即血浆清蛋白水平在 30g/L 以下。其主要原因是尿中丢失清蛋白,但二者可不完全平行,因为血浆清蛋白值是清蛋白合成与分解代谢平衡的结果,它主要受以下几种因素影响:①肝脏合成清蛋白增加。在低蛋白血症和清蛋白池体积减小时,清蛋白分解速度是正常的,甚至下降。肝脏代偿性合成清蛋白量增加,如果饮食中能给予足够的蛋白质及热量,正常人肝脏每日可合成清蛋白达 20g 以上。体质健壮和摄入高蛋白饮食的患者可不出现低蛋白血症。有人认为,血浆胶体渗透压在调节肝脏合成清蛋白方面可能有重要的作用。②肾小管分解清蛋白的量增加。正常人肝脏合成的清蛋白 10% 在肾小管内代谢。在肾病综合征时,由于近端小管摄取和分解滤过蛋白明显增加,肾内代谢可增加至 16%～30%。③严重水肿时胃肠道吸收能力下降,肾病综合征患者常呈负氮平衡状态。年龄、病程、慢性肝病、营养不良均可影响血浆清蛋白水平。

由于低清蛋白血症,药物与清蛋白的结合会有所减少,因而血中游离药物的水平升高(如激素约 90% 与血浆蛋白结合而具有生物活性的部分仅占 10% 左右),此时,即使常规剂量也可产生毒性或不良反应。低蛋白血症时,花生四烯酸和血浆蛋白结合减少,促使血小板聚集和血栓素(TXA_2)增加,后者可加重蛋白尿和肾损害。

(三)水肿

水肿多较明显,与体位有关,严重者常见头枕部凹陷性水肿、全身水肿、两肋部皮下水肿、胸腔和腹腔积液,甚至出现心包积液以及阴囊或会阴部高度水肿,此种情况多见于微小病变或部分膜性肾病患者。一般认为,水肿的出现及其严重程度与低蛋白血症的程度呈正相关,然而也有例外的情况。机体自身具有抗水肿形成能力,其调节机制为:①当血浆清蛋白浓度降低,血浆胶体渗透压下降的同时,从淋巴回流组织液大大增加,从而带走组织液内的蛋白质,使组织液的胶体渗透压同时下降,两者的梯度差值仍保持正常范围;②组织液水分增多,则其静水压上升,可使毛细血管前的小血管收缩,从而使血流灌注下降,减少了毛细血管床的面积,使毛细血管内静水压下降,从而抑制体液从血管内向组织间逸出;③水分逸出血管外,使组织液蛋白浓度下降,而血浆内蛋白浓度上升。鉴于淋巴管引流组织液蛋白质的能力有限,上述体液分布自身平衡能力有一定的限度,当血浆胶体渗透压进一步下降时,组织液的胶体渗透压无法调节至相应的水平,两者间的梯度差值不能维持正常水平而产生水肿。大多数肾病综合征水肿患者血容量正常,甚至增多,并不一定都减少,血浆肾素正常或处于低水平,提示肾病综合征的钠潴留,是由于肾脏调节钠平衡的障碍,而与低血容量激活肾素－血管紧张素－醛固酮系统无关。肾病综合征水肿的发生不能仅以一个机制来解释。血容量的变化,仅在某些患者身上可能是造成水、钠潴留,加重水肿的因素,可能尚与肾内某些调节机制的障碍有关。此外,水肿严重程度虽与病变严重性并无相关,但严重水肿本身如伴有大量胸腔积液、心包积液或肺间质水肿,则会引起呼吸困难和心肺功能不全;若患者长期低钠饮食和大量应用利尿剂,尚可造成有效血容量减少性低血压甚至低血容量性休克。

(四)高脂血症

肾病综合征时脂代谢异常的特点为血浆中几乎各种脂蛋白成分均增加,如血浆总胆固醇(Ch)和低密度脂蛋白胆固醇(LD－C)明显升高,三酰甘油(TG)和极低密度脂蛋白胆固醇(VLDL－C)升高。高密度脂蛋白胆固醇(HDL－C)浓度可以升高、正常或降低;HDL 亚型的分布异常,即 HDL_3 增加而 HDL_2 减少,表明 HDL_3 的成熟障碍。在疾病过程中各脂质成分的增加出现在不同的时间,一般以 Ch 升高出现最早,其次才为磷脂及 TG。除浓度发生改变外,各脂质的比例也发生改变,各种脂蛋白中胆固醇/磷脂及胆固醇/三酰甘油的比例均升高。载脂蛋白也常有异常,如 ApoB 明显升高,ApoC 和 ApoE 轻度升高。脂质异常的持续时间及严重程度与病程及复发频率明显相关。

肾病综合征时脂质代谢异常的发生机制为:①肝脏合成 Ch、TG 及脂蛋白增加;②脂质调节酶活性改变及 LDL 受体活性或数目改变导致脂质的清除障碍;③尿中丢失 HDL 增加。在肾病综合征时,HDL 的 ApoAI 可以有 50%～100%从尿中丢失,而且患者血浆 HDL_3 增加而 HDL_2 减少,说明 HDL_3 在转变为较大的 HDL_2 颗粒之前即在尿中丢失。

肾病综合征患者的高脂血症对心血管疾病发生率的影响,主要取决于高脂血症出现时间的长短、LDL 与 HDL 的比例、高血压史及吸烟等因素。长期的高脂血症,尤其是 LDL 上升而HDL 下降,可加速冠状动脉粥样硬化的发生,增加患者发生急性心肌梗死的危险性。脂质引起肾小球硬化的作用已在内源性高脂血症等的研究中得到证实。脂代谢紊乱所致肾小球损伤的发病机制及影响因素较为复杂,可能与下述因素有关:肾小球内脂蛋白沉积、肾小管间质脂蛋白沉积、LDL 氧化、单核细胞浸润、脂蛋白导致的细胞毒性致内皮细胞损伤、脂类介质的作用和脂质增加基质合成。

(五)血中其他蛋白浓度改变

肾病综合征时多种血浆蛋白浓度可发生变化。如血清蛋白电泳显示 α_2 和 β 球蛋白水平升高,而 α_2 球蛋白水平可正常或降低,IgG 水平可显著下降,而 IgA、IgM 和 IgE 水平多正常或升高,但免疫球蛋白的变化同原发病有关。补体激活旁路 B 因子的缺乏可损害机体对细菌的调理作用,这是肾病综合征患者易发生感染的原因之一。纤维蛋白原和凝血因子 V、Ⅶ、Ⅹ可升高;血小板也可轻度升高;抗凝血酶Ⅲ可从尿中丢失而导致严重减少;C 蛋白和 S 蛋白浓度多正常或升高,但其活性降低;血小板凝集力增加和 β 血栓球蛋白的升高,后者可能是潜在的自发性血栓形成的一个征象。

三、肾病综合征的常见并发症

(一)感染

感染是肾病综合征最常见的严重并发症。NS 患者对感染抵抗力下降最主要的原因是：①免疫抑制剂的长期使用引起机体免疫损害。②尿中丢失大量 IgG。③B 因子（补体的替代途径成分）的缺乏导致机体对细菌免疫调理作用缺陷。④营养不良时，机体非特异性免疫应答能力减弱，造成机体免疫功能受损。⑤转铁蛋白和锌大量从尿中丢失。转铁蛋白为维持正常淋巴细胞功能所必需，锌离子浓度与胸腺素合成有关。⑥局部因素。胸腔积液、腹腔积液、皮肤高度水肿引起的皮肤破裂和严重水肿使局部体液因子稀释、防御功能减弱，均为肾病综合征患者的易感因素。细菌感染是肾病综合征患者的主要死因之一，严重的感染主要发生在有感染高危因素的患者，如高龄、全身营养状态较差、长期使用激素和（或）免疫抑制剂及严重低蛋白血症者。临床上常见的感染有原发性腹膜炎、蜂窝织炎、呼吸道感染和泌尿道感染等。一旦感染诊断成立，应立即予以相应治疗，并根据感染严重程度，减量或停用激素和免疫抑制剂。

(二)静脉血栓形成

肾病综合征患者存在高凝状态，主要是由于血中凝血因子的改变。包括 IX、XI 因子下降，V、VIII、X 因子、纤维蛋白原、β 血栓球蛋白和血小板水平增加；血小板的黏附和凝集力增强；抗凝血酶 II 和抗纤溶酶活力降低。因此，促凝集和促凝血因子的增高，抗凝集和抗凝血因子的下降及纤维蛋白溶解机制的损害，是肾病综合征患者产生高凝状态的原因和静脉血栓形成的基础。激素和利尿剂的应用为静脉血栓形成的加重因素，激素经凝血蛋白发挥作用，而利尿剂则使血液浓缩、血液黏滞度增加，高脂血症亦是引起血浆黏滞度增加的因素。

肾病综合征时，当血浆清蛋白低于 20g/L 时，肾静脉血栓形成的危险性增加。肾静脉血栓在膜性。肾病患者中的发生率可高达 50%，在其他病理类型中，其发生率为 5%~16%。肾静脉血栓形成的急性型患者可表现为突然发作的腰痛、血尿、尿蛋白增加和肾功能减退。慢性型患者则无任何症状，但血栓形成后的肾瘀血常使蛋白尿加重，出现血尿或对治疗反应差，有时易误认为激素剂量不足或激素拮抗等而增加激素用量。明确诊断需进行肾静脉造影，Doppler 血管超声、CT、MRI 等无创伤性检查也有助于诊断。血浆 β 血栓蛋白增高提示潜在的血栓形成，血中仅 α_2 抗纤维蛋白溶酶增加也被认为是肾静脉血栓形成的标志。外周深静脉血栓形成率约为 6%，常见于小腿深静脉，仅 12% 有临床症状，25% 可由 Doppler 超声发现。肺栓塞的发生率为 7%，仍有 12% 无临床症状。其他静脉累及罕见。

(三)急性肾损伤

为肾病综合征最严重的并发症，系指患者在 48 小时内血清肌酐绝对值升高 $26.5\mu mol/L$（0.3mg/dL），或较原先值升高 50%，或每小时尿量少于 0.5mg/kg，且持续 6 小时以上。常见的病因为：①血流动力学改变：肾病综合征常有低蛋白血症及血管病变，特别是老年患者多伴肾小动脉硬化，对血容量变化及血压下降非常敏感，故当呕吐、腹泻所致体液丢失、腹腔积液、大量利尿及使用抗高血压药物后，都能使血压进一步下降，导致肾灌注骤然减少，进而使肾小球滤过率降低，并因急性缺血后小管上皮细胞肿胀、变性及坏死，导致急性肾损伤；②肾间质水肿：低蛋白血症可引起周围组织水肿，同样也会导致肾间质水肿，肾间质水肿压迫。肾小管，使近端小管鲍曼囊静水压增高,GFR 下降;③药物引起的急性间质性肾炎;④双侧肾静脉血栓形成;⑤蛋白管型堵塞远端肾小管,可能是肾病综合征患者发生急性肾衰竭的机制之一;⑥急进性肾小球肾炎;⑦肾炎活动;⑧心源性因素,特别是老年患者常因感染诱发心力衰竭。一般认为心排出量减少 1L/min,即可使肾小球滤过率降低 24mL/min,故原发性 NS 患者若心力衰竭前血肌酐为 $177\mu mol/L(2mg/dL)$,则轻度心力衰竭后血肌酐浓度可能成倍上升,严重者导致少尿。

(四)肾小管功能减退

肾病综合征并发肾小管功能减退以儿童多见。其机制被认为是肾小管对滤过蛋白的大量重吸收,使小管上皮细胞受到损害。常表现为糖尿、氨基酸尿、高磷酸盐尿、肾小管性失钾和高氯性酸中毒,凡出现多种肾小管功能缺陷者常提示预后不良。但肾小球疾病减少肾小管血供和肾小球疾病合并乙肝病毒感染导致肾小管损伤亦是肾小管功能减退的常见原因。

(五)骨和钙代谢异常

肾病综合征时血液循环中的维生素 D 结合蛋白(分子量 65kD)和维生素 D 复合物从尿中丢失,使血中 $1,25-(OH)_2D_3$ 水平下降,致使肠道钙吸收不良和骨质对 PTH 耐受,因而肾病综合征患者常表现有低钙血症。此外体内部分钙与清蛋白结合,大量蛋白尿使钙丢失,亦是造成低钙血症的常见原因。

(六)内分泌及代谢异常

肾病综合征患者经尿丢失甲状腺结合蛋白(TBG)和皮质激素结合蛋白(CBG)。临床上甲状腺功能可正常,但血清 TBG 和 T_3 常下降,游离 T_3 和 T_4、TSH 水平正常。由于血中 CBG 和 17 羟皮质醇都减低,游离和结合皮质醇比值可改变,组织对药理剂量的皮质醇反应也不同于正常。由于铜蓝蛋白(分子量 151kD)、转铁蛋白(分子量 80kD)和清蛋白从尿中丢失,肾病综合征常有血清铜、血清铁和血清锌浓度下降。锌缺乏可引起阳痿、味觉障碍、伤口难愈及细胞介导免疫受损等。持续转铁蛋白减少可引起临床上对铁剂治疗有抵抗性的小细胞低色素性贫血。此外,严重低蛋白血症可导致持续性的代谢性碱中毒,因血浆蛋白减少 10g/L,则血浆重碳酸盐会相应增加 3mmol/L。

四、诊断与鉴别诊断

临床上根据大量蛋白尿(3~3.5g/d)、低清蛋白血症(<30g/L)、水肿和高脂血症四个特点,即可做出肾病综合征诊断;若仅有大量蛋白尿和低清蛋白血症,而无水肿和高脂血症者也可考虑诊断,因可能为病程早期所致。确定肾病综合征后,应鉴别是原发性或继发性;两者病因各异,治疗方法不一,一般需先排除继发性因素才能考虑原发性;故对常见继发性病因应逐一排除。继发性肾病综合征患者常伴有全身症状(如皮疹、关节痛、各脏器病变等)、血沉增快、血 IgG 增高、血清蛋白电泳 γ 球蛋白增多、血清补体下降等征象,而原发性则罕见。肾组织检查对病理类型诊断十分重要,对指导治疗十分有帮助,多数情况下也可做出病因诊断,但有时相同病理改变如膜性肾病,可由各种病因引起,故临床上必须结合病史、体征、实验室检查和病理形态、免疫荧光及电镜等检查做出综合诊断与鉴别诊断。

五、治疗

(一)引起肾病综合征的原发疾病治疗

1.糖皮质激素

一般认为对微小病变性肾病的疗效最为肯定,故首选治疗原发性 NS 中的原发性肾小球肾病(微小病变)。一般对微小病变首治剂量为泼尼松 $0.8\sim1mg/(kg\cdot d)$,治疗 8 周,有效者应逐渐减量,一般每 $1\sim2$ 周减原剂量的 $10\%\sim20\%$,剂量越少递减的量越少,减量速度越慢。激素的维持量和维持时间因病例不同而异,以不出现临床症状而采用的最小剂量为度,以低于 $15mg/d$ 为宜。成人首次治疗的完全缓解率可达 80% 或 80% 以上。在维持阶段有体重变化、感染、手术和妊娠等情况时应调整激素用量。经 8 周以上正规治疗无效病例,需排除影响疗效的因素,如感染、水肿所致的体重增加和肾静脉血栓形成等,应尽可能及时诊断与处理。若无以上情况存在,常规治疗 8 周无效不能认为是对激素抵抗,激素使用到 12 周才奏效的患者不在少数。

除微小病变外,激素尚适用于膜性肾病,部分局灶、节段性肾小球硬化,对增生明显的病理类型亦有一定的疗效,对伴有肾间质各种炎症细胞浸润也有抑制作用。此外,临床上对病理上有明显的肾间质炎症病变,小球弥散性增生,细胞性新月体形成和血管纤维素样坏死以及有渗出性病变等活动性改变的患者,特别是伴有近期血肌酐升高者,应予以甲基泼尼松龙静脉滴注治疗,剂量为 $120\sim240mg/d$,疗程 $3\sim5$ 天,以后酌情减为 $40\sim80mg/d$ 并尽早改为小剂量,这样可减少感染等不良反应。此外,NS 伴严重水肿患者,其胃肠道黏膜亦有明显肿胀,影响口服药物吸收,此时亦应改为静脉用药。

长期应用激素可产生很多不良反应,有时相当严重。激素导致的蛋白质高分解状态可加重氮质血症,促使血尿酸增高,诱发痛风,加剧肾功能减退。大剂量应用有时可加剧高血压,促发心力衰竭。长期使用激素时的感染症状有时可不明显,特别容易延误诊断,使感染扩散。激素长期应用可加重肾病综合征的骨病,甚至产生无菌性股骨颈缺血性坏死和白内障等。因此,临床上强调适时、适量用药和密切观察,对难治性 NS 患者要时时权衡治疗效果与治疗风险。

2.细胞毒药物

对激素治疗无效,或激素依赖型或反复发作型,或因不能耐受激素不良反应且全身情况尚可而无禁忌证的肾病综合征可以试用细胞毒药物治疗。由于此类药物多系非选择性杀伤各型细胞,可降低人体抵抗力,存在诱发肿瘤的危险,因此,它仅作为二线治疗药物,在用药指征及疗程上应慎重掌握。对严重肾病综合征特别是高度水肿、血清蛋白在 $20g/L$ 或以下,笔者不选择环磷酰胺(CTX)治疗。目前临床上常用的为 CTX、硫唑嘌呤和苯丁酸氮芥(CB－1348),三者选一,首选 CTX。CTX 作用于 G_2 期即 DNA 合成后期、有丝分裂前期,起到抑制细胞 DNA 合成、干扰细胞增生并降低 B 淋巴细胞功能、抑制抗体形成的作用。约 30% 活性 CTX 经肾脏排泄,故肾功能减退者慎用。CTX 的参考用量为 $1.5\sim2.5mg/(kg\cdot d)$,起始宜从小剂量开始,疗程 8 周,以静脉注射或滴注为主。对微小病变、膜性肾炎引起的肾病综合征,有主张选用 CTX 间歇静脉滴注治疗,参考剂量为 $8\sim10mg/(kg\cdot次)$,每 $3\sim4$ 周 1 次,连用 $5\sim6$ 次,以后按患者的耐受情况延长用药间隙期,总用药剂量可达 $6\sim12g$。间歇静脉治疗目的为减少激素用量,降低感染并发症并提高疗效,但应根据肝、肾功能和血白细胞数选择剂量或忌用。

应用细胞毒药物应定期测定血常规和血小板计数、肝功能和尿常规,注意造血功能抑制、病毒和细菌感染及出血性膀胱炎等。

硫唑嘌呤每日剂量为 50～100mg;苯丁酸氮芥 0.1mg/(kg·d),分 3 次口服,疗程 8 周,累积总量达 7～8mg/kg 则易发生毒性不良反应。对用药后缓解、停药又复发者多不主张进行第二次用药,以免产生毒性反应。目前这两者已较少应用。

3.环孢素(CsA)

CsA 能可逆性抑制 T 淋巴细胞增生,降低 Th 细胞功能,减少 IL-2 和其他淋巴细胞因子的生成和释放。目前临床上以微小病变、膜性肾病和膜增生性肾炎疗效较好。与激素和细胞毒药物相比,应用 CsA 最大优点是减少蛋白尿及改善低蛋白血症疗效可靠,不影响生长发育或抑制造血细胞功能,新剂型新山地明还具有吸收快的特点。但此药亦有多种不良反应,最严重的不良反应为肾肝毒性。其肾损害发生率在 20%～40%,长期应用可导致间质纤维化,个别病例在停药后易复发,故不宜长期用此药治疗肾病综合征,更不宜轻易将此药作为首选药物。CsA 治疗起始剂量为 3.5～4.0mg/(kg·d),分 2 次给药,使血药浓度的谷值在 75～200μg/mL(全血,HPLC 法),可同时加用硫氮唑酮 30mg 每日 3 次以提高血药浓度、减少环孢素剂量。一般在用药后 2～8 周起效,但个体差异很大,个别患者则需更长的时间才显效,见效后应逐渐减量。用药过程中出现血肌酐升高应警惕 CsA 致肾损害的可能。血肌酐在221pmol/L(2.5mg/dL)不宜使用 CsA。疗程一般为 3～6 个月,复发者再用仍可有效。

4.麦考酚吗乙酯

选择性地抑制 T 淋巴细胞增生和 B 淋巴细胞增生,对肾小球系膜细胞增生亦有抑制作用,此外尚抑制血管黏附分子,对血管炎症亦有较好的抑制作用,故近几年来已广泛用于治疗小血管炎和狼疮性肾炎,并试用于治疗原发性肾小球疾患特别是膜性肾炎、系膜增生性肾炎和IgA 肾病,参考剂量为 1.5～2.0g/d,维持量为 0.5～1.0g/d,疗程为 3～6 个月,由于目前费用昂贵尚不能列为首选药物,不良反应为腹泻、恶心、呕吐和疱疹病毒感染等。

(二)对症治疗

1.休息

NS 患者应绝对休息,直到尿蛋白消失或减至微量 3 个月后再考虑部分复课或半日工作。

2.低清蛋白血症治疗

(1)饮食疗法:肾病综合征患者通常存在负氮平衡,如能摄入高蛋白饮食,则有可能改善氮平衡。但肾病综合征患者摄入过多蛋白会导致尿蛋白增加,加重肾小球损害。因此,建议每日蛋白摄入量为 1g/kg,每摄入 1g 蛋白质,必须同时摄入非蛋白热量 138kJ(33kcal)。供给的蛋白质应为优质蛋白,如牛奶、鸡蛋和鱼、肉类。

(2)静脉注射或滴注清蛋白:使用人血清蛋白应严格掌握适应证:①血清蛋白浓度低于25g/L 伴全身水肿,或胸腔积液、心包腔积液;②使用呋塞米利尿后,出现血浆容量不足的临床表现;③因肾间质水肿引起急性肾衰竭。

3.水肿的治疗

(1)限钠饮食:肾功能正常者每日摄入钠盐均可由尿液等量排出,但肾病综合征患者常因水肿、激素、中药治疗、伴有高血压等,应酌情适量限制食盐摄入。但又由于患者多同时使用袢利尿剂,加之长期限钠后患者食欲缺乏,影响了蛋白质和热量的摄入,可导致体内缺钠,甚至出现低钠性休克,应引起注意。建议饮食的食盐含量为 $3\sim5g/d$,应根据水肿程度、有无高血压、血钠浓度、激素剂量等调整钠摄入量,必要时测定尿钠排出量,作为摄钠量参考。

(2)利尿剂:袢利尿剂,如呋塞米(呋噻米)和布美他尼(丁尿胺)。一般呋塞米剂量为 $20\sim40mg/d$,布美他尼 $1\sim3mg/d$。严重水肿者应以静脉用药为妥,若使用静脉滴注者应以生理盐水 $50\sim100mL$ 稀释滴注。噻嗪类利尿剂对肾病综合征严重水肿效果较差,现已被袢利尿剂替代。排钠潴钾利尿剂螺内酯(安体舒通)常用剂量为 $60\sim120mg/d$,单独使用此类药物效果较差,故常与排钾利尿剂合用。渗透性利尿剂可经肾小球自由滤过而不被肾小管重吸收,从而增加肾小管的渗透浓度,阻止近端小管和远端小管对水、钠的重吸收,而达到利尿效果。对无明显肾功能损害的高度水肿患者可间歇、短程使用甘露醇 $125\sim250mL/d$,但肾功能损害者慎用。对用利尿剂无效的全身高度水肿患者可根据肾功能情况分别选用单纯超滤或连续性血液滤过,每日超滤量一般不超过 2L 为宜。

4.高凝状态治疗

肾病综合征患者特别是重症患者均有不同程度的血液高凝状态,尤其当血浆清蛋白低于 $20\sim25g/L$ 时,即有静脉血栓形成可能。因此,抗凝治疗应列为本综合征患者常规预防性治疗措施。目前临床常用的抗凝药物如下。

(1)肝素:主要通过激活抗凝血酶Ⅲ(ATⅢ)活性而发挥作用。常用剂量 $50\sim75mg/d$ 静脉滴注,使 ATI 活力单位在 90% 以上。肝素与清蛋白均为负电荷物质,两者电荷相斥,故尚可减少肾病综合征的尿蛋白排出。目前尚有小分子量肝素 5000U 皮下注射,每日 1 次,但价格昂贵,不列为首选抗凝药物。

(2)尿激酶(UK):直接激活纤溶酶原,致使纤维蛋白溶解导致纤溶。常用剂量为 2 万～8 万 U/d,使用时从小剂量开始,并可与肝素同时静脉滴注。

(3)华法林:抑制肝细胞内维生素 K 依赖因子Ⅱ、Ⅶ、Ⅳ、Ⅴ的合成,常用剂量 2.5mg/d,口服,监测凝血酶原时间,使其在正常人的 50%～70%。

有静脉血栓形成者:①手术移去血栓;②经介入导管在肾动脉端一次性注入 UK24 万 U 以溶解肾静脉血栓,此方法可重复应用;③全身静脉抗凝,即肝素加尿激酶,尿激酶4 万～8 万 U/d,可递增至 12 万 U/d,疗程 2～8 周。

抗凝和溶栓治疗均有潜在出血可能,在治疗过程中应加强观察和监测。有出血倾向者,低分子肝素相对安全;对尿激酶治疗剂量偏大者,应测定优球蛋白溶解时间,以维持在 90～120min 为宜;长期口服抗凝剂者应监测凝血酶原时间,叮嘱患者勿超量服用抗凝剂。

5.高脂血症治疗

肾病综合征患者,高脂血症与低蛋白血症密切相关,提高血清蛋白浓度可降低高脂血症程度,但对肾病综合征多次复发、病程较长者,其高脂血症持续时间亦久,部分患者即使肾病综合征缓解后,高脂血症仍持续存在。近年来认识到高脂血症对肾脏疾病进展的影响,而一些治疗肾病综合征的药物如肾上腺皮质激素及利尿药,均可加重高脂血症,故目前多主张对肾病综合征的高脂血症使用降脂药物。可选用的降脂药物有:①纤维酸类药物:非诺贝特每日 3 次,每次 100mg,吉非贝齐每日 2 次,每次 600mg,其降血三酰甘油作用强于降胆固醇。此药偶引起胃肠道不适和血清转氨酶升高。②HMG－CoA 还原酶抑制剂：适用于降低血胆固醇浓度，普伐他汀 $10\sim20mg/d$ 或氟伐他汀 $20\sim40mg/d$，此类药物主要使细胞内 Ch 下降，降低血浆 LDL－C 浓度，减少肝细胞产生 VLDL 及 LDL。阿托伐他汀 20mg，每日 1 次，既可降低血胆固醇，亦可控制三酰甘油。③血管紧张素转换酶抑制剂（ACEI）：主要作用有降低血浆中 Ch 及 TG 浓度，使血浆中 HDL 升高，而且其主要的载脂蛋白 ApoA I 和 ApoA II 也升高，可以加速清除周围组织中的 Ch，减少 LDL 对动脉内膜的浸润，保护动脉管壁。此外 ACEI 尚可有不同程度降低蛋白尿的作用。

6.急性肾损伤治疗

肾病综合征合并急性肾损伤时因病因不同而治疗方法各异。对于血流动力学因素所致者，主要治疗原则为合理使用利尿剂、肾上腺皮质激素、纠正低血容量和透析疗法。血液透析不仅控制氮质血症、维持电解质酸碱平衡，且可较快清除体内水分潴留。因肾间质水肿所致的急性肾衰竭经上述处理后，肾功能恢复较快。使用利尿剂时需注意：①适时使用利尿剂：肾病综合征伴急性肾衰竭有严重低蛋白血症者，在未补充血浆蛋白就使用大剂量利尿剂时，会加重低蛋白血症和低血容量，肾衰竭更趋恶化。故应在补充血浆清蛋白后（每日静脉用 $10\sim50g$ 人体清蛋白）再予以利尿剂。一次过量补充血浆清蛋白又未及时用利尿剂时，又可能导致肺水肿。②适量使用利尿剂：由于肾病综合征患者有相对血容量不足和低血压倾向，此时用利尿剂应以每日尿量 2L 左右或体重每日下降在 1kg 左右为宜。③伴血浆肾素水平增高的患者，使用利尿剂血容量下降后使血浆肾素水平更高，利尿治疗不但无效反而加重病情。此类患者只有纠正低蛋白血症和低血容量后再用利尿剂才有利于肾功能恢复。对肾间质活动病变应加用甲基泼尼松龙。肾病综合征合并急性肾损伤一般均为可逆性，大多数患者在治疗后，随着尿量增加，肾功能逐渐恢复。少数患者在病程中多次发生急性肾衰竭也均可恢复。预后与急性肾衰竭的病因有关，一般来说急进性肾小球肾炎、肾静脉血栓形成的患者预后较差，而单纯与肾病综合征相关者预后较好。

六、肾病综合征的护理

(一)护理诊断

1.体液过多

与低蛋白血症致血浆胶体渗透压下降有关。

2.有感染的危险

与皮肤水肿，大量蛋白尿致机体营养不良，免疫抑制剂和细胞毒性药物的应用致机体免疫功能低下有关。

3.营养失调

低于机体需要量与蛋白丢失、食欲下降及饮食限制有关。

4.焦虑

与本病的病程长，易反复发作有关。

5.潜在并发症

电解质紊乱、血栓形成、急性肾衰竭、心脑血管并发症、皮肤完整性受损。

(二)护理措施

1.休息与活动

(1)有全身严重水肿、血压高、尿量减少,应绝对卧床休息,最好取半坐卧位,以利于减轻心肺负担。

(2)水肿减轻,血压、尿量正常可逐步进行简单室内活动。

(3)恢复期患者,应在其体能范围适当活动。整个治疗过程中患者应避免剧烈运动和劳累。

(4)协助患者在床上做四肢运动,防止肢体血栓形成。

2.摄入适当饮食

(1)蛋白质:选择优质蛋白(动物性蛋白),1.0g/(kg·d)。当肾功能不全时,应根据肌酐清除率调整蛋白质的摄入量。

(2)热量:不少于 147kJ/(kg·d),多食植物油、鱼油、麦片及豆类。

(3)水肿时给予低盐饮食,勿食腌制食品。

3.监测生命体征

监测生命体征、体重、腹围及出入量变化。

4.观察用药后反应

在应用激素、细胞毒药物、利尿剂、抗凝药和中药时应观察用药后反应,出现不良情况时应及时给予处理。

5.关注患者心理

及时调整患者负面情绪,根据评估资料,调动患者的社会支持系统,为患者提供最大限度的物质和精神支持。

(三)应急措施

(1)出现左心衰竭时,应立即协助患者取端坐位或半坐卧位,双腿下垂。

(2)迅速建立静脉通路,遵医嘱静脉给予强心利尿剂。

(3)吸氧或 20%～30%酒精湿化吸氧。

(4)必要时行血液透析。

七、健康教育

(1)讲解积极预防感染的重要性,讲究个人卫生,注意休息。

(2)给予饮食指导,严格掌握、限制盐和蛋白质的摄入。

(3)坚持遵守医嘱用药,切勿自行减量或停用激素,了解激素及细胞毒药物的常见不良反应。

(4)及时疏导患者心理问题,多交流、多沟通,及时反馈各种检查结果。

(5)出院后要定期门诊随访。

第五节 肾衰竭

慢性肾衰竭(CRF)见于各种慢性肾脏疾病的晚期,为各种原发和继发性肾脏疾病持续发展的共同结局。由于肾脏功能缓慢进行性减退,最终出现以代谢产物潴留、水电解质紊乱、酸碱失衡和全身各系统症状为主要表现的临床综合征。

一、临床表现

(一)系统症状

患者可有胃肠道、心血管系统、血液系统、呼吸系统及神经肌肉系统表现,出现皮肤症状,内分泌失调,易于并发感染等多系统疾病症状。如最早期的食欲缺乏、高血压、心力衰竭、贫血、出血倾向、皮肤瘙痒、面色较深而萎黄,轻度水肿等。

(二)水电解质和酸碱平衡失调

如高钠或低钠血症,水肿或脱水,高钾或低钾血症。

二、治疗

(一)治疗原发疾病

纠正加重肾衰竭的因素,防止肾功能进一步恶化,促进肾功能得到不同程度的恢复。

(二)饮食治疗

应限制蛋白质的摄入量,以降低血尿素氮,减轻尿毒症状。

(三)对症治疗

纠正水电解质和酸碱平衡失调,降压,治疗贫血等。

(四)继发感染的治疗

疗效相同时,应尽量选择对肾毒性小的抗生素。

(五)透析疗法

为替代肾功能的治疗方法,可代替肾的排泄功能,但无法代替其内分泌和代谢功能。

(六)肾移植

成功的肾移植可使肾功能得以恢复,但排斥反应可导致肾移植失败。

三、常见护理诊断

(一)有外伤的危险

与周围神经病变、高血压有关。

(二)不合作

与经济困难患者难以耐受疾病折磨有关。

(三)营养失调低于机体需要量

与长期限制蛋白质摄入、贫血等有关。

(四)活动无耐力

与水电解质和酸碱平衡紊乱有关。

(五)体液过多

与肾小球滤过功能降低导致水、钠潴留有关。

(六)有感染的危险

与白细胞功能降低、透析有关。

四、护理措施

(一)有外伤的危险

与周围神经病变、高血压有关。

(1)遵医嘱给予磷结合剂,使摄入的磷不被吸收。

(2)遵医嘱补充维生素 D_3 钙的吸收。

(3)向患者讲解低钙的危险性,防止外伤。

(4)采用安全措施,保持环境安静、光线柔和,必要时加床档。

(二)不合作

与经济困难,患者难以耐受疾病折磨有关。

(1)给予患者心理上的支持。

(2)利用社会支持系统给予协助。

(3)让恢复期患者介绍康复经验。

(4)实事求是地帮助患者分析现实的健康状况。

(5)培养患者坚强的自信心,激发内在的动力。

(三)营养失调

低于机体需要量与长期限制蛋白质摄入、贫血等有关。

(1)限制蛋白质的摄入量,以降低血尿素氮,减轻尿毒症症状。

(2)根据患者的肾小球滤过率(GFR)来调整蛋白质的摄入量,要求饮食中 60% 以上的蛋白质是优质蛋白,如鸡蛋、牛奶、瘦肉等,尽量少摄入植物蛋白,如花生、豆类及其制品。

(3)密切观察有无高钾血症的征象,有高血钾时,应限制含钾高的食物摄入,如白菜、萝卜、梨、桃等。

(4)采取措施,改善患者的食欲。

(四)活动无耐力

与水电解质和酸碱平衡紊乱有关。

(1)指导患者应卧床休息,避免过度劳累。

(2)提供安静的休息环境,协助患者做好各项生活护理。

(3)积极纠正患者的贫血,使患者贫血状况有所好转。

(五)体液过多

与肾小球滤过功能降低导致水、钠潴留有关。

(1)适当限制液体入量。

(2)限制饮食中盐的含量,通过限制盐的摄入患者饮水量就会减少。

(3)建议患者坐着时抬高双脚,以减轻肢体末端水肿。

(4)给患者讲解遵守饮水或饮食限制的重要性。

(5)遵医嘱给抗高血压药物。

(六)有感染的危险

与白细胞功能降低、透析有关。

(1)观察患者有无体温升高、寒战、疲乏无力、咳嗽、尿路刺激征等。

(2)病室定期通风换气,保持空气流通。

(3)改善患者的营养状况。

(4)加强生活护理,尤其是口腔及会阴部皮肤的卫生。

(5)皮肤瘙痒时,避免用力搔抓。

五、健康指导

(1)严格遵守饮食治疗的原则,尤其是蛋白质的合理摄入和水、钠摄入的限制。

(2)根据病情和活动耐力,增强机体抵抗力,避免劳累和重体力活动。

(3)定期复查肾功能、血清电解质等,准确记录每日的尿量、血压、体重。

(4)遵医嘱用药,避免使用肾毒性较大的药物。

(5)注意个人卫生,皮肤痒时,切勿用力搔抓以免破损引起感染。

(6)注意保暖,避免受凉,以免引起上呼吸道感染。

第六节　代谢性肾病

一、糖尿病肾病及护理

(一)概述

糖尿病肾病(DN)又称糖尿病肾脏病(DKD),指糖尿病导致的肾脏疾病。当今随着糖尿病患病率的日益增高,DN 的患病率也在显著上升,在欧美发达国家已成为导致终末期肾病(ESRD)的首位原因,在我国仅次于慢性肾小球肾炎,是导致 ESRD 的第二位疾病。因此对DN 防治应予高度重视。

(二)病因

在欧美等国家,DN 是慢性肾衰竭的首位病因,约占肾脏替代治疗患者的 50%。在我国DN 是继肾小球疾病之后第二位构成 ESRD 的常见病因。据我国 1999 年初步统计,在血液透析的患者中 DN 占第二位,约为 13.5%;在腹膜透析的患者中占第三位,约为 12%。

我国 2001 年对 30 个省市糖尿病住院患者慢性并发症调查发现,患者中 1/3 并发有肾脏损害。

(三)病理

1.光镜

早期可见肾小球肥大,肾小球基底膜(GBM)轻度增厚,系膜轻度增生。随病情进展,GBM 弥散增厚,少量系膜细胞增生。可形成典型的 Kimmelstiel Wilson 结节,部分患者无明显结节,称为弥散性肾小球硬化症。

2.免疫荧光

可见 IgG、清蛋白沿肾小球毛细血管壁线样沉积,还可伴有 IgM 沉积。

3.电镜

GBM 均质性增厚和系膜基质增多;无电子致密物沉积;足细胞足突融合。

(四)护理评估

1.临床表现

糖尿病肾病的主要临床表现包括如下几点。

(1)蛋白尿:蛋白尿是最主要的临床表现,出现在早期肾病期。微量清蛋白:尿清蛋白分泌率在 30～300mg/24h,临床糖尿病肾病期:蛋白尿＞300mg/24h。

(2)高血压:发生率高,晚期多为持续性高血压。合并高血压的患者可在更短时间内发生肾衰竭。

(3)肾病综合征:约有 10％的 DN 患者表现为肾病综合征,蛋白尿＞300mg/24h,血清蛋白降低,可伴水肿。

(4)肾功能不全:在糖尿病患者持续蛋白尿出现后,5～20 年进入肾功能不全期。此期的 1 型患者多死于尿毒症;2 型患者多死于心肌梗死,仅 1/4 死于尿毒症。

(5)其他临床表现:糖尿病肾病的患者可同时伴有糖尿病性视网膜病变、大血管病变、神经病变和贫血。

2.分期

根据糖尿病患者肾功能及肾脏结构变化,DN 在临床上分为五期。

Ⅰ期:表现为肾脏肥大及肾小球的高滤过,控制血糖可使上述异常有所恢复。

Ⅱ期:正常清蛋白尿期,尿中清蛋白排泄达 20～200μg/min,大多数患者仍出现明显的肾小球滤过率增高。此期肾脏病理可见早期肾小球基底膜增厚和系膜基质增加。

Ⅲ期:微清蛋白尿期,或早期糖尿病肾病期,呈持续性微量清蛋白尿。此期肾脏肥大更为明显,GFR 升高,出现肾小球结节型和弥散型病变及小动脉壁的玻璃样变。

Ⅳ期:显性糖尿病肾病或临床糖尿病肾病期,3～4 年内可发展为大量蛋白尿,GFR 下降,血压升高。外周水肿可能是首发症状。肾小球基底膜明显增厚,系膜基质增宽,肾小球闭塞及残余肾小球代偿性肥大。

Ⅴ期:终末期肾衰竭期,GFR 严重下降＜10ml/min,血肌酐、尿素氮升高。严重高血压、低蛋白血症和水肿。

3.辅助检查

(1)尿蛋白测定:尿蛋白测定是诊断 DN 的主要依据。连续三次测定,其中两次阳性即可诊断。

(2)肾小球滤过率:不但能诊断 DN,还能了解 DN 的严重程度。

(3)血肌酐和尿素氮:可升高,在 DN 早期,此项指标不敏感。

(4)影像学检查和肾穿刺:用超声波或静脉肾盂造影检查可了解患者肾脏的大小,肾脏穿刺活检则能更确切地了解患者肾脏的病理改变及其严重程度。

(5)其他检查:视网膜病变、心血管功能以及神经功能的检查对诊断有一定的参考价值。

(6)心理社会因素:糖尿病系终身性疾病,患者病程长,治疗效果差,易复发,多数患者反复住院,家庭经济较为困难,易产生悲观失望、焦虑易怒、寂寞孤独或固执怪癖等心理特征。

(五)治疗

1.饮食治疗

从进入临床 DN 期开始,蛋白质入量即应减少为 0.8g/(kg・d);从 GFR 下降开始,即应实施低蛋白饮食,即蛋白质摄入量 0.6g/(kg・d),应以优质蛋白为主,并可适当补充 ax-酮酸制剂,剂量 0.12g/(kg・d)。

在进行上述饮食治疗时,热卡摄入量需维持于 30～35kcal/(kg・d),但是肥胖的Ⅱ型糖尿病患者热量需酌情减少,直至达到标准体重。

2.降低血糖治疗

主要有以下方法。

(1)胰岛素:中晚期 DN 患者常需要用胰岛素控制血糖。肾功能不全时,胰岛素降解减少,体内胰岛素常蓄积,而需要减少胰岛素用量,肾功能不全患者应用胰岛素需要仔细观察血糖反应,实时调整用量。

(2)刺激胰岛 β 细胞药物:包括磺脲类药、格列奈类药及二肽基肽酶Ⅳ(DPP4)抑制剂。

(3)胰岛素增敏剂:包括双胍类药及噻唑烷二酮类药。

(4)α 糖苷酶抑制剂:如阿卡波糖。血糖控制标准为空腹血糖＜6.1mmol/L、餐后 2 小时血糖＜8.0mmol/L、糖化血红蛋白＜7%。肾功能受损的患者及老年人,过于严格地控制血糖将增加低血糖发生的危险,应该认真避免。

3.减少尿(白)蛋白治疗

主要有以下两种。

(1)ACEI 或 ARB:可以降低 DN 患者的尿(白)蛋白,并延缓 DN 进展。

(2)舒洛地特:一种高纯度糖胺聚糖类药,能减少尿蛋白排泄。

4.降低高血压治疗

应将 DN 患者血压控制至 130/80mmHg,能耐受者可以降得更低,但是老年患者的降压目标值需酌情放宽,降至(140～150)/(80～90)mmHg 即可。一般而言,从降压治疗开始即需要联合用药,常以血管紧张素转换酶抑制剂(ACEI)或血管紧张素 ATi 受体阻滞剂(ARB)为基础药物,首先联合利尿剂或双氢吡啶钙离子通道阻滞剂,血压控制不满意时再加其他降压药。

5.调血脂治疗

调血脂治疗的目标值如下:血清总胆固醇＜4.5mmol/L;低密度脂蛋白胆固醇＜2.5mmol/L;高密度脂蛋白胆固醇＞1.1mmo/L;三酰甘油＜1.5mmol/L。如以胆固醇增高为主,宜用他汀类降脂药,如洛伐他汀;以三酰甘油升高为主可选择贝特类降脂药,如非诺贝特。

(六)护理问题

1.营养失调:低于机体需要量

营养失调与糖代谢紊乱、蛋白丢失、低蛋白血症有关。

2.活动无耐力

活动无耐力与贫血、水肿、血压高等因素有关。

3.有感染的危险

感染与皮肤水肿、蛋白丢失致机体营养不良、透析等因素有关。

(七)护理目标

1.维持正常糖代谢,科学进食,营养状况逐步改善。

2.活动耐力增加,能自理日常生活。

3.无感染发生或发生感染时被及时发现和处理。

(八)护理措施

1.一般护理

(1)提供一个安静且没有感染的休养环境。

(2)向患者及其家属讲解糖尿病的危害,通过控制血糖可以减轻糖尿病肾病的病理改变、治疗及其预后。

(3)轻症患者注意劳逸结合,无高血压水肿的患者可适当参加体育锻炼以增强体质,预防感染;对水肿明显、血压较高患者或肾功能不全的患者,强调卧床休息,按病情给予相应的护理级别。

(4)监测体重,每日 2 次,每次在固定时间穿着相同衣服测量。记录 24 小时出入量,限制水的摄入,水的摄入量应控制在前一日尿量加 500ml 为宜。

(5)观察尿量、颜色、性状变化,有明显异常及时报告医师,每周至少化验尿常规和尿比重1 次。

(6)注意观察患者的血压、水肿、尿检结果及肾功能变化,如有异常及时报告主管医师,给予相应的处理。

(7)注意观察患者神志、呼吸、血压、心率的变化;注意高血压脑病、心功能不全的先兆症状。

(8)指导使用胰岛素的患者,根据血糖、尿糖计算胰岛素的使用剂量。

2.用药护理

指导患者及家属掌握所服用降糖、降压药物的作用、不良反应以及注意事项等,注意监测血糖、血压动态变化以及有无身体不适等状况。出院后按要求定期到门诊复诊。

3.心理护理

(1)安慰患者,鼓励患者讲出心中的感受,以消除紧张情绪,保持其思想乐观,情绪稳定。主动向患者介绍环境及同病室的病友,消除患者的陌生和紧张。

(2)耐心向患者解释病情,使患者认识到糖尿病目前不能根本治愈,严格按糖尿病饮食进行治疗,注意肾功能的变化,大多数糖尿病肾病可以通过治疗得到控制。

(3)增加患者家属的探视次数,必要时留家人陪伴,通过良好的思想沟通,减轻患者的思想压力,有利于病愈。

4.健康宣教

糖尿病肾病患者抵抗力低,长期疾病导致并发心、肺、眼、皮肤等多种并发症,严重影响患者生活质量。对糖尿病肾病患者进行有效的健康教育是做好三级预防措施的基础和保证。

(1)指导患者及家属掌握相关知识和理论,建立门诊随访、电话随访等沟通方式,及时关心和帮助患者。

(2)指导患者严格饮食治疗,并长期坚持。

(3)指导患者做好自我观察和护理,定期进行血糖、血压、尿常规的监测,积极做好各级预防,尽量阻止、延缓 ESRD。

(4)积极预防并发症,加强病情观察,密切观察感染发生的初始征象,如有无体温升高、咳嗽、咳痰、尿路刺激征、皮肤瘙痒等,发现异常及时处理,并按要求正确留取血尿标本送检。

二、高尿酸血症肾病及护理

(一)概述

高尿酸血症肾病又称尿酸肾病,是由嘌呤代谢紊乱、尿酸及其盐类沉积于肾脏导致的疾病。临床上可见急性尿酸肾病、慢性尿酸肾病和尿酸结石,可伴或不伴痛风关节炎(趾、跖、膝、腕、手指等关节红肿热痛)的肾外表现。

(二)病因

尿酸对肾脏有直接的致病作用,是导致痛风及痛风性肾脏损害的重要原因。我国 20 世纪 80 年代初期,男性高尿酸血症(HUA)的患病率为 1.4%,女性为 1.3%。20 世纪 90 年代中期以后调查显示男性 HUA 患病率为 8.2%～19.8%,女性为 5.1%～7.6%。10 年间我国 HUA 患病率平均增加了 10 倍。

肾损害是痛风除关节炎外的重要临床表现。文献报道痛风有显著肾功能损害的患者占 41%,25% 死于肾衰竭。痛风患者尸体解剖几乎都发现有肾脏损害的存在。欧洲透析移植协会的资料显示,终末期肾衰竭由痛风性肾病所致者为 0.6%～1.0%。

(三)病理

1.急性尿酸肾病

集合管和输尿管可见大量尿酸盐结晶沉积,管腔堵塞、梗阻,无间质纤维化和痛风结节。

2.慢性尿酸肾病

主要为肾小管间质损害。

3.尿酸结石

显微镜下成针状或六角形橘红色结晶。

(四)护理评估

1.临床表现

一般轻、中度的高尿酸血症无明显的临床表现。慢性高尿酸血症患者出现临床症状者以痛风为最多见。

(1)慢性高尿酸血症肾病(即痛风肾病):起病隐匿,早期表现为轻度腰痛及轻微蛋白尿,以小分子蛋白尿为主。40% 病例伴轻度水肿,60% 病例血压中度升高。尿浓缩稀释功能障碍为肾受累之最早指征。结石阻塞肾小管及以下尿路可引起肾绞痛或血尿。结石阻塞尿路可引起继发感染,呈肾盂肾炎表现,有尿频、尿急、尿痛、发热及腰痛症状,尿中白细胞增多,细菌培养阳性结果。晚期呈肾衰竭表现,可因尿毒症而致死。

(2)尿酸结石:90％痛风患者发生结石,易反复发作。

(3)急性高尿酸血症肾病。

(4)肾外表现:关节病变是痛风肾病的主要肾外表现,多侵犯第一跖趾关节,其后是足跟部、踝部、手指、肘及膝关节受累。急性关节炎所患关节局部红、肿、热、痛、运动受限,常伴有高热、血沉增快,末梢血白细胞增高。可反复发作,多在酗酒、暴食、过劳或受冷后出现。慢性关节炎可发展为关节肿胀、变形、畸形、僵直、活动受限。此种结节称为痛风结节肿。如痛风结晶沉积于皮下组织,呈白色硬性结节,称为痛风石。60％以上病例关节病变在肾病变之前出现。

(5)其他表现:嘌呤代谢异常常伴有脂肪代谢障碍,可引起高脂血症及心血管疾病,包括高血压、冠心病、心肌梗死、心肌病及心力衰竭。

2.辅助检查

化验尿酸水平、排泄量及酸碱度很容易诊断高尿酸血症。X线、静脉肾盂造影、B超检查有助于诊断尿酸结石。

(五)治疗

当高尿酸血症并发肾损害时,则需尽可能控制血尿酸水平至正常范围,同时应多饮水及碱化尿液。

1.饮食治疗

(1)避免摄入高嘌呤食物:如动物内脏、动物肉及肉汤、海鲜、芦笋、香菇、豆类及花生,以减少尿酸的来源;另外,进食肉类食物多,尿液呈酸性,尿酸易于沉积,对疾病不利。

(2)戒酒:酒精可使血乳酸量增高,对肾小管排泄尿酸有竞争性抑制作用;另外,啤酒因嘌呤含量高更不宜饮用。

(3)多饮水:每日饮水 2000～4000ml,并且睡前也饮水,维持每日尿量 2000ml 以上,以利于尿酸排出,防止尿酸结晶形成及沉积。

2.碱化尿液

尿 pH 升高可以增加尿酸的溶解度,利于防止尿酸在肾脏沉积,并能使已形成的尿酸结晶溶解。常用药物为碳酸氢钠或枸橼酸合剂,以维持尿液 pH 于 6.2～6.8 为适宜,过分碱化尿液则有形成磷酸盐及碳酸盐结石的危险。

3.降低血尿酸

(1)促进尿酸排泄:通过抑制肾小管对尿酸再吸收促进尿酸从尿中排泄,此类药包括苯溴马隆、丙磺舒及磺吡酮,另外氯沙坦也具有一定的排尿酸作用。

(2)抑制尿酸合成:该类药物包括别嘌呤醇和非布司他(又称非布索坦),通过抑制黄嘌呤氧化酶减少尿酸的生成。

(3)氧化尿酸:人类无尿酸(盐)氧化酶,故不能氧化尿酸生成水溶性的尿囊素。给予基因重组的尿酸氧化酶如拉布立酶,即可将尿酸氧化成尿囊素,随尿排出体外,从而降低血尿酸浓度。

4.透析治疗

急性高尿酸肾病急性肾衰竭时,可应用透析治疗维持生命,以赢得治疗时间。慢性高尿酸肾病进展至终末期肾衰竭时,亦需进行维持性透析治疗。

(六)护理问题

1.舒适的改变

与痛风发作、关节疼痛有关。

2.焦虑

与疾病反复发作有关。

(七)护理目标

1.疼痛减轻。

2.增加舒适感。

3.焦虑减轻或消失。

4.使患者了解疾病的表现、过程、治疗及饮食、用药知识。

(八)护理措施

1.观察病情

监测生命体征及疼痛发生的部位和时间。观察有无血尿及水肿发生。

2.防治关节炎

急性期应迅速控制急性发作,避免过早停药及过劳、暴食、酗酒等。忌用影响尿酸排泄、分泌及增加尿酸合成的药物,如噻嗪类、汞剂、氨苯蝶啶、乙胺丁丁醇及小剂量阿司匹林等。遵医嘱使用控制关节炎急性发作的药物,如有胃肠反应如恶心、腹部不适、稀便、粒细胞减少时立即停药。可服用别嘌呤醇或促进尿酸排泄的药物。

3.饮食护理

饮食指导非常重要。告知患者控制嘌呤食物的摄入,控制蛋白质入量,不超过 1.0g/(kg·d),一般认为,动物内脏、肉汤、啤酒等嘌呤含量最高,其次包括大部分鱼类、贝类、肉食及禽类。蔬菜中以芦笋、花菜、四季豆、菠菜、蘑菇及花生等含量较高,而奶、蛋、米及面制品和其他大部分蔬菜嘌呤含量较低。蔬菜、水果多属碱性食物,可以增加体内碱储量,使体液 pH 升高。尿液 pH 升高,可防止尿酸结晶形成和促使其溶解,增加尿酸的排出量,防止形成结石或使已形成的结石溶解。不少蔬菜、水果中含有少量的钾元素,钾可以促进肾脏排泄尿酸,减少尿盐沉积。另外,要多注意饮水,每日尿量达到 2000～3000ml 有利于尿酸排泄。血尿酸与体质指数呈正相关,因此要节制每日进食总热量,低脂肪、低糖饮食可减轻体重,严禁暴饮暴食。

4.健康宣讲

(1)加强健康指导,强调改善生活方式是治疗 HUA 的核心。说明饮食对预防痛风复发、对肾脏保护的重要性和必要性,在病情允许的情况下,多饮水,以助尿酸从尿中排出。

(2)戒烟。

(3)鼓励患者坚持适度运动,指导患者掌握关节保护的技巧。

(4)指导患者消除不良情绪,保持情绪开朗、乐观,保持规律生活,肥胖者应积极减轻体重,使体重控制在正常范围(BMI<24)。

(5)积极治疗与血尿酸升高相关的代谢性危险因素,如高脂血症、高血压、高血糖、肥胖和吸烟。

(6)指导患者定期到门诊复诊,检查血尿酸、肾功能等指标。

三、肥胖相关肾病及护理

(一)概述

肥胖相关性肾小球病是肥胖导致的以肾小球肥大和不同程度蛋白尿为主要表现的慢性肾脏病。据病理表现此病又能分为"肥胖相关性肾小球肥大症"(OB-GM)及"肥胖相关性局灶节段性肾小球硬化"(OB-FSCS)两型。

(二)病因

不良生活方式及饮食习惯是引起国人肥胖的主要原因。目前估计全球人口中超重和肥胖者约有 13 亿。2003 年美国疾病控制中心颁布,近 20 年来肥胖病患者增加了 2 倍,约占总人口的 3/5。在欧洲,肥胖人群占 20% 以上。1993 年我国北京有关部门的一次检查显示,成人超重逾 40%(其中男性肥胖者占 32.7%,女性占 67.3%),中小学生肥胖者也超过了 20%。据国际生命科学学会中国肥胖问题工作组(WGOC)估算,我国超重人数为 2 亿～3 亿,占总人口的 22.4%。

(三)病理

肾小球体积增大和(或)局灶节段性肾小球硬化。

(四)护理评估

1.临床表现

临床上,肥胖相关性肾病常隐袭,OB-GN 临床上主要表现为微量清蛋白尿至大量蛋白尿。肥胖相关性局部病灶节段性肾小球硬化症(OB-FSGS)则常表现为中等量蛋白尿,如出现大量蛋白尿,但很少发生低蛋白血症及肾病综合征为其特点。OB-GN 患者肾小球滤过率(GFR)常增高或正常,血肌酐正常,OB-FSGS 患者 GFR 常随肾脏病理改变加重而下降,而后血肌酐增高,但是该病肾功能损害进展缓慢。

2.辅助检查

方法如下。

(1)患者肥胖,体质指数常超过 28,而且常为腹型肥胖,腰围男性超过 90cm,女性超过 85cm。

(2)本病以蛋白尿为主要表现。OB-GM 早期呈现微量清蛋白尿,而后出现蛋白尿,并逐渐进展成大量蛋白尿。OB-FSGS 常呈现中、大量蛋白尿。

(3)OB-GM 患者病理检查可见肾小球普遍肥大,而 OB-FSGS 患者在肾小球普遍肥大基础上,出现了肾小球局部病灶节段性硬化病变。

(五)治疗

本病必须以减轻体重为重点,进行综合治疗。

1.减轻体重治疗

方法有以下几种。

(1)改变不良生活习惯:减少饮食热量摄入,并增加体力活动,最好能在相关专业医师指导下进行。

(2)药物减肥:上述治疗无效时才考虑应用,并且需与控制饮食及增加体力活动配合。目前可用的药物如下。

1)奥利司他：能抑制肠道脂肪酶，减少脂肪吸收，但是其具有胃肠不适、脂肪泻及致脂溶性维素缺乏等不良反应，偶尔还能引起严重肝损害或过敏反应，需要注意。

2)利莫那班：能选择性地拮抗大麻素 CB1 受体，降低食欲而减少体重，此药不良反应较轻，但可能引起腹泻、抑郁及焦虑。

（3）外科手术：极度肥胖且上述各种减肥方法治疗无效的患者，才考虑行胃肠改道手术减肥。

2.胰岛素增敏剂治疗

中胰岛素抵抗在本病发病中占有重要地位，故应考虑应用胰岛素增敏剂治疗。常用二甲双胍，它除能胰岛素增敏外，还能降低食欲帮助减肥。此药不良反应较轻，仅呈现轻度胃肠反应，但是肾功能不全患者应禁用，以免药物在体内蓄积引起严重乳酸酸中毒。

3.血管紧张素Ⅱ拮抗剂治疗

可用血管紧张素转换酶抑制剂或血管紧张素 ATi 受体阻滞剂进行治疗，伴随或不伴高血压的患者均可应用，以期减少尿蛋白排泄及延缓肾损害进展。

4.并发症治疗

本病患者常并发代谢综合征，则应对并发症如高血压、糖代谢紊乱、脂代谢失调及高尿酸血症等都同时进行治疗，并力争治疗达标。

（六）护理问题

1.营养失调：高于机体需要量

与不良饮食习惯有关。

2.舒适的改变

与肥胖导致高血压等有关。

（七）护理目标

1.体重降低，体质指数趋于正常。

2.头晕、头痛等不适改善或消失，患者自觉舒适感提高。

（八）护理措施

1.饮食护理

（1）限制膳食胆固醇的摄入：忌食胆固醇含量高的食物，如动物脑、肝、肾，蟹黄、蛋黄、松花蛋等。胆固醇摄入量每日应控制在 300mg 以下，血胆固醇中度以上升高者每日膳食胆固醇应控制在 200mg 以下。高脂蛋白血症患者血中的脂类物质含量均较高，因此，应适当控制这类食物的摄入。

（2）限制动物性脂肪摄入，适当增加植物油，食用豆油、花生油、菜油、麻油等，大多数植物油除椰子油外都符合这个条件，特别是向日葵籽油、玉米油中多聚不饱和脂肪酸含量最丰富。

（3）膳食纤维可促进胆固醇排泄，减少胆固醇合成，能降低血胆固醇含量，所以食物勿过细过精，每日膳食不能缺少蔬菜、水果、粗粮等含纤维高的食物。水果中维生素 C 丰富且无须烹调，维生素免遭破坏，并含有果胶，可增加胆固醇的排出。山楂降脂的效果很好。柑橘类含生物类黄酮，对血栓形成有预防作用。

(4)适当增加一些具有降血脂、降胆固醇作用的食物,如豆类食品、大蒜、洋葱、山楂、灵芝等。

(5)饮食宜清淡,特别是老年人,体内调节能力逐渐减弱,饮食清淡比肥腻更有利于控制血胆固醇升高。

(6)禁食辣椒,多吃去脂性食物。高脂蛋白血症患者一般都饮食不节,而辣椒为调味品,能开胃、促进消化、增加食欲,故应禁食。而去脂性食物(对脂肪沉积有溶解作用),如海鱼、海带、燕麦、粗面粉、苦荞麦、粳米、玉米等,应适量多吃一些,以降脂减肥。

(7)限制糖类的摄取:糖可在肝脏中转化为内源性三酰甘油,使血浆中三酰甘油的浓度增高,所以应限制甜食的摄入。因此,高脂蛋白血症患者应少吃或不吃糖类。

(8)戒烟酒:饮酒可增加热量,而且酒精可以影响肝脏分解脂肪的功能,使脂肪大量积存于体内,不适当饮酒能使心功能减退,对胃肠道、肝脏、神经系统、内分泌系统均有损害。香烟中的尼古丁能使周围血管收缩和心肌应激性增加,使血压升高,心绞痛发作,应绝对戒烟。

2.运动护理

(1)运动要量力而行:对于没有严重并发症的高脂血症患者来说,除了走路以外,慢跑、太极拳、气功、游泳、爬山、骑自行车也是很好的运动方式。并发有轻度高血压、糖尿病和无症状性冠心病肥胖的患者,可在医生指导下,进行适量的其他类型运动。

(2)运动需循序渐进:高脂血症患者运动时要采取循序渐进的方式,不能"一口吃一个胖子",如超出自己的适应能力,最终加重心脏和血管的负担,会出现心脑血管事件。一旦出现心悸、呼吸困难或心绞痛等症状,一定要立刻停止运动并及时做相应检查。

3.健康宣教

(1)加强健康指导,说明减轻体重对肾脏保护的重要性和必要性。加强心理支持,使患者树立减肥的信心和恒心,鼓励患者家属也积极参与和指导患者的减肥计划。

(2)对患者及家属进行营养、饮食、生活方式等知识宣教,避免不良饮食习惯。

(3)指导患者持之以恒坚持运动及低脂饮食,避免间断运动、体重反弹等情况影响减肥目标的实现。但同时也要避免过度体育运动、过度饮食限制致机体发生低血糖、头晕、眩晕、胸闷、恶心、丧失肌肉控制能力、内分泌失调等不良反应。合理的饮食计划既要达到减轻体重、减少蛋白尿的目的,也要保证机体每日营养需要。

(4)指导患者加强对自我病情的观察,除加强对体重的观察外,还应定期进行血压、尿常规、血脂、肾功能等生化指标的监测。

四、高脂血症与肾病及护理

(一)概述

高脂血症是指血中胆固醇或三酰甘油水平升高或两者都升高的疾病。因为血液中的脂质是以脂蛋白的形式存在而运转全身,所以高脂血症亦称"高脂蛋白血症"。另外,血浆中高密度脂蛋白水平降低也是一种血脂代谢紊乱。

多数肾脏疾病患者由于体内部分调节因素的失控,常伴随明显的脂质代谢紊乱。研究表明，多种肾脏疾病伴有脂质代谢紊乱。

肾病综合征、慢性肾功能不全、肾脏移植术后、持续性血液透析和腹膜透析患者的血浆脂蛋白代谢可能出现严重的紊乱，表现为各种类型的高脂血症。

糖尿病性肾病和高血压肾病患者也普遍存在高脂血症。有资料表明，狼疮性肾炎患者的血脂水平也多异常。

(二)病因

1.遗传因素

多由于基因缺陷引起。

2.饮食因素

大部分高脂血症与饮食因素密切相关。糖类摄入过多、胆固醇和动物脂肪摄入过多与高胆固醇血症形成有关，其他膳食因素(如长期摄入过量的蛋白质、脂肪及膳食纤维摄入过少等)也与本病发生有关。

3.其他原发性疾病所引起

如糖尿病、肝病、甲状腺疾病、肾脏疾病、肥胖症、糖原累积病、痛风、艾迪生病、库欣综合征、异常球蛋白血症等。

(三)病理

高脂血症能引起或加重肾脏损害，因此，近年来有关脂质对肾脏疾病进展的影响日益引起临床重视。高脂血症是肾小球硬化发生、发展的独立致病因素。高脂血症可引起血管内皮细胞损伤，血浆脂蛋白得以进入并沉积于血管壁内膜，其后引起巨噬细胞的清除反应和血管平滑肌细胞增生并形成斑块，而导致动脉硬化、管腔狭窄，可使肾脏发生缺血、萎缩、间质纤维增生。

脂质在肾小球内沉积，低密度脂蛋白可激活循环中的单核细胞并导致肾小球内单核细胞浸润，而引起或加重炎症反应。同时肾小球的系膜细胞、内皮细胞均能产生活化氧分子，促进脂质过氧化，氧化的低密度脂蛋白具有极强的细胞毒作用，导致肾组织损伤。另外，高脂血症还能引起肾小球系膜基质中胶原、层粘连蛋白和纤维蛋白增加，这些成分均与肾小球硬化直接相关。

(四)护理评估

1.临床表现

高脂血症的临床表现主要包括两大方面。

(1)脂质在真皮内沉积所引起的黄色瘤。

(2)脂质在血管内皮沉积所引起的动脉粥样硬化，易产生冠心病和周围血管病。

由于高脂血症时黄色瘤的发生率并不很高，动脉粥样硬化的发生和发展则需要相当长的时间，所以多数高脂血症患者并无任何症状和异常体征发现，而患者的高脂血症则常常是在血液生化检验时被发现的。还有角膜弓和高脂血症眼底改变这两个体征也有助于高脂血症的诊断。

2.辅助检查

高脂血症的诊断主要依靠实验室检查，常检查的项目包括总胆固醇、高密度脂蛋白胆固醇、低密度脂蛋白胆固醇、三酰甘油以及载脂蛋白 A 与 B 的各项数值。

(1)总胆固醇的理想值为＜5.2mmol/L,边缘升高值为 5.23～5.69mmol/L,升高值＞5.72mmol/L。

(2)低密度脂蛋白胆固醇的理想值为＜3.12mmol/L,边缘升高值为 3.15～3.61mmol/L,升高值＞3.64mmol/L。

(3)三酰甘油的理想值为＜1.70mmol/L,升高值＞1.70mmol/L。中国正常成年人血液中含胆固醇 2.86～5.20mmol/L,三酰甘油 0.22～1.21mmol/L,其中一项或两项增高就可以诊断为高脂血症。

(五)治疗

1.饮食治疗

有以下几点。

(1)合理的饮食应以维持身体健康和保持理想体重恒定为原则。合理的饮食量供应通常可按下列公式计算基础代谢(BMR)所必需的能量(指清醒、静卧、空腹和无情绪紧张状态下所需的能量)。BMR 所需能量计算公式为:BMR＝体重(kg)×101J/d。

(2)食物的特殊动力作用能量消耗(指食物消化、吸收、代谢过程中的能量消耗)约占食物提供总热能的 10%。

(3)补充活动时额外消耗,在原基础代谢基础上增加 30%,中度、重度体力活动分别增加40%和50%,相应的能量需要又与体重成正比例。

2.药物治疗

一般来说,大多数降脂药物都可以用于肾病治疗。对于晚期肾衰竭患者,可能需要调整药物剂量,而且必须记住,他汀类药物和贝特类药物还会引起肌炎(如心肌炎),并使肝酶升高,特别是对肾衰竭患者。

(1)高胆固醇血症:首选羟甲基戊二酸单酰辅酶 A(HMG-CoA)还原酶抑制剂,如他汀类降脂药,其降低 TC 的能力为 20%～30%,降低 LDL-C 的能力为 30%～35%,还轻度增高HDL-C 和轻度降低 TG。胆酸搁置剂、贝特类、烟酸类也可应用。

(2)高三酰甘油血症:非药物治疗包括合理饮食、减轻体重、减少饮酒等,如不能明显降低TG,可应用贝特类药物。

(3)混合型高脂血症:如以 TC 和 LDL-C 增高为主,可用他汀类药物;如以 TG 增高为主,则用贝特类药物;如 TC、LDL-C 和 TG 均显著升高,可联合药物治疗。

(六)护理问题

1.焦虑

与血脂控制差、并发症增多有关。

2.知识缺乏

与患者不了解疾病的过程、治疗及自我保健知识有关。

3.潜在并发症

冠状动脉粥样硬化、心肌梗死、肾小球硬化等。

(七)护理目标

1.维持理想体重。

2.增加自我管理能力。

3.减轻焦虑。

4.促使患者摄取适合病情的饮食。

5.预防并发症。

6.血脂控制在正常范围内。

(八)护理措施

1.一般护理

(1)改善膳食:少吃动物脂肪和内脏、甜食和淀粉类,多吃植物蛋白质、蔬菜、水果和鱼类,有利于降低血中的脂质。

(2)减轻体重:对体重超过正常标准的人,应在医师指导下逐步减轻体重,最好以每月减重1～2kg为宜。降体重时的饮食原则是低脂肪、低糖、足够的蛋白质。

(3)加强体育锻炼:体力活动不仅能增加热能消耗,而且可以增强机体代谢,提高体内某些酶尤其是脂蛋白的活性,有利于三酰甘油的运输和分解,从而降低血中的脂质。

(4)戒烟,少喝酒:酗酒或长期饮酒可以刺激肝脏合成更多的内源性三酰甘油,使血液中低密度脂蛋白的浓度增高,引起高脂血症。

(5)避免过度紧张:情绪紧张、过度兴奋可以引起血中胆固醇和三酰甘油含量增高。

2.生活护理

(1)晚饭不要过饱:进食后血液流向胃肠部,而流向头部、心脏的血液减少,会增加脑梗死、冠心病的危险。

(2)服药不要过量:不要服大量安眠药及强降血压药,这些药会使血液黏稠度相对增加,导致脑卒中发生。

(3)枕头不要过高:血脂过高的人血液流动速度比正常人慢,如果再把头颈垫高,那么血液流向头部的速度将减慢,易发生缺血性脑卒中。

(4)盖被不要过重:将厚重棉被压盖人体会使全身血液运行受阻,易导致脑血流障碍,使脑静脉压和颅内压增高。

五、肾淀粉样变及护理

(一)概述

淀粉样变病是一组由特殊蛋白在细胞外形成具有β样折叠结构的纤维丝沉积于器官系统所引起的疾病,可分为系统性和局限性两种。系统性淀粉样变病可进一步分型为:①AL型淀粉样变病包括原发性淀粉样变病和多发性骨髓瘤相关性淀粉样变病,构成蛋白为淀粉样单克隆免疫球蛋白轻链,占淀粉样变病的绝大多数。近年还发现有AH型淀粉样变病,其构成蛋白为淀粉样单克隆免疫球蛋白重链。②AA型淀粉样变病又称继发性淀粉样变病,构成蛋白为血清淀粉样蛋白A,常继发于慢性炎症,此型现已少见。③遗传性淀粉样变病又称家族性淀粉样变病,是遗传基因突变形成的淀粉样蛋白致病,在西方发达国家及我国的淀粉样变病中,其占第二位,患病率仅次于AL型。

肾脏淀粉样变病是系统性淀粉样变病的一个组成部分,常见于 AL 型淀粉样变病、AA 型淀粉样变及遗传性淀粉样变病中的某些类型(如纤维蛋白原淀粉样变病、溶菌酶淀粉样变病、载脂蛋白 A I 或 A II 淀粉样变病及白细胞趋化因子 2 淀粉样变病等)。

(二)病因

学者们细致地分析与研究了病变组织中的沉积物,发现所有淀粉样沉积物中的纤维成分占 85%～95%,该纤维成分即为淀粉样物质的前体蛋白,可溶于水和低离子强度的缓冲液,分子量介于 4000～25 000D。至今为止已鉴定出 20 余种淀粉样物质的前体蛋白,这些蛋白质既可以以溶解的形式也可以以纤维的形式存在,它们的一级结构各不相同。前体蛋白以纤维形式存在时,X 线衍射可以见到这些淀粉样纤维具有共同的核心结构,即与淀粉样纤维长轴垂直的反平行 β 片层样结构,因此,也有些学者认为淀粉样变性是一种蛋白质二级结构病。研究还发现,明确这些蛋白质不仅具有病因学意义,与临床表现、相关疾病、治疗与预后也有直接的关系。

(三)病理

肾脏组织沉积的淀粉样物质中主要含有两种蛋白成分:①淀粉样 A 蛋白(AA):分子量 8500,可能为血清中的 AA(SAA)水解而成,多见于继发性淀粉样变。②淀粉样轻链(AL):γ 型多见,分子量 500～25 000,为浆细胞产生。主要见于原发性和继发于骨髓瘤的淀粉样变。此类患者血清中常可检出单株峰球蛋白并出现轻链尿。淀粉样肾外观增大,光镜下淀粉样物质呈嗜酸性染色,要沉积于基膜、系膜、肾间质和小动脉中层。刚果红染色呈均匀橘红色,在偏极光下呈苹果绿的双折光反应。如切片用高锰酸钾预处理,AA 蛋白的刚果红染色仍呈阳性反应,AL 蛋白则转阴,此有助于鉴别原发性或继发性肾淀粉样变,在电镜下可见 β 片状结构的长纤维呈不分支相嵌。

(四)护理评估

1.临床表现

(1)肾脏受累表现:蛋白尿、肾病综合征和发热等。蛋白尿是本病早期最常见的临床表现,并可作为唯一的临床表现而存在多年。蛋白尿程度不等,与淀粉样蛋白在肾小球沉积的部位及程度有关。可伴镜下血尿,偶见红细胞管型。35%～57%患者出现低清蛋白血症及水肿,呈肾病综合征表现。此期患者病情发展迅速,预后差。肾衰竭是本病最主要死亡原因之一。此期患者常伴有程度不等的高血压。肾静脉血栓形成是本病最常见的并发症,大多起病隐匿,表现为难治性肾病综合征。少数患者出现急性肾静脉血栓,有明显腰痛,肾体积明显增大。

(2)其他系统表现:淀粉样物质常侵犯心脏,表现为心肌病变、心脏扩大、心律失常甚至猝死。侵犯胃肠道黏膜可引起便秘、腹泻、消化不良及肠梗阻等症状,黏膜下血管受侵犯则可引起消化道出血。胃受累时可出现反复呕吐难以进食。累及肝胆时可出现肝区痛、肝功能减退、胆囊增厚、胆汁淤积,但黄疸罕见。周围神经受累表现为多发性周围神经炎、肢端感觉异常、肌张力低下及腱反射低下。老年患者中枢神经系统受累表现为痴呆。血液系统可表现为浆细胞增多,引起代偿性红细胞增多症;可因凝血因子缺乏而出现出血、皮肤出现瘀点、瘀斑。此外,皮肤、关节、肌肉、骨骼也会发生不同程度的受累病变,如紫癜、肌无力、关节肿痛等。

2.辅助检查

(1)光镜检查:肾小球系膜区增宽,其中有无结构的团块样均匀物质(淀粉样蛋白)沉积。镀银染色肾小球基底膜外侧可见细长的"睫毛样"突起。小动脉壁也常见到上述无结构的均匀物质沉积,严重时肾间质及肾小管上也有沉积。进行刚果红染色做光镜检查,可见上述淀粉样物质呈砖红色,偏振光检查呈苹果绿色双折光。

(2)电镜检查:特征性改变是在淀粉样蛋白沉积部位见到直径 8～10nm 不分支的排列紊乱的纤维丝。淀粉样变病的确诊必须靠病理组织学检查,刚果红染色阳性及电镜见到特征性纤维丝是诊断"金指标"。如果淀粉样病变已侵犯其他器官,做这些受累器官(如直肠、牙龈等)的组织病理学检查,也能同样见到上述特异改变。

(3)免疫病理检查:主要用于淀粉样变病的分型,免疫荧光检查比免疫组化检查更敏感、图像更清晰。

1)AL 型淀粉样变病:用抗 λ、抗 κ 轻链抗体进行染色,常见 λ 轻链型淀粉样变病。

2)AA 型淀粉样变病:用抗 AA 抗体进行染色。

3)遗传性淀粉样变病:需分别用针对各种遗传性淀粉样变病的淀粉样蛋白抗体进行染色。

(五)治疗

本病治疗困难、预后差。如下治疗可供参考。

1.AL 型淀粉样变病治疗

以治疗浆细胞病、抑制单克隆淀粉样轻链的产生为目的。治疗方案如下。

(1)马法兰(melphalan,即苯丙氨酸氮芥)联合泼尼松治疗(MP 方案)。

(2)马法兰联合地塞米松治疗(MD 方案)。

(3)长春新碱、阿霉素与地塞米松联合治疗(VAD 方案)。

(4)大剂量静脉应用马法兰联合自体外周造血干细胞移植治疗(HDM/SCT 方案),效果优于上述治疗,但是必须警惕大剂量静脉应用马法兰的严重不良反应。另外,还可选用沙利度胺(又名反应停)、来那度胺(系沙利度胺衍生物)或硼替佐米进行治疗。

2.AA 型淀粉样变病治疗

治疗的关键是控制慢性炎症及清除慢性感染灶,以减少血清淀粉样蛋白 A 产生。另外,还可应用如下药物。

(1)依罗沙特,通过抑制淀粉样纤维形成而起效。

(2)秋水仙碱已被应用于家族性地中海热伴发淀粉样变病。

3.遗传性淀粉样变病治疗

转甲状腺素蛋白淀粉样变病(此淀粉样变病一般不累及肾脏)及纤维蛋白原淀粉样变病目前可采用肝移植进行治疗,因为它们的淀粉样蛋白系在肝脏产生,故肝移植能获得一定疗效。而其他遗传性淀粉样变病尚缺乏治疗措施。

决定给淀粉样变病(包括肾淀粉样变病)患者进行治疗以及选择治疗方案都一定要慎重,要考虑患者年龄、受累器官情况(受累器官数目及严重度)及全身状况,权衡利弊才决策。

疾病晚期已进入终末期肾衰竭时可进行透析治疗(血液透析或腹膜透析),也可以进行肾移植,但是移植肾可能再发肾淀粉样变病。

(六)护理问题

1.皮肤完整性受损

与水肿、低蛋白血症、末梢神经改变有关。

2.营养失调：低于机体需要量

与呕吐、消化不良有关。

3.机体活动受限

机体活动受限与关节僵硬、肿胀有关。

4.焦虑

与病情变化所带来的不适、并发症增多及害怕死亡有关。

5.有感染的危险

与低蛋白血症、机体抵抗力下降、药物不良反应有关。

6.知识缺乏

与患者不了解疾病的表现、过程、治疗及用药有关。

(七)护理目标

1.保持皮肤完整性。

2.促使患者摄取适合病情的饮食。

3.增进舒适感。

4.焦虑减轻或消失。

5.控制感染。

6.让患者了解疾病的表现、过程、治疗及用药知识。

(八)护理措施

1.保持皮肤黏膜完整性

密切观察患者皮肤黏膜瘀点、瘀斑出现的部位、大小,有无血疱、溃疡形成。嘱患者注意个人卫生,保持皮肤清洁,避免感染。

2.增进舒适

指导患者采取舒适的体位,指导患者锻炼,保持活动能力。

3.肾损害治疗的配合

评估肾损害的表现:水肿、蛋白尿、高血压等,监测尿比重、血尿素氮、肌酐、电解质。遵医嘱给予糖皮质激素及免疫抑制剂。护士应了解治疗方案,指导患者规律用药,观察不良反应。药物减量时宜慢,减量过快则可以引起病情反复。定期检查血常规。有明显肾功能不全者按慢性肾衰竭的常规护理。

4.心理护理

评估患者的焦虑程度和表现。患者易情绪低落,精神、食欲差。鼓励患者表达自己的感受,耐心向患者解释病情,了解患者的需要并尽力满足。指导患者使用放松术,如深呼吸、听音乐等,分散注意力,减轻焦虑症状。及时与患者家属沟通,使家属积极配合医护工作。

5.健康教育

评估患者对疾病知识的了解程度。向患者介绍疾病的表现、治疗及自我保健知识。坚持按医嘱服药,注意观察药物的不良反应,定期复查。嘱患者保持情绪稳定,生活有规律。

第七节 自身免疫性肾病

一、狼疮性肾炎及护理

(一)概述

狼疮性肾炎(LN)是系统性红斑狼疮(SLE)最常见的脏器并发症,临床上可表现为血尿和(或)蛋白尿、肾病综合征、急性或慢性肾衰竭等,多数患者用糖皮质激素联合免疫抑制剂治疗效果较好,但是部分患者长期预后不良。严重的 LN 是影响 SLE 患者预后的主要原因之一。

(二)病因

目前认为可能与遗传因素(补体缺乏等)、激素(雌激素、泌乳素、雄激素)、环境因素(紫外线、药物、感染)等有关。狼疮性肾炎占我国终末期肾病的 1%～3%,好发于育龄女性,也可见于儿童、男性和老人。

(三)病理

狼疮性肾炎的病理组织学分为 I 型轻微系膜性、II 型系膜增生性、III 型局灶性、IV 型弥散性、V 型膜性、VI 型严重硬化型狼疮性肾炎。

狼疮性肾炎不但不同的病理类型可以重叠,狼疮性肾炎的组织病理类型也可随着疾病活动性和治疗效果的变化相互转变。

(四)护理评估

1.临床表现

(1)全身表现:间断发热,颧部蝶形红斑,无痛性口腔溃疡,多个关节肿痛,发生癫痫或精神异常。手足遇冷变得苍白,温暖后转为紫红,继之恢复正常颜色,称为雷诺现象。

(2)肾脏表现:单纯性血尿或蛋白尿;血尿、蛋白尿伴水肿、腰酸或高血压,即肾炎样表现;大量蛋白尿、低蛋白血症、水肿,即肾病综合征样表现;血尿、蛋白尿伴肾功能急剧减退,呈急进性肾炎表现;慢性肾衰竭表现。

(3)化验异常:血常规出现白细胞减少(<$4.0×10^9$/L)、贫血、血小板减少(<$100×10^9$/L)、血沉增快、补体 C3 降低、抗核抗体及自身抗体阳性。

2.辅助检查

(1)尿常规检查:可有不同程度的蛋白尿、镜下血尿、白细胞、红细胞及管型尿。

(2)血常规检查:多数有中度贫血,偶尔呈溶血性贫血、血白细胞下降,血小板多数少于$100×10^9$/L,血沉较快。

(3)免疫学检查:血清多种自身抗体阳性,γ-球蛋白显著增高,血循环免疫复合物阳性,低补体血症,尤其在活动期。血红斑狼疮细胞阳性,皮肤狼疮带试验阳性。

(4)重型活动性狼疮性肾炎伴有可逆性的 Ccr 不同程度下降、血尿素氮和肌酐升高、血清蛋白降或肝功转氨酶增高;终末期狼疮性肾炎 Ccr,明显下降和血肌酐、尿素氮显著升高。

(5)影像学检查:B 超示双肾增大提示急性病变;部分患者并发肝、脾大或心包炎。

(6)肾活检:可了解病理类型、病变活动性和决定治疗方案。以肾脏损害为首发表现的系统性红斑狼疮,肾活检有助于确诊。

(五)治疗

(1)轻型系统性红斑狼疮(如仅有皮疹、低热或关节症状等)和免疫血清学检查异常:若尿检正常、肾活检显示肾小球正常或轻微病变者,酌情用非甾体类抗感染药改善症状,密切追踪病情变化;若尿检异常、肾活检显示肾小球局灶节段性系膜增生伴有节段性坏死、新月体形成及局灶性肾小球硬化者,用中、小剂量糖皮质激素(如泼尼松 20～40mg/d),酌情加用细胞毒药物。

(2)重型系统性红斑狼疮:如高热、关节痛、无力和(或)病变迅速累及浆膜、心、肺、肝、造血器官和其他脏器组织伴急性或急进性肾炎综合征,肾活检显示弥散增生性肾小球肾炎或新月体性肾炎,肾功能进行性减退时,应给予标准激素治疗加 CTX 冲击治疗,或甲泼尼龙冲击治疗,每日 1.0g,静脉滴注 3～5 天为一疗程,继以中等剂量的泼尼松维持,必要时 7～10 天后可重复一次,一般不超过三个疗程。当上述方法效果欠佳或病情较重时,可考虑血浆置换疗法。不能用 CTX 者可试用环孢素、霉酚酸酯等。伴有急性严重肾功能不全、严重高血容量心力衰竭时应紧急透析,使其度过危险期,为药物治疗创造条件和争取时间。

(3)表现为无症状蛋白尿(尿蛋白>2g/24h)者可用糖皮质激素,酌情加用细胞毒药物,与泼尼松合用亦有一定疗效。表现为无症状血尿者,可用雷公藤制剂(常规剂量或双倍剂量)或 CTX 治疗。有条件者最好根据肾脏病理类型选择用药。

(4)呈肾病综合征者,但尿中红细胞不多、肾功能稳定或肾活检显示膜性狼疮性肾炎,应首选泼尼松 0.8～1.0mg/(kg·d),若 2～4 周后效果不佳,加用 CTX,若伴有肾功能减退、严重高血压、肾活检显示肾小球增生明显或发生病理类型转变时,则应给予标准激素治疗加 CTX 冲击治疗。

(六)护理问题

1.皮肤完整性受损
与疾病所致的血管炎性反应等因素有关。

2.体液过多
与低蛋白血症致血浆胶体渗透压下降等有关。

3.营养失调:低于机体需要量
与大量蛋白尿、摄入减少及吸收障碍有关。

4.有感染的危险
与自身免疫反应、长期使用激素等因素有关。

5.焦虑
与病情反复发作、迁延不愈有关。

6.潜在并发症
高血压、高血脂等。

(七)护理目标

1.患者皮肤受损减轻或修复。

2.患者水肿程度减轻或消失。

3.患者能正常进食,营养状况逐步改善。

4.无感染发生。

5.患者能接受患病事实,生理上、心理上舒适感有所增加。

6.避免并发症的发生或并发症发生后,得到及时治疗与处理。

(八)护理措施

1.皮肤护理

(1)保持皮肤清洁干燥,忌用碱性肥皂。

(2)有皮疹、红斑或光敏感者,外出时采取遮阳措施,忌日光浴。

(3)避免接触刺激性物品,如染发、烫发剂、定型发胶、农药等。

2.休息

严重水肿的患者卧床休息,以增加肾血流量和尿量。下肢水肿明显者,卧床休息时可抬高下肢,以增加静脉回流。水肿减轻后,患者可起床活动,但应避免劳累。

3.营养

(1)饮食护理:给予低盐、正常量的优质蛋白的食物,但当肾功能不全时,适当调整蛋白质的摄入量。少食富含饱和脂肪酸的动物脂肪,增加可溶性纤维的食物。注意维生素及钙元素等的补充。

(2)营养的监测:评估饮食结构是否合理、热量是否充足。定期测量血清蛋白、血红蛋白等指标,评估机体的营养状况。

4.预防感染

(1)保持环境清洁:保持病房整洁,减少探访人员。

(2)预防感染的指导:协助患者加强皮肤护理;加强其营养和休息;注意防寒保暖。

(3)病情观察:监测生命体征,尤其体温变化;观察有无咳嗽及肺部干、湿啰音等感染征象。

5.心理护理

(1)鼓励患者说出自身感受,劝导其家属给予关心、理解及心理支持。鼓励患者树立战胜疾病信心。

(2)教会患者自我放松的方法。

(3)观察患者精神状态,做好安全防范。

二、过敏性紫癜肾炎及护理

(一)概述

过敏性紫癜(HSP)是一种系统性小血管炎,临床以皮肤紫癜、关节痛、胃肠道症状和肾炎为主要表现。过敏性紫癜的肾损害被称为过敏性紫癜性肾炎,简称紫癜性肾炎。

(二)病因

病因不明,可能与感染、食物、药物过敏以及预防注射等有关。过敏性紫癜性肾炎常发生于 10 岁以下儿童,男女比例为 2∶1。大多数患者呈良性、自限性过程,也有反复发作或达数月、数年者。一般认为儿童较成年患者预后好。

(三)病理

光镜检查典型的肾小球病变局部病灶节段性或弥散性系膜增生性肾炎,并伴不同程度的新月体形成。电镜检查可见系膜细胞增生、基质增加,系膜区内皮细胞下不规则电子致密物沉积,免疫荧光可见 IgA 在系膜区和毛细血管袢沉积。

国际儿童肾脏病病理研究会将该病病理分为:Ⅰ微小病变;Ⅱ单纯系膜增生;Ⅲ系膜增生

伴小于 50%新月体形成;Ⅳ系膜增生伴 50%~70%新月体形成;Ⅴ系膜增生伴大于 75%新月体形成;Ⅵ系膜增生性肾炎。

(四)护理评估

1.临床表现

(1)皮肤紫癜:此皮损常出现于下肢远端,严重时可遍及下肢近端、上肢、臀部及腹部,为对称性分布的、高于表皮的出血性斑丘疹。

(2)肾损害表现:常在皮肤紫癜后数天或数周出现。临床表现多样化,可表现为无症状性血尿(为变形红细胞血尿)及蛋白尿、慢性肾炎综合征、急进性肾炎综合征及肾病综合征。

(3)关节疼痛:呈现多发性、游走性关节肿痛,多发生在踝、膝、肘等大关节,偶发生在腕和手指关节。

(4)胃肠道症状:呈现腹痛,以脐周和下腹部为主,可伴恶心、呕吐及血便,儿童有时可并发肠套叠和肠穿孔。

2.辅助检查

(1)血液检查:无贫血,血小板计数正常,白细胞计数正常或轻度增高,出凝血时间正常。

(2)骨髓象:正常骨髓象嗜酸性粒细胞可偏高。

(3)尿液检查:可有蛋白、红细胞、白细胞和管型。

(4)粪常规检查:部分患者可见寄生虫卵及红细胞,隐血试验可阳性。

(5)毛细血管脆性试验:阳性。

(6)病理学检查:弥散性小血管周围炎,中性粒细胞在血管周围聚集。免疫荧光检查显示有 IgA 和 C3 在真皮层血管壁沉着。

(五)治疗

1.急性期

应卧床休息,寻找致敏因素,可疑的食物或药物应暂时不用,或可疑的食物在密切观察下,从小量开始应用,逐渐增加。

2.肾上腺皮质激素治疗

肾上腺皮质激素对部分患者有效,可改善症状。对腹痛伴便血及关节症状者疗效好,但不能防止复发。对肾炎往往疗效不佳。单纯皮肤紫癜者可不用。常采用泼尼松 1~2mg/(kg·d),分次口服,症状缓解后逐渐减量至停药。肾脏受累呈肾病综合征表现时,按肾病综合征治疗。

3.对症疗法

(1)关节肿痛者可应用阿司匹林。

(2)腹痛者可应用镇静剂,如苯巴比妥等,同时观察腹部有无肠套叠的体征。

(3)消化道出血者,量少时限制饮食,量多时禁食。亦可用普鲁卡因(应先做过敏试验,阴性者方选用)做静脉封闭,将 8~15mg/(kg·d)的普鲁卡因加入 10%葡萄糖溶液 200ml 中静脉滴注,7~10 日为一疗程。

(4)有感染者,尤其是链球菌感染时,可用青霉素等抗生素控制感染。

(5)有病灶者,如龋齿、鼻窦炎、扁桃体炎等,应彻底治疗原发灶。

(6)一般可补充维生素 C、维生素 P 或钙剂等。

(7)出血量多、引起贫血者,可输血。

(六)护理问题

1.有损伤的危险(出血)

与血管壁的通透性和脆性增加有关。

2.舒适的改变(疼痛)

与局部过敏性血管炎性病变有关。

3.体液过多

与低蛋白血症致血浆胶体渗透压下降等有关。

4.有感染的危险

与自身免疫反应、长期使用激素等因素有关。

5.潜在并发症

慢性肾衰竭。

(七)护理目标

1.避免出血的发生。

2.疼痛减轻。

3.水肿减轻或消失。

4.避免感染。

(八)护理措施

1.休息

(1)发作期患者应增加卧床休息时间,避免过早或过多地行走及活动。

(2)协助疼痛者采取舒适卧位,关节肿痛者要注意局部关节制动与保暖。

2.饮食指导

除了避免过敏性食物的摄取外,保证机体所必需的营养物质和热量的供给,补充丰富的维生素。进食清淡、不刺激、易消化的食物。若有消化道出血,应避免过热饮食,必要时禁食。

3.病情观察

密切观察病情的进展与变化,皮肤紫癜的分布有无增多或消退。注意评估疼痛的部位、性质、严重程度、持续时间及伴随症状。观察水肿、尿量、尿色的变化及粪便的性质与颜色等。

4.感染的预防

(1)保持环境清洁;保持病房整洁,减少探访人员。

(2)预防感染的指导:协助患者加强皮肤护理;加强其营养和休息;注意防寒保暖。

(3)监测生命体征,尤其体温变化;观察有无咳嗽及肺部干、湿啰音等感染征象。

三、ANCA 相关性小血管炎肾损害及护理

(一)概述

系统性血管炎是指以血管壁炎症和纤维素样坏死为主要病理特征的一组系统性疾病。在系统性小血管炎中,部分疾病与抗中性粒细胞胞质抗体(ANCA)相关,因而被称为 ANCA 相

关性小血管,包括显微镜型多血管炎(MPA)、肉芽肿伴多血管炎(GPA,曾称为韦格纳肉芽肿病)、变应性肉芽肿性血管炎(CSS)。ANCA 相关性小血管炎常累及肾脏引起肾损害,其中 MPA 及 GPA 的肾损害常很严重,易出现新月体肾炎。

(二)病因

抗中性粒细胞胞质抗体(ANCA)引起的系统性血管炎即为 ANCA 相关性小血管炎,又称原发性小血管炎。

ANCA 相关性小血管炎是系统性血管炎疾病,因此全身各个器官均可受累,但显微镜下多血管炎及韦格纳肉芽肿最常累及肾脏和肺脏。

ANCA 相关性小血管炎患者一旦出现血尿和(或)蛋白尿,就应考虑本病已累及肾脏。由于本病病理改变很重,为新月体肾炎,所以患者临床表现也很重,常呈现急进性肾炎表现,即Ⅲ型急进性肾炎,并同时呈现肾病综合征。因此,发生 ANCA 相关性小血管炎肾损害要积极治疗,否则会因急性肾衰竭而危及生命。

(三)病理

抗中性粒细胞胞质抗体(ANCA)是指与中性粒细胞及单核细胞胞质中溶酶体酶发生反应的抗体。当中性粒细胞受抗原刺激后,胞质中的 α 颗粒释放蛋白酶-3、髓过氧化物酶物质及白细胞抗原生成,刺激机体而产生 ANCA。

(四)护理评估

1.临床表现

(1)本病好发于中、老年。

(2)全身非特异性表现:常有发热(低热或高热)、皮肤紫癜、肌肉痛、关节痛、周围神经病变(麻木或疼痛敏感)及体重减轻等。

(3)肾脏受累表现:出现血尿(变形红细胞血尿)、蛋白尿(可轻可重,重者出现肾病综合征)及管型尿,并常出现水肿及高血压。重症患者肾功能进行性恶化,临床呈现急进性肾炎综合征。

(4)其他器官受累表现:体内各器官系统均可能受累,其中最常见肺脏病变,表现为咳嗽、咳血痰及咯血,乃至致命性大咯血。而 GPA 还常累及上呼吸道,导致鼻窦炎、鼻中隔穿孔和"鞍鼻"(塌鼻梁)。

2.辅助检查

中老年患者,尤其男性,病初有发热、肌肉痛、关节痛及皮肤紫癜等非特异性症状,之后出现血尿、蛋白尿、进行性肾功能损害,不管有无肺部病变均应高度怀疑本病,应及时检 ANCA。若 ANCA 检测结果阳性,诊断即成立。如果肾穿刺病理检查显示肾小球纤维素样坏死和(或)新月体形成,免疫荧光阴性,则本病将更进一步确诊。

(1)光镜检查:本病主要呈新月体肾炎,但还是常伴随肾小球纤维素样坏死,韦格纳肉芽肿患者有时还可于肾间质发现肉芽肿。肾脏小动脉可呈血管炎表现,但亦可正常,所以不能因肾脏小动脉正常而否认本病。

(2)免疫荧光检查:检测结果阴性或仅有微量非特异性免疫沉积物,因此,本病又被称为"微量免疫性肾炎"。

(3)电镜检查:无电子致密物存在。

(五)治疗

1.糖皮质激素及免疫抑制剂治疗

(1)诱导缓解治疗:常用糖皮质激素联合环磷酰胺治疗。

1)糖皮质激素:可口服泼尼松或泼尼松龙,剂量 1mg/(kg·d),共服用 4～6 周,病情控制后逐步减量。

2)环磷酰胺:可以口服,剂量 2mg/(kg·d),持续服用 3～6 个月;或者静脉点滴,剂量 0.75g/M^2,每月 1 次,连续应用 6 个月。

3)甲泼尼龙冲击治疗:对肾功能急剧恶化和(或)肺出血的重症患者,在应用激素及环磷酰胺治疗的基础上,还应予甲泼尼龙冲击治疗。

(2)维持缓解治疗:治疗目的是维持疾病缓解及减少疾病复发。可采用如下药物:硫唑嘌呤[1～2mg/(kg·d)]、吗替麦考酚酯 1g/d 或氨甲蝶呤(从每周 0.3mg/kg 开始治疗,最大剂量为每周 20～25mg。肾小球滤过率＜60ml/min 时禁用)。维持治疗需持续进行12～18 个月。

2.大剂量免疫球蛋白治疗

上述糖皮质激素联合免疫抑制剂治疗无效时,或存在感染不宜使用糖皮质激素及免疫抑制剂时,可考虑应用大剂量免疫球蛋白进行诱导缓解治疗,剂量 400mg/(kg·d)静脉点滴,每日 1 次,5 次为一疗程,必要时可重复治疗。

3.血浆置换或免疫吸附治疗

对严重肺出血、急性肾衰竭或并发抗肾小球基底膜抗体的患者,在应用上述激素及免疫抑制剂治疗的基础上,于诱导缓解初期还应给予强化血浆置换治疗或双重血浆置换治疗,有条件时也可应用免疫吸附治疗。

4.透析治疗

在患者出现急性肾衰竭并达到透析指征时,应及时进行透析,以维持生命,赢得诱导缓解治疗的时间。当患者已进入慢性肾衰竭且已到达透析指征时,也应给予长期维持性透析治疗维持生命。选用血液透析或腹膜透析皆可。

5.预防复发治疗

GPA 患者鼻部携带金黄色葡萄球菌是致疾病复发的一个重要原因,口服复方新诺明(剂量为磺胺甲噁唑 800mg 和甲氧苄啶 160mg,每周 3 次)和(或)鼻腔局部应用莫匹罗星都能较好地清除金黄色葡萄球菌,预防 GPA 复发。

(六)护理问题

1.活动无耐力

与贫血、营养摄入不足有关。

2.皮肤完整性受损

与系统免疫性疾病、药物(激素、免疫抑制剂)的不良反应有关。

3.疼痛

与关节的免疫性炎症、内脏损害有关。

4.体温过高

与免疫炎症有关。

5.气体交换受损

与肺部炎症、肺泡破裂出血引起气体交换面积减少有关。

6.焦虑

与病情反复、药物不良反应、外观上的改变及害怕死亡有关。

7.有感染的危险

与使用免疫抑制剂药物治疗、贫血、机体抵抗力下降有关。

8.知识缺乏

与患者不了解疾病的过程、治疗及自我保健知识有关。

(七)护理目标

1.维持电解质平衡。

2.消除水肿,防治心力衰竭、肺水肿的发生。

3.做好口腔及皮肤的护理,避免感染。

(八)护理措施

1.一般护理

当患者出现肾功能不全时,应观察神志、瞳孔等生命体征变化,准确记录24小时出入量。观察尿量、颜色及比重,监测电解质及肾功能变化。观察水肿部位、程度及消长规律。严重水肿者,补液时控制滴速,以防心力衰竭、肺水肿的发生。做好口腔及皮肤护理,告诉患者养成良好的卫生习惯,注意保暖,避免感染。

2.饮食护理

饮食宜选用低脂、低盐、优质蛋白、高维生素、低钾的食物。根据患者具体病情制订合理的饮食计划。伴有肾功能不全时,严格限制蛋白质摄入量 $0.6\sim0.8g/(kg\cdot d)$,保证充足热量 $126\sim147kJ/(kg\cdot d)$。如患者开始行透析治疗,蛋白质摄入量 $1.2\sim1.5g/(kg\cdot d)$,有高血压、水肿、尿量少者,应注意限制盐($<3g/d$)和水的摄入量,以免增加心脏负荷。尿量在 $1000mL/d$ 以上者,可不限制饮水。

第八节　IgA 肾病

IgA 肾病是肾小球系膜区以 IgA 为主的免疫复合物沉积,以肾小球系膜增生为基本组织学改变,是一种常见的原发性肾小球疾病。其临床表现多种多样,主要表现为血尿,可伴有不同程度的蛋白尿、高血压和肾脏功能受损,是导致终末期肾脏病的常见的原发性肾小球疾病之一。

一、常见病因

IgA 肾病的病因不明,目前尚未发现与 IgA 抗体反应的稳定抗原。IgA 肾病通常呈散发性,一般不认为是一种家族性疾病,但有些家族性聚集的报道,提示免疫遗传因素可能在 IgA 肾病的发病中起到一定的作用。近年,对 IgA 肾病发病机制的研究有了不少新的进展,主要归纳为两点:①黏膜免疫缺陷;②IgA 分子异常。

二、临床表现

(一)起病前,多有感染

常为上呼吸道感染(24~27h,偶可更短)。

(二)发作性肉眼血尿

肉眼血尿持续数小时至数日不等。肉眼血尿有反复发生的特点,发作间隔随年龄延长而延长。肉眼血尿常继发于咽炎与扁桃体炎后,亦可以在受凉、过度劳累、预防接种、肺炎、胃肠炎等影响下出现。

(三)无症状镜下血尿伴或不伴蛋白尿

30%~40%的 IgA 肾病患者表现为无症状性尿检异常,多为体检时发现。

(四)蛋白尿

多数患者表现为轻度蛋白尿,10%~24%的患者出现大量蛋白尿,甚至肾病综合征。

(五)高血压

成年 IgA 肾病患者高血压的发生率为 9.1%,儿童 IgA 肾病患者中仅占 5%。IgA 肾病患者可发生恶性高血压,多见于青壮年男性。

三、辅助检查

(一)尿常规检查

持续镜下血尿和蛋白尿。

(二)肾功能检查

肌酐清除率降低,血尿素氮和肌酐逐渐升高,血尿酸常增高。

(三)免疫学检查

血清中 IgA 水平增高。有些患者血清存在抗肾小球基底膜、抗系膜细胞、抗内皮细胞的抗体和 IgA 类风湿因子。IgG、IgM 与正常对照相比无明显变化,血清 C_3、CH_{50} 正常或轻度升高。

四、治疗原则

(一)一般治疗

1.注意保暖,感冒要及时治疗。

2.避免剧烈运动。

3.控制感染:感染刺激可诱发 IgA 肾病。因此,积极治疗和去除口咽部(咽炎、扁桃体炎)、上颌窦感染灶,对减少肉眼血尿反复发作有益。

4.控制高血压:控制高血压是 IgA 肾病长期治疗的基础,目标血压控制在 17.29/10.64kPa 以下;若蛋白尿>1g/24h,目标血压控制在 16.63/9.98kPa 以下;血管紧张素转化酶抑制药(ACEI)或血管紧张素 I 型受体拮抗药(ARB)为首选降压药物。降压药应用同时,适当限制钠盐摄入,可改善和增强抗高血压药物的作用。

5.饮食疗法:避免过度钠摄入及过量蛋白质摄入,保证足够热量供应。

(二)调整异常的免疫反应

1.糖皮质激素

包括泼尼松和甲泼尼龙等。糖皮质激素和免疫抑制药在 IgA 肾病的应用。激素和免疫抑:制药对肾脏有明显的保护作用。

2.免疫抑制药

包括环磷酰胺和环孢素 A 等。激素联合细胞毒药物在 IgA 肾病治疗中的应用。可明显延缓 IgA 肾病肾功能的进展和降低尿蛋白、改善病理损伤。

(三)清除循环免疫复合物

血浆置换能迅速清除 IgA 免疫复合物,主要用于急进性 IgA 肾病患者。

(四)减轻肾小球病理损害,延缓其进展

如以下内容所述。

1.抗凝、抗血小板聚集及促纤溶药物

IgA 肾病患者除系膜区有 IgA 沉积外,常并发有 C3、IgM、IgG 沉积,部分还伴有纤维蛋白原沉积,故大多数主张用抗凝、抗血小板聚集及促纤溶药物治疗,如肝素、尿激酶、华法林、双嘧达莫等。

2.血管紧张素转化酶抑制药(ACEI)

该类药物的作用主要是扩张肾小球出球小动脉,降低肾小球内高灌注及基底膜的通透性,抑制系膜增生,对于减少 IgA 肾病患者尿蛋白,降血压,保护肾功能有较肯定的疗效。ACEIARB 在 IgA 肾病治疗中的应用。可明显减少患者蛋白尿的排出或改善和延缓肾功能进展。

3.鱼油

鱼油含有丰富的多聚不饱和脂肪酸,可减轻肾小球损伤和肾小球硬化。

五、护理

(一)护理评估

1.水肿

患者眼睑及双下肢水肿。

2.血尿

肉眼血尿或镜下血尿。

3.蛋白尿

泡沫尿,尿蛋白。

4.上呼吸道感染

扁桃体炎、咽炎等。

5.高血压。

(二)护理要点及措施

1.病情观察

(1)意识状态、呼吸频率、心率、血压、体温。

(2)肾穿刺术后观察患者的尿色、尿量,腰痛、腹痛,有无出血。

(3)自理能力和需要,有无担忧、焦虑、自卑异常心理。

(4)观察患者水肿变化:详细记录 24h 出入量,每天记录腹围、体重,每周送检尿常规2～3 次。

(5)严重水肿和高血压时需卧床休息,一般无须严格限制活动,根据病情适当安排文娱活动,使患者精神愉快。

2.症状护理

(1)监测生命体征、血压及用药反应。注意观察有无出血及感染现象。

(2)观察疼痛的性质、部位、强度、持续时间等,解释疼痛的原因。协助患者变换体位以减轻疼痛。让患者听音乐,与人交谈来分散注意力以减轻疼痛。遵医嘱给予镇痛药并观察疗效及不良反应。

(3)长时间卧床休息时注意皮肤的护理,预防压疮的出现,肾穿刺后 4～6h,在医师允许的情况下可翻身侧卧。

(4)观察尿色,如有血尿,立即告知医师,遵医嘱给予止血药物。

(5)观察患者排尿情况,对床上排尿困难的患者先给予诱导排尿,如仍排不出,可给予导尿。

3.一般护理

(1)患者要注意休息:卧床休息可以松弛肌肉有利于疾病的康复。剧烈活动可见血尿,因剧烈活动时,肾脏血管收缩,导致肾血流量减少,氧供应暂时不足,导致肾小球毛细血管的通透性增加,从而引起血尿,使原有血尿加重。

(2)每日监测血压:密切观察血压、水肿、尿量变化;一旦血压上升,尿量减少时,应警惕慢性肾衰竭。

(3)观察疼痛的性质、部位、强度、持续时间等。疼痛严重时可局部热敷或理疗。

(4)加强锻炼:锻炼身体,增强体质,预防感冒,积极预防感染和疮疖等皮肤疾病。

(5)注意扁桃体的变化:急性扁桃体炎能诱发血尿的发作,扁桃体摘除后血尿明显减少、蛋白尿降低,血清中的 IgA 水平也降低。

(6)注意病情的变化:一要观察水肿的程度、部位、皮肤情况;二要观察水肿的伴随症状,如倦怠,乏力,高血压、食欲减退、恶心呕吐;三要观察尿量、颜色、饮水量的变化,经常监测尿镜检或尿沉渣分析的指标。

(7)注意避免使用对肾脏有损害的药物:有很多中成药和中草药对肾脏有一定的毒性,可以损害肾功能,应注意。

(三)健康教育

1.患者出院后避免过度劳累、外伤、保持情绪稳定,按时服药,避免受凉感冒及各种感染。在呼吸道感染疾病流行期,尽量少到公共场所。

2.在医师的指导下合理使用糖皮质激素(包括泼尼松和甲泼尼龙)免疫抑制药等药物,不得私自减药,必须在医师的指导下,方可减药。

3.注意可适量运动,锻炼身体增强体质,但不能运动过量,特别注意腰部不要过度受力,以免影响肾穿部位,导致出血。患者要根据自己的情况选择一些有助于恢复健康的运动。

4.定期复查,随时门诊就医看诊。

5.不能过于劳累,作息有规律,要保持健康、宽容的心态;季节交换时,注意加减衣服,以避免感冒;少食辛辣、高蛋白食物等。通过综合调节,达到治愈或延缓疾病进展的目的。

第九节　肾小管性酸中毒

一、概述

肾小管性酸中毒(RTA)是近端肾小管对碳酸氢盐离子的重吸收障碍或远端肾小管管腔与管周液间 pH 梯度建立障碍所引起的代谢性酸中毒。

临床上将肾小管性酸中毒分为Ⅰ型(远端型)肾小管性酸中毒(RTA)、Ⅱ型(近端型)肾小管性酸中毒(PRTA)、Ⅲ型(混合型)肾小管性酸中毒和Ⅳ型(高血钾型)肾小管性酸中毒。

二、病因

(一)Ⅰ型肾小管性酸中毒

有原发性和继发性,原发者见于先天性肾小管功能缺陷,多为常染色体显性遗传,也有隐性遗传和特发病例;继发者可见于很多疾病,如肾盂肾炎、药物性或中毒性肾病、甲状腺功能亢进、肾髓质囊性病、系统性红斑狼疮等。

(二)Ⅱ型(近端)肾小管性酸中毒

有原发性、继发性和一过性,原发性多为常染色体显性遗传;继发性可能由药物、镉铅铝汞等中毒、遗传性疾病、多发性骨髓瘤、肾小管间质性疾病等引起;一过性多为婴儿发生。

(三)Ⅲ型(混合型)肾小管性酸中毒

Ⅰ型与Ⅱ型肾小管性酸中毒并发存在的类型。

(四)Ⅳ型肾小管性酸中毒

病因主要有两种,一是醛固酮分泌减少,二是远端肾小管对醛固的反应减弱。

三、病理

由于原发性或继发性原因,导致远端肾小管排泌氢离子和小管腔液－管周间氢离子梯度功能障碍,导致尿液 pH＞6,净酸排泄减少。正常情况下,远曲小管对碳酸氢根离子的重吸收很少,排泌的氢离子主要与管中磷酸氢钠交换钠离子,形成铵根离子,不能弥散至细胞内,因此产生较陡峭的氢离子梯度。Ⅰ型 RTA 患者,不能形成或维持这个梯度,故使氢离子储积,进而影响到体内碳酸氢根离子的储备,血液中氯离子代偿性增高,发生高氯性酸中毒。

四、护理评估

(一)临床表现

1.Ⅰ型 RTA(远端型)

女性多见,多发病于 20～40 岁。主要表现为高氯性代谢性酸中毒及电解质紊乱而引起的系列表现。

(1)慢性高氯性代谢性酸中毒:临床上,通常在晚期才有典型的酸中毒表现,如食欲差、呕吐、深大呼吸及神志改变等。

(2)电解质紊乱：由于远端肾单位氢泵与皮质集合管氢、钾泵功能减退而导致酸中毒与低血钾。

(3)肾性骨病：肾小管性酸中毒可抑制对钙的再吸收和维生素D的活化，而引起高尿钙和低血钙，后者又可继发甲状旁腺功能亢进。因此，患者又可有低血磷及肾性骨病，患者常有骨痛、肾性骨折，小儿则可有骨畸形、侏儒、牙齿易松动、脱落。

(4)高钙尿、肾结石与肾钙化：由于大量排 Ca^{2+}，极易发生钙沉着而形成肾结石和肾钙化、继发感染与梗阻性肾病。

(5)肾功能：早期即有尿浓缩功能障碍，再加上溶质利尿，因此，有的患者可以多尿、烦渴和多饮为最早症状，晚期肾小球功能亦受损而导致尿毒症。

2.Ⅱ型肾小管性酸中毒（近端型）

常见于幼儿期，少数患者随年龄增长可自行缓解，较多见于男性。主要表现为：

(1)高氯性代谢性酸中毒。

(2)一般患者低钾表现比较明显，而低血钙与骨病较轻。

(3)可同时有其他近曲小管功能障碍，如糖尿、氨基酸尿。

3.混合型 RTA（Ⅲ型 RTA）

指Ⅰ和Ⅱ两型混合存在，该型 RTA 在临床并无特殊重要性。

4.Ⅳ型肾小管性酸中毒（Ⅳ型 RTA）

Ⅳ型肾小管性酸中毒以高氯性酸中毒及持续型高血钾为特点。本型多见于老年人。临床常伴轻度肾功能不全、氮质血症，但阴离子正常，血氯升高，且酸中毒、高血钾程度与肾功能减退程度不相称。尿 NH_4^+ 降低，酸中毒时，尿可呈酸性，尿碳酸氢根离子排出不多。

(二)辅助检查

1.血液检查

查看电解质及血气分析的变化，如Ⅰ型 RTA 常引起低钾血症和高氯血症，Ⅱ型 RTA 可引起低磷血症，而Ⅳ型 RTA 常伴有高钾血症。

2.尿液检查

观察尿量及尿的酸碱度变化。

3.肾脏 B 超

肾脏呈弥散性损害。

五、治疗

(一)纠正代谢性酸中毒

可用枸橼酸钾和枸橼酸钠混合液，如复方枸橼酸合剂（Shohl 合剂）、Albright 合剂、枸橼酸合剂。用量依血碳酸氢根水平及呼吸代偿能力、血 pH 综合判断，用药量应足以使血 pH 和二氧化碳结合力（CO_2CP）维持在正常范围。

(二)纠正骨质疏松

对儿童患者或骨质软化的成人患者，需给予钙剂和维生素 D。每日维生素 D5000 单位，促进钙的吸收和加速骨质恢复。需定期监测血钙水平，以防发生高钙血症。还可肌内注射苯丙酸诺龙，以利骨质成长。

(三)消除结石

远端 RTA 往往发生多发肾结石,对于较大结石、估计不能自行排出或引起梗阻的结石,可做体外冲击波碎石治疗。

(四)中医、中药

可按肾阴虚或肾阳虚辨证施治,应用六味地黄丸、金匮肾气丸、桂附地黄丸等。

六、护理问题

(一)体液不足

与疾病所致多尿有关。

(二)活动无耐力

与本病造成的肾性骨病、骨折或手足抽搐有关。

(三)潜在并发症

严重电解质紊乱造成的急性或慢性肾功能不全、骨病、肾结石等。

(四)知识缺乏

缺乏与疾病相关的知识。

七、护理目标

1.维持体液、电解质及酸碱平衡,使患者不发生脱水症状。

2.治疗原发病,使患者不影响日常活动。

3.积极治疗疾病,延缓肾小管功能进一步损伤与恶化。

4.学习掌握本病知识,了解遵医嘱服药的意义及必要性。

八、护理措施

(一)一般护理

1.肾小管性酸中毒严重者,需卧床休息,必要时,予以吸氧、镇静等护理。如发生低血钙引起手足抽搐,在遵医嘱用药的同时,应严格卧床以负摔伤。

2.做好低钾、低钙等电解质紊乱及代谢性酸中毒的病情观察。

3.准确记录出入量:出入量是反映机体内水、电解质、酸碱平衡的重要指标,可直接反映患者病情变化。

4.做好各项化验检查:各项化验检查为病情诊断提供良好的依据,所以应正确收集血、尿等各种标本,及时送检。

(二)饮食护理

保持电解质、酸碱度的平衡,维持营养物质的摄入,对于恶心、呕吐的患者,要及时服用止吐药物,同时可给予清淡易消化饮食。

(三)病情观察

1.观察低血钾表现,如有无恶心、呕吐、肌无力和软瘫、腹胀等表现,应给予相应的护理。

2.观察低钙的表现,如骨痛、抽搐、骨发育不良等表现。

3.观察尿量及尿酸碱度的变化。

4.观察患者神志、体温、脉搏、呼吸、血压、大小便及用药后的反应,这些情况既可提示疾病进展,又利于发现病情异常变化。

(四)心理护理

本病的并发症较多,应主动与患者进行沟通,详细讲解疾病的发病机制及预后情况,消除患者恐惧等不良情绪,以便能积极配合诊断、治疗和护理。还要及时与患者家属沟通,有利于患者得到更多关心和支持。

(五)健康教育

1.肾小管性酸中毒患者的酸碱失衡,尿素可从唾液腺、汗腺排出,在皮肤上沉着,引起口臭、口腔溃疡,所以在加强口腔及皮肤护理的同时,应做好卫生宣教,注意个人卫生。

2.肾小管性酸中毒易反复发作,要做好卫生宣教及出院指导。让患者合理安排饮食起居,避免上呼吸道感染及其他部位的感染,并加强锻炼,增强机体抵抗力。

第十节 急性间质性肾炎

一、概述

急性间质性肾炎(AIN)又称急性肾小管间质性肾炎,是一组临床出现急性肾损害、病理以肾间质炎细胞浸润及水肿为主要表现的肾脏病。根据病因可分为药物相关性 AIN、感染相关性 AIN 及自身免疫性 AIN。

二、病因

急性间质性肾炎的病因多样,大致有药物过敏、感染相关、肾移植急性排异反应、系统性疾病伴发等几种。

(一)药物相关性急性间质性肾炎

药物过敏是导致 AIN 最常见的原因,常见的致病药品有抗生素、利尿剂和制酸剂等,用药后可能出现肾功能下降及肾小管功能损害。

(二)感染相关性急性间质性肾炎

肾脏局部感染和全身感染均可引起急性间质性肾炎,肾脏感染主要见于肾盂肾炎和肾结核;全身感染主要为细菌、真菌和病毒感染。

(三)自身免疫性急性间质性肾炎

结节病、干燥综合征、系统性红斑狼疮等自身免疫性疾病均可能引起自身免疫性急性间质性肾炎。

三、病理

各种急性间质性肾炎存在几种基本病理变化,一是间质水肿和炎症细胞浸润,二是小管病变,三是肉芽肿形成。光镜下病变主要在肾间质及肾小管,肾小管上皮细胞退行性变,肾小球与肾血管可以正常。电镜显示,在病变早期可见细胞肿胀、空泡变性、线粒体肿胀、近端小管刷状缘脱落。在进展的病例可见小管细胞变扁平并伴有膜撕裂、萎缩、变性。当非甾体抗感染药同时引起肾小球微小病变型肾病时,还可见肾小球脏层上皮细胞足突广泛融合。

四、护理评估

(一)临床表现

1.药物相关性急性间质性肾炎

主要表现为突发的肾小球滤过率下降,血清尿素氮、肌酐进行性增高,可伴有恶心、呕吐、消瘦、疲乏无力、发热、皮疹、关节痛等症状,伴或不伴有少尿,血压多正常。发热、皮疹、嗜酸性粒细胞增多称为三联征。

2.感染相关性急性间质性肾炎

有原发病的临床表现,如发热、寒战、血白细胞增多等感染中毒症状或午后低热、盗汗、食欲差等结核中毒症状,以及感染部位的症状。如果是肾脏局部感染,则有腰、背痛和肾区叩痛。其他症状同上。

3.自身免疫性急性间质性肾炎

主要是原发病的表现,原发病的表现随着病种的不同而迥异,肾脏病变也不同,因此临床表现差异大,但是多有间质性肾炎的临床表现。

(二)辅助检查

1.尿液检查

一般为少量蛋白尿、无菌性白细胞尿、嗜酸性粒细胞尿($>5\%$)、肾性糖尿、低渗尿。

2.血液检查

肌酐和尿素氮增高,高钾、高氯等电解质紊乱,代谢性酸中毒等,菌血症时,血培养阳性。

3.B超检查

肾脏呈正常大小或体积增大,皮质回声增强,同于或高于肝脏回声。

4.病理学检查

肾间质水肿伴灶性或弥散性炎细胞浸润,肾小管可有不同程度的退行性变,肾小球和肾血管正常或病变较轻。

五、治疗

(一)药物相关性急性间质性肾炎

治疗原则为去除病因,支持治疗以防治并发症,以及促进肾功能恢复。

1.一般治疗

应力争去除病因,首先停用相关药物或可疑药物,避免再次使用同类药物。支持治疗主要在于对急性肾衰竭及其并发症的非透析治疗措施或透析治疗,主要目标是改善症状并减少并发症。

2.特殊治疗

如果停用致病药物数周后,患者的肾功能未能得到改善、肾衰竭程度过重且病理提示肾间质弥散性炎细胞浸润或肾脏病理显示肉芽肿性肾间质肾炎者,有必要早期给予糖皮质激素治疗,常可获得利尿、加速肾功能改善的疗效。

(二)感染相关性急性间质性肾炎

针对可疑病原体给予积极抗感染及支持治疗最重要,对重症呈少尿或无尿型急性肾衰竭表现或伴有多器官衰竭,应按急性肾衰竭治疗原则给予替代治疗。

（三）自身免疫性急性间质性肾炎

特发性急性间质性肾炎的治疗主要是支持治疗和免疫抑制治疗。对病情较重者及伴有肉芽肿的特发急性间质性肾炎，应早期应用中等剂量的激素治疗，必要时，可考虑给予甲泼尼龙冲击治疗。若无效或停药后复发，则可考虑应用其他免疫抑制剂（如环磷酰胺或环孢素等）治疗，仍可获得满意疗效，但需要特别注意监测这些药物的不良反应。

六、护理问题

（一）体液过多

与肾小球滤过率下降、水钠潴留有关。

（二）有电解质和酸碱失衡的危险

与肾小管功能异常有关。

（三）有感染的危险

与贫血、抵抗力下降有关。

（四）有皮肤完整受损的危险

与高度水肿有关。

（五）知识缺乏

缺乏疾病预防及用药相关知识。

（六）潜在并发症

急性肾衰竭等。

（七）体温过高

与身体受到感染有关。

七、护理目标

1.体液平衡，表现为水肿消退、尿量增加、尿分析结果正常。

2.电解质和酸碱平衡，表现为血液生化指标正常，呼吸平稳。

3.避免及减轻肾实质的损伤，防止肾衰竭。

4.避免全身或局部的感染。

5.皮肤完好无损。

6.学习掌握疾病相关知识，了解疾病过程和治疗方案。

八、护理措施

（一）一般护理

卧床休息，水肿明显者，给予无盐饮食，水肿减轻后，给予低盐饮食，饮食应易消化、富含维生素。出现急性肾功能不全者，限制蛋白入量、给予优质蛋白、维持营养状态。

（二）心理护理

鼓励患者表达自己的想法，适时给予心理支持，对焦虑紧张的患者给予心理疏导。

（三）治疗配合

针对病因治疗，如药物过敏所致的急性间质性肾炎，应该找到致敏药物，并立即停用，可以应用糖皮质激素，同时加强支持治疗，必要时，给予透析支持治疗。尽量减轻肾功能受损，加速肾功能的恢复。如感染引起的急性间质性肾炎，应控制感染，预防出现医院内感染，提供安静、舒适的环境。

（四）用药护理

停用致敏药物，慎用对肾功能有影响的药物，纠正酸碱和电解质平衡紊乱，治疗并发症。

（五）心理、社会因素与健康教育

应尽快明确病因，即刻停用致病药物，经适当治疗后，肾功能可以部分或完全恢复。但由于起病病因、治疗病程长短、肾功能受损程度、间质浸润和纤维化情况及治疗及时与否均可影响肾功能的恢复时间和程度，而且肾功能的恢复还取决于多学科的协作和综合治疗的措施。因此，帮助患者掌握本病知识，对健康人群宣教用药常识，与社区医护人员相互支持、通力协作，非常重要。

第十一节　慢性间质性肾炎

一、概述

慢性间质性肾炎是由不同病因引起的一组以肾间质纤维化及肾小管萎缩伴慢性炎细胞浸润为主要病理表现的临床病理综合征，又称慢性肾小管间质性肾炎。

二、病因

引起该病的原因较多，常见的有药物、重金属、放射线、血管疾病、尿路梗阻、代谢疾病、免疫疾病、肉芽肿病、感染、血液病、遗传病等。

（一）微生物感染引起的慢性间质性肾炎

在尿流动力学出现异常的情况下容易出现尿路的感染，慢性非梗阻反流性肾盂肾炎是导致慢性间质性肾炎的常见原因。

（二）中毒引起的慢性间质性肾炎

引起中毒性慢性间质性肾炎的原因有很多，包括止痛剂、某些化疗药物、重金属、放射线等因素。

三、病理

在慢性间质性肾炎的晚期，肾脏缩小，外形不规则，见多发的瘢痕，经常存在两肾不等大。光镜下，间质呈典型的慢性炎症变化，主要见淋巴细胞、浆细胞和成纤维细胞。有大量的胶原和含黏多糖的基质沉积。肾小管细胞萎缩、扁平，肾小管外形扭曲，常见管腔扩张，内含嗜酸性管型。肾小管基底膜特征性增厚。疾病后期，肾小球受累，周围绕以纤维组织，最后肾小球发生纤维化和透明样变。

四、护理评估

（一）临床表现

1.微生物感染引起的慢性间质性肾炎

慢性非梗阻反流性肾盂肾炎多见于儿童，排尿或膀胱充盈时有腰痛，排尿间歇短而尿量多,并发感染时有肾盂肾炎发作。另外,还有肾小管功能障碍的临床表现,如尿液酸化功能、浓缩功能障碍,早期一般无水肿。

2.中毒性慢性间质性肾炎

止痛剂中毒者,以年轻女性多见,长期服用止痛剂后出现肾小管功能受损;化疗药物中毒者,表现为化疗后出现蛋白尿和肾功能改变;重金属中毒后出现肾小管功能损害、锂中毒可以出现肾性尿崩症、铅中毒除了全身表现外,在肾脏表现为肾小管功能失常,肾性糖尿、氨基酸尿、蛋白尿、管型尿及尿铅排量增加等。

(二)辅助检查

1.尿液检查

蛋白尿、红细胞和白细胞尿。感染时有脓尿、糖尿、低渗透尿等。

2.血液检查

代谢性酸中毒、低钠、低钾等。

3.病理学检查

肾间质纤维化,肾小管和肾血管萎缩。

4.影像学检查

微生物感染引起的慢性间质性肾炎可见病侧肾盂肾盏腔增大,输尿管扩张,肾皮质区变薄;止痛剂性肾病的 X 线表现为戒指征或环形影,铅中毒者骨,X 线表现有骨硬化现象。

五、治疗

(一)尿路感染

对于细菌感染引起的慢性间质性肾炎应用抗生素,抗感染用药时,注意细菌敏感性的变化、用量和疗程,并根据肾功能状态调整药物用量,尽量选择对肾脏毒性小的药物。

(二)镇痛剂性肾病

早期诊断至关重要,作出诊断后,即应停止服用有关药物,减少非那西汀投放量,有助于预防本病的发生。

(三)梗阻性肾病

根据梗阻的病因解除梗阻,同时控制感染并保存肾功能。

(四)中毒性肾病

干药物引起的中毒性肾病,应停用该药,重金属引起的中毒性肾病,应减少接触并用解毒药。

六、护理问题

(一)有生命体征改变的可能

与疾病严重程度有关。

(二)饮食习惯与摄入量改变

与摄入量改变与肌酐的升高引起的消化功能紊乱有关。

(三)恐惧

与慢性疾病引起的全身不适有关。

（四）健康维护能力降低

与滥用药物或重金属慢性中毒引起的机体功能改变有关。

（五）知识缺乏

与缺乏疾病治疗和护理知识有关。

七、护理目标

(1)通过治疗维持正常生命体征。

(2)纠正营养不良,改善机体一般情况。

(3)患者不安情绪得到缓解。

(4)患者的病情变化得到及时的评估和处理。

(5)患者得到全面的、系统的健康维护。

八、护理措施

（一）一般护理

卧床休息,提供安静、舒适环境,给予优质蛋白、高营养、低盐饮食。

（二）心理护理与治疗配合

护士应了解患者及家属对该病的认知程度,及时提供各种治疗信息,帮助患者树立对治疗的信心,积极参与检查和治疗,保证治疗和护理的连续性,做好心理关怀,创造舒适的休息环境,减轻和控制症状,增加患者的生活乐趣。

（三）用药配合

对有尿路感染的患者,选用敏感的抗生素。对有尿路梗阻的患者,在控制感染后应手术解除尿路梗阻。寻找引起肾功能恶化的原因,通过治疗减缓肾功能的下降。

（四）健康指导

指导患者应用正确的饮食方法,改进一些不良的生活习惯,避免肾损害因素,定期检查,了解肾功能的情况。告知患者避免长期应用止痛药;对进行化疗的患者,在化疗期间密观察肾脏功能改变;对于接触重金属者,应定期检查肾脏功能,以了解是否存在重金属引起的肾脏病变。如果出现肾脏病变,应该立即停止应用止痛药或化疗药,脱离重金属环境。

第十二节　肾结核

肾结核是结核杆菌所致的肾脏特异性感染,是全身结核的一部分,原发病灶大多在肺,其次是骨关节及肠道,主要经血液途径播散,好发于 20~40 岁青壮年,男性略多于女性,约 90% 发生于单侧,是最常见的肺外结核。

一、病理生理

结核菌从原发病灶经血行侵入双肾,在肾小球血管丛中形成多发粟粒状结节。机体抵抗力强,大都自愈,无临床症状,为病理型肾结核。机体抵抗力降低,结核菌侵入肾小球毛细血管壁,并在肾小管襻停留,形成病灶,继而经肾小管、淋巴管或直接蔓延到肾乳头,穿破肾乳头达肾盏、肾盂,发生结核性肾盂肾炎,引起症状,为临床型肾结核。结核结节主要是纤维组织增生,浆细胞、淋巴细胞和上皮样细胞围绕菌落形成。如病灶范围扩大、融合、中心坏死,则形成干酪样脓肿,当肾内充满干酪样钙化物质时,形成钙化肾。肾结核发生后,尿中结核杆菌流经输尿管、膀胱和尿道,使其发生继发感染。输尿管结核主要是黏膜结节和溃疡,继而管壁纤维化,管腔节段性狭窄,引起输尿管、肾盂积水,加重肾脏损害。膀胱结核早期,黏膜充血、水肿、结核结节形成,而后发生溃疡、肉芽肿、纤维化,晚期病变达肌层,发生严重纤维增生和瘢痕收缩,膀胱容量减小(常不足 50mL),形成挛缩性膀胱。尿道结核病变主要是溃疡、纤维化,形成狭窄。肾结核男性患者常合并生殖系统结核,以附睾结核最多见,可致不育。

二、临床表现

肾结核早期症状不明显,尿液检查时可发现异常,如尿液呈酸性、白细胞等,可查到结核杆菌。

(一)尿频、尿急和尿痛

尿频是肾结核典型症状之一。尿频有发生最早、进行性加重和消退最晚特点。夜尿频次显著增加,早期为酸性脓尿刺激所致,晚期膀胱挛缩后尿频最重。伴随尿频出现尿急和尿痛。

(二)血尿和脓尿

约有 60%～70% 的患者可有血尿。血尿可为肉眼或镜下血尿,多为终末血尿。患者均有不同程度的脓尿,严重者尿似洗米水样,且有干酪样坏死物或絮状物,镜下可见大量脓细胞。

(三)肾区疼痛

结核性脓肾或病变延及肾周围时致患侧腰痛,并发对侧肾积水时可出现对侧腰痛。

(四)全身症状

晚期肾结核或合并其他脏器活动性结核时出现低热、盗汗、消瘦等中毒症状。

三、辅助检查

(一)尿液检查

尿呈酸性,有少量蛋白及红细胞、白细胞。连续 3 次检查晨尿,结核杆菌阳性对诊断有重要意义。

(二)影像学检查

X 线检查对确定诊断,明确部位范围、程度及对侧肾脏情况有重要意义。尿路平片显示钙化灶。排泄性尿路造影早期为肾盏边缘虫蛀样变。晚期肾盏、肾盂不显影。输尿管结核表现为边缘不光滑,狭窄或僵直。对中晚期肾结核或尿路造影显影不良时,CT、MRI 有助于确定诊断。

(三)B超检查

B超检查显示病肾结构紊乱,有钙化显示强回声。

四、诊断要点

(一)症状与体征

以尿频为主的慢性膀胱炎患者,症状持续存在,伴有终末血尿,抗感染治疗无明显好转,应考虑肾结核。

(二)辅助检查

根据尿结核杆菌化验阳性以及 X 线、B 超等检查结果可诊断肾结核。

五、诊疗要点

(一)抗结核药物治疗

药物治疗适用于早期肾结核,病变局限,无空洞破坏及脓肿形成。首选药物为吡嗪酰胺、异烟肼及利福平和链霉素等。

(二)手术治疗

抗结核药物治疗 6～9 个月无效,肾结核破坏严重者,应在药物治疗下实施手术治疗。

1.肾切除术

适用于组织破坏严重,对侧结核病变轻且经治疗一定时间后或对侧肾功能正常的肾结核。

2.保留肾组织的手术

适用于局限的结核性脓肿或闭合性空洞。如结核病灶清除术、部分肾切除术。

3.挛缩膀胱的手术治疗

肾结核并发挛缩膀胱可行肠膀胱扩大术。

六、护理评估

(一)健康史

评估患者年龄、性别及发病时间,既往有无肺部结核病史,有无接触结核患者史。

(二)目前的身体状况

1.临床表现

是否有尿频、尿急和尿痛;是否合并血尿或脓尿;是否出现结核中毒表现。

2.辅助检查

尿常规、尿细菌培养、X 线、B 超检查。

(三)心理、社会状况

评估患者和家属对肾结核治疗方法、预后的认知程度;对长期药物治疗以及手术改变排尿形态的理解和承受能力;对术后护理配合及有关康复知识的掌握程度。

七、常见的护理诊断/问题

(一)恐惧/焦虑

与疾病时间长、肾切除等有关。

(二)营养失调:低于机体需要量

与结核病变消耗有关。

(三)排尿形态异常

与膀胱炎、膀胱挛缩有关。

(四)自我形象紊乱

与尿频、尿流改道手术有关。

(五)有感染的危险

与营养消耗、置管引流、肾积水有关。

(六)潜在并发症

肾功能不全。

八、护理目标

(1)患者的焦虑或恐惧减轻。

(2)患者营养状况改善。

(3)患者恢复正常排尿。

(4)患者情绪稳定,接受手术。

(5)患者感染的危险性下降或感染得到防治。

(6)患者的肾功能不全的危险性下降。

九、护理措施

(一)非手术治疗的护理

1.一般护理

多饮水,促进排泄,减少炎性物质的刺激。给予高蛋白、易消化、营养丰富的饮食,必要时输血、输液。

2.药物治疗的护理

指导患者按时定量服用药物,观察药物治疗效果以及对肝、肾的毒副作用,并及时处理。

3.心理护理

解释全身治疗及药物治疗的重要性,消除对药物可能出现的不良反应和不良反应的担心,使患者保持愉快心情,积极配合治疗。

(二)手术治疗的护理

1.一般护理

术后抗结核治疗 3~6 个月,适当应用镇痛、镇静剂,以利于活动、咳痰。术后肛门排气后开始进食。

2.病情观察

(1)术后出血的观察:术后 48h 内每 2~4h 测量血压、脉搏 1 次。肾部分切除或肾病灶切除可能有大量血尿。肾切除后伤口内血性渗液 24h 内不减少,每小时超过 100mL,达到 300~500mL 提示有内出血。术后 7~14 天,因腹压增高易致晚期内出血。

(2)健侧肾功能观察:肾切除术后,健肾能否代偿,是护理观察的重点。术后连续 3 天记录 24h 尿量,尤其是第一次排尿的时间、量、颜色。若术后 6h 内无排尿或 24h 尿量减少,提示健肾功能障碍,应报告医生及时处理。

3.体位与术后活动

术后取半卧位。肾部分切除或肾病灶切除术后,卧床 7~14 天,减少活动,以免发生继发性出血或肾下垂。

4.预防感染

结核病灶使患者免疫力下降,加之梗阻或手术的影响,易诱发感染。术后 3 日内每日测体温 4 次,遵医嘱应用抗生素,及时更换浸湿的切口敷料,严格无菌操作。

十、护理评价

(1)患者的焦虑、恐惧是否减轻。

(2)患者营养状况是否得到改善。

(3)患者是否恢复正常排尿。

(4)患者情绪是否稳定,是否积极配合手术和护理。

(5)患者是否发生感染,切口愈合是否良好。

(6)患者的健侧肾功能是否可以代偿。

十一、健康指导

(1)加强营养,劳逸结合,增强抵抗力,促进恢复。

(2)讲述手术前后饮食、卧床、置管引流、活动的注意事项。

(3)指导患者合理用药,坚持联合、规律、全程原则,不可随意间断或减量,勿用或慎用对肾脏有害的药物。

(4)指导患者定时复查尿常规和尿结核杆菌,连续半年尿中无结核杆菌为稳定转阴。

第六章 内分泌疾病的护理

第一节 甲状腺疾病

一、单纯性甲状腺肿

单纯性甲状腺肿是指由多种原因引起的非炎症或非肿瘤性甲状腺肿大,不伴甲状腺功能异常。单纯性甲状腺肿分地方性和散发性。地方性甲状腺肿呈地方性分布,多属缺碘所致,患病率超过 10%;散在性甲状腺肿散发于各地,患病率约为 5%,女性发病率是男性的 2~3 倍。

(一)病因

1.碘缺乏

长期缺碘是本病的最常见原因。碘是合成甲状腺激素(TH)的主要原料,碘缺乏时合成甲状腺激素不足,负反馈引起垂体分泌促甲状腺激素(TSH)增加,刺激甲状腺增生肥大。远离海洋的地区,由于雨水冲洗土壤中的碘,导致饮水和食物中含碘量不足,以至该地区人群的碘摄入量不足。儿童生长期、青春期、妊娠和哺乳期,人体对甲状腺激素的需要量增加,碘供应相对不足,导致生理性甲状腺肿。

2.致甲状腺肿物质

某些物质可阻碍甲状腺激素的合成,从而引起甲状腺肿,称为致甲状腺肿物质,包括:①某些药物,如硫脲类、对氨基水杨酸、磺胺类、碳酸锂等。②某些食物如萝卜、卷心菜、黄豆、白菜、小米等。③高碘,长期使用含碘高的水或药物,可阻碍碘的有机化,从而影响甲状腺激素的合成和释放,亦可导致甲状腺肿。

3.先天性甲状腺激素合成障碍

由于先天性的某些甲状腺激素合成酶缺陷,影响了甲状腺激素合成的某个环节,使甲状腺激素形成发生障碍,从而引起甲状腺肿。

(二)临床表现

主要表现为甲状腺肿大,多呈轻至中度对称性、弥散性肿大,表面光滑、质软、无压痛。当甲状腺进一步肿大可呈多发性结节。重度肿大时可压迫邻近组织、器官,出现压迫症状,如压迫气管引起刺激性咳嗽、呼吸困难;压迫食管可出现吞咽困难;压迫喉返神经可引起声音嘶哑;胸骨后甲状腺肿压迫上腔静脉,使上腔静脉回流受阻,可出现面部青紫、肿胀,颈、胸部浅表静脉扩张等表现。

(三)辅助检查

1.甲状腺功能检查

一般正常。血 T_4 正常或偏低;T_3 正常或偏高;TSH 正常或偏高。

2.甲状腺摄^{131}I率及 T_3 抑制试验

甲状腺摄^{131}I率大多增高,但峰值不提前,可被 T_3 抑制。

3.甲状腺放射性核素扫描

为弥散性甲状腺肿大,呈均匀分布。

(四)诊断要点

患者有甲状腺弥散性肿大但功能基本正常,是诊断单纯性甲状腺肿的主要依据。地方性甲状腺肿的诊断需结合流行病史。

(五)治疗要点

本病的治疗主要取决于病因。

1.碘剂

适用于碘缺乏者。地方性甲状腺肿流行地区应采取碘化食盐进行防治。但成年,人尤其是结节性甲状腺肿患者应避免大剂量碘治疗,以免诱发碘源性甲状腺功能亢进。

2.甲状腺素片

适用于不明显原因的甲状腺明显肿大者。一般用左甲状腺素(L－T_4)或甲状腺干粉片口服。

3.手术治疗

单纯性甲状腺肿者一般不予手术,但出现药物治疗无效、压迫症状,或疑有甲状腺结节癌变时,应手术治疗。

(六)护理诊断

1.身体意象紊乱

与甲状腺肿大导致颈部外形改变等有关。

2.知识缺乏

缺乏正确饮食方法及药物使用等知识。

3.潜在并发症

呼吸困难、吞咽困难、声音嘶哑、上腔静脉阻塞综合征等。

(七)护理措施

1.一般护理

(1)活动与休息:甲状腺肿大不明显且无压迫症状者,可正常活动,但需避免过度劳累;甲状腺明显肿大且有压迫症状者,应注意休息,必要时卧床休息。

(2)饮食护理:指导患者食用碘盐,并多食海带、紫菜等含碘丰富的食物,预防缺碘引起的地方性甲状腺肿。避免食用花生、卷心菜等抑制甲状腺激素合成的食物。

2.病情观察

观察患者甲状腺肿大的程度、质地,有无结节及压痛;观察有无呼吸困难、吞咽困难、声音嘶哑等压迫症状;若甲状腺结节在短时间内迅速增大,应警惕癌变。

3.用药护理

指导患者遵医嘱补充碘剂或使用甲状腺素片,观察药物的疗效和不良反应,若患者出现心动过速、多食、怕热多汗等甲状腺功能亢进的表现,应及时就诊。

4.心理护理

向患者及家属讲解相关疾病知识,消除其紧张情绪,争取其积极配合治疗。鼓励患者表达自身感受,帮助患者适当的修饰,改善外在形象,树立信心。积极与患者家属沟通,促使家属给予患者必要的支持和理解。

二、甲状腺功能亢进症

甲状腺功能亢进症简称甲亢,是指由多种病因导致甲状腺激素(TH)分泌过多而引起的一系列临床综合征。引起甲亢的病因中以Graves病最多见,下面对Graves病给予重点介绍。

Graves病(简称CD),又称Basedow病或弥散性毒性甲状腺肿,是一种伴TH分泌增多的器官特异性自身免疫性疾病。各年龄组均可发病,以20~40岁多见,女性多于男性,男女之比为1:(4~6)。

(一)病因

1.遗传因素

GD有明显的遗传倾向,与一定的人类白细胞抗原(HLA)的类型有关。

2.免疫因素

GD患者的血清中存在促甲状腺激素(TSH)受体的特异性自身抗体,即TSH受体抗体(TRAb)。TRAb可与TSH受体结合,产生TSH的生物学效应,即甲状腺细胞增生、TH合成及分泌增多。

3.环境因素

如细菌感染、精神刺激、创伤、锂剂的应用、应激等可破坏机体免疫稳定性,使有免疫监护和调节功能缺陷者发病。

(二)临床表现

大多数起病缓慢,少数可在精神创伤或感染等应激状态后急性起病。典型表现有高代谢综合征、甲状腺肿及眼征,但此三者出现先后与程度可不平行。

1.甲状腺激素分泌过多症候群

(1)高代谢综合征:由于甲状腺激素分泌过多和交感神经兴奋性增高,导致新陈代谢加速,基础代谢率明显增高。表现为疲乏无力、怕热多汗、皮肤温暖而湿润(尤以手掌、足掌、脸、颈、前胸、腋下等处明显)、低热、体重显著减轻等。甲状腺激素促进肠道糖的吸收,加速糖的氧化和肝糖原的分解,可导致糖耐量的减低或使糖尿病加重;甲状腺激素促进脂肪的合成、氧化和分解,胆固醇合成、转化及排泄都加速,导致血总胆固醇降低;蛋白质分解增强,呈负氮平衡。

(2)精神、神经系统:由于甲状腺激素分泌过多致交感神经兴奋性增高。表现为神经过敏、多言好动、紧张焦虑、失眠不安、焦躁易怒、注意力不集中,有时有幻觉甚至有精神分裂症的表现。可有手、舌和(或)眼睑震颤,腱反射亢进。

(3)心血管系统:表现为心悸、胸闷、气促,严重者可导致甲亢性心脏病。常见体征:①心动过速:常为窦性,一般为90~120次/分,静息或睡眠时心率仍增快为本病特征之一。②心律失常:以心房期前收缩最为多见;也可出现心房颤动或心房扑动,偶见房室传导阻滞。③心音和杂音:心尖区第一心音亢进,常伴有心尖区Ⅰ~Ⅱ级收缩期杂音。④心脏增大,甚至发生心力衰竭。⑤血压:收缩压升高,舒张压降低,脉压增大,可出现水冲脉、毛细血管搏动征及枪击音等周围血管征。

(4)消化系统:表现为食欲亢进、多食、消瘦、排便次数增多。严重者可有肝肿大、肝功能异常,偶有黄疸。老年患者可有食欲减退、厌食。

(5)肌肉骨骼系统:部分患者表现为甲亢性肌病、肌无力及肌萎缩,多累及肩胛与骨盆带肌群。周期性瘫痪,好发于青壮年男性,在剧烈运动、高糖类、注射胰岛素等诱因下发病,主要累及下肢,发作时有低钾血症,但尿钾不高。

(6)生殖系统:女性患者常出现月经紊乱、月经减少或闭经;男性有勃起功能障碍,偶有乳腺增生。

(7)造血系统:常有轻度贫血;可伴有紫癜,血小板寿命缩短;外周血白细胞总数偏低,淋巴细胞和单核细胞增多。

2.甲状腺肿

一般呈对称性、弥散性甲状腺肿大,质地柔软、表面光滑、无压痛,可随吞咽动作上下移动;腺体上下极可触及震颤,闻及血管杂音,为本病的重要特征。甲状腺肿大与甲亢轻重无明显关系,少数病例可无甲状腺肿大。

3.眼征

25%~50%的本病患者伴有眼征,其中突眼为重要的、特异的体征之一。突眼按病变程度可分单纯性和浸润性突眼两种类型。

(1)单纯性突眼:又称良性突眼、非浸润性突眼。较常见,主要与交感神经兴奋和甲状腺激素的β肾上腺素能样作用致眼外肌和提上睑肌张力增高有关。常见体征有:①眼球前突,突眼度一般在18mm以内。②上眼睑挛缩、眼裂增宽。③von Graefe征:眼向下看时,可因上眼睑挛缩而不能随眼球下垂。④Stellwag征:瞬目减少。⑤Joffroy征:眼球向上看时,前额皮肤不能皱起。⑥Mobius征:两眼看近物时,眼球辐辏不良。

(2)浸润性突眼:又称恶性突眼。较少见,多见于成人,与眶后组织的自身免疫,性炎症有关。除上述眼征更明显以外,常伴有眼睑肿胀肥厚,结膜充血水肿;眼球明显突出,突眼度一般在18mm以上,且两侧眼睛的突眼度可不相等(>3mm)。患者常有眼内异物感、眼部胀痛、畏光、流泪、视力减退,可有复视、斜视。严重者眼睑不能闭合,结膜和角膜经常暴露而发生充血、水肿、角膜炎、角膜溃疡,甚至全眼球炎以至失明。

4.特殊临床表现和类型

(1)甲状腺危象:系本病恶化时的严重表现,可能与循环内甲状腺激素水平增高有关,多发生于病情较重未予治疗或治疗不充分的患者。主要诱因有精神刺激、感染、手术、创伤等。主要表现为高热,心动过速(心率140次/分或以上)、焦虑、烦躁、大汗、恶心及呕吐等;严重者可出现心力衰竭、休克及昏迷等。甲状腺危象的病死率较高,可达20%以上。

(2)甲亢性心脏病:多见于男性结节性甲状腺肿伴甲亢者。主要表现为心脏增大、严重心律失常或心力衰竭。但在甲亢控制后,心律失常、心脏增大和心绞痛等均可恢复。

(3)淡漠型甲亢:多见于老年人。起病隐匿,高代谢综合征、眼征和甲状腺肿大均不明显。主要表现为明显消瘦、心悸、乏力、神志淡漠、腹泻、厌食、头昏等。可伴有心房颤动和肌病等。临床上此类型易误诊为恶性肿瘤和冠心病。

(4)亚临床甲亢:本类型主要依赖实验室检查结果诊断。血清 TSH 水平降低,而 T_3、T_4 正常,不伴或伴有轻微甲亢症状。可发展为临床甲亢,引起冠心病、骨质疏松等。

(5)妊娠期甲状腺功能亢进症:因妊娠期甲状腺激素结合球蛋白(TBG)增高,引起 TT_3、TT_4 增高,所以妊娠期甲状腺功能亢进症的诊断依赖血清 FT_3、FT_4 和 TSH_4。如果患者甲亢未控制,建议不要怀孕;如果正接受抗甲状腺药物(ATD)治疗,血清 TT_3、TT_4 正常,停用抗甲状腺药物(ATD)或用 ATD 最小剂量,可以怀孕;如果是妊娠期间发现甲亢,如需继续妊娠者可以选择合适剂量的 ATD 治疗和妊娠中期甲状腺手术治疗。

(6)胫前黏液性水肿:多发生在胫骨前下 1/3 部位,也可出现在足背、踝关节、肩部、手背或手术瘢痕处,皮损大多对称。早期皮肤增厚、变粗,有广泛大小不等的棕红色或红褐色、暗紫色突起不平的斑块或结节,边界清楚,直径 5～30mm,皮损周围皮肤变薄发亮、紧张,病变表面及周围有毳毛增生、毛囊角化,伴有感觉过敏或减退;后期皮肤增粗变厚,呈橘皮样或树皮样,皮损融合,有深沟,覆以灰色或黑色疣状物,下肢粗大似象皮腿。

(三)辅助检查

1.甲状腺激素测定

(1)血清总甲状腺素(TT_4)及总三碘甲状腺原氨酸(TT_3):甲亢时两者均增高,但受血清甲状腺激素结合球蛋白(TBG)量和蛋白与激素结合力变化的影响。参考值:①反射免疫法(RIA)成人 TT_4 的正常值为 65～156nmol/L,TT_3 为 1.8～2.9nmol/L。②免疫化学发光法(ICMA)成人 TT_4 的正常值为 58.1～154.8nmol/L,TT_3 为 0.7～2.1nmol/L。

(2)血清游离 T_3 及 T_4(FT_3、FT_4):均增高。二者为循环血中甲状腺激素活性部分,其不受甲状腺结合球蛋白的影响,直接反映甲状腺功能状态。参考值:①RIA 成人 FT_4 的正常值为 9～25pmol/L,FT_3 为 3～9pmol/L。②ICMA 成人 FT_4 的正常值为 9～23.9pmol/L,FT_3 为 2.1～5.4pmol/L。

2.促甲状腺素(TSH)测定

血清 TSH 浓度变化是反映甲状腺功能最敏感的指标。ICMA 成人正常值为 0.3～4.8mU/L。甲亢时常小于 0.1mU/L。

3.^{131}I 摄取率盖革计数管测定

^{131}I 摄取率正常值为 3 小时 5%～25%,24 小时 20%～45%,高峰在 24 小时出现。甲亢时 31 摄取率为总摄取量增加,摄取高峰前移。妊娠和哺乳期妇女不做此检查。

4.TSH 受体抗体(TRAb)测定

是鉴别甲亢病因和诊断 GD 的指标之一。新诊断的 GD 患者 75%～96%TRAb 阳性。

5.基础代谢率(BMR)

正常范围为 -10%～+15%。无基础代谢测定仪时,禁食 12 小时、睡眠 8 小时后,于清晨空腹静卧时测脉率、血压,再用下列公式计算:BMR%＝脉率(次数/分)＋脉压(毫米汞柱)－111。大多数患者高于正常,其增高程度与病情轻重呈正相关。+15%～+30% 为轻度,+31%～+60% 为中度,>+60% 为重度。

6.甲状腺放射性核素扫描

对于诊断甲状腺自主高功能腺瘤有意义。肿瘤区浓聚大量核素,肿瘤区外甲状腺组织和对侧甲状腺无核素吸收。

7.其他

血白细胞数正常或稍低,淋巴细胞相对增高;24 小时尿肌酸升高;血胆固醇低于正常。

(四)诊断要点

在询问健康史的基础上,结合高代谢综合征、甲状腺肿大及突眼等典型表现可做出甲亢的初步诊断。若症状不典型的亢进患者,需进一步结合实验室检查,进行确诊。GD 的诊断要点为:①确诊甲亢。②甲状腺弥散性肿大。③浸润性突眼。④TRAb 阳性。⑤其他甲状腺自身抗体阳性。⑥胫前黏液性水肿。具备①②两项即可确诊,其他 4 项进一步支持诊断。

(五)治疗要点

目前尚无对该病的病因治疗。甲亢的治疗主要有抗甲状腺药物(ATD)治疗、^{131}I 治疗和手术治疗。

1.抗甲状腺药物(ATD)治疗

(1)硫脲类和咪唑类:ATD 前者有甲基硫氧嘧啶(MTU)和丙基硫氧嘧啶(PTU),制甲状腺内过氧化物酶的活性,致无机碘不能氧化为活性碘,从而使甲状腺激素合成减少。PTU 还能在外周组织抑制 T_4 转变为 T_3·为严重病例或甲状腺危象的首选用药。

适应证:①轻、中度病情。②甲状腺轻、中度肿大。③孕妇、高龄或由于其他严重疾病不适宜手术者。④手术前和 ^{131}I 治疗前的准备。⑤手术后复发且不适宜 ^{131}I 治疗者。

剂量与疗程:①治疗期:每次 MMII0～20mg,每天 1 次口服;或者 PTU 每次 50～150mg,每天 2～3 次口服。每 4 周复查血清甲状腺激素水平。②减量期:当血清甲状腺激素达到正常后减量。③维持期:维持剂量每次 MMI5～10mg,每天 1 次口服或者 PTU 每次 50mg,每天 2～3 次。维持时间 12～18 个月;每 2 个月复查血清甲状腺激素。甲亢缓解的标准是,停药 1 年,血清 TSH 和甲状腺激素正常。复发可以选择 ^{131}I 或者手术治疗。

(2)复方碘口服液:主要作用机制是抑制甲状腺球蛋白的分解,减少甲状腺激素的释放。用后可使甲状腺体积缩小、坚韧、血管减少。仅用于手术前准备和甲状腺危象。

2.放射性 $_{131}$I 治疗

利用甲状腺有高度摄取和浓集碘的能力,^{131}I 在组织内主要放出 β 射线,使甲状腺滤泡受其破坏而萎缩,致甲状腺激素合成和分泌减少,同时还减少腺内淋巴细胞,从而减少抗体产生,取得治疗甲亢的疗效且不影响毗邻组织。

(1)适应证:①甲状腺肿大 Ⅱ 度以上。②对 ATD 过敏。③ATD 治疗或手术治疗后复发。④甲亢合并心脏病。⑤甲亢伴白细胞减少、血小板减少或全血细胞减少。⑥甲亢合并肝、肾等脏器功能损害。⑦拒绝手术或有手术禁忌证。⑧浸润性突眼。对轻度和稳定期的中、重度突眼可单用31I 治疗甲亢,对活动期患者,可以加用糖皮质激素。

(2)禁忌证妊娠或哺乳期妇女。

(3)剂量一确定 ^{131}I 剂量的方法有 2 种。①计算剂量法:口服剂量(MBq)依甲状腺质量和甲状腺 24 小时摄碘率计算而得。②估算剂量法:国内单次给予的总剂量多选择＜185MBq(5mCi),而美国单次给予的总剂量达到 370～555MBq(10～15mCi),其理由是儿童和青少年患者接受小剂量的 131 辐射导致甲状腺癌发生率增加。治疗前 ATD 治疗要停药 1 周,特别对于选择小剂量^{131}I治疗的患者,因为ATD可能减少31对甲状腺的破坏作用。

3.手术治疗

通常选择甲状腺次全切除术,两侧各保留2~3g甲状腺组织。该手术的治愈率可达70%以上,但可引起多种并发症。

(1)适应证:①甲状腺显著肿大、压迫邻近器官者。②中、重度甲亢且长期服药无效、停药后复发、不能坚持长期服药者。③胸骨后甲状腺肿伴甲亢者。④细针穿刺细胞学检查(FNA)怀疑恶变。⑤ATD治疗无效或过敏的妊娠患者,手术需要在妊娠T_2期(4~6个月)施行。

(2)禁忌证:①严重或发展较快的浸润性突眼者。②合并心、肝、肾、肺等疾病,全身情况差而不能耐受手术者。③妊娠T_1期(1~3个月)及T_3期(7~9个月)。T_1期和T_3期手术可以出现流产和麻醉剂致畸。

(3)术前准备:术前应用抗甲状腺药物至症状控制,T_3、T_4恢复正常,心率低于80次/分,然后于术前2周加用碘剂,每次了~5滴,每日3次,以减少术中出血。

4.甲状腺危象的治疗

去除诱因,积极治疗甲亢是预防甲状腺危象发生的关键,尤其应该注意防治感染和做好术前准备。

(1)阻止TH的合成:首选丙硫氧嘧啶,首剂600~1000mg,以后每次250mg,每6小时一次,口服或经胃管注入。PTU作用机制是抑制甲状腺激素合成和抑制外周组织T_4向T_3转换。

(2)抑制TH的释放:常用复方碘液口服溶液,服用PTU1小时后加用复方碘口服溶液5滴(0.25mL或者250mg),每6小时一次;或者碘化钠0.5~1.0g加入10%葡萄糖盐水中静脉滴注12~24小时,以后视病情逐渐减量,一般使用3~7天停药。如果对碘剂过敏,可改用碳酸锂0.5~1.0g/d,分3次口服,连用数天。

(3)降低周围组织对TH的反应:普萘洛尔60~89mg/d,每4小时口服一次。作用机制是阻断甲状腺激素对心脏的刺激作用和抑制外周组织T_4向T_3转换。氢化可的松300mg首次静脉滴注,以后每次100mg,每8小时一次。作用机制是防止肾上腺皮质低功能。

(4)降低血TH浓度如果上述治疗不满意,可选用血液透析、腹膜透析或血浆置换等措施。

5.对症和支持疗法

监测心、脑、肾功能;高热者可选用氯丙嗪或物理降温,但应避免使用乙酰水杨酸类解热药;纠正水、电解质紊乱;给氧、防治感染;补充热量和维生素。

(六)护理诊断

1.营养失调:低于机体需要量

与基础代谢率增高、腹泻等有关。

2.活动无耐力

与甲亢性心脏病、蛋白质分解增加等有关。

3.有组织完整性受损的危险

与浸润性突眼有关。

4.焦虑

与病情复杂、病程较长等有关。

5.潜在并发症

甲状腺危象。

(七)护理措施

1.一般护理

(1)病室环境:病室宜安静、通风、舒适,避免强光刺激,室温保持在20℃左右,以便减少出汗。限制探访人次。

(2)活动与休息:病情轻的患者可适当活动,以不感疲劳为度;病情重、心功能不全或合并严重感染的患者,要严格卧床休息。护士应经常巡视病房,做好生活护理。

(3)饮食护理:可给予高热量、高蛋白、高维生素和含钾、钙丰富的饮食,保证营养供给。嘱患者多饮水,每日饮水2000~3000mL,补充丢失的水分。避免摄入刺激性的食物和饮料,如浓茶、咖啡或酒等。为减少对肠道刺激和大便次数,应忌食生冷,限制高纤维素饮食,如粗粮、蔬菜、豆类等。避免吃含碘丰富的食物如海带、紫菜等,以免促进甲状腺激素的合成。慎用卷心菜、花椰菜、甘蓝等致甲状腺肿食物。

2.病情观察

定时观察患者的生命征及心率、心律的变化;注意精神状态;密切观察患者甲状腺肿大的情况及变化、突眼程度和伴随症状;密切观察有无甲状腺危象发生,当出现原有症状加重、体温升高、心率增快、大汗淋漓等症状时,应立即报告医生并协助处理。

3.用药护理

甲亢患者用药时间长、治疗较复杂,应做好用药的解释和指导工作,使患者严格遵医嘱用药,不可随意调整药物剂量或停药,学会观察药物的疗效和不良反应。

(1)使用ATD的护理观察药物常见的不良反应:①粒细胞减少,严重时可致粒细胞缺乏症。此不良反应多发生在用药后2~3个月内,如外周血白细胞计数低于$3×10^9$/L或中性粒细胞低于$1.5×10^9$L,应立即停药。②药疹,较常见,可用抗组胺药物控制,无需停药。如出现严重皮疹应立即停药。③如出现中毒性肝炎、肝坏死、狼疮样综合征、精神病、胆汁淤滞综合征、味觉丧失等应立即停药,并严密观察病情变化。

(2)使用^{131}I的护理主要不良反应:①甲状腺功能减退,分暂时性和永久性甲减,一旦发生遵医嘱予TH替代治疗。②放射性甲状腺炎,见于^{131}I治疗后7~10天,严重者遵医嘱给予糖皮质激素治疗。③突眼变化不一,一旦发现异常应及时通知医生。

4.心理护理

向患者及家属讲解相关疾病知识,消除其紧张情绪,争取其积极配合治疗。给予患者精神上的安慰,告知患者甲状腺肿大、突眼等症状和情绪波动是由于疾病引起的,给予合理的治疗后可得到改善,并鼓励患者表达自身感受,帮助患者适当的修饰,改善外在形象,树立信心;积极与患者家属沟通,促使家属给予患者必要的支持和理解。

5.甲状腺危象的护理

(1)避免诱因常见的诱因有:①感染,尤其是呼吸道感染。②手术。③创伤,如:交通意外等。④应激,如心肌梗死、精神刺激等。⑤放射碘治疗或摄入碘过多。⑥其他,如不规则服药、过度疲劳、妊娠等。

(2)密切观察病情观察生命征、神志及精神状态。如原有甲亢症状加重,出现高热、烦躁不安、呼吸急促、大汗淋漓、心悸、乏力,伴呕吐、神志障碍等应警惕甲状腺危象的发生,应立即通知医生并协助医生处理。

(3)紧急护理措施:①绝对卧床,呼吸困难时取半卧位,立即给予吸氧,快速建立静脉通道。②积极准备抢救药物,遵医嘱予 PTU、复方碘溶液、氢化可的松等药物。③密切观察病情进展,定时监测生命征和神志情况。④对症护理:对昏迷者应加强口腔、皮肤护理,防止压疮和肺炎的发生。对高热者应给予物理降温。躁动不安者应使用床栏保护患者安全。

6.眼部护理

(1)保护眼睛:①戴深色眼镜防止强光和灰尘的刺激。复视时可戴单侧眼罩。②经常用眼药水湿润眼睛,可用 0.5％甲基纤维素或 0.5％氢化可的松滴眼,可减轻水肿和局部眼睛刺激症状。睡前可用抗生素眼膏、纱布或眼罩。③睡觉时,应取高枕卧位,以便减轻球后组织水肿。必要时限制食盐摄入,遵医嘱给予利尿剂。

(2)遵医嘱早期选择用 ATD、免疫抑制剂及非特异性抗感染药物,并观察药物的疗效和不良反应。

(3)对严重突眼、暴露性角膜溃疡或压迫性视神经病变者,可行手术或球后放射治疗,以便减轻眶内或球后浸润。配合医生做好术前准备。

(八)健康教育

1.疾病知识指导

给患者及家属讲解甲亢的基本知识及防治要点。鼓励患者保持身心愉快,避免精神刺激,建立和谐的人际关系。同时家属应多体谅患者,减轻患者的精神压力。

2.饮食及休息指导

指导患者合理安排休息,避免过度紧张和劳累,保持情绪稳定;多吃高热量、高蛋白、高维生素、高矿物质的食物,禁服大量海带、海藻、紫菜及加碘盐;禁饮兴奋性饮料及高纤维素食物;劝告患者戒烟戒酒。

3.用药指导

详细讲解抗甲状腺药物的用法、不良反应、坚持用药的重要性。指导患者按时服药,定期到医院复查。

4.出院指导

指导患者坚持服药、定期复查甲状腺功能,如出现异常表现及时就诊。

三、甲状腺功能减退症

甲状腺功能减退症(简称甲减)是由各种原因导致的低甲状腺激素血症或甲状腺激素抵抗而引起的全身性低代谢综合征,其病理特征是黏多糖在组织和皮肤堆积,其表现为黏液性水肿。

本病有两种分类法。一种是按病变部位分为:①原发性甲减,因甲状腺腺体疾病引起的甲减。②中枢性甲减,因下丘脑和垂体疾病引起的 TRH 或 TSH 的产生和分泌减少引起的甲减。③甲状腺激素抵抗综合征,因甲状腺激素在外周发挥作用缺陷。另一种是按病变的原因分类,如^{131}I治疗后甲减、手术后甲减、特发性甲减和药物性甲减等。本任务主要介绍成年型甲减。

(一)病因

1.自身免疫损伤

最常见的原因是自身免疫性甲状腺炎。

2.甲状腺破坏

如手术、^{131}I治疗和产后垂体缺血坏死等。

3.碘过量

可引起潜在性甲状腺疾病者发生甲减,也可诱发和加重自身免疫性甲状腺炎。

4.抗甲状腺药物

如硫脲类、咪唑类和锂剂等。

(二)临床表现

本病多见于中年女性,男女之比为 1∶(5～10)。多数起病隐匿,发展缓慢。

1.一般表现

主要表现为易疲劳、怕冷、体重增加、记忆力减退、智力低下、反应迟钝、嗜睡、神经抑郁等。体检可见表情淡漠,面色苍白,皮肤干燥发凉、粗糙脱屑,颜面、眼睑和手部皮肤水肿,声音嘶哑,毛发稀疏,眉毛外 1/3 脱落。重症者呈痴呆、幻觉、木僵、昏睡或惊厥。由于高胡萝卜素血症,手足皮肤呈姜黄色。

2.血管系统

心肌黏液性水肿导致心肌收缩力减弱、心动过缓、心排出量下降。由于心肌间质水肿、非特异性心肌纤维肿胀、左心室扩张和心包积液导致心脏增大。久病者由于血胆固醇增高,易并发冠心病。

3.消化系统

主要表现为厌食、腹胀、便秘等。严重者可出现麻痹性肠梗阻或黏液水肿性巨结肠。

4.血液系统

由于甲状腺激素缺乏引起血红蛋白合成障碍或肠道吸收铁、维生素 B_{12} 或叶酸等障碍,可导致贫血。

5.内分泌生殖系统

表现为性欲减退,女性患者常有月经过多或闭经。部分患者由于血清催乳素(PRL)水平增高,发生溢乳。男性患者可出现阳痿。

6.肌肉与关节

肌肉软弱乏力,可有暂时性肌强直、痉挛、疼痛等,嚼肌、胸锁乳突肌、股四头肌及手部肌肉可出现进行性肌萎缩。部分患者可伴有关节病变,偶有关节腔积液。

7.黏液性水肿昏迷

见于病情严重者,常在冬季寒冷时发病。其诱发因素有寒冷、感染、手术、严重躯体疾病、中断 TH 替代治疗和使用麻醉、镇静剂等。临床表现为嗜睡,低体温(体温<35℃),呼吸缓慢,

心动过缓,血压下降,四肢肌肉松弛,反射减弱或消失,甚至昏迷、休克,肾功能不全等。

(三)辅助检查

1.血常规及生化检查

多为轻、中度正常细胞正常色素性贫血;血胆固醇、三酰甘油、LDL 增高,HDL 降低,血清 CK、LDH 增高。

2.甲状腺功能检查

血清 TSH 增高,TT_4、FT_4 降低是诊断本病的必备指标;血清 TT_3 和 FT_3 可以在正常范围内,但严重者降低。亚临床甲减仅有血清 TSH 升高,血清 T_4 或 T_4 正常。甲状腺摄^{131}I 率降低。

3.病变部位及病因检查

(1)TRH 兴奋试验:主要用于原发性甲减、中枢性甲减的鉴别。静脉注射 TRH 后,血清 TSH 无升高者提示垂体性甲减;升高延迟者为下丘脑性甲减;血清 TSH 在增高的基值上进一步增高,提示原发性甲减。

(2)甲状腺自身抗体:血清 TPOAb、TGAb 阳性提示甲减的病因为自身免疫性甲状腺炎所致。

(3)X 线检查:有助于异位甲状腺、下丘脑—垂体病变的确定。

(四)诊断要点

甲减的诊断主要包括:

(1)甲减的症状和体征。

(2)实验室检查血清 TSH 增高,T_4 降低,原发性甲减即可诊断。进一步寻找病因,如 TPOAb 阳性,可考虑病因为自身免疫性甲状腺炎。

(3)实验室检查血清 TSH 减低或正常、T_4 减低,考虑为中枢性甲减,做 TRH 兴奋试验进行确诊。

(五)治疗要点

1.替代治疗

各种类型的甲减,均需用 TH 替代,永久性甲减者需终身服用。首选左甲状腺素($L-T_4$)口服,成人年 $L-T_4$ 替代量 $50\sim200\mu g/L$,由于 T_4 的半衰期是 7 天,所以可以每天早晨服药一次。

2.对症治疗

有贫血者补充铁剂、维生素 B_{12}、叶酸等。胃酸低者补充稀盐酸,并与 TH 合用疗效好。

3.黏液性水肿昏迷的治疗

(1)立即补充 TH,首选 T_3 静脉注射,每小时 $10\mu g$,直至症状改善,清醒后改口服维持治疗。

(2)保温,给氧,保持呼吸道畅通。

(3)氢化可的松 $200\sim300mg/d$ 持续静脉滴注,待患者清醒后逐渐减量。

(4)根据需要补液,但补液量不宜过度。

(5)控制感染,治疗原发病。

(六)护理诊断

1.便秘

与代谢率降低和肠蠕动减慢有关。

2.体温过低

与疾病导致的基础代谢率降低有关。

3.社交障碍

与疾病导致的精神情绪改变有关。

4.潜在并发症

黏液性水肿昏迷。

(七)护理措施

1.一般护理

(1)休息与体位:根据患者的病情合理安排休息。情况较好者,鼓励患者进行适当活动,以便刺激肠胃蠕动,促进排便;如有急性感染、心力衰竭或心包积液等,需卧床休息。

(2)饮食护理:给予高热量、高蛋白、高维生素、低钠、低脂饮食。进食粗纤维食物,如蔬菜、水果或全麦制品,促进肠胃蠕动。桥本甲状腺炎所致甲状腺功能减退症者应避免摄取含碘食物和药物,以免诱发严重黏液性水肿昏迷。

2.病情观察

观察该患者的精神状态以及排便的次数、大便的性状及量的变化;观察有无腹胀、腹痛等麻痹性肠梗阻;观察黏液性水肿的变化情况;如出现体温低于 35℃、呼吸浅慢、心动过缓、血压降低、嗜睡等表现,应立即通知医生。

3.用药护理

指导患者按时服用左甲状腺素,注意观察有无不良反应,如出现脉率大于 100 次/分、心律失常、血压升高、多食消瘦、呕吐、腹泻、发热、出汗、情绪激动等症状,应立即通知医生。对于老年人、冠心病等患者应慎重用药,特别注意用药的准确性,不可任意减量或增量。

4.心理护理

给予患者心理支持,主动与患者交流,关心患者,鼓励患者说出自己的感受。鼓励患者家属多与患者沟通,理解患者的行为,使患者感受到温暖和关怀,以便提高患者的自信心。制定活动计划时,鼓励患者做简单的家务劳动,学习自我照顾。鼓励患者参与社交活动,且多与病情已改善的病友交流,以便克服社交障碍。

(八)健康指导

1.疾病知识指导

给患者及家属讲解甲减的基本知识及注意事项。

2.用药指导

向永久性甲减患者强调终身服药的重要性,遵其按时服药,不可随意减量或停药;慎用镇静、催眠、止痛、麻醉等药物;若出现低血压、心动过缓、体温低于 35℃等症状,应立即就诊。

第二节　糖尿病

糖尿病(DM)是一组由多种病因引起的以慢性高血糖为特征的代谢性疾病。长期糖类、脂肪和蛋白质等代谢紊乱,可引起多系统损害,导致心脏、肾、神经、眼、血管等组织器官的慢性进行性病变、功能减退甚至衰竭;病情严重或应激时可发生急性严重代谢紊乱,如糖尿病酮症酸中毒(DKA)、高渗性昏迷等。目前按照WTO糖尿病专家委员会提出的病因学分型标准,将糖尿病分为1型糖尿病(T1DM)、2型糖尿病(T2DM)、其他特殊类型糖尿病和妊娠期糖尿病4种类型。

糖尿病是常见的、多发的内分泌代谢疾病,其患病率随着人民生活水平的提高、人口老化、生活方式改变而迅速增加,呈逐渐增长的流行趋势。据估计,目前我国糖尿病患者约2346万人,中老年人是糖尿病的主要受害人群。与1996年相比,仅仅6年时间,大城市人群患病率上升40.0%。因此,糖尿病已成为危害我国人民健康的严重的公共卫生问题。

一、病因与发病机制

糖尿病的病因和发病机制极为复杂,且尚不完全清楚,但目前认为遗传因素和环境因素共同参与其发病过程。

(一)1型糖尿病

绝大多数的1型糖尿病是自身免疫性疾病,遗传和环境因素共同参其发病过程。

1.多因素遗传因素

1型糖尿病与某些人类白细胞抗原(HLA)类型有关。HLA－D基因决定了1型糖尿病患者的遗传易感性。

2.环境因素

(1)病毒感染:包括风疹病毒、腮腺炎病毒、柯萨奇病毒、脑心肌炎病毒和巨细胞病毒等。病毒感染可直接损伤胰岛β细胞,使胰岛β细胞数量逐渐减少,且暴露其抗原成分、启动自身免疫反应。

(2)化学毒性物质和食物:灭鼠剂吡甲硝苯脲、四氧吡啶及链脲佐菌素可破坏胰岛β细胞;母乳喂养期短或缺乏母乳喂养的儿童T1DM发病率增高。

3.自身免疫

在遗传的基础上,病毒感染或其他因素将启动自身免疫过程,导致胰岛β细胞破坏和T1DM的发生。

(二)2型糖尿病

1.遗传因素与环境因素

T2DM是有多个基因及环境因素综合引起的复杂病。

2.胰岛素抵抗和β细胞功能缺陷

当胰岛素抵抗时,如果β细胞能代偿性增加胰岛素分泌,则血糖维持正常;如果β细胞功能缺陷,则可出现T2DM。胰岛素抵抗是指胰岛素作用的靶器官(主要为肝脏、脂肪和肌肉)对胰岛素作用的敏感性降低。

3.高血糖和脂代谢异常

高血糖和脂代谢异常可进一步降低胰岛素敏感性和损伤胰岛 β 细胞功能,是糖尿病发病机制中最重要的获得性因素。

二、临床表现

(一)代谢紊乱综合征

代谢紊乱所引起的"三多一少"症群。

1.多尿

由于血糖过高,经肾小球滤出而不能完全被肾小管重吸收,形成渗透性利尿。每日尿量为3~5L,甚至可达 10L 以上。

2.多饮

因多尿导致水分丢失过多,出现口渴、多饮。

3.多食

糖不能被利用并大量丢失,使机体处于半饥饿状态,能量缺乏,致食欲亢进。

4.体重减轻

由于糖的利用障碍,脂肪和蛋白质分解加剧,消耗过多,引起逐渐消瘦。

5.其他症状

常感乏力、头昏、腰腿酸痛、皮肤干燥、瘙痒、月经不调、阳痿、腹泻、便秘等。

(二)急性并发症

1.糖尿病酮症酸中毒(DKA)

是糖尿病最常见的急性并发症。由于胰岛素严重不足或不能发挥作用,引起糖代谢紊乱加重,脂肪分解加速,大量脂肪酸在肝经 β 氧化产生酮体,称高酮血症。酮体包括丙酮、乙酰乙酸和 β-羟丁酸,后两者系酸性产物,积聚至超过机体的调节能力即产生酮症酸中毒。

(1)诱因:TIDM 患者有自发 DKA 的倾向,T2DM 在一定诱因作用下也可发生。常见诱因有感染、创伤、麻醉、大手术、饮食不当、妊娠、分娩、胰岛素中断或不适当减量等。有时可无明显诱因,部分患者无糖尿病史。

(2)临床表现:早期三多一少症状加重。酸中毒失代偿后,出现疲乏、恶心及呕吐、食欲减退、头痛、嗜睡、呼吸深快、呼气有烂苹果味。后期脱水明显、尿量减少、眼眶下陷、皮肤黏膜干燥、血压下降、心率加快、四肢厥冷;晚期不同程度地意识障碍、昏迷。少数患者表现为腹痛,酷似急腹症。

(3)实验室检查:尿糖强阳性、尿酮阳性,尿中可有蛋白及管型,肾功能不全者尿糖、尿酮可弱阳性或阴性。血糖显著增高,多在 16.7~33.3mmol/L;血酮体增高,在 3.0mmol/L 以上;血 CO_2 结合力降低,酸中毒失代偿后血 pH 下降;血钠、血氯降低;血钾初期正常或偏低,尿量减少后可偏高,治疗后,若补钾不足可降低。血白细胞亦常增高,以中性粒细胞增高为主。

2.高血糖高渗状态(HHS)

是糖尿病的急性并发症,主要表现为严重高血糖、高血浆渗透压和脱水等,无明显酮症酸中毒,患者有不同程度的意识障碍或昏迷。

（1）诱因：常见诱因有使用糖皮质激素、利尿剂、甘露醇、免疫抑制剂等药物；急性感染、手术、外伤等；水摄入不足、透析治疗等。

（2）临床表现：起病缓慢，最初表现为多尿、多饮，逐渐出现严重脱水、神经和精神症状，如反应迟钝、烦躁、淡漠、嗜睡，严重者出现昏迷、抽搐。

（3）实验室检查：尿糖阳性、尿酮体阴性或弱阳性。血糖显著增高，达到或超过 33.3mmol/L。血钠正常或增高，血浆渗透压达到或超过 320mmol/L。

（三）慢性并发症

1.大血管病变

糖尿病患者的动脉粥样硬化的患病率较高，发病年龄较轻，病情发展较快。动脉粥样硬化主要累及主动脉、冠状动脉、脑动脉、肾动脉和肢体外周动脉等，导致冠心病、脑血管疾病、肾动脉硬化和肢体动脉硬化等。

2.微血管病变

是糖尿病的特异性并发症。

（1）糖尿病肾病：常见于糖尿病病史超过 10 年的患者，是 T1DM 患者的主要死亡原因；对于 T2DM，仅次于心、脑血管疾病。病理改变包括结节性肾小球硬化型、弥散性肾小球硬化型和渗出性病变三种类型，其中弥散性肾小球硬化型最常见。尿微量清蛋白是糖尿病、肾病早期指标。

（2）糖尿病性视网膜病变：见于糖尿病病史超过 10 年的患者，大部分患者合并不同程度的视网膜病变，是失明的主要原因。

（3）其他：糖尿病心肌病。

3.神经系统并发症

可累及中枢神经系统、周围神经和自主神经。以周围神经病变最常见，表现为对称性的周围神经炎，进展缓慢，下肢较上肢严重。自主神经损害也较常见，表现为瞳孔变化、排汗异常、便秘、腹泻、尿潴留、尿失禁、心动过速及体位性低血压等。

4.糖尿病足

指与下肢远端神经异常和不同程度周围血管病变相关的足部感染、溃疡和（或）深层组织破坏，是糖尿病最严重和治疗费用最多的慢性并发症之一，是糖尿病非外伤性截肢的最主要原因。轻者表现为足部畸形、皮肤干燥和发凉；重者可出现足部溃疡、坏疽。

5.其他

糖尿病还可引起白内障、青光眼、视网膜黄斑病、屈光改变、虹膜睫状体病变等眼部并发症；皮肤病变也较常见。

（四）糖尿病常见类型

1.1 型糖尿病

多发生于青少年。起病较急，"三多一少"症状明显，病情较重，易出现酮症酸中毒。血浆胰岛 β 细胞自身抗体试验多呈阳性，血浆胰岛素水平低下，患者需要胰岛素治疗控制血糖及维持生命。

2.2型糖尿病

多见于40岁以上的中、老年人。多数起病缓慢,症状较轻,病情较稳定,常有家族史。血浆胰岛细胞抗体试验多阴性,血浆胰岛素水平可正常、较低或偏高,常伴胰岛素抵抗。多数患者对口服降糖药治疗有效,通常不依赖胰岛素治疗,不易发生酮症酸中毒。

三、辅助检查

(一)尿糖测定

空腹或餐后2小时尿糖阳性是诊断糖尿病的重要线索。因多种因素可使肾糖阈值升高,故尿糖阴性不能排除糖尿病。尿糖测定可做为糖尿病诊断的参考依据和调整药物剂量的重要参考指标。

(二)血糖

血糖升高是诊断糖尿病的主要依据,也是判断病情和疗效的主要指标。以葡萄糖氧化酶法测定,空腹血糖(FPG)3.9～6.0mmol/L(70～108mg/dl)为正常;6.1～6.9mmol/L(110～123mg/dl)为空腹血糖调节受损(IFG);≥7.0mmol/L(126mg/dl)可考虑糖尿病。

(三)口服葡萄糖耐量试验(OGTT)

用于血糖高于正常范围而未达到诊断糖尿病标准的患者。OGTT试验前晚7时后禁食,次日空腹测血糖,同时测尿糖;成人口服无水葡萄糖75g或82.5g含一分子水的葡萄糖,溶于250～300mL水中,5～10分钟喝完,饮后2小时测血糖。OGTT餐后2小时血糖(2hPG)≤7.7mmol(139mg/dl)为正常糖耐量;7.8～11.0mmol/L(140～199mg/dl)为负荷后血糖调节受损(IGT);≥11.1mmol/L(200mg/dl)可考虑糖尿病。

(四)糖化血红蛋白(GHbA1)和糖化血浆清蛋白测定

GHbA1是葡萄糖或其他糖与血红蛋白的氨基发生非酶催化反应的产物。GHbA1有a、b,c三种,GHbA1C最为主要。GHbA1C正常为血红蛋白总量的3%～6%,反映近8～12周总的血糖水平,可做为糖尿病患者病情监测的指标。血浆蛋白可与葡萄糖发生非酶催化的糖化反应而形成果糖胺(FA),正常值1.7～2.8mmol/L,反映近2～3周总的血糖水平,为糖尿病患者近期病情监测指标。

(五)胰岛B细胞功能检查

1.胰岛素释放试验

反映基础和葡萄糖介导的胰岛素释放功能,但受血清中胰岛素抗体和外源性胰岛素干扰。正常人空腹基础血浆胰岛素35～145pmol/L(5～20mU/L)。口服75g无水葡萄糖或100g标准面粉制作的馒头后,血浆胰岛素30～60分钟升至高峰,峰值为基础值的5～10倍,3～4小时后恢复到基础水平。

2.C肽释放试验

胰岛素和C肽是以等分子数从胰岛B细胞中生成和释放,故C肽也能反映基础和葡萄糖介导的胰岛素释放功能,但不受血清中胰岛素抗体和外源性胰岛素干扰。正常人基础血浆C肽水平不小于400pmol/L。方法同上,高峰时间同上,峰值为基础值的5～6倍。

(六)并发症检查

根据病情选择血脂、肝肾功能、血尿酮体、电解质及心、肝、肾、脑、眼科、神经等的辅助检查。

(七)有关病因和发病机制的检查

检测谷氨酸脱羧酶自身抗体(GAD)、胰岛素自身抗体(IAA)及胰岛细胞自身抗体(ICA)的检测;胰岛素敏感性检查;基因分析等。

四、诊断要点

典型病例根据"三多一少"的症状,结合实验室检查结果,即可诊断。症状不典型者主要依靠血糖检查结果,确诊本病。1999 年,世界卫生组织(WHO)糖尿病专家委员会提出糖尿病诊断标准,糖尿病诊断基于 FPG、任意时间或 OGTT 中 2hPG 血糖值。糖尿病诊断标准是糖尿病症状加任意时间血浆葡萄糖 $\geq$ 11.1mmol/L(200mg/dl)或空腹血糖 $\geq$ 7.0mmol/L(126mg/dl),或 OGTT2hPG$\geq$11.1mmol/L(200mg/dl)。需重复一次确认,诊断才能成立。

五、治疗要点

糖尿病的治疗原则为早期、长期、综合、个体化;治疗目的为纠正代谢紊乱,消除症状,防止或延缓并发症的发生,降低病死率,提高患者的生活质量。国际糖尿病联盟(IDF)提出的糖尿病治疗要点包括 5 个方面,即饮食疗法、运动疗法、血糖监测、药物治疗和糖尿病教育。

(一)健康教育

是一项重要的疾病治疗措施。

(二)饮食疗法

为基本治疗措施,应严格执行并长期坚持。控制饮食能维持正常体重;保证未成年人的正常生长发育,维持成年人的正常劳动力;减轻胰岛负担,使血糖、尿糖、血脂达到或接近正常,以防止或延缓各种并发症的发生和发展。

(三)运动疗法

运动能促进糖代谢及提高胰岛素的敏感性。根据患者的年龄、性别、体力、病情及有无并发症等进行有规律的合适运动,运动方法可结合患者的爱好采用散步、体操、打太极拳、慢跑、打球等,运动量要适当,循序渐进,持之以恒。

(四)病情监测

定期监测血糖,建议患者在家里使用血糖仪进行自我监测;定期复查,及时调整治疗方案。每年做 1~2 次全面复查,了解有无并发症的出现,并给予及时的治疗。

(五)口服降糖药治疗

1.促进胰岛素分泌剂

(1)磺脲类(SUs):主要作用为刺激胰岛 B 细胞表面受体促进胰岛素分泌。此类药适用于用饮食和运动治疗血糖控制不理想的非肥胖的 2 型糖尿病患者。禁忌证为 1 型糖尿病、有严重并发症的 2 型糖尿病、孕妇、哺乳期妇女、大手术围手术期或全胰切除术后等。第一代有甲苯磺丁脲(D-860)、氯磺丙脲等;第二代有格列苯脲(优降糖)、格列喹酮(糖适平)等。

(2)格列奈类:主要直接刺激胰岛 B 细胞分泌胰岛素。适用于餐后高血糖的 2 型糖尿病患者。此类药包括瑞格列奈和那格列奈两种制剂。

2.双胍类

主要作用机制为抑制肝葡萄糖输出,改善外周组织对胰岛素的敏感性、增加外周组织对葡萄糖的摄取和利用。此类药适用于肥胖或超重的 2 型糖尿病患者。禁忌证为 1 型糖尿病、合并有急慢性并发症的 2 型糖尿病、孕妇、哺乳期妇女、酗酒者等。主要药物包括二甲双胍(甲福明)和格华止。

3.噻唑烷二酮类(TZDs,格列酮类)

主要作用机制为增强靶组织对胰岛素的敏感性,减轻胰岛素抵抗。此类药适用于肥胖、胰岛素抵抗明显的 2 型糖尿病患者。禁忌证为 1 型糖尿病、孕妇、哺乳期妇女和儿童。主要药物包括罗格列酮、比格列酮两种制剂。

4.α 葡萄糖苷酶抑制剂(AGI)

主要作用机制为通过抑制小肠黏膜上皮细胞表面的 α 葡萄糖苷而延缓糖类的吸收,降低餐后高血糖。适用于空腹血糖正常而餐后血糖明显升高的 2 型糖尿病患者。不宜用于胃肠功能紊乱、孕妇、哺乳期妇女和儿童。常用药物有阿卡波糖(拜糖平)和伏格列波糖(倍欣)。

5.GLP-1(胰高血糖素样肽-1)受体激动剂和 DPP-Ⅳ(二肽基肽酶4)抑制剂

肠道分泌的"肠促胰素"可以刺激胰岛素分泌而降低血糖。现已开发出两类基于肠促胰素的降糖药应用于临床。GLP-1 受体激动剂适应证:可单独或与其他降糖药合用治疗 T2DM,尤其是肥胖、胰岛素抵抗明显者。禁忌证:有胰腺炎病史者禁用。不用于 T1DM 或 DKA 的治疗。不良反应:常见胃肠道不良反应。常用药物如艾塞那肽和利拉鲁肽。

DPP-Ⅳ抑制剂:抑制 DPP-Ⅳ活性而减少 GLP-1 的失活,提高内源性性 GLP-1 水平。适应证:单独应用或与二甲双胍联合应用治疗 T2DM。禁忌证:禁用于孕妇、儿童和对 DPP-Ⅳ抑制剂有超敏反应的患者。不良反应:可能出现头痛、超敏反应、肝酶升高、上呼吸道感染、胰腺炎等不良反应,多可耐受。目前国内上市的有西格列汀、沙格列汀等。

(六)胰岛素治疗

1.适应证

①1 型糖尿病。②经饮食、运动疗法和口服降糖药治疗无效的 2 型糖尿病。③糖尿病伴急、慢性并发症。④糖尿病合并妊娠、分娩、手术、严重创伤。

2.剂型

按起效和维持时间的快慢分为短效、中效和长效三类。按来源不同可分为动物胰岛素(猪和牛)和人胰岛素两类。

3.治疗原则和剂量调节

胰岛素治疗应在饮食和运动疗法的基础上进行,一般从小剂量开始,根据血糖水平逐渐调整用量。①对于 1 型糖尿病患者应严格控制血糖,采用胰岛素强化治疗:每日 3~4 次(三餐前半小时短效胰岛素及睡前中效胰岛素)皮,下注射;②对于 2 型糖尿病患者,胰岛素作为补充治疗,经饮食和口服降糖药治疗后仍未达到理想血糖时,白天继续用口服降糖药,临睡前注射中效胰岛素或每天注射 1~2 次长效胰岛素。

(七)糖尿病酮症酸中毒的治疗

治疗原则为尽快补液,以便恢复血容量、降低血糖、纠正水、电解质、酸碱失调,且消除诱因,防治并发症,降低病死率。

1.补液

是治疗的关键措施。通常用生理盐水,输液量和速度根据失水量的多少而定。基本原则为"先快后慢,先盐后糖"。中度以上的 DKA 患者须进行静脉补液。第 1 日补液量可在 4000～6000mL 或以上,如心功能正常,初始补液速度应较快,2 小时内输入 1000～2000mL, 以便迅速补充血容量,改善周围循环和肾功能,前 4 小时输入量为失水量的 1/3,以后根据血压、尿量、心率及末梢循环等调整输液量和速度。对于老年患者,尤其伴心脏病者应酌情减量, 必要时需作中心静脉压监护。当血糖下降至 13.9mmol/L 时,将生理盐水改为 5％葡萄糖盐水(每 2～4g 糖加 1U 胰岛素)。

2.胰岛素治疗

目前主张小剂量治疗。以每小时每公斤体重 0.1U 胰岛素持续静脉滴注,如 2～4 小时后血糖无明显下降,胰岛素加倍。当血糖下降至≤13.9mmol/L 时,将生理盐水改为 5％葡萄糖液,并加入适量的胰岛素。尿酮体阴性,根据患者病情,改用胰岛素每 4～6 小时皮下注射一次短效胰岛素 4～6U,使血糖水平稳定在较安全的范围内。然后恢复平时的治疗。

3.纠正酸中毒及电解质紊乱

轻症患者经输液和注射胰岛素后,酸中毒可逐渐纠正,一般不必补碱。当 pH<7.1 时,可补碳酸氢钠 50mmol/L(5％碳酸氢钠 84mL),用注射用水至 300mL 稀释成 1.4％等渗溶液静脉滴注。若治疗前血钾低于正常,开始补液时即应补钾,在 2～4 小时内给氯化钾 1～1.5g;治疗前血钾正常,而每小时尿量在 40mL 以上,在输液和胰岛素治疗的同时开始补钾;治疗前血钾高于正常,应暂缓补钾。治疗过程中,需定时监测血钾水平、心电监护,结合尿量,调整补钾量和速度。

4.处理诱因和防治并发症

在治疗初期就应该重视防治并发症,如休克、心力衰竭、心律失常、肾衰竭、脑水肿、继发感染等,特别是脑水肿和肾衰竭,维持重要脏器的功能。

(八)高血糖高渗性状态治疗

原则同 DKA。24 小时补液量 6 000～10 000mL,开始时用等渗溶液如 0.9％氯化钠溶液;当血浆渗透压高于 350mmol/L、血钠高于 155mmol/L 时,可输入适量低渗溶液,如 0.45％氯化钠溶液;当血糖下降至 16.7mmol/L 时可输入 5％葡萄糖液并按每 2～4g 葡萄糖加入 1U 胰岛素。胰岛素治疗与 DKA 相似,静脉注射首次负荷量后,继续以每小时每公斤体重 0.05～0.1U 的速度静脉滴注胰岛素。补钾要更及时,一般不补碱。

六、护理诊断

(一)营养失调:高于机体需要量或低于机体需要量

与胰岛素不足引起糖、蛋白质和脂肪代谢紊乱有关。

(二)知识缺乏

缺乏糖尿病防治及自我护理等方面的知识。

(三)潜在并发症

酮症酸中毒、高血糖高渗状态、低血糖。

七、护理措施

(一)一般护理

1.饮食护理

与患者和家属一起共同制订饮食计划,合理的饮食可以减轻胰岛负担,有利于缓解病情。

(1)计算每日所需总热量:按照患者的年龄、性别、身高算出标准体重。年龄在 40 岁以上者,标准体重(Kg)＝身高(cm)－100;年龄在 40 岁以下者,标准体重(Kg)＝身高(cm)－105。根据标准体重及工作性质,估计每日所需总热量:成年人在休息状态下每公斤体重给予 105～125.5kJ(25～30kcal);轻体力劳动者给 125.5～146kJ(30～35kcal);中度体力劳动者给 146～167kJ(35～40kcal);重体力劳动者给 167kJ(40kcal)以上。儿童、孕妇、哺乳期妇女、营养不良及患有消耗性疾病者总热量酌增,肥胖者酌减,使体重逐渐恢复到理想体重的＋5%。

(2)三大营养物质的分配:糖类占总热量的 50%～60%,提倡用粗制米、面和适量的杂粮,禁食葡萄糖、蔗糖、蜜糖及其制品;蛋白质不超过占总热量的 15%,至少 1/3 来自动物蛋白,以保证必需氨基酸的供给;脂肪约占总热量的 30%,饱和脂肪、单价不饱和脂肪和多价不饱和脂肪比值应为 1:1:1。

(3)合理分餐:每克糖类、蛋白质产热 16.7kJ(4kcal);每克脂肪产热 37.7kJ(9kcal),然后将热量换算为食品后制定食谱,并按照患者的生活习惯、病情和药物治疗需要进行安排。每日 3 餐分配为 1/5、2/5、2/5 或 1/3、1/3、1/3;每日 4 餐分配为 1/7、2/7、2/7、2/7。

2.运动护理

运动能促进糖代谢,提高胰岛素在周围组织中的敏感性,降低血糖;减轻体重并维持适当的体重;促进肌肉利用脂肪酸,降低胆固醇,有利于预防冠心病、动脉硬化等并发症的发生。

(1)运动方式:以有氧运动为主,可结合患者的爱好,如散步、体操、打太极拳、慢跑、打球等。

(2)运动量:宜适当,以不感到疲劳为度,运动时应使患者心率达到 170－年龄。活动时间为 20～30 分钟,可根据患者情况延长活动时间,每日 1 次。

(3)注意事项:①运动时间:最好在饭后 1 小时后为宜,不宜在空腹时进行,以免发生低血糖。尽量避免在恶劣天气,如酷暑及炎热的阳光下或严冬凛冽的寒风中运动。②预防低血糖:运动中应注意补充水分,随身携带糖果和饼干等食物,如出现饥饿感、心慌、出冷汗、头晕及四肢无力等低血糖反应,应立即停止运动,并进食,一般再休息 10 分钟左右即可缓解,若不能缓解,应立即送医院治疗。③糖尿病患者并发心脏病、肾病及视网膜病变时,运动量不宜过大,时间不宜过长。尤其有过脑卒中或心肌梗死的糖尿病患者,应避免剧烈运动。因剧烈运动可使心肌耗氧量增加心肌供血不足而引起心绞痛、心肌梗死,还可因肾血流减少使糖尿病肾病加重;运动时血压上升,可诱发玻璃体和视网膜出血,应注意有无视力模糊,如有上述症状应及时就诊。④不可单独进行运动,尤其爬山、游泳、远足等。运动时需穿合适的鞋袜,避免扭伤脚部,运动后要检查双足,观察有无损伤。⑤运动时随身携带糖尿病信息卡以备急需。⑥运动后做好运动日记,以便观察疗效和不良反应。

(二)病情观察

观察患者有无"三多一少"的症状,当出现烦躁不安、嗜睡、昏迷、呼吸深快、呼出的气体为烂苹果味时,应立即通知医生并配合医生抢救;观察患者的生命征、神志、瞳孔的变化;观察患者有无瘙痒、感觉异常、感染及破损,特别是足部的情况;定时监测血糖、血压、血脂、眼底、肝肾功能、身高、体重等。

(三)用药护理

1.口服降糖药的护理

遵医嘱给予口服降糖药,观察药物的不良反应。

1)磺脲类:从小剂量开始,早餐前半小时口服,主要的不良反应为低血糖,肠道反应、皮肤瘙痒、胆汁淤滞性黄疸、肝功能损害、再障、溶血性贫血、血小板减少等较少见。

2)双胍类:主要的不良反应为胃肠道反应,如腹部不适、口中金属味、恶心、呕吐、腹泻等,严重时可出现乳酸血症,所以应在餐中或餐后服用或从小剂量开始。

3)α葡萄糖苷酶抑制剂:应在第一口食物后服用,其不良反应以消化道症状为常见。

4)瑞格列奈:餐前服用,不进餐不服用。

5)噻唑烷二酮:主要不良反应为水肿,有心力衰竭和肝病者应住院观察。

2.胰岛素的护理

(1)胰岛素的不良反应:

1)低血糖反应:是最主要的不良反应。可因剂量过大、进食失调或活动量增大所致。典型表现为强烈饥饿感、心慌、手抖、出汗、头晕、软弱,甚至惊厥、昏迷死亡。一旦发生,应立即食用糖果、饼干等食品,或立即静脉注射50%葡萄糖40~60mL。为预防低血糖反应,在使用胰岛素治疗时,应告知患者胰岛素可能引起低血糖;应随身携带糖果、饼干类食品,在有强烈饥饿感时立即进食可防止低血糖发生。治疗过程中密切观察血糖、尿糖变化,随时调整胰岛素用量。

2)过敏反应:表现为注射部位瘙痒,继而出现荨麻疹、血管神经性水肿,甚至过敏性休克。处理措施包括更换胰岛素制剂种属,使用抗组胺药和糖皮质激素等,严重过敏反应者需停止或暂时中断胰岛素治疗。

3)注射部位皮下脂肪萎缩或增生:可引起注射部位胰岛素吸收不良,停止使用该部位注射后可缓慢恢复。经常更换注射部位,每次注射要离开上次注射处至少3cm,同一部位重复注射要间隔2周以上。应将胰岛素注射于皮下脂肪组织的深层。注射后局部热敷,可促进吸收,防止皮下脂肪萎缩、硬结。

(2)注意事项:

1)胰岛素的保存:未开封的胰岛素需置于冰箱的冷藏室(29~89℃)内存放;注射前1个小时自冰箱内取出升温后再用,过冷的药物注射后不易吸收,并可致脂肪萎缩。若没有冰箱,可放在阴凉处,且不宜长时间储存。使用中的胰岛素可放在室温下,时间不超过28天,无需放入冰箱。

2)混合胰岛素配制方法:混合使用胰岛素时,应先抽吸短效胰岛素,再抽吸长效胰岛素,然后混匀;若先抽长效胰岛素,长效胰岛素混入短效中,影响短效胰岛素的速效作用。

3)准确用药:剂量必须准确,采用1mL注射器抽药。抽吸药物时避免振荡。

4)注射时间:正规胰岛素须在饭前15~30分钟皮下注射,鱼精蛋白锌胰岛素须在早餐前1小时皮下注射。

5)注射部位:常选择皮肤疏松部位,如上臂三角肌、臀大肌、大腿前侧及腹部等。注射部位应经常更换,以防注射部位组织硬化、脂肪萎缩。

6)注意低血糖反应并告知患者防治方法。

(四)心理护理

耐心向患者和家属解释病情、告知糖尿病的疾病知识,使其了解糖尿病虽然目前不能根治,但是可以有效地控制。通过终生治疗,适当体育锻炼,就能控制好血糖,避免并发症发生,消除其心理紧张和顾虑。鼓励患者说出自己的感受,对患者的焦虑和消极情绪给予理解和关心。了解患者的需要并尽力满足,使其感到安全可信赖,对治疗有信心。

(五)防治潜在并发症

1.防治酮症酸中毒

(1)患者应根据饮食和运动情况及时增减对胰岛素的用量,不能突然停用或减少用量;一旦患有急性感染或慢性感染急性发作时,应及时诊治,以控制病情发展;避免精神创伤及过度劳累。

(2)观察有无口渴、多饮、多尿、食欲减退、恶心、呕吐、头痛、烦躁、嗜睡、呼吸深快有烂苹果味、昏迷等。一旦发现应立即通知医师处理,积极配合抢救。①绝对卧床休息,安排专人护理。②寻找并避免诱因。③密切观察生命体征的变化,记录神志、瞳孔的改变。正确记录24小时出入水量,及时抽血、留尿标本检测血糖、血酮、尿糖、尿酮、CO_2CP、pH、血钾等。④迅速建立静脉通道,遵医嘱补液、给药配合抢救。⑤注意保暖,加强口腔、眼睛、皮肤护理,预防压疮、感染。

2.防治糖尿病足

(1)勤检查:每日检查患者双足一次,了解足部有无感觉减退、麻木及刺痛感等;观察足部皮肤颜色、温度改变及足背动脉波动的情况,定期做足部感觉测试;注意检查趾甲、趾间、足底部皮肤有无异常改变。

(2)保清洁、防感染:勤换鞋袜,每晚用温水洗脚,并用柔软而吸水性强的毛巾将脚擦干,尤其要擦干足趾缝间,保持趾间干燥;皮肤干燥者,可用羊毛脂涂擦。

(3)防外伤:不要赤脚行走,以免不慎受伤;不穿高跟鞋,不穿拖鞋;应选择宽大、轻柔的鞋子,鞋袜不宜过紧,应宽松合脚,透气性要好;剪指甲时注意剪平,不要剪得太深,以免伤及甲沟;不用锐器挑老茧和鸡眼。若出现足部疾病,及时就诊。

(4)促循环:如步行运动、腿部运动,足部保温、轻轻按摩等。鼓励患者戒烟。

八、健康教育

(一)疾病知识指导

通过个人教育、集体教育等多种方式,使患者及家属认识到糖尿病是一种终身疾病,其预后与血糖的控制程度和有无并发症有关,增加其对疾病的认识,提高患者对治疗的依从性。鼓励患者保持身心愉快,避免精神刺激。

(二)饮食及运动指导

指导患者学会自我调节及自觉进行饮食治疗。让患者了解运动的重要意义,掌握运动的具体方法及注意事项,运动时需随身携带糖果和饼干等食品,一旦出现低血糖反应,应立即食用。

(三)用药指导指导

患者掌握口服降糖药的使用方法和可能出现的不良反应;掌握胰岛素的注射方法、可能出现的不良反应和低血糖反应的处理。

(四)疾病监测

教会患者使用便携性血糖测定仪的使用方法,使患者学会记录糖尿病日记(包括时间、血糖、饮食、运动、用药等)。

(五)防治并发症

告知患者可能引起糖尿病急、慢性并发症的诱因,避免并发症的产生。

第三节　Cushing 综合征

Cushing 综合征是由各种病因引起肾上腺皮质分泌过量糖皮质激素(主要是皮质醇)所致病症的总称,其中最常见的是垂体促肾上腺皮质激素(ACTH)分泌亢进所引起的临床类型,称为 Cushing 病。

一、病因

(一)依赖 ACTH 的 Cushing 综合征

1.Cushing 病

最常见,约占 Cushing 综合征的 70%。指垂体 ACTH 分泌过多,伴肾上腺皮质增生;垂体多有微腺瘤,少数为大腺瘤,也有未能发现肿瘤者。

2.异位 ACTH 综合征

系垂体以外的恶性肿瘤(最常见的是小细胞性肺癌)分泌大量 ACTH,刺激肾上腺皮质增生,分泌过量的皮质醇。

(二)不依赖 ACTH 的 Cushing 综合征

包括:①肾上腺皮质腺瘤。②肾上腺皮质癌。③不依赖 ACTH 的双侧性肾上腺小结节性增生:又称 Meador 综合征。④不依赖 ACTH 的双侧肾上腺大结节性增生。

(三)医源性皮质醇增多症

由于长期或大量使用 ACTH 或糖皮质激素所致。

二、临床表现

(一)脂肪代谢障碍

特征性的表现为满月脸、水牛背、四肢相对瘦小。皮质醇促进脂肪的动员,引起脂肪代谢紊乱及脂肪重新分布,患者的面部和躯干脂肪堆积,形成典型的向心性肥胖;由于肌肉消耗、脂肪转移,四肢显得相对瘦小。

(二)蛋白质代谢障碍

大量皮质醇促进蛋白质分解,抑制蛋白质合成,导致蛋白质过度消耗。表现为皮肤菲薄,毛细血管脆性增加,轻微损伤即可引起瘀斑;由于肥胖、皮肤薄、皮肤弹力纤维断裂等原因,患者腹下侧、臀部、大腿等处可出现典型的皮肤紫纹;病程长者可出现肌肉萎缩、骨质疏松等。

(三)糖代谢障碍

大量皮质醇促进肝糖原异生,并拮抗胰岛素的作用,减少外周组织对葡萄糖的利用,使血糖升高,葡萄糖耐量减少,部分患者类固醇性糖尿病。

(四)电解质紊乱

大量皮质醇有潴钠、排钾作用。明显的低钾性碱中毒主要见于肾上腺皮质癌和异位ACTH综合征。低血钾使患者乏力加重,并引起肾浓缩功能障碍,部分患者因潴钠而出现轻度水肿。由于皮质醇有排钙作用,病程较久者可出现骨质疏松,脊椎压缩畸形,身材变矮,有时呈佝偻、骨折。儿童患者生长发育受到抑制。

(五)心血管病变

高血压常见,与皮质醇激活肾素－血管紧张素系统有关。同时,患者常伴有动脉硬化和肾小动脉硬化,使部分患者治疗后血压仍不能降至正常。长期高血压可并发左心室肥大、心力衰竭和脑血管意外。由于脂肪代谢紊乱、凝血功能异常,患者易出现动静脉血栓。使心血管疾病发生的概率增加。

(六)感染

长期皮质醇分泌增多使免疫功能减弱,患者容易发生各种感染。皮肤真菌感染多见;化脓性细菌感染不容易局限化,可发展成蜂窝组织炎、菌血症、败血症。患者在感染后,炎症反应往往不显著,发热不明显,易于漏诊造成严重后果。

(七)造血系统及血液改变

皮质醇刺激骨髓,使红细胞计数和血红蛋白含量偏高,且患者皮肤菲薄,故呈现多血质面容。大量皮质醇使白细胞总数及中性粒细胞增多,但促使淋巴组织萎缩、淋巴细胞和嗜酸性粒细胞的再分布,故淋巴细胞和嗜酸性粒细胞绝对值和白细胞分类中的百分率均减少。

(八)其他

1.性功能障碍

由于肾上腺雄激素产生过多以及皮质醇对垂体促性腺激素的抑制作用,女性患者大多出现月经减少、不规则或停经,多伴不孕、痤疮等。男性患者出现性欲减退、阴茎缩小、睾丸变软、男性性征改变等。

2.神经、精神障碍

如情绪不稳定、烦躁、失眠,严重精神变态,个别可发生偏执狂。

3.皮肤色素沉着

异位ACTH综合征及较重Cushing病患者皮肤色素明显加深。

三、辅助检查

(一)血浆皮质醇测定

正常情况下皮质醇分泌有昼夜节律。Cushing综合征患者的血浆皮质醇增高且昼夜节律稍快,即早晨血浆皮质醇浓度高于正常,而晚上不明显低于早晨。

(二)尿17－羟皮质类固醇、游离皮质醇

尿游离皮质醇多在304nmol/d以上,尿17－羟皮质类固醇在55μmol/d以上。

（三）地塞米松抑制试验

1.小剂量地塞米松抑制试验

尿 17-羟皮质类固醇不能被抑制到对照值的 50％以下。

2.大剂量地塞米松抑制试验

能被抑制到对照值的 50％以下者病变大多为垂体性；不能被抑制者可能为原发性肾上腺皮质肿瘤或异位 ACTH 综合征。

（四）ACTH 兴奋试验

垂体性 Cushing 病和异位 ACTH 综合征者常有反应，原发性肾上腺皮质肿瘤者多数无反应。

（五）影像学检查

包括肾上腺超声检查，蝶鞍区断层摄片、CT、MRI 等，可显示病变部位的影像学改变。

四、诊断要点

典型的临床表现，如满月脸、向心性肥胖、多血质面容、皮肤变薄等，结合实验室检查（皮质醇分泌增多，失去昼夜分泌节律，且不能被小剂量地塞米松抑制）可做出诊断。早期以及不典型者，主要通过实验室及影像学检查进行诊断。

五、治疗要点

根据不同病因作相应治疗。

（一）Cushing 病

经蝶窦切除垂体微腺瘤是治疗本病的首选方法；病情严重者宜作一侧肾上腺全切，另侧肾上腺大部切除或全切，术后作激素替代治疗和垂体放疗；大腺瘤患者可开颅手术切除肿瘤，为避免复发，术后辅以放疗。

（二）肾上腺肿瘤

肾上腺腺瘤手术切除后可根治，腺瘤大多为单侧性，术后需长时间使用氢化可的松替代治疗；肾上腺腺癌应早期作手术治疗，对不能根治或已有转移者用肾上腺皮质激素合成阻滞剂治疗，减少肾上腺皮质激素的产生。

（三）不依耐 ACTH 的小结节性或大结节性双侧肾上腺增生

作双侧肾上腺切除，术后激素替代治疗。

（四）异位 ACTH 综合征

首先治疗原发病。如术后能根治，该病症状缓解；如不能根治，使用肾上腺皮质激素合成阻滞剂治疗。

六、护理诊断

（一）身体意象紊乱

与皮质醇增多引起的向心性肥胖等体型改变有关。

（二）体液过多

与皮质醇增多引起钠水潴留有关。

（三）有感染的危险

与皮质醇增多引起机体免疫力下降有关。

（四）有受伤的危险

与疾病导致的骨质疏松有关。

（五）潜在并发症

心力衰竭、脑血管意外、类固醇性糖尿病。

七、护理措施

（一）一般护理

1.休息与活动

根据患者自身情况制订休息与活动计划，指导患者适当参加体育锻炼，避免劳累，保持充足的睡眠。水肿时，取平卧位，抬高下肢，以减轻水肿。

2.饮食

给予高蛋白、高维生素、高钾、高钙、低热量、低脂、低盐饮食。饮食中适当增加含钙及维生素 D 丰富的食物，以防止骨质疏松及发生骨折。鼓励患者食用香蕉、橘子等含钾较高的水果。避免刺激性食物，忌烟酒。

（二）病情观察

密切观察患者体温、血压及血糖变化；观察水肿情况，每日测量体重，记录 24 小时出入量；密切观察患者的精神和情绪变化。

（三）用药护理

遵医嘱按时服用药物，并观察药物的疗效和不良反应，如出现食欲减退、恶心、头痛、乏力、眩晕、嗜睡等症状时，应立即通知医生并配合医生治疗。

（四）心理护理

耐心向患者和家属解释病情、告知 Cushing 病的相关知识，使其了解目前的变化是疾病引起的，经积极的治疗，可恢复正常，增加患者克服疾病的信心。鼓励患者说出自己的感受，对患者的焦虑和消极情绪给予理解和关心。让患者家属多与患者交流，使患者感到关怀，积极配合治疗。

八、健康教育

（一）疾病指导

向患者和家属介绍疾病的基本知识，并告知经有效治疗后，病情可逐渐好转，但预后与引起该疾病的病因有关。

（二）饮食指导

高蛋白、高维生素、高钾、高钙、低热量、低脂、低盐饮食。防治水、电解质失调。

（三）用药指导

指导患者正确使用药物并观察药物的不良反应，特别是对使用激素替代疗法者，应详细介绍激素的使用方法和注意事项。

第四节　痛风

痛风是一组由嘌呤代谢障碍引起的有明显异质性的代谢性疾病。本病根据其病因可分为原发性和继发性两大类,原发性痛风多由先天性嘌呤代谢异常引起,占绝大多数;继发性痛风由某些系统性疾病或药物引起。

一、病因

(一)高尿酸血症

尿酸是嘌呤代谢的终产物。人体尿酸的主要来源为内源性,大约占总尿酸的 80%,所以内源性嘌呤代谢紊乱较外源性更重要。血清尿酸在 $37℃$ 时的饱和浓度约为 $420\mu mol/L$,高于此值则为高尿酸血症。导致高尿酸血症的主要原因为:

1.尿酸生成过多

主要是酶的缺陷所致。

2.尿酸排泄减少

引起高尿酸血症的主要因素包括肾小球滤过率下降、肾小管重吸收增加、肾小管分泌减少以及尿酸盐晶体泌尿系统沉积。

(二)痛风

临床上只有 $10\%\sim20\%$ 高尿酸血症者发生痛风。当血尿酸浓度过高或在酸性环境中,尿酸可析出结晶,沉积在皮下、肾和骨关节等,导致痛风肾、痛风石和痛风性关节炎。

二、临床表现

多见于 40 岁以上的男性、绝经期后女性,常有痛风家族史。主要表现为高尿酸血症、反复发作的痛风性关节炎、痛风石、间质性肾炎,严重者呈关节畸形及功能障碍,常伴有尿酸性尿路结石。

(一)无症状期

仅有血尿酸持续性或波动性增高。从血尿酸增高至症状出现,时间可长达数年至 10 年,有些可终身不出现症状。

(二)急性关节炎期

为痛风最常见的首发症状,是尿酸盐结晶、沉积引起的炎症反应。起病急,多在夜间因剧痛而惊醒,最易受累部位是第 1 跖趾关节,依次为踝、膝、腕、指、肘等关节。大多数为单个,偶尔双侧或多关节红肿热痛、功能障碍,可有关节腔积液,伴发热、白细胞增多等全身反应。发作常呈自限性。常见的发病诱因为寒冷、酗酒、过度劳累、摄入高蛋白和高嘌呤食物、关节受伤、关节疲劳、手术、感染等。

(三)痛风石及慢性关节炎期

痛风石是痛风的特征性损害,是尿酸盐沉积所致。痛风石除中枢神经系统外,还可存在于任何关节,最常见于关节内及附近与耳郭。呈黄白色大小不一的隆起,小如芝麻,大如鸡蛋,初起质软,随着纤维增多逐渐变硬如石。严重时痛风石处皮肤发亮、菲薄、容易经皮破溃排出白色尿酸盐结晶,瘘管不易愈合。

(四)肾脏病变痛风性肾病

是痛风特征性的病理变化之一,为尿酸盐在肾间质组织沉积所致,可出现蛋白尿、血尿,进而发生高血压、氮质血症等肾功能不全表现。10%~25%的痛风患者有尿酸性尿路结石,常无症状,较大者有肾绞痛、血尿,易并发感染,加速结石增长和肾实质的损害。

(五)痛风与代谢综合征

痛风常伴有肥胖、原发性高血压、高脂血症、2型糖尿病、高凝血症、高胰岛素血症为特征的代谢综合征。

三、辅助检查

(一)血、尿尿酸测定

血尿酸男性$>420\mu mol/L(7mg/dl)$,女性$>350\mu mol/L(6mg/dl)$可确定为高尿酸血症。限制嘌呤饮食5天后,每日尿酸排出量$>3.57mmol(600mg)$,提示尿酸生成增多。

(二)滑囊液或痛风结节内容物检查

急性关节炎期行关节腔穿刺,抽取滑囊液,在旋光显微镜下,见白细胞内有双折光现象的针形尿酸盐结晶。

(三)其他检查

X线检查、关节镜等有助于发现骨、关节的相关病变或尿酸性尿路结石影。

四、诊断要点

中老年男性,常有家族史及代谢综合征表现,在有诱因的基础上,突然午夜典型关节炎发作或尿酸性结石发作,血尿酸增高,可确诊为痛风。有条件作关节腔穿刺、痛风石活检、X线检查、关节腔镜检查等可协助确诊。

五、治疗要点

目前尚无有效办法根治原发性痛风。防治目的:①控制高尿酸血症,预防尿酸盐沉积。②迅速终止急性关节炎发作。③防止尿酸结石形成和肾功能损害。

(一)一般治疗

调节饮食,控制总热量摄入;限制高嘌呤食物,严禁饮酒;多饮水,每日在2000mL以上,增加尿酸的排泄;适当运动,防止肥胖;避免使用抑制尿酸排泄的药物、利尿剂、小剂量阿司匹林等;避免各种诱发因素的发生。

(二)急性痛风性关节炎期的治疗

1.秋水仙碱

对于制止炎症、止痛有特效。90%患者症状可缓解。

2.非甾体抗感染药(NSAID)

常用药物有吲哚美辛、双氯芬酸、布洛芬、美洛昔康、塞来昔布、罗非昔布等,效果不如秋水仙碱,但较温和,发作超过48小时也可应用,症状消退后减量。

3.糖皮质激素

若上述两类药无效或禁忌时,可使用糖皮质激素,一般尽量不用。

（三）发作间歇期和慢性期处理治疗

目的是使血尿酸维持正常水平。

1.促进尿酸排泄药

主要是抑制肾小管的再吸收。常用的丙磺舒、磺吡酮、苯溴马隆。用药期间要多饮水，碳酸氢钠每天 3～6g。

2.抑制尿酸合成药

主要是抑制黄嘌呤氧化酶，阻断黄嘌呤转化为尿酸。目前只有别嘌醇。

3.其他

保护肾功能，剔出较大痛风石等。痛风常伴有代谢综合征，应积极降压、降脂、改善胰岛素抵抗等。

六、护理诊断

（一）急性疼痛

与尿酸盐结晶沉积在关节引起炎症反应有关。

（二）躯体活动障碍

与关节受累、关节畸形有关。

（二）知识缺乏

缺乏与痛风有关的饮食知识。

七、护理措施

（一）一般护理

1.休息与体位

急性关节炎发作时，应绝对卧房休息，抬高患肢，避免受累关节负重，待关节痛缓解 72 小时后，方可恢复活动。缓解期患者应做适当运动，以不感到疲劳为标准，避免剧烈的运动，以免诱发痛风。

2.饮食护理

控制饮食的总热量，应限制在 5020～6276kJ/d（1200～1500kcal/d），糖类占总热量的 50%～60%，蛋白质控制在 0.8～1g/（kg·d）。严禁饮酒和进食高嘌呤食物，如动物内脏、鱼虾、蛤蟹、肉类、菠菜、蘑菇、黄豆、扁豆、豌豆、浓茶等。饮食宜清淡、易消化，忌辛辣和刺激性食物。可进食碱性食物，如各种水果、蔬菜、鸡蛋、牛奶等，使尿液的 pH 在 7.0 或以上，减少尿酸盐结晶的沉积。多饮水，每日饮水 2000mL 以上，促进尿酸的排泄。

（二）病情观察

观察关节疼痛的部位、性质、间隔时间，有无午夜因剧痛而惊醒等，受累关节有无红、肿、热和功能障碍；观察有无过度疲劳、寒冷、紧张、饮酒、高嘌呤饮食、脚扭伤等诱发因素；有无痛风石体征及部位；观察患者的体温变化，监测血、尿尿酸的变化。

（三）用药护理

指导患者正确用药，观察药物疗效及不良反应。

1.秋水仙碱

主要不良反应为胃肠道反应、肝损害、骨髓抑制、脱发、呼吸抑制等。长期服药必须观察血常规,骨髓抑制、肝肾功能不全及白细胞减少者禁用。

2.丙横舒、磺吡酮、苯溴马隆

可有皮疹、发热、胃肠道反应等不良反应。使用期间,嘱患者多饮水、口服碳酸氢钠等碱性药。

3.NSAID

使用时注意观察有无活动性消化溃疡或消化道出血等不良反应。

4.别嘌醇

常见的不良反应有皮疹、发热、胃肠道反应、肝损害、骨髓抑制等,肾功能不全者,宜减半应用。

5.糖皮质激素

观察其疗效,注意停药后容易出现症状"反跳",若同时口服秋水仙碱,可防止症状"反跳"。

(四)心理护理

患者由于疾病引起的疼痛影响进食和休息,疾病反复发作可能会导致关节畸形和肾功能损害,思想负担重,常表现出情绪低落、忧虑、孤独。应向其讲解痛风的有关知识,并给予精神上的安慰和鼓励。

八、健康指导

(一)疾病指导

向患者及家属讲解疾病有关的知识,告知本病是终身性疾病,但经积极治疗,患者可维持正常的生活与工作。防止受凉、劳累、感染、外伤等诱因。

(二)饮食指导

指导患者严格控制饮食,避免进食高蛋白和高嘌呤的食物,忌饮酒,每天至少饮水2000mL,促进尿酸随尿液排出。

(三)适度运动与保护关节

①不提倡本病患者进行清晨运动,而提倡下午至晚餐前进行有氧运动。②尽量使用大肌群,不用手指负重。③不要长时间持续进行重的体力工作。④经常改变姿势,保持受累关节舒适,急性期制动。

(四)学会自我监测

观察痛风石的大小、数量等,定期复查血尿酸。

第五节　皮质醇增多症

一、概述

皮质醇增多症又称库欣综合征(CS),是内分泌系统常见的疾病之一,是因肾上腺皮质分泌过量的糖皮质激素而致蛋白质、糖类、脂肪和电解质代谢紊乱的一组临床综合征。患者主要表现为满月脸、多血质外貌、向心性肥胖、痤疮、紫纹、高血压、继发性糖尿病、骨质疏松症等。

二、病因及流行病学

库欣综合征根据病因不同可分为 ACTH 依赖性库欣综合征、ACTH 非依赖性库欣综合征和其他特殊类型的库欣综合征三类,可发生于任何年龄,成人多于儿童,女性多于男性,多发于 20~45 岁,男女比例为 1∶3~1∶8。

三、发病机制及病理

(一)发病机制

1.ACTH 依赖性库欣综合征

ACTH 依赖性库欣综合征是指下丘脑、垂体病变(包括肿瘤)或垂体以外的某些肿瘤组织分泌过量的 ACTH 和(或)促肾上腺皮质激素释放激素(CRH),导致双侧肾上腺皮质增生并分泌过量的皮质醇。常见原因:

(1)垂体性库欣综合征:又名库欣病,是由于垂体分泌过多的 ACTH 或下丘脑分泌过量的 CRH 所致,包括垂体 ACTH 腺瘤、垂体 ACTH 细胞癌、垂体 ACTH 细胞增生、鞍内神经节细胞瘤、异位垂体瘤等。

(2)异源性 ACTH 综合征:指垂体以外的组织分泌大量 ACTH 或 ACTH 类似物,刺激肾上腺皮质增生,使其分泌过量皮质激素。常见于肺癌(尤其是小细胞未分化型肺癌)、胸腺瘤、胸腺类癌等。

(3)异位 CRH 综合征:肿瘤异源分泌 CRH 刺激垂体 ACTH 细胞增生,导致 ACTH 分泌增加。

2.ACTH 非依赖性库欣综合征

ACTH 非依赖性库欣综合征是指肾上腺皮质肿瘤(或原发性增生)自主分泌过量皮质醇,血 ACTH 降低或检测不出。常见于肾上腺皮质的腺瘤癌、原发性结节性增生等。

3.其他特殊类型的库欣综合征

其他特殊类型的库欣综合征包括医源性库欣综合征、周期性皮质醇增多症等。

(二)病理

1.机体对感染的抵抗力降低

由于长期血皮质醇浓度升高,引起蛋白质、脂肪、糖、电解质代谢严重紊乱,同时干扰了多种其他内分泌激素分泌,导致机体对感染的抵抗力降低。

2.脂代谢

肥胖是因机体的热量摄入超过消耗所引起。目前,向心性肥胖的原因尚不清楚,机体的代谢率及消耗存在个体差异,主要与遗传有关。

3.高胰岛素血症

皮质醇升高可以拮抗胰岛素作用,出现胰岛素抵抗,导致机体胰岛素分泌增加而出现高胰岛素血症。影响胰腺内分泌功能而加重糖代谢紊乱。

4.蛋白质代谢

蛋白质分解加速,合成减少,因而机体长期处于负氮平衡状态,导致肌肉萎缩无力,并以近端肌肉受累明显。皮肤变薄,皮下毛细血管清晰可见,皮肤弹力纤维断裂,形成宽大的紫纹,皮肤毛细血管脆性增加,容易出现皮下青紫瘀斑。

四、诊断要点

对疑诊库欣综合征的患者,应仔细询问近期内有无使用肾上腺糖皮质激素病史,以排除医源性(药源性)库欣综合征的可能。

(一)临床表现

1.向心性肥胖

表现为满月脸、水牛背、悬垂腹和锁骨上窝脂肪垫,以上是库欣综合征的特征性临床表现。

2.负氮平衡状态

患者肌肉萎缩无力,皮肤变薄,皮下毛细血管清晰可见,宽大的紫纹等。

3.糖代谢异常

糖耐量减低,类固醇糖尿病。

4.其他

高血压、低血钾、骨质疏松、痤疮、身体抵抗力下降等。

(二)库欣综合征的定性检查

1.初步检查

对临床表现典型,高度怀疑库欣综合征的患者,应同时进行下述至少2项检查。考虑到库欣综合征患者体内皮质醇浓度的波动,推荐至少测定2次尿或唾液皮质醇水平以提高测定结果的可信度。

(1)24h尿游离皮质醇(24h UFC):库欣综合征患者24h UFC大都明显高于正常值。推荐使用各实验室的正常上限作为阳性标准。

(2)午夜唾液皮质醇测定:推荐使用各实验室的正常上限作为阳性标准。

(3)血清皮质醇昼夜节律检测:测定早晨8点、下午4点及午夜12点的血皮质醇水平。正常人血浆皮质醇水平有明显昼夜节律(上午8~9点皮质醇水平最高,午夜最低),库欣综合征患者主要表现为血浆皮质醇水平增高,节律消失。

2.进一步检查

当初步检查结果异常时,则应进行过夜或经典小剂量地塞米松抑制试验来进行库欣综合征确诊。正常人血浆皮质醇抑制率大于50%,当不能抑制到对照值50%以上时,提示有库欣综合征的可能。

(三)库欣综合征的病因检查

1.血浆促肾上腺皮质激素(ACTH)浓度

测定ACTH可用于库欣综合征患者的病因诊断,即鉴别ACTH依赖性和ACTH非依赖性库欣综合征。肾上腺增生患者此值多轻度高于正常,肿瘤患者在正常低值,异位ACTH综合征患者明显升高。

2.大剂量DST

主要用于鉴别库欣综合征和异位ACTH综合征,如用药后24h UFC、24h尿17-OHCS或血皮质醇水平被抑制超过对照值的50%则提示为库欣病,反之提示为异位ACTH综合征。

3.促肾上腺皮质激素释放激素(CRH)兴奋试验

如结果阳性提示为库欣综合征;而肾上腺性库欣综合征患者通常对CRH无反应、其

ACTH 和皮质醇水平不升高。

4.去氨加压素(DDAVP)兴奋试验

应用 DDAVP 后血皮质醇升高≥20％,血 ACTH 升高≥35％则判断为阳性。

5.有创检查

如上述试验无法判别 ACTH 的升高来源于垂体或肿瘤异源性分泌,可行有创检查,如岩下窦采血查 ACTH 等。

(四)影像学检查

1.鞍区磁共振成像(MRI)

对 ACTH 依赖性库欣综合征患者进行垂体增强 MRI 或垂体动态增强 MRI 并判断。

2.肾上腺影像学检查

肾上腺影像学包括 B 超、CT、MRI 检查,对诊断 ACTH 非依赖性库欣综合征患者有很重要的意义。

3.双侧岩下窦插管取血(BIPSS)

此检查是创伤性介入检查,经股静脉、下腔静脉插管至双侧岩下窦。ACTH 依赖性库欣综合征患者可行 BIPSS 以鉴别 ACTH 来源。

五、治疗

CS 的治疗原则包括去除病因、降低机体皮质醇水平,纠正各种物质代谢紊乱,避免长期用药或激素替代治疗,改善患者生活质量,防止复发,提高治愈率。

(一)手术治疗

垂体瘤切除术、肾上腺切除手术。

(二)药物治疗

1.影响神经递质和神经调质作用的药物包括利舍平、赛庚啶、甲麦角林、丙戊酸钠、溴隐亭和奥曲肽等。

2.皮质醇合成抑制剂包括米托坦、美替拉酮、酮康唑、氨鲁米特等。

六、主要护理问题

(一)自我概念紊乱

与库欣综合征引起身体外观改变有关。

(二)体液过多

与皮质醇增多引起的水钠潴留有关。

(三)有感染的危险

与皮质醇增多导致机体免疫力下降有关。

(四)有受伤的危险

与代谢异常引起的钙吸收障碍,导致骨质疏松有关。

(五)活动无耐力

与蛋白质代谢障碍引起的肌肉萎缩有关。

(六)无效性生活型态

与体内激素水平变化有关。

(七)潜在并发症

心力衰竭、脑卒中类固醇性糖尿病。

(八)焦虑

与 ACTH 增加引起患者情绪不稳定、烦躁有关。

(九)有皮肤完整性受损的危险

与皮肤干燥、菲薄、水肿有关。

七、护理目标

1.患者能维持正常的代谢和生活。

2.身体外形逐渐改变恢复至正常。

3.无感染及外伤发生。

4.无潜在并发症出现。

5.学会保护皮肤的技巧,皮肤完整。

八、护理措施

(一)饮食护理

由于高血浆皮质醇水平导致患者物质代谢紊乱,患者出现轻到中度甚至重度肥胖,机体长期处于负氮平衡状态,糖耐量减低甚至出现类固醇糖尿病、高血压、低血钾、骨质疏松、抵抗力下降等。所以饮食要注意:

(1)给予低盐、高钾、高蛋白、低糖类、低热量的食物,预防和控制水肿。鼓励患者食用柑橘类、枇杷、香蕉、南瓜等含钾高的食物。应避免油腻,少食动物脂肪及胆固醇高的食品,如动物内脏、蛋黄、鱼子等。保持适当的体重,避免水肿。

(2)鼓励患者进食富含钙及维生素 D 的食物,如豆制品、牛奶、芝麻酱、虾等,预防骨质疏松。

(3)若并发糖尿病者,应给予糖尿病饮食,控制总热量。

(4)避免刺激性食物,禁烟酒。

(二)运动和休息

保证患者休息的基础上适当运动,不能过度劳累,注意安全。可指导患者睡硬板床,提供安全、支持性的环境,体位变化时动作轻柔,防止过度活动,必要时给予拐杖支持。室内避免过多的桌椅,浴室内放置防滑垫,避免碰撞或跌倒。对于长期卧床者,应防止压疮。

(三)口服药物的护理

库欣综合征常用的药物包括降压药、阻断皮质醇生成药,肿瘤术后的激素替代治疗。

1.应用利尿剂的护理

水肿严重时,根据医嘱给予利尿剂,观察疗效及不良反应。如出现心律失常、恶心、呕吐、腹胀等低钾症状和体征时,及时处理。

2.糖皮质激素替代治疗的护理

在激素治疗过程中,应观察血压、电解质。永久性替代治疗的患者应坚持服药,不宜中断药物,防止肾上腺危象发生。

3.服用阻断皮质醇生成药物时的护理

应注意观察药物的不良反应,如低血压、头昏、嗜睡、口干、恶心呕吐、头痛、腹泻、皮疹等症状,定期复查肝功能等。

(四)预防感染

观察患者体温的变化,定期检查血常规,及时发现感染的征象。因患者抵抗力低,容易被感染,而且皮脂腺分泌较多,可以引起皮肤化脓及霉菌感染,故需注意口腔、皮肤以及外阴的清洁护理。如已感染,应及时诊治。保持患者的床单位和衣物清洁卫生,室内定时开窗通风。指导患者减少或避免去人群拥挤的公共场所,预防上呼吸道的感染。医护人员严格执行无菌操作原则,尽量减少创伤性的检查。

(五)病情观察

1.评估患者水肿情况,每天测量体重变化,记录24h液体出入量,观察有无全身无力、四肢麻痹、心律失常等低血钾症表现,监测电解质浓度和心电图变化。

2.密切观察生命体征变化,定期监测血常规,注意有无发热、咽痛等各种感染征象。

3.观察患者精神、情绪变化,观察睡眠情况。

4.做好血糖监测,观察有无多食、多饮、多尿、消瘦等糖尿病的表现。

5.观察有无心悸、胸闷、呼吸困难等心力衰竭表现。

6.注意有无关节痛或腰背痛等情况,每周测身高及体重,如身高突然下降,应考虑可能发生压缩性骨折。

(六)特殊检查的护理

1.24h尿量留取的护理

应先对患者进行正确留取尿标本的书面或口头指导,即第1天早上排尿弃去,从此时开始计时留尿,将全天24h的每一次尿量均收集在同一个容器内,直至第2天早上的同一时间为止,记录测定的24h总尿量,混匀后留取5～10mL尿液送检。收集尿标本的容器内应先加入防腐剂并置于阴凉处;告知患者正常饮水;在留尿期间避免使用包括外用软膏在内的任何剂型的肾上腺糖皮质激素类药物;女性患者避开经期。

2.唾液留取的护理

可以用被动流涎法使唾液流进塑料管,或在口腔内放置一个棉塞让患者咀嚼1～2min后再采集唾液,一般建议使用后一方法。为了避免应激状态,应让患者在安静状态下采集,同时采集前应避免吸烟,标本留取后建议放在在室温或冷藏保存。

(七)肾上腺切除术患者的护理

1.术前护理

(1)心理护理和指导

1)由于患者对手术方式缺乏了解,术前常常不能对手术做出客观的分析。因此护士应向患者及家属介绍手术的目的、方式、过程、预期效果及成功的病例,消除患者的恐惧及焦虑情绪,使其以良好的心态接受手术,积极配合治疗。

2)鼓励患者进食高蛋白及高维生素饮食等,注意个人卫生及保暖,减少剧烈运动,预防骨折发生。

(2)术前准备:术前必须做好充分准备,防止急性肾上腺皮质功能不全。

1)纠正水、电解质、酸碱平衡失调,低钾和碱中毒,将血糖控制在正常水平等。

2)遵医嘱舒张血管,降低血压,恢复血容量,纠正心律失常,改善心功能等。

3)术前 6~12 小时开始给予氢化可的松静脉滴注。

4)手术前夜常规灌肠,术晨放置尿管、胃管。

2.术中治疗和护理

手术期间遵医嘱给予氢化可的松 100~200mg,加入 5‰葡萄糖盐水 500~1000mL 中缓慢滴注;至肿瘤切除后加快滴注速度;如发生低血压、休克或皮质醇危象等情况,应及时给予对症及急救治疗,并立即加大皮质醇用量,直至病情好转。

3.术后护理

(1)患者麻醉未清醒时应去枕平卧,头偏向一侧,以防呕吐物引起呼吸道阻塞。患者清醒后鼓励其进行有效呼吸,术后 6 小时血压平稳后,可取半坐卧位,协助其翻身,防止压疮发生及促进肠功能恢复。

(2)由于二氧化碳(CO_2)气腹后对循环、呼吸系统有一定的影响,可出现一过性高碳酸血症,严重时可发生肺栓塞或 CO_2 进入皮下出现皮下气肿,临床上表现为类似呼吸性酸中毒症状,皮肤捻发音。因此,术后常规给予患者持续低流量吸氧,以提高氧分压,促进 CO_2 排出。

(3)观察患者有无乏力,烦躁,注意呼吸频率和深度,监测血氧饱和度及生化各指标,必要时进行血气分析。

(4)积极配合治疗

1)术后第 1 天:氢化可的松静脉滴注量共 200~300mg,有休克者需加量至 300~500mg 以上;同时肌内注射醋酸可的松 50mg,每 6 小时 1 次,或地塞米松 15mg,每 6 小时 1 次。

2)术后第 2 天和第 3 天:氢化可的松 100~200mg/d 静脉滴注或地塞米松 15mg 肌内注射,每 8 小时 1 次,或醋酸可的松 50mg 肌内注射,每 8 小时 1 次。

3)术后第 4 天和第 5 天:氢化可的松 50~100mg/d 静脉滴注或地塞米松 15mg 肌内注射,每 12 小时 1 次,或醋酸可的松 50mg 肌内注射,每 12 小时 1 次。术后第 6 天及以后:糖皮质激素改为维持量,泼尼松 5mg 每天 3 次,以后逐渐减至维持量。

(5)引流管的护理及观察:肾上腺切除术患者术后均常规留置后腹腔引流管及尿管,及时观察记录引流液的色、性质,准确记录 24h 尿量及后腹腔引流量,保持引流管及尿管的通畅,防止受压、扭曲、脱落,严格执行无菌操作每日更换引流袋 1 次。术后 2~4 天可拔除导尿管。

(6)疼痛与切口的观察及护理:术后患者对疼痛基本能忍受,可通过采取舒适体位与患者交谈,分散注意力或使用镇痛剂等缓解术后切口疼痛症状。术后第 2 天换药 1 次。

(八)心理护理

由于疾病导致身体外形和活动能力改变,加之皮质醇水平增高,CS 患者可出现不同程度的精神和情绪改变,表现为欣快感、失眠、注意力不集中、情绪不稳定,甚至焦虑、抑郁或躁狂。在护理上,应注意以下方面:

1.评估患者对身体保护的感觉及认知,多与患者接触和交流,鼓励患者表达其感受,语言温和,耐心倾听。

2.讲解疾病有关知识。

3.指导患者恰当修饰。

4.建立良好的家庭互动关系。

5.促进患者社会交往。

(九)出院指导

1.指导患者正确地摄取营养平衡的饮食,饮食注意低盐、含钾丰富、高蛋白、高维生素、低胆固醇、低碳水化合物。

2.指导患者在日常生活中,要注意预防感染,皮肤保持清洁,防止外伤、骨折。

3.遵医嘱服用药,不擅自减药或停药。

4.定期门诊随访。

第六节　肾上腺皮质功能减退症

一、概述

肾上腺皮质功能减退症是指由于多种病因导致肾上腺皮质激素分泌不足而出现的各种临床表现,按病程可分为急性和慢性两种,按病因可分原发性及继发性。

二、病因及流行病学

(一)病因

1.原发性肾上腺皮质功能减退症

原发性肾上腺皮质功能减退症又称 Addison 病,系由于自身免疫、结核等原因导致 90% 以上的肾上腺被破坏而引起的肾上腺皮质分泌不足。多见于自身免疫性肾上腺炎、结核、深部真菌感染、获得性免疫缺陷综合征(AIDS)、肾上腺转移癌和一些遗传性疾病等。

2.继发性肾上腺皮质功能减退症

继发性肾上腺皮质功能减退症是由于垂体、下丘脑等病变引起 ACTH 分泌不足,以致肾上腺皮质萎缩,肾上腺激素分泌不足。常见于垂体和下丘脑肿瘤、结节病、颅咽鼓管瘤、感染性疾病(结核、胞质菌病)、头部放射性治疗、长期大量应用外源性糖皮质激素等。

(二)流行病学

此病的发病率低,据国外统计,欧美白种人群的 Addison 病年发病率为 4.7～6.2/10 万人,此病应及时给予糖皮质激素补充治疗,否则会危及生命。

三、发病机制及病理

(一)自身免疫性肾上腺炎

患者肾上腺皮质萎缩,呈广泛透明样变性,常伴有大量淋巴细胞、浆细胞和单核细胞的浸润;约半数以上的患者血清中存在抗肾上腺皮质细胞抗体;常伴有其他脏器和其他内分泌腺体的自身免疫性疾病。

(二)肾上腺结核

患者常伴有胸腹腔、盆腔淋巴结和泌尿系统结核。双侧肾上腺破坏严重，常超过 90%，呈于酪样坏死、结核肉芽肿和结核结节，残留的肾上腺皮质细胞呈簇状分布。

四、诊断要点

(一)病史

有自身免疫性疾病、结核病、垂体肿瘤、脑外伤头部放射治疗史、长期大量应用糖皮质激素史等。

(二)临床表现

1.皮肤黏膜色素沉着或缺失

分布全身，以暴露部位和容易摩擦部位(如面部、手部、掌纹、乳晕、甲床、足背、瘢痕和束腰带部位)更明显。其中原发性肾上腺皮质功能减退症色素沉着明显，继发性肾上腺皮质功能减退症主要表现为无明显贫血下的肤色苍白。

2.激素缺乏表现

食欲减退、嗜咸食、体重减轻、易疲劳、表情淡漠、血压降低、心脏缩小等。其中原发性肾上腺皮质功能减退症伴有高血钾症及自身免疫性甲状腺炎，而继发性肾上腺皮质功能减退症患者多伴有继发性甲状腺功能减退及闭经，腋、阴毛稀少，睾丸小等表现。

(三)实验室及其他检查

1.一般检查

可发现有高血钾、低血钠，并伴有正细胞性、正色素性贫血。

2.激素检查

(1)血浆皮质醇：多数患者低于正常，昼夜节律消失。

(2)血浆 ACTH：原发性肾上腺皮质功能减退症患者 ACTH 测定明显增高。

(3)血或尿 ALD：原发性肾上腺皮质功能减退症者表现为低值或正常值下限，而继发性肾上腺皮质功能减退症者可为正常值。

3.ACTH 兴奋试验

具有诊断价值。经 ACTH 兴奋后，正常人的血浆皮质醇水平会升高，如无明显增多甚至下降者，可进行判断。

4.影像学检查

(1)X 线：示心脏缩小。

(2)肾上腺 CT：检查示肾上腺增大，如怀疑下丘脑和垂体占位病变者，可做蝶鞍 CT 和 MRI。

五、治疗

(一)激素替代治疗

必须长期坚持，做到个体化治疗，同时应模拟正常人群昼夜分泌的生理规律，早晨服用总日量的 2/3，下午服用 1/3。常见替代药物为氢化可的松或可的松，根据情况可适当补充盐皮质激素。

(二)病因治疗

如抗结核治疗等。

六、主要护理问题

(一)体液不足

体液不足与醛固酮分泌不足引起的水钠排泄增加,胃肠功能紊乱引起恶心、呕吐、腹泻有关。

(二)潜在并发症

肾上腺危象。

(三)营养失调:低于机体需要量

与糖皮质激素缺乏导致食欲下降、消化功能不良有关。

(四)活动无耐力

与皮质醇激素缺乏导致的肌无力、疲乏有关。

(五)知识缺乏

与缺乏服药方法、预防肾上腺危象的知识有关。

(六)潜在并发症

水、电解质紊乱。

七、护理目标

1.患者能维持正常代谢和生活。

2.患者不发生肾上腺危象。

八、护理措施

(一)饮食护理

患者由于肾上腺皮质激素分泌不足,患者常有食欲减退、嗜咸食、体重减轻、恶心、呕吐、胃酸过多、消化不良、腹泻、腹胀及腹痛等症状,影响患者进食,护理上应注意以下几个方面:

1.进食高糖高蛋白、高钠饮食。在病情许可的情况下,鼓励患者多摄取水分,一般摄入3000mL/d以上;注意避免进食含钾丰富的食物,防止高血钾的发生,以免诱发心律失常。

2.摄入足够的食盐(8～10g/d)以补充失钠量。如出现大量出汗、呕吐、腹泻等应增加食盐的摄入量。

(二)活动指导

患者常感乏力,易疲劳、反应减弱,常因血压低而出现头晕、眼花或直立性低血压。因此应保证患者充分休息,病情许可的情况下适当活动,但在活动指导时应选择适当的活动方式和量,给予安全的环境,避免碰撞或跌倒,以不感疲倦为宜。同时指导患者在起床下床活动或改变体位时动作宜慢,防止发生直立性低血压。

(三)用药指导

1.教会患者认识所服用药物的名称、剂量、用法及不良反应。

2.指导患者必须严格按医嘱服用药物,不得随意减量或停药。告诉患者随意停药的危险性。

3.在应用生理剂量替代治疗时患者无明显不良反应,但对于长期使用者,应指导患者注意可能会发生一些不良反应,如精神症状、骨质疏松、易感染、胃肠道刺激,消化道溃疡和糖尿病等。因此应定期做好血电解质、血糖、血压和骨质疏松等指标的检查。

(四)病情观察

1.记录每天出入量,观察患者皮肤颜色、湿度和弹性,注意有无脱水表现。

2.监测血糖、电解质及血钙;监测心脏变化,注意有无心律失常。

3.观察患者有无恶心、呕吐、腹泻情况并记录。

4.观察血压及肢体有无水肿。

(五)出院指导

1.加强营养及体育锻炼,增强机体抵抗力,避免结核、感染等。

2.若患者皮肤色素沉着、全身虚弱、乏力、消瘦、头晕眼花、直立性昏厥、应及早检查。确诊本病后,立即给予高盐饮食及激素替代治疗。

3.积极预防应激(如感染、外伤),避免危象发生。

4.饮食指导

(1)指导患者进食高糖类、高蛋白、高钠饮食。

(2)在病情许可的情况下,鼓励患者多摄取水分,一般每天摄入 3000mL 以上。

(3)注意避免进食含钾丰富的食物,防止高血钾的发生,以免诱发心律失常。

(4)摄入足够的食盐(8～10g/d)以补充失钠量。如出现大量出汗、呕吐、腹泻等应增加食盐的摄入量。

5.出院指导

(1)指导患者定期随访。

(2)如果出现肾上腺危象征象时立即就医。

(3)外出时携带识别卡片,以防止发生意外时及时得到救助。

第七节　原发性醛固酮增多症

一、概述

原发性醛固酮增多症(PA),简称原醛症,是由于肾上腺皮质球状带分泌过量的醛固酮而导致肾素－血管紧张素系统活性受抑制,出现高醛固酮和低肾素血症,患者的主要临床特征为高血压伴或不伴低血钾、肌无力、碱血症。1953 年由 Conn 首次描述本病,故亦称 Conn 综合征。

二、病因及流行病学

(一)病因

1.肾上腺醛固酮瘤(APA)

肾上腺醛固酮瘤占原醛症的 70%～80%,以单侧肾上腺腺瘤最多见,双侧或多发性腺瘤较少,患者血浆醛固酮浓度与血浆 ACTH 昼夜节律呈平行,而对血浆肾素的变化无明显反应。

少数腺瘤患者对站立位所致肾素升高呈醛固酮增多,称为肾素反应性腺瘤。

2.特发性醛固酮增多症(IHA)

特发性醛固酮增多症简称特醛症。占成人原醛症的 10%～20%,但在儿童原醛症中,以此型最常见。病因还不明确,有以下可能因素:

(1)血管紧张素Ⅱ的敏感性增强血管紧张素转化酶抑制剂可使患者醛固酮分泌减少,高血压减轻,低血钾上升。

(2)少数患者双侧肾上腺结节样增生,对兴奋肾素血管紧张素系统的试验(如直立体位,限钠摄入,注射利尿药等)及抑制性试验(如高钠负荷等)均无反应,称为原发性肾上腺增生所致原醛症。

3.糖皮质激素可抑制性醛固酮增多症(GRA)

多见于青少年,可为家族性,以常染色体显性方式遗传,也可为散发性,其血浆醛固酮浓度与 ACTH 的昼夜节律平行,用生理代替性的糖皮质激素数周后可使醛固酮分泌量、血压、血钾恢复正常。

4.分泌醛固酮的肾上腺皮质癌

分泌醛固酮的肾上腺皮质癌少见,小于 1% 的原醛症由肾上腺癌引起。肿瘤往往同时分泌糖皮质激素、类固醇性性激素,也有单纯分泌醛固酮的病例。

5.原发性肾上腺皮质增生(PAH)

原发性肾上腺皮质增生约占原醛症的 1%,病理形态上与特醛症相似,可为双侧或单侧增生,但生化特征与醛固酮瘤更相似。

6.异位醛固酮分泌腺瘤和癌

异位醛固酮分泌腺瘤和癌少见,可发生于肾内的肾上腺残余组织或卵巢、睾丸肿瘤。

(二)流行病学

原醛症是一种继发性高血压症,其发病年龄高峰为 30～50 岁,女性较男性多见。近年采用血浆醛固酮/血浆肾素浓度(PAC/PRC)比值和直接血浆肾素浓度(PRC)对高血压患者进行筛查,发现约 10% 为原发性醛固酮增多症。

三、发病机制及病理

各种原因导致醛固酮分泌过多,过量醛固酮引起潴钠、排钾、细胞外液扩张,血容量增多,血管壁内及血循环钠离子浓度增加,血管对去甲肾上腺素的反应加强等原因引起高血压。细胞外液扩张,引起体内排钠系统的反应,肾近曲小管重吸收钠减少,心钠肽分泌增多,从而使钠代谢达到近于平衡的状态。这种情况称为对盐皮质激素的"脱逸"现象。大量失钾引起一系列神经、肌肉、心脏及肾的功能障碍。细胞内钾离子丢失后,钠、氢离子增加,细胞内 pH 下降,细胞外液氢离子减少,pH 升高呈碱血症。碱中毒时细胞外液游离钙减少,加上醛固酮促进尿镁排出,故可出现肢端麻木和手足搐搦。醛固酮还可直接作用于心血管系统,对心脏结构和功能有不良影响。

四、诊断要点

(一)临床表现

高血压及低血钾。

(二)实验室检查

(1)血浆及尿醛固酮高,而血浆肾素活性、血管紧张素Ⅱ降低。

(2)螺内酯能纠正电解质代谢紊乱并降低高血压。

(3)动态试验时特醛症患者上午血浆醛固酮上升明显,醛固酮瘤患者表现为下降。

(4)确诊试验包括静脉盐水负荷试验、口服钠负荷试验、卡托普利试验、氟氢可的松试验。

(三)影像学检查

肾上腺B超、CT、MRI。

(四)激素测定

双侧肾上腺静脉分段取血激素测定。

五、治疗要点

(一)手术治疗

醛固酮瘤的根治方法。术前口服螺内酯纠正低血钾、减轻高血压。

(二)药物治疗

适用于不能手术的肿瘤以及特发性增生型患者,应定期随访检查。常用药物有螺内酯、钙通道阻滞剂、血管紧张素转化酶抑制剂、糖皮质激素等。

六、主要护理问题

(一)焦虑

与早期诊断不明确、不了解治疗计划以及预感对机体功能的影响和死亡威胁有关。

(二)舒适度改变

与血压升高引起的头痛有关。

(三)活动无耐力

与血钾降低引起的四肢肌肉收缩无力有关。

(四)有受伤的危险

与血钾降低引起的四肢肌肉收缩无力有关。

(五)知识缺乏

与缺少原发性醛固酮增多症治疗的相关知识有关。

六、护理目标

1.患者能正确对待疾病,焦虑减轻和消失,情绪稳定,治疗疾病的信心增强。

2.血压控制在合适的范围内,各种症状得到改善。

3.患者活动能力增加,无跌倒/坠床事件发生。

4.对原发性醛固酮增多症有正确的认识,按医嘱正规用药。

七、护理措施

(一)饮食护理

过量醛固酮引起体内高钠低钾,血容量增多,血压增高,心脏负荷增加。

1.减少钠盐摄入,对血压特别高、血钠高者宜用低盐饮食,每日钠摄入量限制在80mmol左右。

2.多吃新鲜蔬菜、多饮牛奶,补充钙和钾盐。

3.减少脂肪摄入。

4.限制饮酒。

(二)运动指导

由于血压升高,患者常诉头昏、头痛,病程长者可出现脑、心、肾并发症。肌无力及周期性瘫痪与血钾降低程度平行,血钾越低肌肉受累愈重,尤其是在劳累,或服用氢氯噻嗪、呋塞米等促进排钾的利尿药后。麻痹以远端肢体多见,严重时累及上肢膈肌和肋间肌。低钾严重时,由于神经肌肉应激性降低,手足搐搦可较轻或不出现,而在补钾后,手足搐搦往往变得明显。护理上应注意:

1.评估患者病情和活动能力,根据病情适当休息,保持病室安静。

2.保证充足的睡眠。

3.根据年龄和身体状况选择合适的运动方式,低血钾发作时绝对卧床休息,避免剧烈运动和情绪激动。

(三)病情观察

患者典型的临床表现为高血压和低血钾,护士要注意观察相关症状和体征。

1.定期监测血压,观察血压是否存在昼夜节律。

2.观察患者有无头昏、头痛,肌无力,呼吸、吞咽困难等。

3.体位试验、静脉盐水负荷试验、口服钠负荷试验、卡托普利试验、氟氢可的松试验等检查及时留取各种标本,了解电解质情况。

(四)口服药物的护理

1.正确服用螺内酯,螺内酯可以纠正患者的低血钾,减轻高血压,是治疗原醛症的一线药物。但长期应用可出现男子乳腺发育、阳痿,女性月经不调等不良反应。在服药的过程中要注意监测患者的高血压和低血钾是否得到改善,及时留取患者的血、尿标本复查电解质。不良反应明显者可改为氨苯蝶啶或阿米洛利,以助排钠、潴钾。

2.部分患者需同时使用钙通道阻滞剂、血管紧张素转化酶抑制剂或糖皮质激素治疗,要严格遵医嘱用药,监测血压和不良反应。

(五)手术患者的护理

1.术前护理

(1)低盐饮食。

(2)遵医嘱螺内酯治疗,以纠正低血钾,减轻高血压,每日螺内酯120～240mg,分次服用,待血钾正常,血压下降后,减至维持量时,即进行手术。

2.术中护理

静脉滴注氢化可的松100～300mg。

3.术后护理

(1)遵医嘱逐步递减氢化可的松用量,直至停药。

(2)观察血压和电解质紊乱是否纠正。

(六)心理护理

1.医护人员充分理解和尊重患者。

2.引导患者面对现实,指导患者进行自我心理调节,使患者树立战胜疾病的信心,以最佳的心理状态接受治疗。

3.告知家属和亲友,要关心爱护患者,给予患者精神和经济上的支持,减轻患者的心理压力。

4.根据家属的意见和患者的心理承受能力,以适当的方式和语言与患者讨论病情,向患者介绍原发性醛固酮增多症的有关知识,使患者配合治疗。

第八节　嗜铬细胞瘤

一、概述

嗜铬细胞瘤起源于肾上腺髓质、交感神经节或其他部位的嗜铬组织,瘤组织持续或间断地释放大量儿茶酚胺(CA)入血,引起持续性或阵发性高血压和多个器官功能及代谢紊乱。

二、病因及流行病学

(一)病因

嗜铬细胞瘤产生的原因仍不清楚。80%～90%的肿瘤位于肾上腺髓质,多为一侧性,少数为双侧性或一侧肾上腺瘤与另一侧肾上腺外瘤并存,这种多发性嗜铬细胞瘤多见于儿童和有家族史的患者,肾上腺外嗜铬细胞瘤又称为副神经节瘤,主要位于腹部,腹外者较少见。嗜铬细胞瘤大多为良性,恶性嗜铬细胞瘤约占10%。

(二)流行病学

嗜铬细胞瘤是一种少见疾病,但随着近年来诊断技术的进展,本病的发现率逐渐提高,约占高血压患者的1%,在肾上腺意外瘤占4%。男女发病率无明显差异,以20～50岁最多见。它是一种可以纠正的继发性高血压,经正确诊断和治疗90%的患者可以治愈。

三、发病机制及病理

(一)发病机制

肾上腺髓质的嗜铬细胞瘤可产生去甲肾上腺素和肾上腺素,以前者为主,极少数只分泌肾上腺素。肾上腺外的嗜铬细胞瘤除主动脉旁嗜铬体所致者外,只产生去甲肾上腺素,不能合成肾上腺素。因为将去甲肾上腺素转变为肾上腺素的苯乙醇胺N-甲基转移酶需要高浓度的皮质醇才能激活,只有肾上腺髓质及主动脉旁嗜铬体才具备此条件。

嗜铬细胞瘤还可产生多种肽类激素,如舒血管肠肽、P物质、鸦片肽、生长抑素、血管活性肠肽、神经肽Y等,引起面色潮红、便秘、腹泻、面色苍白、血管收缩及低血压或休克等不典型症状。

(二)病理

嗜铬细胞瘤来源于交感神经系统的嗜铬组织,分为散发型和家族型两大类。散发型嗜铬细胞瘤常为单个,80%～85%的肿瘤位于肾上腺内,右侧略多于左侧,小部分肿瘤位于肾上腺以外的嗜铬组织。家族型嗜铬细胞瘤常为多发性,也多位于肾上腺内,可累及双侧肾上腺,肾上腺外少见,其恶性的发生率和复发率较散发型嗜铬细胞瘤高。肾上腺外嗜铬细胞瘤恶性的发生率较大,表现为肿瘤切除后的复发和远处转移,肾上腺外嗜铬细胞瘤有多发、多病灶特点。

四、诊断要点

(一)临床表现

1.阵发性或持续性高血压的患者常伴头痛、心悸、多汗、面色苍白及胸、腹部疼痛、紧张、焦虑及高代谢症状。头痛、心悸、多汗三联征对诊断有重要意义。

2.急进型或恶性高血压以青少年多见,患者血压急剧升高,常有剧烈头痛。

3.原因不明的休克,高、低血压反复交替发作,阵发性心律失常,体位改变或排大小便时诱发血压明显增高。

4.在手术、麻醉、妊娠、分娩过程中出现血压骤升或休克,甚至心搏骤停者;按摩或挤压双侧肾区或腹部而导致血压骤升者。

5.服用常规抗高血压药物治疗血压下降不满意,或仅用β肾上腺能阻滞剂治疗反而使病情加重者。

6.有嗜铬细胞瘤、多发性内分泌腺瘤的家族史者;或伴有甲状腺髓样癌、神经纤维瘤、黏膜神经瘤或其他内分泌腺瘤的高血压患者。

(二)实验室及其他检查

1.如有上述情况之一者,收集24小时尿液测定尿CA及代谢产物、抽血测血浆CA,如尿CA及代谢产物和血浆CA超过正常上限3倍考虑为嗜铬细胞瘤。

2.如有上述临床表现,尿CA及代谢产物、血浆CA处于临界水平时,可考虑做药理试验。

3.如生化测定支持嗜铬细胞瘤的诊断,则进行定位诊断,首选CT扫描。

五、治疗要点

(一)手术治疗

确诊并定位后手术是首选的治疗方法。

(二)药物治疗

常用的口服制剂有α受体阻滞剂酚苄明(氧苯苄胺)和哌唑嗪(脉宁平)。不必常规应用β受体阻滞剂,可以在α受体阻滞剂应用后有心律失常和心动过速时采用。

六、主要护理问题

(一)组织灌注不足

与去甲肾上腺素分泌过量致持续性高血压有关。

(二)舒适的改变:疼痛、头痛

与CA分泌增多引起的血压升高有关。

(三)有跌倒/坠床的危险

与血压升高引起的头痛、头昏有关。

(四)潜在并发症:高血压危象

高血压危象与大量CA持续或间断释放导致的血压急剧升高有关。

(五)排便形态紊乱

与CA分泌增多引起肠蠕动减弱有关。

(六)焦虑

与患病早期病因诊断不明有关。

七、护理目标

1.患者的血压控制在合适的范围内,头痛减轻。

2.能描述高血压预防、保健方面的知识,坚持合理用药。

3.患者在高血压发作时无跌倒/坠床事件发生。

4.患者高血压发作时能及时观察血压变化,采取措施。

5.患者能描述预防便秘的措施,排便通畅,无便秘发生。

6.焦虑减轻或消失,情绪平稳,无意外发生。

八、护理措施

(一)饮食护理

1.给予高热量、高蛋白质、高维生素、易消化的低盐饮食。

2.避免饮含咖啡因的饮料。

(二)休息和运动

1.急性发作时应绝对卧床休息,保持环境安静,避免刺激。

2.室内光线宜偏暗,减少探视。

3.护理操作应集中进行以免过多打扰患者。

4.高血压发作间歇期患者可适当活动,但不能剧烈活动。

(三)病情观察

高血压是本病患者的特征性表现,可表现为阵发性高血压或持续性高血压伴阵发性加剧。护士要注意:

1.密切观察血压变化,注意阵发性或持续性高血压、或高血压和低血压交替出现,或阵发性低血压、休克等病情变化,定时测量血压并做好记录,测量时应固定使用同一血压计,嘱患者采用同一体位,并尽可能做到同一人进行测量。

2.观察有无头痛及头痛的程度、持续时间,是否有其他伴随症状。

3.观察患者发病是否与诱发因素有关。

4.记录出入量,监测患者水、电解质变化。

(四)用药护理

1.α受体阻滞剂在降低血压的同时易引起直立性低血压,增加患者发生意外的危险性。护士要严密观察患者的血压变化及药物不良反应,指导患者服药后平卧 30 分钟,缓慢更换体位,防止跌伤等意外。另外患者还可能出现鼻黏膜充血、心动过速等,要及时发现和处理。

2.头痛剧烈者按医嘱给予镇静剂。

(五)手术患者的护理

1.术前遵医嘱用药控制血压。

2.麻醉诱导期、手术过程中尤其在接触肿瘤时,可诱发高血压危象、心律失常和休克。在血压骤升时可采用酚妥拉明静脉注射,然后静脉滴注或以硝普钠静脉滴注控制血压。

3.嗜铬细胞切除后,血压一般降至 90/60mmHg。若血压骤降,周围循环不良,应立即给予补充全血或血浆,必要时可用适量去甲肾上腺素静脉滴注,但不可用缩血管药物来代替补充血容量。

(六)心理护理

1.因本病发作突然,症状严重,患者常有恐惧感,渴望早诊断、早治疗。

2.护士要主动关心患者,向其介绍有关疾病知识、治疗方法及注意事项。

3.患者发作时,护士要守护在患者身边,使其具有安全感,消除恐惧心理和紧张情绪。

(七)出院指导

1.保持身心愉快:指导患者充分休息,生活有规律,避免劳累,保持情绪稳定、心情舒畅。

2.术后的配合治疗:告知患者当双侧肾上腺切除后,需终生应用激素替代治疗,并说明药物的作用、服药时间、剂量、过量或不足的征象,常见的不良反应。指导患者定期复诊,以便及时调整药物剂量。

3.携带疾病识别卡:嘱患者随身携带识别卡,以便发生紧急情况时能得到及时处理。

第七章 感染疾病的护理

第一节 病毒性肝炎

一、概述

病毒性肝炎是由多种肝炎病毒引起的以肝脏损害为主要表现的全身性疾病,包括甲型肝炎(HAV)、乙型肝炎(HBV)、丙型肝炎(HCV)、丁型肝炎(HDV)、戊型肝炎(HEV)等。临床上以乏力、食欲减退、肝大、肝功能异常为主要表现,部分患者可出现黄疸。甲型和戊型肝炎主要表现为急性肝炎,乙、丙、丁型肝炎易变成慢性,少数可发展为肝硬化,甚至发生肝癌。本节重点介绍甲型和乙型肝炎患者的护理。

二、病原学

甲型肝炎病毒属于嗜肝 RNA 病毒科,无包膜,球形。HAV 只有一个抗原抗体系统和一个血清型,感染后早期出现 IgM 型抗体,IgG 型抗体形成后可长期存在;HAV 主要在肝细胞内复制,通过胆汁进入肠道经粪便排出;HAV 抵抗力较强,但加热 100℃ 5min,或紫外线照射 1h,或含氯消毒剂等均可使其灭活。乙型肝炎病毒属于嗜肝 DNA 病毒科,完整的病毒颗粒又名 dane 颗粒,分为包膜和核心两部分,包膜上蛋白质即乙型肝炎表面抗原(HBsAg),核心部分含环状双股 DNA、DNA 聚合酶(DNAP)、核心抗原(HBcAg)和 e 抗原(HBeAg),是病毒复制的主体。HBV 在肝细胞内合成后释放入血,同时可存在于唾液、精液及阴道分泌物等各种体液中。HBV 抵抗力很强,能耐受 60℃ 4h 及一般浓度的消毒剂,煮沸 10min、65℃ 10h 或高压蒸汽消毒可以将其灭活。

三、流行病学

甲型和戊型的传染源是急性患者和亚临床感染者,病毒主要经粪—口传播,水源污染和水生贝类(如毛蚶)受染可致暴发流行。日常生活接触传播多散在发病,甲型肝炎的发病率有明显的秋冬季高峰,戊型肝炎的流行多发生在雨季,抗—HAV 阴性者为甲肝的易感人群,以幼儿、学龄前儿童发病最多,但遇有暴发流行时各年龄组均可发病,感染后免疫力可持续终身。戊型肝炎显性感染主要发生于成人。

乙型、丙型、丁型肝炎的传染源分别是急性和慢性(含肝炎后肝硬化)的乙型、丙型、丁型肝炎患者及病原携带者。病毒主要通过血液及体液传播,还可通过胎盘、分娩、哺乳、喂养等母婴传播,家庭内外的日常生活接触和密切接触(如性接触)也可传播。发病无明显的季节性。抗-HBs 阴性者为乙型肝炎易感人群,婴幼儿及青少年发病率较高。丙型肝炎多见于成人。

四、发病机制与病理改变

病毒性肝炎的发病机制目前尚未明了,HAV 可能通过免疫介导引起肝细胞损伤,而

HBV可能引发一系列复杂的免疫病理过程导致肝细胞损伤,乙型肝炎慢性化可能与免疫耐受有关。

五、护理评估

各种肝炎病毒感染机体均可引起急性肝炎,乙、丙、丁型肝炎易变成慢性肝炎,各型肝炎均可发展为重型肝炎。

(一)健康史

1.病史

(1)询问患者起病时间及肝区是否不适。

(2)是否有乏力、恶心、呕吐、厌油腻等消化道症状。

(3)每日进食量及尿色的改变。

(4)黄疸发生时间及是否有进行性加重。

(5)有无皮肤瘙痒,瘙痒部位及程度。

(6)有无出血表现。

(7)神志及精神状态有无变化。

(8)有无导致发病或病情加重的诱因。

2.流行病学资料

(1)询问当地有无肝炎流行,患者有无与肝炎患者密切接触史。

(2)个人饮食及饮水卫生状况。

(3)是否经常在外就餐或有不洁饮食史。

(4)是否接受过手术、血液透析、注射、输血是否有及使用血液制品史。

(5)家族中有无肝炎史。

(6)是否进行过肝炎疫苗的预防接种等。

(二)身体状况

潜伏期,甲型肝炎为5~45d,平均为30d;乙型肝炎为30~180d,平均为70d。

1.急性肝炎

急性肝炎分为急性黄疸型肝炎和急性无黄疸型肝炎。急性黄疸型肝炎临床表现的阶段性较明显,可分为三期。发病1~3周为黄疸前期,常见症状为显著乏力、食欲减退、厌油腻、恶心、呕吐、腹胀、右季肋部疼痛等,有时有腹泻或便秘,尿色逐渐加深,至本期末呈浓茶色。少数患者发热、头痛、上呼吸道感染症状为主要表现。以巩膜、皮肤先后黄染为标志进入黄疸期,持续2~6周,可伴有皮肤瘙痒,肝脏多肿大,一般在肋下1~3cm可触及,有压痛及叩击痛,脾脏也可轻度肿大。恢复期平均为1个月。总病程2~4个月。若无黄疸出现为急性无黄疸型肝炎,其临床症状与黄疸型肝炎相似,症状一般较轻。

2.慢性肝炎

肝炎病程超过6个月,反复出现疲乏、头晕、消化道症状、肝区不适、肝大及压痛等表现。乙、丙、丁型肝炎可迁延不愈,变成慢性肝炎。根据病情分为轻度、中度、重度。轻度:病情较轻,症状不明显,仅转氨酶有轻度升高,病程虽可迁延数年,但多可好转甚至痊愈。少数转为:症状加重,肝大、质地中等以上,可伴有蜘蛛痣、肝掌、毛细血管扩张或肝病面容,进行性脾大等。重度:慢性肝炎除上述临床表现外,还具有代偿期肝硬化表现。

3.重型肝炎

重型肝炎是一种最为严重的临床类型,发生率为 0.2%～0.5%,病死率极高。发病诱因多为起病后未适当休息、营养不良、嗜酒、服用损害肝脏的药物、妊娠或合并感染等。急性重型肝炎(又称暴发型肝炎)主要表现为起病 10d 内出现嗜睡、烦躁不安、精神异常、扑翼样震颤等神经精神症状,以及高热、极度乏力、频繁呕吐、黄疸迅速加深、肝脏进行性缩小、出血倾向、中毒性鼓肠或少量腹腔积液等。患者多因肝性脑病、肝肾综合征、脑疝、消化道出血等死亡,病死率常达 70% 以上。若 10d 之后出现上述表现则为亚急性重型肝炎;若在慢性肝炎或肝硬化的基础上出现上述表现则为慢性重型肝炎。

(三)心理及社会资料

因病程长且有传染性,担心传染给家人,或害怕转为慢性,或因慢性肝炎久治不愈,或害怕发展为肝硬化或肝癌,以及经济负担重等因素,患者容易产生紧张、焦虑、悲观等不良情绪。因长期住院隔离,患者担心被人歧视、嫌弃,从而容易产生孤独感,常有意回避他人。

(四)辅助检查

1.肝功能检查

(1)血清酶检测

1)丙氨酸氨基转移酶(ALT)又称谷丙转氨酶(GPT),它的检测最常用,是判断肝细胞损害的重要指标。急性肝炎在黄疸出现前 3 周即开始升高,直至黄疸消退后 2～4 周恢复正常,慢性肝炎可持续或反复升高,重型肝炎由于大量肝细胞坏死,ALT 随黄疸迅速加深反而下降,呈酶胆分离现象。

2)天门冬氨酸氨基转移酶(AST)又称谷草转氨酶(GOP),其临床意义同 ALT。

3)其他血清酶类,如乳酸脱氢酶(LDH)、碱性磷酸酶(ALT)等也可升高。

(2)血清总蛋白(TP)检测:慢性肝炎、重型肝炎和肝硬化时常有 TP 减少,清蛋白(A)减少,球蛋白(G)升高,A/G 比值下降,甚至倒置,这反映肝功能发生了显著损害,对诊断有一定的参考价值。

(3)血清胆红素检测:急性或慢性黄疸型肝炎、活动性肝硬化时血清胆红素升高,重型肝炎时常超过 170μmol/L。

(4)凝血酶原时间(PT)、凝血酶原活动度(PTA)检测:凝血酶原时间延长,凝血酶原活动度下降,与肝损害呈正比,PTA<40% 是诊断重型肝炎的重要依据。

2.尿三胆检测

黄疸型肝炎血清总胆红素、直接和间接胆红素、尿胆和尿胆红素均升高;淤胆型肝炎则以血清直接胆红素和尿胆红素升高为主,尿胆原减少或阴性。

3.肝炎病毒标志物检测

(1)甲型肝炎:检测血清抗－HAV IgM 呈阳性,具有诊断意义。抗－HAV IgG 阳性则提示过去感染而产生免疫,为保护性抗体。

(2)乙型肝炎:检测①HBsAg 和抗 HBs;②抗－HBc;③HBeAg 和抗－HBe;④HBV－DNA 和 DNAP。

（3）丙型肝炎:检测血清抗－HCV 阳性提示感染了 HCV,而不是保护性抗体;HCV－RNA 阳性是病毒感染和复制的直接指标。

六、治疗要点

病毒性肝炎目前缺乏可靠的特效治疗,各型肝炎的治疗原则均以足够的休息、营养为主,辅以适当药物,避免饮酒、过劳和损害肝脏的药物。

七、护理诊断及合作性问题

(一)活动无耐力:明显乏力

与肝炎导致肝细胞受损有关。

(二)营养失调:低于机体需要量

与发热、摄入减少、呕吐、消化和吸收功能障碍有关。

(三)有皮肤完整性受损的危险

与胆盐沉着刺激皮肤引起瘙痒有关。

(四)焦虑

与住院及不了解疾病预后或病情严重、预后不良有关。

(五)潜在并发症

肝性脑病、出血等。

八、护理目标

1.体力较前增强、能参加适宜的体力活动。

2.食欲好转或恢复,体重增加并维持在标准或略高水平。

3.能解释皮肤瘙痒的原因,并会正确执行皮肤自我护理。

4.能描述自己的焦虑并采用有效的应对措施,舒适感提高。

九、护理措施

(一)一般护理

1.隔离

甲型、戊型肝炎进行消化道隔离,乙、丙、丁型肝炎要实行血液、体液隔离。

2.休息

在目前无特效治疗药物的情况下,休息是治疗急性肝炎的重要措施。应强调患者早期休息,因安静卧床可增加肝脏血流量,降低代谢率,有利于肝脏炎症病变的恢复,防止发生重型肝炎。当症状好转、黄疸减轻、肝功能改善后,可每日轻微活动 1～2h,以患者不感觉疲劳为度。以后随病情进一步好转,可逐渐增加活动量。出院后仍继续休息 1～3 个月,避免过劳及重体力劳动。重症肝炎患者,应绝对卧床休息,保持安定情绪。

3.饮食

合理的营养、适宜的饮食也是治疗急性肝炎的重要措施。因合理的饮食可以改善患者的营养状况,促进肝细胞恢复及再生,有利于肝脏功能恢复。在急性肝炎早期患者消化道症状较明显,因此应给予易消化、清淡饮食,但应保证有足够的热量,蛋白质、维生素 C,蛋白质每日1.0～1.5g/kg,并多进水果、蔬菜等含维生素 C 丰富的食物。病情好转、食欲改善、食量增加后,应防止营养过剩。对于体重增加较快的患者,应适当控制饮食,最好能维持体重在病前水平。重型肝炎患者,应给予低脂、低盐、高糖、高维生素、易消化的流质或半流质饮食,限制蛋白质摄入量,每日蛋白质应少于 0.5mg/kg;变换食物品种,增加患者食欲,鼓励患者多进食。进食量不足者应输入 10%～25%葡萄糖加适量胰岛素或更高浓度葡萄糖溶液,总液量为 1500～2000mL/d。

4.其他

肝炎患者应禁酒,因酒精能严重损害肝脏。

(二)病情观察

密切观察患者(尤其是重症肝炎患者)病情变化,例如乏力、消化道症状是否进行性加重;黄疸变化;肝浊音界的变化;神志状态、出血等表现。及时发现肝性脑病先兆,及时报告医生,避免各种诱因,并做以下相应处理。

1.发现皮肤瘀点或瘀斑、局部穿刺后出血难止、牙龈出血、鼻出血、呕血、便血等出血表现,应进一步观察出血程度,并采取措施进行局部止血,按医嘱给予止血药物,或输入新鲜血浆或全血以补充凝血因子。

2.注意观察肝性脑病早期表现,如发现患者情绪异常、性格改变、定向力障碍、烦躁或淡漠等,应及早报告医生并协助抢救,做好安全防护,以防患者出走、自杀、坠床等。

3.对重型肝炎患者,应严格记录 24h 液体出入量,监测尿常规、血尿素氮、血清钾等变化,及早发现肾功能不全的表现,积极配合医生进行抢救。

(三)用药护理

遵医嘱用药,注意药物的疗效和不良反应。常用的药物如下。

1.保肝药,如 B 族维生素、维生素 C、葡醛内酯等。

2.降转氨酶药,如甘草酸、五味子制剂、垂盆草制剂等。

3.抗病毒药,核苷类抗病毒药、干扰素等。

4.免疫调节药,如胸腺素等。

5.其他中草药。

(四)并发症的护理

1.肝性脑病

消化道大出血、高蛋白饮食、使用利尿剂或放腹腔积液患者易诱发肝性脑病,应注意观察,发生肝性脑病后协助医生进行抢救并给予相应处理。

2.出血

及时取血查血型、血红蛋白及凝血功能等,并配血备用;告知患者不要用手指挖鼻或用牙签剔牙、不用硬牙刷刷牙,刷牙后有出血者可用棉棒擦洗或用水漱口;发生出血时,根据不同出血部位给予相应护理。

3.继发感染

常见感染的部位是口腔、肺部、腹腔、肠道及皮肤等,可出现相应的症状及体征。应根据情况采取相应的预防感染措施。

4.肾衰竭

肝肾综合征常是重型肝炎患者死亡的原因,上消化道出血、大量利尿、大量及多次放腹腔积液、严重感染等易诱发肾衰竭,发生肾衰竭时给予相应护理。

(五)心理护理

根据患者所患肝炎的类型及临床特点,介绍疾病相关知识、预后、隔离的意义及主要措施等,鼓励患者正确对待疾病,保持豁达、乐观的心情,使其能配合治疗,安心养病,自觉遵守并接受隔离制度和措施。

(六)健康指导

1.注意卧床休息,给予合理的膳食,禁酒。

2.避免慢性肝炎反复发作、迁延不愈的诱因,如过度劳力、暴饮暴食、酗酒,不合理用药、感染,不良情绪等。

3.注意避免并发症的诱发因素。

4.告知家属甲型肝炎应做好消化道隔离、消毒工作,乙型肝炎做好血液及体液隔离、消毒工作,同时强调接种甲肝疫苗或乙肝疫苗的重要性。

十、护理评价

1.体力是否较前增强、生活能否自理。

2.食欲是否恢复,体重是否增加并维持在正常水平。

3.能否正确执行皮肤自我护理。

4.焦虑是否减轻。

第二节　狂犬病

一、概述

狂犬病又称恐水症,是由狂犬病毒引起的以侵犯中枢神经系统为主要病理机制的急性传染病。人因被病兽咬伤、抓伤而感染,临床表现以特有的恐水、怕风、恐惧、不安、咽肌痉挛、进行性瘫痪为特征。狂犬病的病死率几乎为100%。

二、病原学

狂犬病毒属于核糖核酸型的弹状病毒,病毒的核心为单股负链RNA,从患者和病兽体内分离出来的野毒株(街毒株),毒力强、潜伏期长,对人和犬致病力强。实验表明,野毒株经多次在兔脑内传代后成为固定毒株,固定毒株毒力减弱,潜伏期短,对人和犬失去致病力,因其仍保留抗原性,故可供制备疫苗之用。

三、流行病学

病犬是主要的传染源,其次为染病的猫、狼、狐狸、嗜血蝙蝠等(近年来有多起报道称人被"健康"的犬、猫咬后患上了狂犬病)。一般认为狂犬病患者很少感染他人。狂犬病的传播途径:主要是通过病兽咬伤、抓伤、舔伤人体的皮肤或黏膜而侵入体内;也可通过染毒唾液污染伤口、黏膜而引起感染;少数可通过剥病兽皮、进食被病毒污染的肉类及吸入蝙蝠洞穴中含病毒的气溶胶而发病的。人普遍易感,但是否发病与下列因素有关。

1.咬伤部位:头、面、颈、手等部位被咬伤后,发病机会较多。

2.咬伤程度:创口大而深者,感染、发病机会多。

3.咬伤后伤口未做处理或未及时进行疫苗接种的,发病机会多。

4.伤者免疫功能低下或有免疫缺陷的,发病机会多。

四、发病机制与病理改变

狂犬病毒具有嗜神经性,对神经组织有很强的亲和力,主要侵犯脑神经核和自主神经核。病毒侵入人体后在入侵处及其周围横纹肌内缓慢繁殖,而后沿周围神经的轴索呈向心性扩散至中枢神经系统,主要侵犯脑干和小脑等处的神经细胞,然后再从中枢神经沿周围神经呈离心性扩散,侵入各脏器、组织(其中唾液腺中的病毒数量最多)。由于迷走神经核、舌咽神经核和舌下神经核受损,致吞咽肌、呼吸肌痉挛,从而出现恐水、呼吸困难、吞咽困难等症状。交感神经受累可致唾液腺和汗腺分泌增加。

主要的病理变化为急性弥散性脑脊髓炎,尤其以与咬伤部位相应的背根神经节髓段、脑干和小脑处为重。多数患者的神经细胞质中可见圆形或卵圆形的嗜酸性包涵体(又称内基小体),这是具有诊断价值的特征性病变。

五、护理评估

(一)健康史

1.病史

(1)患者发热及程度。

(2)是否对风、光、声等刺激敏感。

(3)已愈合的伤口及周围有无痒、痛、麻及蚁走感觉。

2.流行病学资料

(1)患者是否被病兽咬伤、抓伤及舔伤过。

(2)是否与病兽密切接触过(如拥抱、亲吻)。

(3)是否进食病兽肉等。

(4)咬伤部位是否处理过,以及是否进行了疫苗接种。

(二)身体状况

潜伏期一般为1~3个月(只有少数长达几年)。典型临床经过分以下三期。

1.前驱期

持续2~4d。患者常有低热、头痛、倦怠、恶心、烦躁、恐惧不安,对声、风、光等刺激敏感,并有咽部紧缩感。已愈合的伤口及其附近有麻木、发痒、疼痛及蚁走感。以上是具有诊断意义的早期症状。

2.兴奋期

持续1~3d。患者逐渐进入高度兴奋状态,突出表现为极度恐惧、恐水、怕风、发作性咽肌痉挛和呼吸困难,并可有体温升高(38~40℃)。恐水为狂犬病特有的表现,患者极度口渴但不敢饮水,饮后也无法下咽,甚至闻及水声、看见水,或仅提及水均可引起咽肌严重痉挛。其他如风、光、声触动等刺激,也可引起咽肌痉挛,严重发作时可出现全身肌肉阵发性抽搐。因呼吸肌痉挛可导致呼吸困难和发绀。由于交感神经功能亢进,可出现大汗、流涎、瞳孔散大且对光反应迟钝心率增快、血压增高等。多数患者神志清晰,少数可出现精神障碍,如幻觉、幻听等。

3.麻痹期

持续 6～18h。患者痉挛发作停止,进入全身弛缓性瘫痪,渐由安静进入昏迷状态,最后因呼吸、循环衰竭而死亡。

狂犬病全程一般不超过 6d。

(三)辅助检查

1.血常规及脑脊液检查

白细胞总数轻至中度增多,中性粒细胞占 80％以上。脑脊液细胞数及蛋白质可稍增多,糖及氯化物正常。

2.病原学检查

取患者的唾液、脑脊液、泪液或脑组织接种鼠脑分离病毒,或取动物死亡脑组织做切片染色,镜检找内基小体,若为阳性即可确诊。

六、治疗要点

狂犬病目前尚无特效疗法,以对症、支持治疗为主,病死率高。预防本病的关键是及时有效地处理伤口以及全程足量的疫苗接种。

七、护理诊断及合作性问题

(一)体液不足

与饮水、进食困难、多汗有关。

(二)气体交换受损

与呼吸肌痉挛有关。

(三)潜在并发症

惊厥、呼吸困难、循环衰竭等。

八、护理目标

液体出入保持平衡;气体交换得到改善,呼吸困难减轻或缓解;加强对症和支持治疗,尽量减少患者的痛苦。

九、护理措施

(一)一般护理

实施严密接触隔离,患者住单人房间,防止唾液污染环境。保持病室安静,光线暗淡,避免风、光、声、水及其他不良的刺激。绝对卧床休息,有兴奋过度或躁动不安、痉挛发作时可用镇静剂。给予鼻饲高热量流质饮食,注意维持水、电解质平衡及纠正酸中毒。保持呼吸道通畅,及时清除口腔分泌物,必要时做好气管切开的准备工作。

(二)病情观察

观察生命体征,恐水、恐风表现及变化,抽搐部位及发作次数、频度,麻痹期应密切观察呼吸衰竭与循环衰竭的进展,记录 24h 液体出入量。

(三)伤口护理

伤口处理及时有效地处理伤口可明显降低狂犬病的发病率。

1.伤口冲洗

立即用20％肥皂水或0.1％苯扎溴铵(新洁尔灭)溶液或清水清洗伤口至少半小时。伤口深时要用注射器灌注反复冲洗,力求除去病兽涎水。注意苯扎溴铵不可与肥皂水混用。

2.消毒

冲洗后用75％乙醇反复擦洗消毒,最后涂上碘酒。

3.开放引流

无大出血情况下,伤口不予止血、不缝合、不包扎,以便排血引流。

4.预防接种

感染后给予及时、足量、全程接种狂犬疫苗是预防狂犬病的关键。若咬伤部位为头面、颈部或严重咬伤者还须用抗狂犬病免疫血清或抗狂犬病免疫球蛋白,在伤口底部及周围行局部浸润注射(免疫血清试验阳性应进行脱敏试验)。

5.预防其他感染

酌情使用抗生素和破伤风抗毒血清。

(四)心理护理,

对狂犬病患者应倍加爱护与同情,内心恐惧不安,恐水、恐风使患者更加痛苦,故对待患者应关心体贴、语言谨慎,多用安慰性语言,做好治疗与专人护理,使患者有安全感。

(五)健康指导

告知患者家属做好接触隔离,防止唾液污染以及狂犬病的传染源传播途径,告知被感染的严重危害等,说明狂犬病缺乏特效治疗,病死率几乎达100％;告知患者对咬伤伤口进行处理和接种疫苗的重要意义。

十、护理评价

液体出入是否平衡;气体交换是否得到改善,呼吸困难是否减轻;减少患者痛苦的不良刺激是否被控制。

第三节　流行性出血热

一、概述

流行性出血热又称肾综合征出血热,是由汉坦病毒引起的自然疫源性疾病。鼠为主要的传染源。临床上以发热、充血、出血、休克和急性肾衰竭为主要表现。

二、病原学

肾综合征出血热病原为汉坦病毒属,是RNA病毒。目前至少可分为11个血清型,我国所流行的主要是Ⅰ型汉坦病毒(野鼠型)和Ⅱ型汉城病毒(家鼠型)。目前认为Ⅰ型病毒感染者的病情重于Ⅱ型病毒感染者,这可能与其毒力较强有关。汉坦病毒不耐热、不耐酸,对乙醚,氯仿和去氧胆酸盐等脂溶剂敏感,对紫外线、酒精、碘酒等消毒剂也很敏感。

三、流行病学

我国主要的宿主动物和传染源是黑线姬鼠、褐家鼠，林区主要是大林姬鼠。患者早期的血、尿中即携带病毒，但一般不会造成传染，因此人不是主要的传染源。流行性出血热可通过多种途径感染机体。

(一)呼吸道传播

吸入被带病毒的鼠类排泄物如尿、粪等污染的空气。

(二)消化道传播

进食被带毒的鼠类排泄物污染的食物，经口腔黏膜、胃肠道黏膜感染。

(三)接触传播

破损的皮肤黏膜直接接触带毒鼠类的血液、排泄物等。

(四)母婴传播

孕妇感染后，可经胎盘感染胎儿。

(五)虫媒传播

由鼠的寄生虫螨类进行传播。

四、发病机制与病理改变

病毒感染机体表现为直接损害作用、诱发机体的免疫损伤和各种细胞因子的释放，造成机体细胞功能、结构的破坏和组织的损伤。休克的发生原因，早期主要是因血管通透性增加、血浆外渗、血液浓缩、血液黏滞度增加和弥散性血管内凝血，使血液循环淤滞，有效循环血容量降低；后期则因大出血、继发感染、多尿、水与电解质补充不足，导致有效循环血容量不足。血管壁的损伤、血小板减少和功能障碍，以及弥散性血管内凝血所致的凝血机制异常，则是出血的主要原因。急性肾衰竭主要是因肾小球、肾小管的损伤、坏死，肾小管管腔阻塞，肾间质水肿和出血，以及肾素、血管紧张素的激活所致。全身小血管的广泛损伤是本病的最基本病变。

五、护理评估

(一)健康史

1.病史

(1)询问患者有无发热及热程，"三痛"(头痛、腰痛、眼眶痛)、"三红"(颜面、颈、前胸皮肤充血潮红)状况。

(2)患者身上有无出血点。

(3)患者24h液体出入量，特别是尿量。

2.流行病学资料

(1)询问患者病前2个月内有无在本病疫区居住史，特别是有无与鼠直接或间接接触史，如被鼠咬伤或破损皮肤黏膜接触鼠的排泄物、分泌物，或进食被鼠的排泄物、分泌物污染的食物等。

(2)亲属和同事有无类似发病情况。

(二)身体状况

潜伏期为4~46d，一般为2周。

典型患者临床病程分5期，轻型患者分期不明显，重型患者前3期可互相重叠。

1.发热期

(1)急骤发热:体温达 39~40℃,以稽留热和弛张热为多见,热程一般为 3~7d,体温越高,热程越长,则病情越重。

(2)全身中毒表现:表现为头痛、腰痛、眼眶痛("三痛")及全身酸痛;常伴有恶心、呕吐、食欲减退、腹痛、腹泻等胃肠中毒症状;重症患者可出现嗜睡、烦躁、谵妄、抽搐等神经、精神症状。

(3)毛细血管损伤主要为充血、出血和渗出水肿征:颜面、颈、前胸皮肤明显充血潮红("三红"),似酒醉貌;腋下和胸背部出血呈搔抓样或条索状瘀点,眼结膜和软腭黏膜也可发生充血、出血,腰、臀部或注射部位可出现大片瘀斑;渗出水肿征表现为眼睑、球结膜水肿,部分患者可有腹腔积液。

2.低血压休克期

发生于发病第 4~6 天,在体温开始下降的同时出现血压下降,重者出现休克,一般历时 1~3d。血压开始下降时患者颜面仍潮红,四肢温暖。休克加剧时脸色苍白、四肢厥冷、脉搏细弱、尿量减少。重症患者可出现弥散性血管内凝血、脑水肿、急性呼吸窘迫综合征和急性肾衰竭。

3.少尿期

发生于发病第 5~8 天,一般持续 2~5d。主要表现为尿毒症、酸中毒、水和电解质平衡失调,严重者可发生高血容量综合征(体表静脉充盈、脉搏洪大、脉压增大、心率增快、脸部胀满)和并发肺水肿、腔道出血、内脏出血等。

4.多尿期

多尿期发生于发病第 9~10 天。每日尿量从 500mL 渐增至 3000mL 以上,历时数日至数周,虽症状逐日好转,但若水和电解质补充不足或继发感染,仍可发生继发性休克。

5.恢复期

多尿期后,尿量逐步回复至 2000mL 以下,精神、食欲好转,但须经 1~2 个月,体力才能完全恢复。

6.并发症

腔道出血,如消化道出血、腹腔出血、阴道出血及肺出血等;肺水肿;继发感染,如消化道、呼吸道、泌尿道感染及败血症等。

(三)心理及社会资料

患者因突然发病且病情危重,常出现焦虑不安、紧张、恐惧等心理反应。

(四)辅助检查

1.血常规检查

白细胞计数 3~4d 后升高达(15~30)×10^9/L,早期以中性粒细胞升高为主,3~4d 后以淋巴细胞升高为主,并出现异型淋巴细胞。血常规检查有助于早期诊断,且白细胞数目越多则提示病情越重。

2.尿常规检查

病程早期即可出现大量尿蛋白,第 4~6 天尿蛋白常为(+++)~(++++)。尿镜检可见管型、红细胞及巨大融合细胞。部分患者尿中可出现膜状物。

3.血液生化检查

血尿素氮(BUN)、血肌酐(Cr)多在低血压休克期开始升高,血 Na^+、Ca^{2+}、Cl^- 在各期多降低。

4.血清学检查

血清、红细胞和尿沉渣细胞中可检出病毒抗原,血清中检测到特异性 IgM 抗体,双份血清抗体滴度升高 4 倍以上有诊断意义。

六、治疗要点

治疗以综合治疗为主,原则为早期发现,早期休息,早期治疗和就近治疗。治疗时注意防治休克、出血和肾衰竭。发热期的治疗以控制感染,减轻外渗,改善中毒症状和预防弥散性血管内凝血为目的;低血压休克期的治疗重点是积极补充血容量,注意纠正酸中毒和改善微循环;少尿期的治疗要点是稳定机体内环境,促进利尿、导泄和透析治疗;多尿期的治疗是维持水和电解质平衡,防治继发感染;恢复期的治疗为补充营养,逐渐增加活动量,定期复查肾功能等。

七、护理诊断及合作性问题

(一)体温过高

与汉坦病毒感染有关。

(二)组织灌注量改变

与广泛小血管损伤、弥散性血管内凝血、出血、继发感染等导致有效的血容量不足有关。

(三)体液过多

与血管通透性增加及肾脏损害有关。

(四)皮肤完整性受损

与血管壁损伤造成的出血有关。

(五)潜在并发症

出血、急性肾衰竭、肺水肿、继发感染等。

八、护理目标

1.体温下降,保持在正常范围。

2.组织灌流量良好,肢端变暖,血压正常。

3.尿量增加,肺部啰音消失。

4.皮肤黏膜充血、出血减轻或消失。

九、护理措施

(一)一般护理

1.休息

绝对卧床休息,且不宜搬动,以免加重组织及脏器出血。恢复期患者仍要注意休息,逐渐增加活动量。

2.饮食

给予易消化的流质或半流质饮食;发热期应注意适当补充液体量;少尿期应限制液体量、钠盐及蛋白质的摄入,患者口渴时可采用漱口或湿棉签擦拭口腔的方式来缓解;多尿期应注意补充液体及钾盐等;消化道出血患者应禁食。

(二)病情观察

流行性出血热具有病情危重且变化快的特点,其治疗的关键在于及早发现和防治休克、急性肾衰竭和出血等。因此,及时而准确的病情观察是流行性出血热护理的重点如下。

1.监测生命体征及意识状态的变化。

2.充血、渗出及出血的变化,如"三痛""三红"、皮肤瘀点(斑)等。

3.记录24h液体出入量,并注意尿量、颜色、性状及尿蛋白的变化。

4.氮质血症表现,如厌食、恶心、呕吐、顽固性呃逆等。

5.有关检查,如血尿素氮、血肌酐、电解质及酸碱平衡的监测、血小板及凝血功能检查等。

(三)对症护理

1.高热

以物理降温为主,如使用冰袋、冰帽等,但注意不能采用酒精或温水擦浴,以免加重皮肤损害。禁用强烈退热药,以免大量出汗促使患者进入休克期。

2.循环衰竭

(1)迅速建立静脉通路,按医嘱准确、迅速给予输入液体,使用碱性液及血管活性药,迅速纠正休克。

(2)吸氧。

(3)做好交叉配血、备血工作,为输血做好准备。

(4)做好各种抢救准备工作,密切观察治疗效果。

3.急性肾衰竭

(1)按量出为入,宁少勿多的原则,严格控制液体入量,每日补液量为前一日排出量(尿量和呕吐量)加500~700mL。

(2)利尿、导泻治疗时密切观察患者用药后的反应并做好记录。

(3)出现高血容量综合征时,应立即减慢输液速度或停止输液,使患者取半坐位或坐位,双下肢下垂。

(4)做血液透析或腹膜透析的患者,给予相应护理。

4.皮肤、黏膜的护理

保持床铺的清洁、平整、干燥,协调患者翻身时避免推、拉、拽等动作,以免造成皮肤损伤;测血压时袖带绑扎不可过紧和时间过长,以防加重皮下出血;保持口腔、黏膜的清洁、湿润,及时清除口腔分泌物。

(四)心理护理

关心体贴患者,耐心向患者解释流行性出血热的特点和临床经过,细心倾听患者的诉说。告知患者虽然病程较长、病情重,但经过积极治疗是能够治愈和康复的,鼓励患者树立战胜疾病的信心,克服焦虑/恐惧等不良情绪。

(五)健康指导

告知患者和家属临床症状消失后,肾功能恢复还需较长时间,因此在出院后仍需休息1~3个月。休息期间要做到生活有规律,增加营养、保证足够的睡眠,参与力所能及的活动,避免劳累。

十、护理评价

1.体温是否得到控制。

2.组织灌注量不足是否得到改善,血压是否正常。

3.尿量是否增加,肺部啰音是否消失。

4.皮肤黏膜充血、出血是否好转。

第四节 艾滋病

一、概述

艾滋病(AIDS)是获得性免疫缺陷综合征的简称,是人类免疫缺陷病毒(HIV)所引起的慢性传染病。临床上有明显的后天获得性免疫缺陷表现,以发生各种机会性感染及恶性肿瘤为特征,病死率极高。

二、病原学

HIV 为单链 RNA 逆转录病毒,目前已知 HIV-1 和 HIV-2 两型,两者均能引起艾滋病,HIV-1 是引起艾滋病的主要毒株。此病毒既有嗜淋巴细胞性又有嗜神经性,主要感染 $CD4^+T$ 淋巴细胞,也能感染单核巨噬细胞等。HIV 感染人体后产生的抗-HIV 不是中和抗体,故抗-HIV 阳性者的血清具有传染性。

三、流行病学

患者及无症状病毒携带者是艾滋病传染源,特别是后者,感染者的血液及各种体液(精液、唾液、泪液、宫颈分泌物、乳汁、脑脊液)中均含有 HIV 病毒,因此,凡输血、血制品或接触含 HIV 的体液均可能被感染。主要传播途径如下。

1.性接触传播为艾滋病的主要传播途径,同性恋、异性恋均可因性行为造成传播。

2.血液及血制品传播为艾滋病重要的传播途径,静脉注射、静脉吸毒、器官移植、人工授精等均可通过被污染的针头、医疗器械而感染。

3.感染 HIV 的孕妇可垂直传播给胎儿。人群普遍易感,青壮年发病率高,艾滋病的高危人群有男性同性恋者、性乱者、静脉吸毒者、血友病患者等,以及多次接受输血和使用血制品者、HIV 感染的母亲所生的婴幼儿。

四、护理评估

(一)健康史

1.病史

询问患者发热、淋巴结肿大、腹泻、消瘦及机会性感染状况。

2.流行病学资料

(1)询问患者有无与艾滋患者或无症状病毒携带者的密切接触史。

(2)有无输血及血制品史。

（3）是否有器官移植及血液透析史。

（二）身体状况

艾滋病的潜伏期为 2～10 年。

1.急性感染期（Ⅰ期）

感染 HIV 后小部分患者出现类似血清病样症状，可有发热、全身不适、头痛、厌食、关节肌肉痛和全身淋巴结肿大等。此时血液中能检出 HIV。一般症状持续 3～14d 后自然消失。

2.无症状感染期（Ⅱ期）

由原发 HIV 感染或急性感染症状消失后延伸而来。临床上没有任何症状，但血清中能检出 HIV 及 HIV 抗体，具有传染性。此期可持续 2～10 年或更长时间。

3.持续全身淋巴结肿大综合征（Ⅲ期）

主要表现为除腹股沟淋巴结以外全身其他部位两处或两处以上淋巴结肿大，淋巴结直径在 1cm 以上、质地柔韧、无压痛、无粘连，能自由活动，活检反应性增生。一般持续肿大 3 个月以上，部分患者淋巴结肿大经 1 年后消散，亦有消散后再次肿大的。此期还可伴有全身症状，如长期发热、乏力、盗汗、慢性腹泻、体重减轻等全身体质性疾病。

4.艾滋病期（Ⅳ期）

本期可有发热、乏力、盗汗、食欲缺乏、消瘦、慢性腹泻、全身淋巴结肿大、肝大、脾大等临床表现，主要病变为以下几点。

（1）机会性感染：由于严重的细胞免疫缺陷而出现多种机会性感染，如肺孢子菌、隐孢子虫、弓形虫、念珠菌、巨细胞病毒等。其中以肺孢子虫肺炎（PCP）最常见，它是引起艾滋病患者死亡的主要原因。其主要表现是慢性咳嗽、短期发热、渐进性呼吸困难、发绀和动脉血氧分压降低，仅少数患者肺部能闻及啰音。胸部 X 线片示间质性肺炎，但无特异性。神经系统可出现脑弓形虫病、隐球菌脑膜炎。

（2）肿瘤：最常见的肿瘤是卡波西肉瘤，可发生在皮肤、黏膜、内脏、淋巴结、肝脾等处，表现为深蓝色浸润斑或结节，可融合成大片状，表面出现溃疡并向四周扩散。

（三）心理及社会资料

艾滋病预后不良，且社会上对该病怀有恐惧心理，因此患者常出现焦虑不安、抑郁、孤独无助或恐惧等心理反应，甚至出现报复他人、自杀等行为。

（四）辅助检查

1.血常规及免疫学检查

可有不同程度的贫血、白细胞总数减少。淋巴细胞总数明显减少，$CD4^+$ T 淋巴细胞计数也下降、$CD4^+/CD8^+ < 1$（正常为 1.2～1.5）。

2.血清学检查

HIV 抗体阳性，则诊断可以确立。HIV 抗原阳性有助于诊断、判断疗效及预后。

3.其他检查

胸部 X 线片示间质性肺炎，脑脊液检查及 CT 检查有助于神经系统病变的诊断。

五、治疗要点

艾滋病至今无特效治疗方法，综合治疗措施包括：抗病毒治疗，辅以免疫调节剂（白细胞介素-2、异丙肌苷、胸腺素等),治疗机会性感染和肿瘤(敏感的抗菌药及化学药),对症及支持治疗,中医中药治疗等。

六、护理诊断及合作性问题

(一)恐惧

与艾滋病折磨、缺乏特效治疗方法、病情严重及预后不良有关。

(二)营养失调:低于机体需要量

与发热、摄入减少、口腔感染有关。

(三)组织完整性受损

与机会性感染和卡波西肉瘤有关。

(四)社交孤立

与对艾滋病不理解、社会评价不良有关。

七、护理目标

1.能客观地正视现实,应对能力增强,恐惧感减轻或消失。

2.营养状况得到改善,体重逐渐恢复正常。

3.皮肤黏膜完整,无破损。

4.能得到亲友和邻居的谅解,社会联络增加。

八、护理措施

(一)一般护理

1.隔离

血液、体液隔离,严格执行艾滋病的消毒、隔离措施。

2.休息

当发生条件致病菌感染时应绝对卧床休息,以减少机体消耗。症状减轻后可逐步起床活动。病室应安静、舒适、空气新鲜。

3.饮食

给予高热量、高蛋白、高维生素易消化饮食。注意食物色、香、味,设法促进患者食欲。无法进食者,给予静脉输液,注意维持水、电解质平衡。

(二)对症护理

1.对症护理

针对患者出现的各种症状,如高热、疼痛、呼吸困难、恶心、呕吐、腹泻等进行对症护理。

2.皮肤护理

因艾滋病患者体质虚弱,免疫能力差,易发生继发感染,皮肤就成为病原菌侵入的主要门户,故应加强皮肤护理,预防感染。另外,卡波西肉瘤可发生在皮肤、黏膜上,护理时应注意如下。

(1)评估皮肤颜色、温度、完整性,观察口腔、舌、上颚是否出现斑块及破损,肛门周围处皮肤是否出现溃疡。

(2)保持皮肤清洁、卫生,经常更换衣服、被褥,穿柔软的内衣,防止皮肤破损和继发感染。

(3)长期卧床的患者要经常翻身,以防压疮和感染。

(4)皮肤有损伤,应使用生理盐水清洗后,给予微波及药物治疗。

(5)改进营养状况、补充水分,以增加抵抗力及伤口愈合能力。

(三)用药护理

1.对患者进行用药依从性教育

使用抗病毒药物治疗时,按时、足量遵医嘱服药是非常重要的,否则会降低疗效及产生耐药性。另外,要告知患者艾滋病的抗病毒治疗需要终身服药。

2.观察药物反应

可出现以下不良反应。

(1)胃肠道症状:表现为食欲减退、恶心、呕吐、腹痛等。

(2)神经系统症状:表现为四肢酸痛、麻木、头痛、多梦等。

(3)皮疹:多在颜面和躯干部出现斑丘疹,伴有瘙痒。

(4)中毒反应:包括中毒性肝损害、骨髓抑制、急性胰腺炎等,一般在治疗2~3个月后发生。

(四)心理护理

建立良好的护患关系,耐心劝说患者改变其不良的心理状态和行为,并帮助患者建立起有利于治疗和康复的最佳心理状态。尊重患者的人格,不要嘲笑患者所表现出的异常行为及语言。患者发挥主观能动性,鼓励患者主动参与,增强患者战胜疾病的信心。尊重患者个人隐私。

(五)健康指导

1.告知患者及家属做好血液和体液隔离。

2.要洁身自爱,严禁吸毒。

3.应采取预防或减少机会性感染的措施。

4.要按时、足量服药和坚持终身服药。

5.对无症状病毒携带者应每3~6个月做一次临床及免疫学检查,随时就诊,尽早治疗。

九、护理评价

1.能否客观地正视现实,恐惧感是否减轻或消失。

2.营养状况是否得到改善。

3.皮肤黏膜是否完整。

4.是否得到社会及亲友的谅解。

第五节 细菌性痢疾

一、概述

细菌性痢疾简称菌痢,是由痢疾杆菌引起的肠道传染病,主要临床表现为腹痛、腹泻、黏液脓血便和里急后重,可伴有发热和全身毒血症状,严重者可有感染性休克和(或)中毒性脑病。

二、病原学

痢疾杆菌属肠杆菌科志贺菌属,革兰染色阴性。按其抗原结构和生化反应不同分为 4 群 47 个血清型:A 群(志贺菌群)、B 群(福氏菌群)、C 群(鲍氏菌群)、D 群(宋内菌群)。我国流行的菌群以福氏菌群为主。各菌群及血清型之间无交叉免疫。各型痢疾杆菌均产生内毒素,是引起全身毒血症状的主要因素。A 群还可产生具有神经毒、细胞毒和肠毒素作用的外毒素(志贺毒素),因而可引起更严重的临床表现。

痢疾杆菌在外界环境中生命力较强,可在瓜果、蔬菜及污染物上生存 1～2 周,但对各种化学消毒剂均很敏感。

三、流行病学

菌痢患者(尤其是慢性菌痢患者)和带菌者是细菌性痢疾的传染源。病原菌随传染源粪便排出,污染食物、水、生活用品或手,经口使人感染,也可通过苍蝇传播,食物和水源污染可导致暴发流行。人群普遍易感,病后可获得一定免疫力,但短暂而不稳定,且不同菌群及血清型之间无交叉免疫,故易反复感染。细菌性痢疾全年均可发生,以夏秋季多见。

四、发病机制与病理改变

痢疾杆菌侵入人体后,主要在乙状结肠与直肠黏膜上皮细胞和固有层中繁殖,引起肠黏膜的炎症反应和固有层小血管循环障碍,导致肠黏膜充血、水肿、坏死和溃疡形成,临床上出现腹痛、腹泻、里急后重和黏液脓血便。痢疾杆菌一般不侵入血流,其产生的毒素可进入血流引起发热和全身毒血症状。部分患者可能对其产生的内毒素过于敏感而反应强烈,引起急性微循环障碍,导致弥散性血管内凝血及血栓形成,进一步加重微循环障碍,临床上出现感染性休克和重要脏器功能衰竭、脑水肿甚至脑疝的表现。

五、护理评估

(一)健康史

1.病史

(1)询问患者既往痢疾病史及治疗情况。

(2)患者体温变化,腹泻次数及量,腹痛性质与部位,有无里急后重。

(3)对儿童特别注意高热及观察面色、脉搏、呼吸及血压的变化程度,即有无周围循环衰竭的表现等。

2.流行病学资料

(1)询问患者个人卫生习惯情况,如饭前便后是否洗手。

(2)患者发病前有无不洁饮食史、居住地及旅居地卫生状况、苍蝇密度。

(3)患者周围有无类似患者及接触史。

(二)身体状况

细菌性痢疾的潜伏期为数小时至 7d,一般为 1～2d。

1.急性菌痢

(1)普通型(典型):起病急、发热,体温可达 39℃,可伴寒战,继之腹痛、腹泻,大便每日 10 多次至数十次,初为稀便,1～2d 后转为黏液脓血便,每次量不多,里急后重明显。体格检查可有左下腹压痛及肠鸣音亢进。治疗及时,多于 1 周左右病情逐渐恢复而痊愈,少数患者可转为慢性。腹泻次数多,可引起脱水、酸中毒及电解质紊乱。

(2)轻型(非典型):全身症状轻,无明显发热,腹泻每日数次,黏液稀便,常无脓血,腹痛轻。病程3～7d可痊愈。

(3)中毒型:多见于2～7岁儿童。起病急骤,病情凶险,突然畏寒、高热(体温达40℃以上)、反复惊厥、嗜睡、昏迷,迅速发生循环衰竭和呼吸衰竭,而肠道症状轻微或阙如,经用生理盐水灌肠或用直肠拭子采便,镜检可见大量白细胞及红细胞。根据临床表现分为以下三型。

1)休克型(周围循环衰竭型):主要表现为感染性休克,在全身微血管痉挛阶段,出现精神萎靡、面色苍白、四肢湿冷、脉细数、血压正常或偏低。后期微循环淤血,出现发绀、皮肤花纹、血压明显降低或休克。并可出现心、肾功能不全的表现。

2)脑型(呼吸衰竭型):由于脑血管痉挛引起脑缺氧、脑水肿、颅内压增高,甚至脑疝。可出现剧烈头痛、呕吐、血压偏高、反复惊厥、迅速进入昏迷。瞳孔大小不等或忽大忽小、对光反射迟钝或消失,呼吸节律不整、深浅不匀、双吸气等,最终因呼吸衰竭而死亡。此型严重,病死率高。

3)混合型:此型兼有以上两型表现,最为凶险。

2.慢性菌痢

细菌性痢疾反复发作或迁延不愈,病程超过2个月称为慢性菌痢,其发生可能与下列因素有关:急性期治疗不及时,不彻底;营养不良;免疫功能低下;原有慢性疾病如胃肠道疾病、肠寄生虫病等。

(三)辅助检查

1.血常规

急性期白细胞计数轻度至中度增高,多在(10～20)×10⁹/L,中性粒细胞增高。慢性菌痢可有贫血。

2.大便常规

外观为黏液脓血便,镜检可见大量脓细胞,少量红细胞,如发现巨噬细胞则更有助于诊断。

3.大便细菌培养

大便培养出痢疾杆菌为确诊依据。为提高阳性率,大便采集要求:大便标本要新鲜,留取后立即送检;挑取脓血部分;在使用抗菌药物前采取标本;需多次培养。

4.结肠镜检查

该项检查适用于疑难患者或慢性菌痢的患者,以协助诊断。

(四)心理及社会资料

患者因发热、头痛、全身毒血症状及腹痛、腹泻和里急后重等而出现明显不适感,或担心疾病迁延不愈转为慢性,常有紧张、烦躁及焦虑。

六、治疗要点

急性菌痢的治疗原则是以抗菌消炎和对症处理为主。选用有效抗菌药物是治疗急性菌痢,减少和防止慢性化的关键措施。目前较为理想的药物是喹诺酮类,如诺氟沙星,成人每次0.2～0.4g,每日2～4次口服,疗程5～7d,其次还有环丙沙星、氧氟沙星等。此类药物孕妇和儿童慎用。也可选用复方磺胺甲恶唑、头孢曲松、头孢噻肟等。高热时给予物理降温和使用退热药物;腹痛剧烈时可给予阿托品或颠茄类制剂解痉止痛;毒血症状严重者酌情使用小剂量糖皮质激素等。中毒性菌痢的抢救措施为使用有效的抗菌药物静脉滴注、降温镇静、迅速纠正休克及防治脑水肿等。慢性菌痢应联合使用两种不同类型的抗菌药物,也可用药物保留灌肠疗法,同时针对并存的其他慢性疾病给予积极治疗。

急性菌痢预后良好,经治疗后多于 1 周左右痊愈;少数患者迁延不愈或反复发作,病程超过 2 个月即转为慢性;中毒性菌痢预后差,病死率高。

七、护理诊断及合作性问题

(一)体温过高

与痢疾杆菌感染有关。

(二)腹泻

与痢疾杆菌感染引起肠道病变有关。

(三)组织灌注量改变

与痢疾杆菌内毒素导致微循环障碍有关。

(四)潜在并发症

中枢性呼吸衰竭、惊厥、脑疝等。

八、护理目标

1.体温下降,维持在正常范围。

2.能说出腹泻的诱因及其预防措施,腹泻减轻或消除。

3.血压平稳,维持在正常范围。

九、护理措施

(一)一般护理

1.隔离

按消化道要求隔离患者至临床症状消失,大便培养连续 2 次阴性。

2.休息

腹泻频繁、全身症状明显者应卧床休息,并应避免精神紧张、烦躁,必要时按医嘱给予镇静剂,这有利于减轻腹泻症状。腹泻症状不严重者可适当活动。

3.饮食

频繁腹泻并伴有呕吐的患者可暂禁食,给予静脉补液。能进食者应给予少渣、高热量、高蛋白、低维生素、易消化的流质或半流质饮食,脂肪不宜过多,忌食生冷及刺激性饮食,少量多餐,腹泻好转后应逐渐增加食量。

(二)病情观察

对普通型细菌性痢疾应注意面色变化、排便情况、脱水状况、肛周皮肤维护状况、营养情况及治疗效果等。对中毒性菌痢,因其起病急骤,病情凶险,具有病情危重且变化快的特点,其治疗的关键在于及早发现和防治。因此,及时而准确的病情观察是细菌性痢疾护理的重点如下。

1.监测生命体征。

2.神志状态、面色。

3.抽搐先兆、发作次数、抽搐部位及间隔时间。

4.瞳孔的大小、形状、两侧是否对称、对光反应,以及时发现脑疝。

5.准确记录液体出入量。

(三)对症护理

1.高热

以物理降温为主,如使用冰袋、冰帽等,禁用强烈退热药,以免大量出汗使患者出现循环衰竭。

2.保持水、电解质平衡

根据每日吐、泻情况,及时、准确地补充水分及电解质,以免发生水、电解质平衡紊乱。已发生脱水时应及时补液,对轻度及中度脱水者可采用口服补液,少量、多次给患者喂服。脱水严重的,应遵医嘱给予静脉补液,并注意补充电解质。

3.呼吸衰竭

应针对引起呼吸衰竭的不同原因进行治疗。

(1)呼吸道分泌物梗阻引起的呼吸衰竭,应保持呼吸道通畅,及时吸痰,加强翻身、拍背、引流排痰,若痰液黏稠可雾化吸入 α-糜蛋白酶以稀释痰液,同时吸氧。

(2)脑水肿、脑疝所致的呼吸衰竭,应进行脱水治疗。

(3)可使用呼吸中枢兴奋剂,如洛贝林、尼可刹米、二甲弗林(回苏灵)等。

(4)使用血管扩张剂:近年来采用 654-2、阿托品以改善微循环,对抢救乙脑患者中枢性呼吸衰竭有效。

(5)使用气管插管、气管切开及人工呼吸器气管插管适用于呼吸衰竭发展迅速或呼吸突然停止者。气管切开适用于深度昏迷、痰阻,经多种方法处理呼吸功能仍恶化的患者,以及脑干型呼吸衰竭,呼吸肌麻痹经吸痰、吸氧仍不能维持其换气功能的患者。如自主呼吸停止或呼吸微弱、有严重换气功能障碍者,可使用人工呼吸器辅助呼吸,经鼻导管使用高频呼吸器(送氧压力为 $0.4\sim0.8kg/cm^2$,频率为 $80\sim100$ 次/分)等,并适当使用抗菌药物预防感染。

4.循环衰竭

(1)患者采取头低脚高体位,因抬高下肢有利于增加静脉回心血量,从而相应地增加了循环血量。

(2)吸氧,一般采用鼻导管给氧,氧流量为 $2\sim4L/min$,必要时 $4\sim6L$,并应监测动脉血气分析。

(3)迅速建立静脉通路,按医嘱准确、迅速地给予输入液体扩充血容量。

(4)使用碱性液,以纠正酸中毒。

(5)使用血管活性药,如使用 654-2、阿托品等,但应注意药物浓度、输注速度及不良反应。

(6)注意保暖。

5.肛周皮肤护理

排便频繁者,便后宜用软纸擦拭,注意勿损肛周皮肤。每天用温水坐浴,然后局部涂以消毒凡士林油膏。有脱肛者可用手隔以消毒纱布轻揉局部,以助肠管还纳。还应注意保持肛门周围清洁及保持内裤、床单清洁和干燥。

（四）用药护理

使用喹诺酮类药物或其他抗生素治疗时，应注意药物剂量、使用方法、服药时间、疗效及不良反应，如喹诺酮类药物可引起恶心、呕吐、食欲缺乏等胃肠道反应或过敏反应，告诉患者与食物同服可减轻胃肠道反应。使用解痉剂如阿托品时，使注意观察有无口干、心动过速及视力模糊等药物反应。

（五）健康指导

1.告知患者和家属急性菌痢的致病因素和预防措施，养成良好的卫生习惯，认识到餐前便后洗手的重要意义，不饮生水，不吃不洁或腐败的食物，保持居家环境卫生，防蝇灭蝇。

2.对急性菌痢应嘱咐患者按医嘱按时、按量、按疗程坚持服药，一定要在急性期彻底治愈，以防转变成慢性痢疾。

3.对慢性患者要嘱咐避免急性发作的诱因，如进食生冷食物、暴饮暴食、过度紧张劳累、受凉、情绪波动等，并嘱患者加强体育锻炼、生活规律，增强体质以及复发时应及时治疗。

4.患者出院后要注意休息，避免过度劳累、受凉、暴饮暴食，以防菌痢再次发作。

十、护理评价

1.体温是否恢复正常。

2.患者大便形态是否恢复正常，伴随症状是否消失。

3.血压是否正常、稳定。

第六节　疟疾

一、概述

疟疾是由疟原虫经按蚊叮咬传播的急性传染病，临床特点为间歇性发作的寒战、高热、大汗，数小时后缓解，可有脾大及贫血等体征。

二、病原学

寄生于人体的疟原虫有间日疟原虫、三日疟原虫、恶性疟原虫和卵形疟原虫四种。四种疟原虫的生活史相似。疟原虫的发育过程中，需两个宿主，蚊为终末宿主，人为中间宿主。四种疟原虫的生活史相似。

（一）疟原虫在人体内的发育阶段

1.肝细胞内的发育（红细胞外期）

子孢子随雌性按蚊的唾液注入人体后，再随血流侵入肝细胞内，长成裂殖体，成为疟疾复发的根源，部分进入血流侵入红细胞内。

2.红细胞内的发育（红细胞内期）

裂殖子侵入红细胞内后，进行裂殖体增生，先后发育成小滋养体（环状体）、大滋养体、裂殖体、裂殖子，红细胞破裂后释出大量裂殖子，导致临床疟疾发作；小部分裂殖子侵入其他红细胞重复上述裂殖体增生，引起疟疾间歇性发作；上述裂殖体增生3～4代后，部分裂殖子分别发育成雌、雄配子体,如配子体被雌性按蚊吸入胃内,则在蚊体内进行有性生殖。

(二)疟原虫在蚊体内的发育阶段

1.雌、雄配子体被雌蚊吸入胃内后,进行有性生殖,成为合子,继之发育为动合子,穿破蚊胃壁发育成囊合子。

2.孢子增生:囊合子发育成孢子囊,其中含数千个子孢子,从孢子囊中释放的子孢子进入蚊唾液腺内,当蚊虫再次叮咬人时,子孢子便进入人体。

三、流行病学

疟疾患者及带疟原虫者为主要的传染源。疟疾的自然传播媒介为雌性按蚊,我国主要为中华按蚊。此外,输入带疟原虫的人血或使用被疟疾患者的血液污染的注射器也可以感染。人群普遍易感,在高度流行区成人发病率较低,儿童和外来人口发病率较高。我国以间日疟最多,遍及全国,一年四季均可发病,以夏、秋季多见。

四、发病机制与病理改变

疟原虫经血流侵入肝细胞内寄生繁殖,成熟后又侵入红细胞内繁殖,使红细胞破裂而发病。因原虫裂殖体成熟的时间不同,间日疟、卵形疟为 48h,三日疟为 72h,恶性疟为 36～48h,故其发作可有不同的周期和间歇期。红细胞大量破坏可引起贫血,疟原虫在人体内裂殖体增生可引起强烈的吞噬反应,单核—巨噬细胞系统增生,致肝脾增大,以脾大为主,骨髓亦有增生。凶险型疟疾发作是由于红细胞内期裂殖体成熟时的一系列炎症反应,组织细胞缺氧及弥散性血管内凝血所致;脑微血管内血栓形成、出血及脑水肿可导致呼吸衰竭;其他重要器官如心、肺、胃肠、肾上腺,亦有类似变化。

五、护理评估

(一)健康史

1.病史

询问患者有无周期性间歇发作;询问起病的方式、发热程度及伴随症状。

2.流行病学资料

近期内是否在疟疾流行区、流行季节居住或停留过;近年来有无疟疾发作史;近期内有无输血史。

(二)身体状况

潜伏期:间日疟 10～20d,三日疟 24～30d,恶性疟 7～12d,卵形疟 13～15d。

1.典型发作

其特点是周期性间歇性发作,分三个阶段。

(1)症状

1)寒战期:畏寒、寒战、面色苍白、唇指发绀、肢体厥冷、脉快有力,持续 10min～2h。

2)高热期:体温达 40℃以上,头痛、全身酸痛、面色潮红、皮肤干热、脉快有力,持续 2～6h。

3)大汗期:高热之后全身大汗淋漓,体温降至正常,症状消失,但感疲乏、嗜睡,此期 2～3h。以上发作过程,间日疟隔日一次,三日疟隔两天一次,恶性疟则热型不规则,无明显间歇。

(2)体征:各型疟疾多次发作后脾可明显增大并有压痛,慢性患者脾质地变硬,肝常同时增大并有压痛;反复发作可有不同程度的贫血,尤以恶性疟更为严重,偶可发生溶血性黄疸;间日疟和三日疟患者,鼻唇部常见有单纯疱疹。

2.凶险发作

凶险发作多见于恶性疟。

(1)脑型:急起高热、剧烈头痛、呕吐、烦躁不安、谵妄和抽搐、精神错乱等,严重者可发生脑水肿、脑疝、呼吸衰竭而死亡。

(2)过高热型:持续高热可达 42℃,谵妄继之昏迷、抽搐,可在数小时内死亡。

3.复发

复发是指初发后血中疟原虫已完全消失,因过劳、受凉等致机体免疫力减退时,肝细胞内疟原虫再次侵入红细胞而引起的发作。复发时症状较轻。间日疟常有复发,恶性疟、三日疟和输血疟疾无复发。

4.输血疟疾

由输入带疟原虫的血液而引起的疟疾称为输血疟疾。输血疟疾治疗后一般无复发。

(三)辅助检查

1.血常规检查

疟疾多次发作后,红细胞及血红蛋白下降,白细胞总数正常或降低,单核细胞比例增高。

2.疟原虫检查

(1)血液涂片:血液涂片查疟原虫是疟疾确诊的最可靠方法。应在寒战或发热初期采血。

(2)骨髓穿刺涂片:阳性率高于外周血涂片。

3.血清学检查

检测抗疟抗体,对疟疾做回顾性诊断献血源检查、流行病学调查、防治效果考核等有一定辅助价值。

4.PCR 检测

PCR 检测可检测到疟原虫的存在,对早期诊断具有重要价值。

(四)心理及社会资料

疟疾初次发作时,因起病急骤,患者常有紧张心理;间日疟患者因多次复发而出现焦虑;恶性疟则因病情严重,易产生恐惧心理。

六、治疗要点

疟疾的治疗要点如下。

(一)控制临床发作,消灭红细胞内期裂殖体

常用氯喹,口服,每片 0.25g,首次 4 片,6h 后服 2 片,第 2 天、第 3 天各服 1 次;另外,还可选用奎宁、青蒿素。

(二)预防

常用乙胺嘧啶,每片 6.25mg,成人每日顿服 8 片,连服 2d。

(三)防止复发

使用伯氨喹口服,成人每日 3 片,连用 8d,主要是杀灭红细胞外期疟原虫。

(四)抗疟联合治疗

常首选氯喹与伯氨喹合用,亦可选择奎宁与伯氨喹合用。

(五)凶险型疟疾的治疗

该型疟疾需快速、足量使用有效的抗疟药物,尽快给予静脉滴注,如可用二盐酸奎宁或用蒿甲醚。

七、护理诊断及合作性问题

(一)体温过高

与疟原虫感染有关。

(二)疼痛:头痛、全身痛

与高热有关。

(三)潜在并发症

颅内高压综合征、惊厥发作、呼吸衰竭等。

八、护理目标

1.体温下降,维持在正常范围。

2.疼痛减轻或消失。

九、护理措施

(一)一般护理

1.隔离

虫媒隔离,病室内要有防蚊、灭蚊措施。

2.休息

急性发作期应卧床休息,以减轻患者体力消耗,同时注意保温,如加盖棉被、放热水袋等,缓解间期应保证患者安静休息,以恢复体力。

3.饮食

给予高营养饮食,发作期进流质或半流质饮食,缓解后可进普通饮食。贫血患者应给予高铁质、高维生素和高蛋白饮食。

(二)病情观察

对疟疾典型发作主要观察体温,随时记录体温的变化;观察面色,注意有无贫血表现;恶性疟患者应注意观察其体温、意识状态以及有无头痛呕吐、抽搐等表现。

(三)对症护理

1.发热

发热应给予物理降温,温度过高可给予阿司匹林类退热药。大汗期后给予温水擦浴,及时更换衣服、床单,避免着凉,应多饮水以防止虚脱。

2.惊厥、昏迷

凶险发作时患者出现惊厥、昏迷等严重表现,应注意保持呼吸道通畅,并按惊厥、昏迷的常规护理。

(四)用药护理

1.氯喹使用时应注意

(1)有无胃肠道反应,如食欲减退、恶心、呕吐及腹泻等。

(2)观察循环系统的变化,如果用量过大,患者会出现心动过缓、心律失常及血压下降。

2.使用伯氨喹应注意

服用3～4d后可发生发绀或溶血反应,应注意观察。出现上述反应时需及时通知医生并停药。

3.凶险发作使用静脉滴注药物时,应掌握药物浓度与滴速,并密切观察有无毒性反应。

(五)健康指导

告知患者积极进行抗疟治疗,出院后如又出现寒战、发热、大汗反复发作,应速到医院复查;切断传播途径是预防疟疾综合措施中的主要环节,包括灭蚊,尤以消灭幼蚊为重点,消灭按蚊滋生场所,如填洼、疏沟、消灭积水等;采用防蚊措施,如使用蚊帐、纱窗,涂抹蚊油防蚊,用蚊烟驱蚊等,以减少受染的机会;对疟疾高发区人群及流行季节出入流行区的易感者,应预防服药,患者出院后要注意休息,加强营养。

十、护理评价

1.体温是否维持在正常范围。

2.疼痛是否减轻或消失。

第七节　麻疹

一、概述

麻疹是麻疹病毒引起的急性呼吸道传染病。临床以发热、咳嗽、流涕、眼结膜充血,口腔黏膜有科普利克斑(柯氏斑)及皮肤斑丘疹为特征。麻疹具有高度的传染性,每年全球有数百万人发病。我国自1978年实施麻疹疫苗计划免疫以来,控制了麻疹的大流行,明显降低了发病率和病死率,流行周期也基本消失,但目前我国每年仍有麻疹患者6～7万,病死率约为0.05%,发病率在我国法定传染病中排在前6位,仍是威胁我国儿童身体健康的主要传染病之一。随着计划免疫的开展,目前麻疹发病呈两极分化趋势,即婴儿及成人麻疹患者增多。

麻疹属乙类传染病,是须严格管理的传染病,要求发现后24h内上报。

(一)病原体特点

麻疹病毒属于副黏液病毒科,为RNA病毒,仅有一个血清型。麻疹病毒在外界生活力不强,对热、阳光及一般消毒剂均敏感,55℃下15min即可被破坏,在流通的空气或阳光下半小时即失去活力。耐寒、耐干燥,室温下可存活数日,-70℃可存活数年。所以居室要通风、紫外线消毒。麻疹疫苗要低温保存。

(二)发病机制

麻疹病毒侵入上呼吸道和眼结合膜上皮细胞内复制繁殖,通过局部淋巴组织进入血流,于感染后第2～3天引起第一次病毒血症。病毒在单核一巨噬细胞系统中增生,感染后第5～7天大量病毒再次侵入血流,造成第二次病毒血症,出现高热和皮疹。目前认为麻疹发病机制有两方面:一方面由于麻疹病毒侵入细胞直接引起细胞病变;另一方面是全身性迟发型超敏性细胞免疫反应。因病毒或免疫复合物损伤皮肤真皮浅血管,使真皮充血、水肿,血管内皮细,胞肿胀、增生,单核细胞浸润、渗出,形成皮疹和黏膜疹。由于崩解的红细胞和血浆渗出,使皮疹消退后遗留色素沉着。表皮细胞坏死及退行性变形成脱屑。

二、流行病学与预防

(一)传染源

患者是唯一的传染源。发病前 2d 至出疹后 5d 内均具有传染性;若合并肺炎,传染性可延长至出疹后 10d。前驱期传染性最强,出疹后逐渐减低,疹消退时已无传染性。传染期患者眼结合膜、口、鼻咽、气管分泌物中都含有病毒,恢复期不带病毒。

(二)传播途径

经空气飞沫传播。患者咳嗽、打喷嚏时,病毒随排出的飞沫经口、咽、鼻部或眼结合膜侵入易感者。密切接触者亦可经污染病毒的手传播,通过衣物、玩具等间接传播者少见。

(三)易感人群

人群普遍易感,易感者接触患者后,90%以上发病,病后能获持久免疫。

(四)流行特征

全年均可发病,以冬、春季为多,高峰在 2~5 月份。近年来,因幼时接种麻疹疫苗,以后未再复种,麻疹平均发病年龄后移。流动人口或免疫空白点易造成局部易感人群聚集,导致局部或点状麻疹流行。麻疹发病的周期性基本消失。

(五)预防措施

1.管理传染源

麻疹流行期间,儿童机构应加强检查,以便及时发现患者,做到早诊断、早报告、早隔离、早治疗。单纯麻疹可在家中隔离、治疗、护理,护理人员要进行家庭护理指导。对患儿采取呼吸道隔离至出疹后 5d,有并发症者延至出疹后 10d。易感的接触者要医学观察 21d,并使用被动免疫制剂。

2.切断传播途径

麻疹流行期间勿接触患者,勿到人多拥挤处,出门应戴口罩。保持房间空气流通。衣被、玩具阳光裸晒 2~4h。医务人员接触患儿后,必须在日光下或流动空气中停留 30min 以上,才能再接触其他患儿或健康易感者。

3.保护易感人群

(1)主动免疫:预防麻疹的关键是对易感者接种麻疹减毒活疫苗,婴儿满 8 个月接种疫苗。接种后 12d 血中出现抗体,1 个月达高峰,故易感儿接触患者后 2d 内接种有预防效果;流行季节前 1 个月注射麻疹疫苗,能防止麻疹发病流行。7 周岁复种。主动免疫主要对象为婴幼儿,但未患过麻疹的儿童和成人均可接种麻疹减毒活疫苗。麻疹减毒活疫苗应在 2~8℃避光环境中保存。

(2)被动免疫:新生儿可从母体得到特异抗体,免疫半衰期约 3 周。体弱、孕妇、年幼的易感者接触麻疹患者 5d 内,应立即注射人血丙种球蛋白 3mL 或胎盘球蛋白 3~6mL,可起保护作用,免于发病;6d 后注射可减轻症状,免疫有效期为 1~8 周。

三、临床表现

潜伏期约 10d(6～18d),接受过免疫者可延长至 3～4 周。潜伏期末可有低热、全身不适症状。

(一)前驱期(出疹前期)

从发热到出疹为前驱期,一般 3～4d。以发热、上呼吸道卡他症状和麻疹黏膜斑为主要特征。此期患儿体温逐渐增高,达 39～40℃,同时出现咳嗽、流涕、流泪等卡他症状。眼结膜充血、畏光、流泪及眼睑水肿(上呼吸道卡他症状)是本病的特点。90％以上的患者于病程 2～3d,在第一白齿颊黏膜处,可出现 0.5～1mm 大小的白色麻疹黏膜斑,即柯氏斑,常在 2～3d 内消退,具有早期诊断价值。

(二)出疹期

于发热后 3～4d 开始出现皮疹。体温可突然升高到 40℃ 以上。皮疹先始于耳后、发际,渐及额、面、颈,自上而下蔓延至胸、腹、背及四肢,最后达手心、足底,2～3d 遍及全身。皮疹初为淡红色斑丘疹,大小不等,略高出皮肤,充血,压之退色,可融合呈暗红色,疹间皮肤正常。此期全身毒血症状及咳嗽加剧,肺部听诊可闻及少量湿啰音,全身淋巴结及肝大、脾大。

(三)恢复期

出疹 3～5d 后,体温下降,全身症状明显减轻,皮疹按出疹的先后顺序消退,糠麸样脱屑伴留浅褐色色素斑是麻疹恢复期的标志,7～10d 消退。

无并发症者病程 10～14d。成人麻疹全身症状多,且较儿童严重。体弱多病、免疫力低下或护理不当又继发严重感染者容易发展成重型麻疹,表现为持续高热、中毒症状重、皮疹密集融合、有并发症、皮疹骤退、四肢冰冷、血压下降等,病死率极高。

(四)并发症

并发症包括支气管肺炎、心肌炎、喉炎、脑炎、结核病恶化等,其中肺炎是最常见的并发症。

四、实验室检查

(一)血常规

白细胞总数减少,淋巴细胞相对增高。若淋巴细胞严重减少,提示预后不好。

(二)免疫学检查

用酶联免疫吸附试验(ELISA)测血中特异性 IgM,是诊断麻疹的标准方法,具有早期诊断价值。IgG 抗体恢复期较早期增高 4 倍以上,即为阳性。

(三)病原学检测

1.核酸检测

采用逆转录聚合酶链反应(RT－PCR)从临床标本中扩增麻疹病毒 RNA,是一种非常敏感和特异的诊断方法。对免疫力低下而不能产生特异抗体的麻疹患者尤其有价值。

2.病毒抗原检测

取早期患者鼻咽分泌物、血细胞及尿沉渣细胞,用免疫荧光或免疫酶法查麻疹病毒抗原,若阳性,可早期诊断。上述标本涂片后还可见多核巨细胞。

五、护理评估要点

(一)流行病学资料

当地有麻疹流行,患者有麻疹接触史。

(二)临床特征

急起发热、上呼吸道卡他症状(结膜充血、畏光、流泪及眼睑水肿)、柯氏斑及典型的皮疹等。

(三)实验室检查

免疫学检查、病原学检测有助于明确诊断。

(四)心理-社会状况

麻疹患者起病急,多有高热,婴幼儿常有并发症,家属多焦急紧张,并担心大面积皮疹会影响个人形象。

六、治疗与护理

(一)治疗要点

麻疹本身无特效药治疗,主要是对症治疗和防治并发症。

1.对症治疗

高热可酌情应用退热剂,咳嗽用祛痰止咳药。体弱病重患儿可应用丙种球蛋白。适当地补充维生素 A,有利于疾病的恢复,并可减少并发症的发生。

2.并发症治疗

(1)支气管肺炎:抗生素治疗,常用青霉素或头孢类,疗程 5~7d。

(2)心肌炎:并发心力衰竭宜及早应用小剂量强心剂,重症者可同时用肾上腺糖皮质激素保护心肌。

(3)急性喉炎尽量让患儿安静。雾化吸入稀释痰液。选用抗菌药物。喉头水肿严重者可用肾上腺糖皮质激素。喉梗阻严重时及早行气管切开。

(二)护理措施

1.呼吸道隔离

隔离至出疹后 5d,有并发症者延至出疹后 10d。接触的易感儿隔离观察 21d。保持房间空气流通。衣被、玩具阳光裸晒 2~4h。医务人员接触患儿后,必须在日光下或流动空气中停留 30min 以上,才能再接触其他患儿或健康易感者。

2.观察病情

麻疹并发症多且重,为及早发现,应密切观察病情变化情况。

(1)观察生命体征:尤其注意体温、呼吸的变化,若病程中体温过高或下降后又升高,伴呼吸困难和烦躁等,提示可能出现了并发症。

(2)观察皮疹:观察皮疹出疹顺序、多少、颜色、皮疹是否出齐。早期观察有无麻疹黏膜斑,一旦发现对本病诊断很有帮助。若出疹过程不顺利,可用鲜芫荽煎水服用并擦身,促使皮疹出齐、出透;若仍出疹不畅,提示可能出现了并发症。对重型患儿要观察有无出血性皮疹、皮疹骤退、四肢发冷等周围循环衰竭的表现。

(3)观察并发症:注意有无水电解质、酸碱平衡紊乱的情况;有无精神萎靡、呼吸急促、鼻翼煽动等支气管肺炎的表现;有无声音嘶哑等喉炎的表现;有无维生素缺乏症,以维生素 A 缺乏最常见,严重者可导致角膜软化,要注意观察角膜的透明度,若患儿流泪、畏光加重,角膜缺乏光泽,应及早补充维生素 A。发现并发症应立即报告医生,并及时处理。

3.症状护理

(1)高热护理:向患者及其家属讲解发热与出疹的关系,介绍降温方法和注意事项;监测体温的变化,注意热型、持续时间及伴随出疹情况,做好护理记录;出疹期若体温不超过 40℃,可不予药物或物理方法强行降温,尤其不能用乙醇擦浴、冷敷等物理降温,以免影响发疹;体温超过 40℃,可用小剂量退热剂,以免发生惊厥。

(2)眼部护理:每日用生理盐水冲洗双眼 2~3 次,并滴 0.25% 氯霉素眼药水 2~4 次,动作轻柔,防止眼损伤。可服用维生素 A 预防干眼病。必要时配戴墨镜或眼罩。病室光线应柔和,最好使用壁灯。

(3)防止并发症:防止呕吐物或泪水流入外耳道发生中耳炎;及时清除鼻痂;翻身拍背助痰排出;口腔护理及复方硼砂溶液含漱。

4.饮食指导

发热期间给予清淡易消化、营养丰富的流质、半流质饮食。少食多餐,忌刺激性食物。多饮开水及热汤,利于排毒、退热、出疹。恢复期给予高蛋白、高维生素饮食。

5.休息与活动

发热时卧床休息,直至出疹后 5d 体温正常时,热退后可逐渐增加活动量。注意室内空气新鲜,温、湿度适宜,避免对流风。

6.心理护理

告知家属大多数麻疹是会痊愈的,一般不会遗留色素沉着影响个人形象。

(三)健康宣教

1.呼吸道隔离

告知家属空气、物品消毒的方法以及切断传播途径的其他方法。

2.观察病情

指导家属观察病情,尤其注意体温、呼吸、皮疹情况。

3.饮食护理

饮食宜清淡,勿食辛辣刺激性食物,保证营养,增强抵抗力。

4.皮肤、口腔护理

皮疹脱屑时,须保持皮肤清洁,勤用温水清洗,勤换内衣。禁用肥皂或化妆品。勿撕皮屑,以防出血感染,应让其自然脱落。做好口腔护理,防止口腔感染。

第八节　水痘

一、概述

水痘是由水痘—带状疱疹病毒引起的急性传染病。易感者接触水痘患者后,几乎均可患病。临床以全身症状轻微,皮肤黏膜相继出现并同时存在的斑疹、丘疹,疱疹和结痂等各类皮疹为特点。预后良好,病后可获得持久免疫,也可发生带状疱疹。

《中华人民共和国传染病防治法》暂时没有对水痘分类。

(一)病原体特点

水痘—带状疱疹病毒属疱疹病毒科,为双股 DNA 病毒,仅有一个血清型,人是该病毒唯一的已知自然宿主。该病毒在体外生活能力较弱,不耐热,不耐酸,对乙醚敏感,不能在痂皮中生存,但在疱疹液中−65℃可长期存活。

(二)发病机制

病毒侵入机体后,首先在局部皮肤、黏膜复制;继之少量病毒侵入血流,在单核—巨噬系统内增生;其后病毒再次侵入血流,形成第二次病毒血症,病毒侵犯皮肤及内脏,引起发病。病毒间歇性播散导致水痘皮疹的分批出现,且各类皮疹同时存在。皮肤病变仅限于表皮棘细胞层,故水痘痊愈后不留瘢痕。部分患者患水痘后,病毒潜伏于脊髓后根神经节及颅神经节内,当人体免疫力下降或某些诱因(药物、创伤、肿瘤、放射线等)激活病毒时,再次发病,表现为带状疱疹。

二、流行病学与预防

(一)传染源

水痘患者是唯一的传染源。病毒存在于患者上呼吸道鼻咽分泌物及疱疹液中,出疹前1～2d 至疱疹全部结痂这一期间均有传染性,且传染性极强,接触者几乎均可患病。

(二)传播途径

主要通过空气飞沫传播,也可通过直接接触患者疱疹液、污染的用具而感染。孕妇分娩前患水痘可感染胎儿,婴儿在出生后 2 周左右发病。

(三)易感人群

人群普遍易感,一般 1～6 岁儿童多发。6 个月以内的婴儿有母体抗体的保护,很少患病。患水痘后可获得持久免疫。

(四)流行特征

本病一年四季均可发生,以冬、春季高发。

(五)预防措施

1.管理传染源

无并发症的患者多在家隔离治疗,直至疱疹全部结痂,或出疹后 7d 为止。托幼机构中接触患儿的易感者应检疫 3 周。

2.切断传播途径

应重视通风和换气,水痘流行期间易感儿不宜去人口稠密的公共场所。

3.保护易感人群

(1)主动免疫采用水痘减毒活疫苗预防注射,对自然感染的预防效果为 68%～100%,可获得持久免疫。

(2)被动免疫体弱、免疫缺陷者、用免疫抑制剂者、患有严重疾病者等,在接触水痘患者后 72h 内使用水痘—带状疱疹免疫球蛋白或恢复期血清肌内注射,可起到预防或减轻症状的作用。

三、临床表现

(一)潜伏期

潜伏期为 12～21d,平均 14d,有时达 3 周。

(二)前驱期

症状轻微,年长儿可伴有低热、头痛、乏力、食欲缺乏、咽痛等上呼吸道感染症状,持续 1～2d 后迅速进入出疹期。

(三)出疹期

发热第 1 天即可出疹。

1.出疹顺序

按斑疹、丘疹、疱疹、脓疱、结痂的顺序演变。连续分批出现,同一部位可见不同性状的皮疹。这是水痘皮疹的重要特征。先见于头部及躯干部。

2.皮疹分布

头部、躯干部皮疹密集,四肢皮疹较少,手掌和足底更少,呈向心性分布。皮疹愈多,全身症状愈重。

3.黏膜皮疹

部分患者皮疹也可发生于口腔、咽喉、结膜和阴道黏膜,破溃后形成溃疡,常有疼痛。

4.皮疹性质

初为红色斑疹,数小时后变为丘疹,再经数小时后成为疱疹,1～2d 后疱疹从中心开始干枯和结痂,持续 1 周左右痂皮脱落,一般不留瘢痕;疱疹为椭圆形,壁薄,周围有红晕,疱疹液透明,数小时后液体变混浊,皮疹处瘙痒感重;水痘皮疹是分批、连续出现的,每批历时 1～6d,因此在同一部位可见斑疹、丘疹、疱疹和结痂同时存在。

5.水痘预后

水痘为自限性疾病,10d 左右自愈;但成人、免疫缺陷的小儿和新生儿患水痘时症状严重,易形成出血性、播散性、坏死性皮疹,病情严重。可继发感染如脓疱疮、丹毒、蜂窝组织炎,甚至引起败血症,病死率极高。妊娠早期感染水痘,可引起胎儿畸形,患儿常在 1 岁内死亡,存活者留有严重的后遗症。

四、实验室检查

(一)常规检查

白细胞总数正常或稍增高。

(二)病毒分离

将疱疹液直接接种于人成纤维细胞,分离出病毒,再做鉴定,用于非典型患者的诊断。

(三)疱疹刮片

刮取新鲜疱疹基底组织涂片,瑞氏染色见多核巨细胞。

(四)血清抗体检测

血清特异性抗体 IgM 阳性。

(五)核酸检测

用聚合酶链反应(PCR)检测患者呼吸道上皮细胞和外周血白细胞中的病毒 DNA,是敏感、快速的早期诊断方法。

五、护理评估要点

(一)流行病学资料

有与水痘患者接触史。

(二)临床特征

全身症状轻微,分批出现的皮肤黏膜斑疹、丘疹、疱疹和结痂并存。

(三)实验室检查

血常规白细胞正常或稍高,可做血清特异性抗体 IgM 检查。

(四)心理状况

因被隔离,患儿孤独感明显、烦躁、情绪低落、哭闹、依赖性强;家属因不了解病情而过于恐慌。

六、治疗与护理

(一)治疗要点

1.抗病毒治疗

一般水痘患者不需抗病毒治疗;对免疫功能缺陷或应用免疫抑制治疗的患者,应及早使用抗病毒药物,一般在皮疹出现后 24h 内用药才有效。首选阿昔洛韦,10～20mg/kg 静脉,滴注,每 8h 一次,疗程 7～10d。

2.对症治疗

发热期注意水分和营养的补充;维生素 B_{12} 500～1000μg 肌注,每日 1 次,连用 3d,可促进皮疹干燥、结痂;皮肤瘙痒可用含 0.25％冰片的炉甘石洗剂或 5％碳酸氢钠溶液局部涂搽。疱疹破裂,可涂抗生素软膏预防继发感染;若高热可用物理降温或适量退热剂,忌用阿司匹林,以免增加 Reye 综合征的危险;水痘出疹期间,不宜用皮质激素及免疫抑制剂,以防病毒扩散;可给予人血丙种球蛋白免疫治疗及血浆支持,以减轻症状和缩短病程。

(二)护理措施

1.呼吸道隔离、接触隔离

隔离至疱疹全部结痂,或出疹后 7d 为止。

2.饮食护理

给予易消化及营养丰富的流质、半流质饮食,忌油腻、姜、辣椒等刺激性食物,多饮水。若口腔疱疹溃疡影响进食,应予补液。

3.观察病情

(1)观察患者的精神状态、体温、食欲及皮疹发展情况,如皮疹分布及形态,有无出血及继发感染等。

(2)及早发现并发症。水痘一般病情缓和,很少发生严重并发症。常见的有以下几种。

1)水痘脑炎,症状轻,预后较好。注意观察患者的精神状态,有无惊厥,神经系统是否异常等。

2)水痘肺炎。观察患者有无咳嗽、气急等。主要见于新生儿或免疫功能低下的小儿。

3)水痘肝炎。观察患者有无呕吐及黄疸。儿童可于水痘后发生肝性脑病,注意观察患儿的神志、黄疸、惊厥及肝大情况,必要时查肝功能。

(三)健康宣教

1.进行预防教育

水痘流行季节,提醒易感儿不去人口稠密的公共场所等。

2.消毒隔离

水痘患者一般隔离至疱疹全部结痂,或出疹后 7d。病室空气消毒每日 2 次,通风每日不少于 3 次,地面擦洗每日 2 次。保持室内一定的温度和湿度。患者一般不能外出,若要到其他科室检查,需戴口罩。

3.宣传指导

告之水痘的发病过程;强调本病无特效治疗,若护理得当预后良好;指导家属做好皮肤护理,以防感染。

第九节　流行性腮腺炎

一、概述

流行性腮腺炎,简称流腮,是由腮腺炎病毒所引起的急性呼吸道传染病。其临床表现以腮腺非化脓性肿痛为临床特征,大多数患者有发热、咀嚼受限,甚至成为累及其他腺体组织或脏器的全身性疾病。多见于儿童和青少年,通常有自限性,预后一般良好。

流行性腮腺炎属丙类传染病,是须监测管理的传染病,要求发现后 24h 内上报。

(一)病原体特点

腮腺炎病毒属副黏液病毒属的单股 RNA 病毒,人是腮腺炎病毒唯一的宿主,存在于患者唾液、血液、尿及脑脊液中。

腮腺炎病毒对外界抵抗力弱,对热、紫外线照射、70%酒精等不耐受,可迅速灭活,一般室温下 2～3d 即可失去传染性,加热至 56～60℃ ,10～20min 或 70%酒精 2～3min 能灭活,但对低温有相当强的抵抗力。

(二)发病机制

腮腺炎病毒侵入鼻咽腔后,在局部黏膜上皮细胞和局部淋巴结中繁殖,引起局部炎症后进入血流,为第一次病毒血症;病毒随血流侵入腮腺和多种腺体(颌下腺、舌下腺、胰腺、性腺等)及中枢神经系统,引起炎症,再次进入血流,形成第二次病毒血症,因此临床上出现不同器官相继发生病变。腮腺炎实际上是一种系统的、多器官受累的疾病。表现为非化脓性炎症,一般感染后 2～3 周可出现保护性抗体。

二、流行病学与预防

(一)传染源

早期患者及隐性感染者均为传染源,于腮腺肿大前 7d 至肿大后 9d 均具有传染性。在大流行时,30％～40％的患者仅有上呼吸道感染的亚临床感染,这些患者是重要的传染源。

(二)传播途径

主要经飞沫传播(唾液及污染的衣服亦可传染)。孕妇感染本病后可通过胎盘传染胎儿,而导致胎儿畸形或死亡,流产的发生率也增加。

(三)易感人群

人群普遍易感,其易感性随年龄的增加而下降,多见于儿童,90％的患者年龄为 5～15 岁。无免疫力的成人亦可发病。青春期后发病男多于女。感染后一般可获得较持久的免疫力。

(四)流行特征

本病为世界性疾病,全年均有发病,以冬、春季为主。有时在儿童机构可形成暴发。

(五)预防措施

1.管理传染源

对腮腺炎患者进行呼吸道隔离、治疗,直至腮腺肿大完全消退为止,约 3 周。流行期间,儿童机构应加强晨间检查,以便及早发现患儿,加以隔离。密切接触者检疫 3 周。

2.切断传播途径

对腮腺炎患者呼吸道的分泌物及其污染的物品应进行消毒。本病流行期间不宜带儿童到人群聚集、空气流通差的公共场所。

3.保护易感人群

开展流腮咨询,进行预防流腮的宣传教育。对易感儿接种腮腺炎减毒活疫苗,90％可产生抗体,潜伏期接种者可减轻发病症状。

三、临床表现

(一)潜伏期

潜伏期为 14～25d,平均 18d。

(二)前驱期

大多起病较急,部分患儿在腮腺肿大前 1～2d 有发热、厌食、头痛、呕吐等症状。

(三)腺肿期

1.腮腺肿大

多数以腮腺肿大及疼痛为首发症状。腮腺肿大常由一侧开始,以耳垂为中心,向前、后、下发展。通常一侧腮腺肿大后 2～4d 波及对侧。腮腺肿大 2～3d 达高峰,持续 4～5d 后逐渐消退;肿大的腮腺局部表面发热但不红,边界不清,触之有弹性感及压痛,张口、咀嚼时疼痛。因腮腺管部分阻塞,进食酸性食物可促使腺体分泌,使疼痛加剧;腮腺管口早期可有红肿,但无分泌物。

2.高热

体温可达 39~40℃,持续时间不一,短则 1~2d,多则 1 周左右,体温升高的程度及持续时间的长短与腮腺肿大程度无关。

(四)并发症

1.累及其他腺体、脏器

严重者颌下腺、舌下腺、颈淋巴结可同时受累,甚至并发脑膜炎、睾丸炎、附睾炎、卵巢炎、急性胰腺炎、肾炎、肝炎等。

2.脑膜炎

脑膜炎是腮腺炎的常见临床表现,发生率占 15%。常发生在腮腺肿大前或同时发生,可有头痛、颈项强直呕吐、嗜睡、高热等症状及脑脊液异常。大部分预后良好,症状可于 7~10d 缓解。重者可留有后遗症或死亡。少数患者可遗留耳聋、视力下降等后遗症。

3.睾丸炎和卵巢炎

睾丸炎和卵巢炎常见于青春期男女和成人,多发生于腮腺炎后 1 周内。主要表现为发热。病变的睾丸多为单侧,有触痛、肿胀。卵巢炎多表现为下腹疼痛,平均病程为 4d。一般不影响生育。

4.胰腺炎

胰腺炎常与腮腺炎同时发生,多为轻型或亚临床感染。表现为上腹疼痛、压痛,伴发热、寒战、呕吐等。

四、实验室检查

(一)常规检查

血白细胞计数正常或降低,淋巴细胞增高。有睾丸炎者血、尿白细胞均可增高。有肾损害时尿中可出现蛋白和管型。

(二)血清和尿液中淀粉酶测定

90%的患者发病早期有血清和尿淀粉酶增高,合并胰腺炎时增高更明显,这些可作为诊断参考。血脂肪酶增高有助于胰腺炎的诊断。

(三)脑脊液

合并脑膜炎时,脑脊液外观清亮,白细胞增多,以淋巴细胞为主。糖、蛋白、氯化物多为正常。

(四)特异性抗体

血清或脑脊液中特异性 IgM 抗体增高。

(五)腮腺炎病毒

发病早期可以从患者的唾液、尿液或脑膜炎患者的脑脊液中分离到腮腺炎病毒。

五、护理评估要点

(一)流行病学资料

有与流行性腮腺炎患者接触史。

(二)临床特征

发热、头痛、呕吐、腮腺肿大。

(三)实验室检查

白细胞计数正常,血清、尿淀粉酶增高。

(四)心理状况

本病需要隔离,易使患儿产生误解,担心自身安全受到威胁,感到恐惧。对限制自己的活动范围产生不满,孤独感明显加重。加上不能进食平时喜爱的酸性饮料等,小儿易出现烦躁、哭闹、不配合等行为。

六、治疗与护理

(一)治疗要点

本病是自限性疾病,无特殊疗法,主要是对症和支持治疗。

1.抗病毒治疗

发病早期可试用利巴韦林 1g/d,儿童 15mg/kg 静脉滴注。

2.对症治疗

头痛和腮腺胀痛可应用镇痛药。对重症并发脑膜炎、严重睾丸炎、心肌炎患者,可短期使用肾上腺皮质激素。对于出现剧烈头痛、呕吐,疑为颅内高压的患者,给予 20%甘露醇 0.5～1g/kg,静脉推注或滴注,每 4～8h 一次,可根据病情调整给药间隔时间和剂量,直至症状好转。

(二)护理措施

1.呼吸道隔离

隔离至腮腺肿完全消退,约 3 周。

2.减轻疼痛

(1)注意饮食:因进食疼痛加重,应给予富有营养、易消化的半流质或软食。忌酸、辣、硬、干食物,以免引起唾液分泌增多,肿痛加剧。鼓励患者多饮水。

(2)局部用药:采用局部冷敷收缩血管,减轻炎症充血程度及疼痛;用茶水或食醋调中药如意金黄散或用紫金锭一枚碾碎后加醋调和敷于患处,保持药物湿润,以发挥药效,并防止干裂引起疼痛。亦可采用氦氖激光照射,以减轻局部症状。

(3)口腔护理:用温盐水或 4%硼酸溶液漱口,保持口腔清洁,以防继发感染。鼓励患者多饮白开水。

3.观察病情

(1)密切观察患者的生命体征。

(2)观察患者的腮腺肿胀消退变化。

(3)观察并发症。脑膜炎多发生于腮腺肿胀后 3～10d,可有高热、嗜睡、头痛、呕吐、脑膜刺激征阳性等。应密切观察患者的生命体征、神志、瞳孔的变化情况,观察呕吐性状、头痛程度。睾丸炎多见于 10 岁以上男孩,常发生于腮腺肿大后一周,也可在腮腺肿大前或腮腺肿大的同时发生。注意观察寒战、高热、睾丸肿痛、压痛及阴囊水肿情况。睾丸炎时可用丁字带托起阴囊消肿或局部冰袋冷敷止痛。急性胰腺炎大多在腮腺肿大后 3d 至 1 周发生,表现为体温骤升、上腹部疼痛、恶心、呕吐、血尿淀粉酶增高等,有异常时应禁食,按急腹症处理。

(三)健康宣教

1.日常生活指导

嘱患者避免疲劳、受凉,选择营养丰富易消化的饮食。

2.消毒隔离

患者应按呼吸道隔离至腮腺肿胀完全消退后 9d 为止。做好儿童个人、家庭及学校的卫生防护,居室经常通风,勤晒衣被。

第十节　人禽流感

一、概述

人禽流感是由甲型流感病毒某些感染禽类亚型中的一些毒株引起的急性呼吸道传染病。研究表明,能够感染人类的禽流感的病毒,主要包括 H5N1、H9N2、H7N7 等亚型,其中高致病性禽流感常由 H5N1 亚型引起,病情严重,进展较快,可引起全身多脏器功能衰竭,病死率较高。人类对大多数甲型流感病毒亚型没有免疫力,1997 年由 H5N1 亚型导致中国香港禽流感暴发流行过程中,首次发现了禽流感病毒由禽到人的传播。此后,不断有禽流感感染人类的报道。世界卫生组织(WHO)认为此病可能是对人类潜在的威胁最大的疾病之一。我国政府高度重视人禽流感的防治工作,已将人禽流感列入《中华人民共和国传染病防治法》乙类传染病范畴,但按甲类传染病进行隔离治疗和管理,并颁布了《人禽流感诊疗方案》。

人禽流感虽然是乙类传染病,但属于强制管理的传染病,必须按甲类传染病报告,要求发现后 2h 内立即上报,并按甲类传染病进行预防和控制。

(一)病原体特点

感染禽类的甲型流感病毒称为禽流感病毒,它是单股负链 RNA 病毒。目前已鉴定出甲型流感病毒有 16 个 H 亚型(H1～H16)和 9 个 N 亚型(N1～N9)。不同亚型,临床表现不同。

禽流感病毒在体外抵抗力较强,低温、干燥环境下可存活数月。对酸性环境有一定的抵抗力,在 pH 4.0 的条件下也具有一定的存活能力。在有甘油存在的情况下可保持活力一年以上。对热比较敏感,56℃ 30min 或 100℃ 2min 可被灭活。碘剂、84 消毒液、漂白粉、新洁尔灭、过氧乙酸等消毒剂都能迅速破坏其传染性。在自然条件下,存在于口腔、鼻腔和粪便中的病毒由于受有机物的保护,具有较大的抵抗力。裸露的病毒在直射阳光下 40～48h 可灭活;若紫外线直接照射,可迅速破坏其活性。

(二)发病机制

禽流感病毒进入呼吸道表面纤毛柱状上皮细胞复制、播散。被感染的宿主细胞发生变性、坏死、溶解、脱落,产生炎症反应,引起发热、头痛、肌痛等全身症状。随后病毒破坏呼吸道基底膜,侵袭全部呼吸道,导致气管黏膜严重坏死、肺不张、肺透明膜形成。

二、流行病学与预防

(一)传染源

传染源主要是患禽流感或携带禽流感病毒的鸡、鸭、鹅等禽类,特别是鸡,其他禽类或猪也有可能成为传染源。患者是否为人禽流感的传染源尚待进一步确定。

(二)传播途径

主要通过呼吸道传播。也可通过密切接触感染的家禽眼鼻分泌物、飞沫、排泄物,受病毒污染的水、饲料、衣服、鸟笼、餐具、水具及直接接触病毒毒株等被感染。目前尚无人与人之间传播的确切证据。

(三)易感人群

人群普遍易感,12岁以下儿童所占比例较高,病情较重。从事家禽养殖业者及其同地居住的家属,在发病前1周内到过家禽饲养、销售及宰杀等场所者,接触禽流感病毒感染材料的实验室工作人员,与禽流感患者有密切接触的人员,均为高危人群。

(四)流行特征

本病一年四季均可流行,以冬、春季节为主。一般情况下人禽流感与鸡的禽流感流行地区一致,通常呈散发性。

(五)预防措施

一旦发现疫情,要按照"早、快、严"的原则坚决捕杀禽类,彻底消毒,严格隔离,强制免疫,坚决防止疫情扩散。

1.管理传染源

(1)疫情报告:任何单位和个人发现禽类突然发病、传播迅速、病死率高等异常情况,应及时向当地动物防疫监督机构报告。

(2)查找疫源:对仍可能存在的传染源,以及在疫情潜伏期和发病期间售出的禽类及其产品、可疑污染物(包括粪便、垫料、饲料)等,应立即开展追踪调查。对禽类实行疫情监测,掌握疫情动态。

(3)划定疫点、疫区、受威胁区:将病禽所在禽场(户)或其他有关屠宰、经营单位划为疫点;若是散养的病禽,将其所在的自然村划为疫点;以疫点为中心,将半径3km内的区域划为疫区;将距疫区周边5km内的区域划为受威胁区。

(4)采取措施:立即封锁疫区,捕杀疫区内所有禽类。加强对密切接触禽类的人员的检疫。

(5)严密隔离患者:直至达到解除患者隔离、解除医学观察、解除疫区封锁的条件后方可解除隔离。

2.切断传播途径

(1)疫点消毒:对售禽摊位、屠宰场、禽舍、物品、交通工具用1000mg/L的含氯消毒剂溶液消毒60min以上;动物的排泄物、分泌物、污水加入10％漂白粉充分搅拌后放置1h再倒掉;排泄物容器用1500mg/L含氯消毒剂浸泡30min;死禽、禽类废弃物及垃圾焚烧、深埋;医院诊室要彻底消毒,医务人员要做好个人防护;加强标本和实验室毒株管理。

(2)疫区消毒:疫区周围设置警示标志,在出入疫区的交通路口设置动物检疫消毒站,对出入的车辆和有关物品进行消毒。关闭疫区禽类产品交易市场。

(3)养成良好的卫生习惯:菜板要生熟分开,不吃半熟的禽类食品。咳嗽或打喷嚏时,用纸巾遮掩口鼻,锻炼身体,保持室内空气流通,排水畅通。

3.保护易感人群

尽可能减少人,特别是少年儿童与禽、鸟类的不必要的接触,尤其是与病、死禽类的接触;因职业关系必须接触者,工作期间应戴口罩、穿工作服;对受威胁的易感禽类进行强制性疫苗紧急免疫接种。目前尚无商品化的人用H5N1疫苗。对密切接触者可试用抗流感病毒药物或按中医辨证施治。

(六)职业暴露预防及处理

1.职业暴露的危险性

人对禽流感普遍缺乏抵抗力。在医疗救治过程中,医务人员的职业暴露后的危险性与不同亚型的禽流感病毒的致病力有关。有的感染后表现为带毒状态、不发病,有的感染后100％致死。

2.职业暴露的可能原因

荷兰2003年H7N7禽流感流行期间,曾有一名兽医被感染致死,除此之外,目前,尚未见医务人员被感染的报道。职业暴露的可能原因是,通过吸入空气中带毒飞沫或直接、间接接触患者分泌物、排泄物及其他污染物品所致。

3.职业暴露预防

加强禽类疾病的监测,动物防疫部门一旦发现疑似禽流感疫情,应立即通报当地疾病预防控制机构,指导医务人员采取与SARS相似的防护措施。

4.职业暴露的处理

加强对密切接触禽类的人员和医务人员的监测,一旦出现流感样症状,应立即进行流行病学调查,采集标本送至指定实验室检测,以进一步明确病原。有条件者可在48h以内口服神经氨酸酶抑制剂,或应用中药预防本病。

三、临床表现

本病潜伏期一般为2～4d,通常在7d以内。不同亚型的临床表现不同。重症患者一般为H5N1亚型感染,表现为急性起病,早期类似普通型流感,主要表现为发热,体温大多持续在39℃以上,可伴有流涕、鼻塞、咳嗽、咽痛、头痛和全身不适。部分患者可有恶心、腹痛、腹泻、稀水样便等消化道症状。晚期高热不退,发展成肺炎,有肺部实变体征,可有急性肺损伤、急性呼吸窘迫综合征(ARDS)、肺出血、胸腔积液、全血细胞减少、多脏器功能衰竭、休克等多种并发症。

四、实验室检查

(一)血常规

重症患者白细胞减少,淋巴细胞比例降低。

(二)胸部 X 线片

胸部 X 线片可显示单侧或双侧肺炎,少数可伴有胸腔积液。

(三)病毒分离

从患者呼吸道标本(如鼻咽分泌物、口腔含漱液、气管吸出物或呼吸道上皮细胞等)中可分离出禽流感病毒。

(四)分子生物学检测

特异性抗原或核酸检查阳性,上呼吸道分泌物有人禽流感病毒 H 亚型,有助于确诊。

(五)免疫学检查

双份血清禽流感病毒抗体滴度在恢复期较发病初期有 4 倍以上升高,可作为回顾性诊断的参考指标。

五、护理评估要点

(一)流行病学资料

发病前 1 周内曾到过疫点;有与病死禽接触史;与被感染的禽或其分泌物、排泄物等有密切接触;与禽流感患者有密切接触;在实验室从事有关禽流感病毒研究工作。

(二)临床特征

H5N1 亚型感染,早期类似普通型流感,晚期高热不退,发展成肺炎。

(三)实验室检查

病毒分离、分子生物学检测、免疫学检查是确诊的依据。

(四)其他情况

有流行病学接触史和临床表现,但又不完全满足确诊患者条件者,根据情况不同,分别称为医学观察患者、疑似患者、临床诊断患者。

(五)心理-社会状况

本病起病急骤、发展迅速、病死率高,目前尚无特效治疗方法,患者及其家属往往有不同程度的紧张、焦虑、恐惧、绝望心理;严密隔离又容易使患者产生孤独感、自卑感,不愿配合治疗。

六、治疗与护理

(一)治疗要点

1.抗病毒治疗

应在发病 48h 内试用抗流感病毒药物。

(1)奥司他韦(达菲):是 WHO 确认和推荐的人禽流感预防治疗药物,对禽流感病毒 H5N1 和 H9N2 有抑制复制作用,同时减弱病毒的致病力。成人剂量为每天 150mg,儿童剂量每天 3mg/kg,分 2 次口服,疗程为 5d。

（2）神经氨酸酶抑制剂：扎那米韦对 H5N1 有效,包括对达菲耐药株。其给药方法为经鼻吸入 10mg,2 次/日,疗程 5d。预防剂量为经鼻吸入 10mg,1 次/日,疗程 7～10d。

（3）离子通道 M2 阻滞剂：金刚烷胺干扰病毒 M2 离子通道活性来抑制病毒复制,早期应用可阻止病情发展,减轻病情,缩短病程,改善预后。成人剂量为每天 100～200mg,儿童剂量每天 5mg/kg,分 2 次口服,疗程为 5d。金刚烷胺可引起注意力不集中、眩晕、嗜睡、惊厥、谵妄、呕吐等神经系统症状。

2.重症治疗

营养支持、血氧监测和呼吸支持,防止继发细菌感染,防止其他并发症。可短期应用糖皮质激素来改善毒血症状及呼吸窘迫情况。

(二)护理措施

1.严密隔离

对疑似患者、临床诊断患者、确诊患者应严密隔离治疗。解除隔离的条件有以下几点。

（1）解除患者隔离：13 岁（含 13 岁）以上人员,体温正常、临床症状消失、胸部 X 线影像检查显示病灶明显吸收,并持续 7d 以上可出院。12 岁（含 12 岁）以下儿童,具备上述条件的同时,自发病至出院不足 21d 的,应住院满 21d 后方可出院。

（2）解除医学观察：当人禽流感流行时,对密切接触者进行医学观察。观察期间由当地卫生行政部门指定的医疗卫生人员每天对密切接触者测试一次体温,了解其身体健康状况。观察期间不限制医学观察对象的活动,但活动范围需在动物禽流感疫区范围内。医学观察期限暂定为 7d（自最后接触病禽、死禽或确诊患者、疑似患者之日算起）。

（3）解除疫区封锁疫区内所有禽类及其产品按规定处理后,经过 21d 以上的监测,未出现新的传染源,由动物防疫监督人员审验合格后,由当地畜牧兽医行政管理部门向发布封锁令的人民政府申请解除封锁。

2.对症护理

（1）呼吸困难的护理：保持气道通畅,给予吸氧、湿化痰液等处理,必要时应用呼吸兴奋剂、呼吸机及短期用糖皮质激素。密切观察病情变化,严密监测生命体征、血氧饱和度、血氧分压、二氧化碳分压的变化,注意患者神志、发绀、排痰等情况。

（2）发热护理

1）物理降温为主：如冷敷（冰敷）头部或大动脉,适用于中枢神经系统传染病等;25%～50%乙醇擦浴,适用于高热烦躁、四肢末端灼热的患者;32～36℃温水擦浴,适用于高热寒战、四肢末端厥冷等患者;冷（温）盐水灌肠,适用于中毒性菌痢等患者;采用空调、凉水洒地、放冰块、电扇等措施控制室温在 25℃左右。

2）药物降温为辅：当持续高热物理降温效果欠佳时,可给予小剂量阿司匹林口服或肛内给消炎痛等处理。高热并频繁抽搐时给予亚冬眠疗法（氯丙嗪和异丙嗪每次各 0.5～1.0mg/kg

肌注,每 4～6h 一次),配合物理降温,疗程一般为 3～5d。

3.支持疗法

(1)卧床休息:加强生活护理和皮肤护理。

(2)增加营养:多饮水,给予高热量、高蛋白、高维生素饮食,若经口进食困难,可采取鼻饲和静脉营养的方式保证能量摄入。

(三)健康宣教

1.休息与活动

指导患者出院后加强身体锻炼,提高机体抵抗力。注意休息,保证睡眠,避免劳累。

2.注意饮食卫生

不喝生水,不吃未熟的肉类及蛋类等食品。进食易消化、营养丰富的食品。

3.养成良好的卫生习惯

勤洗手、勤消毒。搞好环境卫生,保持室内空气流通。

参考文献

[1]张翠华,等.现代常见疾病护理精要[M].青岛:中国海洋大学出版社,2020.

[2]张薇薇.综合护理实践与技术新思维[M].北京:中国纺织出版社有限公司,2020.

[3]魏丽萍.实用内科护理实践[M].哈尔滨:黑龙江科学技术出版社,2020.

[4]刘爱杰,等.实用常见疾病护理[M].青岛:中国海洋大学出版社,2020.

[5]张俊红,等.现代临床护理学[M].天津:天津科学技术出版社,2020.

[6]高晓燕.实用护理学新进展[M].西安:陕西科学技术出版社,2020.

[7]秦燕辉,等.常见疾病临床护理实践[M].天津:天津科学技术出版社,2020.

[8]安翠莲.现代护理思维实践[M].北京:科学技术文献出版社,2020.

[9]董桂清,等.实用常见疾病护理[M].长春:吉林科学技术出版社,2020.

[10]崔海燕,等.常见疾病临床护理[M].北京:科学技术文献出版社,2020.

[11]韩惠青,等.实用临床疾病护理常规[M].哈尔滨:黑龙江科学技术出版社,2020.

[12]陈素清,等.现代实用护理技术[M].青岛:中国海洋大学出版社,2021.

[13]孙丽博.现代临床护理精要[M].北京:中国纺织出版社有限公司,2020.

[14]刘善红,等.临床内科常见病诊疗与护理[M].北京:金盾出版社,2020.

[15]张海芝,等.实用常见疾病临床护理[M].北京:科学技术文献出版社,2021.

[16]范光磊,等.内科常见病诊疗与护理[M].长春:吉林科学技术出版社,2020.

[17]庞建霞,等.实用临床疾病护理常规[M].北京:科学技术文献出版社,2021.

[18]张红,等.精编护理学基础与临床实践[M].长春:吉林大学出版社,2022.

[19]聂红梅,等.临床实用护理常规[M].长春:吉林科学技术出版社,2020.

[20]路凤娟,等.常见疾病临床护理实训[M].北京:科学技术文献出版社,2021.